• 关心、爱护自己和家庭 •

家庭常见病预防与自疗

JIATINGCHANGJIANBINGYUFANGYUZILIAO

于帆　陈刚　主编

经济管理出版社
ECONOMY & MANAGEMENT PUBLISHING HOUSE

图书在版编目（CIP）数据

家庭常见病预防与自疗／于帆，陈刚主编．—北京：经济管理出版社，2008.12

ISBN 978-7-5096-0324-6

Ⅰ．家… Ⅱ．①于…②陈… Ⅲ．验方－汇编 Ⅳ．R289.5

中国版本图书馆 CIP 数据核字（2008）第 182861 号

出版发行：经济管理出版社

北京市海淀区北蜂窝 8 号中雅大厦 11 层

电话：(010) 51915602　　邮编：100038

印刷：三河市海波印务有限公司　　经销：新华书店

组稿编辑：陆雅丽　　责任编辑：陆雅丽

技术编辑：黄　铄　　责任校对：陈　颖

720mm×1000mm/16　　22 印张　　412 千字

2009 年 2 月第 1 版　　2009 年 2 月第 1 次印刷

定价：38.00 元

书号：ISBN 978-7-5096-0324-6

《家庭常见病预防与自疗》
编 撰 人 员

策　划：北众文化（北京）有限公司

(shuijbook@126.com)

主　编：于　帆　陈　刚

编　委：于　帆　刘　梅　陈　刚　晏　丽　鹿　萌

郭四海　吴玉梅　刘红英　于富强　王春霞

于风莲　曹烈英　于国锋

前言

疾病不是一个人的病，而是一家人的病。

拥有健康的体魄，远离疾病的侵袭，是每个人、每个家庭的最大愿望。

人吃五谷杂粮，哪有不生病之理，所以我们每个人都难免会与疾病“打交道”。然而很多人由于知识所限，对于常见病的特点及防治缺乏起码的常识，最终严重影响了我们的健康。

本书介绍了200种常见病，分布在呼吸系统、消化系统、心血管系统、生殖泌尿系统、免疫系统、脑神经系统等十一个部分中，每种常见病均从病发诱因、主要症状、防治妙方三个方面来进行说明。其中，“病发诱因”和“主要症状”能够使我们掌握一些自查自测常见病的知识；而在“防治妙方”中，既有内服偏方也有外治妙法，例如，按摩疗法、拔罐疗法、刮痧疗法、敷贴疗法、药浴疗法、食物疗法、药膳疗法、茶酒疗法、运动疗法等自然疗法，使用时一定要反复认真地对比，确定病情后再用药，以免对身体产生不利影响。

当然，只有正确地学习才是本书发挥其价值的关键。本书中所讲述的疾病知识对于我们了解常见病很有帮助。在生活当中，如果我们怀疑自己得了某种疾病，应通过医生，在充分了解自己的身体状况、对药物的不良反应、自己的病情，以及同时在进行的其他治疗等各方面的因素后，再决定“是否治疗”以及“何时治疗”，千万不可生搬硬套书中所提到的病因病症及防治措施，自作主张进行治疗。当在家中自己对症治疗时，如果病情没有好转甚至加重，或者出现新的“症状”，请务必及时到医院诊治，以免耽误病情，造成严重后果。

在本书的写作过程中，作者参考了《不生病的吃法》、《小病不求医》、《家庭常见疾病与用药指南》、《土单验方治百病》、《本草纲目》等大量医学书籍及文章，并在写作时获得了众多临床专家、医疗保健专家的指导，在这里一并表示感谢！

作　者

2008年10月

目 录

第一部分 呼吸系统——生命的渡口

第二部分 消化系统——食物“加工厂”

第三部分　心血管系统——输送血液的通道

第四部分　血液、免疫系统——抵御侵害的防护罩

第五部分　泌尿、男科生殖系统——人体垃圾运输线

第六部分　妇科生殖系统——生命之源的隐忧

第七部分 脑部、神经系统——人体的控制中枢

第八部分　皮肤——人体的保护伞

第九部分 口腔、牙齿——减轻胃部的负担

第十部分 眼、耳、鼻、喉——人体“四感”的缔造者

第一部分

呼吸系统——生命的渡口

1. 一年四季的多发病：普通感冒

感冒俗称伤风，是一种由多种病毒引起的呼吸道常见病，指的是人体在一定诱发因素作用下，感染上致感冒病毒，从而出现以鼻黏膜炎症为主的一组证候群。

【病发诱因】

1．由某种血清型的鼻病毒引起，多发于春季和初冬，但根据季节的不同，诱发感冒的病毒也不一样。

2．淋雨、受凉、过度疲劳、精神不振等，会降低机体免疫功能，并使呼吸道防御机能处于“真空”状态，从而给感冒病毒以“可乘之机”。

3．体内缺乏营养的人血液中的免疫吞噬细胞数量少，无法对抗病原体，并将其杀灭，感冒病原体侵入人体后就会出现发热、感冒现象。

4．烟酒过度会导致咽喉病变，极易引起呼吸道感染而引起感冒。

5．全身性疾病及慢性鼻炎、鼻窦炎、过敏性鼻炎等鼻腔疾病会降低全身或呼吸道局部防御功能，容易引发感染，诱发感冒。

【主要症状】

普通感冒起病较急，早期症状有咽部干痒或灼热感、喷嚏、鼻塞、流涕，有时还伴有鼻黏膜充血、水肿，有大量清水样或脓性分泌物等，当病情加重后，逐渐有低热、头痛、鼻塞加重、嗅觉减退、咽痛、流大量清水鼻涕等症状，但通常情况下没有严重发热或者全身症状，鼻涕在 2 ~ 3 天后变稠，经 5 ~ 7 天即可痊愈。

通常感冒不仅仅会发生在冬季，夏季也是感冒的高发季节。夏季感冒与冬季感冒的症状不同，在感冒初期患者会不停地流清鼻涕，同时伴有头昏脑涨、怕冷且大量出汗、心烦口渴、四肢无力等症状，且比冬季感冒更难痊愈，对人体的伤害也更大。例如，幼儿如果在夏季出现感冒发热，就容易引起抽风、昏迷等症状；老年人患有夏季热感后往往会引发肺炎，使脑中风、心肌梗死等危症的诱发概率大大提高；而体弱多病者如果整个夏季反复感冒，不仅容易使旧病复发，还会加重病情，使体质更加虚弱。

【防治妙方】

1．成药自疗方

风寒感冒应选用九味羌活丸、参苏理肺丸、通宣理肺丸，不能用桑菊感冒片、银翘解毒片、羚翘解毒丸、羚羊感冒片，误用会加重病情，或迁延不愈。

风热感冒应用桑菊感冒片、银翘解毒片、羚羊感冒片、羚翘解毒丸，不能选用羌活丸、理肺丸，误用会引起体温升高，咽痛加重。

风寒湿滞可选用藿香正气丸、藿香正气水，不可用保和丸、山楂丸。

气虚感冒应当用补中益气丸，用一般感冒药疗效不好。

表里双感应选用防风通圣丸。

2．外治按摩方

冷水洗面：此法一般从夏季开始，一年四季不应间断，每日早晚坚持用冷开水洗脸，可增加面部的血液循环，提高抗病、耐寒能力，从而预防感冒的发生。

热水泡脚：每晚用较热的水（温度以热到不能忍受为止）泡脚 15 分钟，要注意泡脚时水量要没过脚面，泡后的双脚要发红，才可预防感冒。

按摩鼻沟：两手对搓，掌心热后按摩迎香穴（位于鼻沟内、横平鼻外缘中点）十余次，可以预防感冒，并减轻感冒后的鼻塞症状。

白酒或酒精擦身：用铜钱、硬币等光滑硬物蘸白酒，轻刮前后胸、曲池及下肢曲窝处，直至皮肤发红发热，然后喝一碗热姜糖水，约 15 分钟后便大汗淋漓。汗后周身轻松舒适，此时注意免受风寒，感冒很快痊愈。

呼吸蒸汽：初发感冒时，在杯中倒入开水，对着热气用鼻子做深呼吸，直到杯中水凉为止，每日数次，可减轻鼻塞症状。

搓手：对搓双手的大鱼际（手拇指根部），直到搓热为止。搓法很简单，就像用双掌搓花生仁的皮一样，将双手大鱼际相对，双手同时向相反方向对搓，大约搓至 1 ～ 2 分钟后整个手掌发热即可。搓手可促进血液循环，强化身体新陈代谢，增强体质，不易患感冒。

3．饮食自疗方

姜茶饮：用生姜 10 片，茶叶 7 克，煎汤趁热饮。

姜枣饮：用生姜 5 片，大枣 10 枚，煎汤趁热饮。

萝卜饮：用萝卜适量，切片煎汤，加食醋少许，趁热饮。

三辣饮：用大蒜、葱白、生姜各适量，煎汤趁热饮。

橘皮饮：用鲜橘皮 50 克，糖适量，开水冲泡代茶饮。

糖姜茶合饮：用红糖、生姜、红茶各适量，煮汤饮，每日1～2次。

香油拌蛋：将50克香油加热后打入一鲜鸡蛋，再冲入沸水搅匀，然后趁热喝下，早晚各服1次。

乌鸡汤：乌鸡1只，宰杀、洗净，清水煮开后捞起。另加水及黄芪20克、当归15克、沙参20克、麦冬10克、生姜5片、红枣9枚、盐少许、黄酒适量。大火烧开，文火清炖2小时，再放入葱花少许，搅匀即可。因鸡肉中含有多种氨基酸，能增强机体对感冒病毒的抵抗能力，还能增强咽部血液循环和鼻腔液分泌，对于保护呼吸道通畅，清除呼吸道病毒，加速感冒痊愈有良好的作用。

2. 感冒也能赶“时髦”：流行性感冒

流行性感冒简称“流感”，是由流感病毒引起的急性呼吸道感染。流感病毒的特征是易发生变异，且传染速度快，当人群对变异病毒缺乏免疫力时易引起暴发性流行。

【病发诱因】

1．由流感病毒引起，流感病毒可分为甲、乙、丙三型，甲型病毒经常发生抗原变异，传染性大，传播迅速，易发生大范围流行。带有流感病毒颗粒的飞沫吸入呼吸道后，病毒的神经氨基酸酶破坏神经氨酸，使黏蛋白水解，糖蛋白受体暴露，糖蛋白受体乃与血凝素结合，并使大量呼吸道纤毛上皮细胞受染，变性、坏死和脱落，产生炎症反应。

2．流感传染速度比普通感冒要快，主要借助空气传播，即使患者只有咳嗽、喷嚏或者飞沫接触也会造成交叉感染，且感染后潜伏期短，因而常能造成大面积的流行。

3．人体感染流感病毒之后，获得的免疫力持续时间过短，而且无交叉免疫力，无法长时间抵抗流感病毒的侵袭。而且流感变异速度极快，即使身体内有抗体，也无法抗衡其他类型或亚型的流感病毒侵袭。

【主要症状】

1．典型流感：流感初期会出现畏寒、发热的症状，体温通常高达39℃～40℃，同时伴有头痛、全身酸痛、软弱无力，且常感眼干、咽干、轻度咽痛，部分患者还会出现喷嚏、流涕、鼻塞等症状。

2．轻型流感：起病急，只有轻度或中度发热，甚至不发热，全身症状和呼吸道症状较轻或不明显。

3．肺炎型流感：即流感病毒性肺炎，主要发生于小儿、老人或体弱多病、免疫力低下者。通常在24小时内病情就会加重，表现为高热、乏力、烦躁、剧咳、呼吸困难、窒息，咳有血痰，双肺密布湿性啰音和喘鸣，脉快细弱。最严重的中毒型流感能引起严重中毒症状，表现为脑炎或脑膜炎症状，如高热不退，谵妄、抽搐、昏迷，严重患者可伴发心力衰竭或周围循环衰竭而死亡，小儿病死率较高。

4．脑炎型流感：起病急，一开始就非常严重，常表现为高热、神志不清，颈项强直、抽搐等脑炎症状。

5．肠胃型流感：除有典型流感的发烧症状外，还有较明显的腹泻、食欲不振、恶心、呕吐的症状。

【防治妙方】

1．成药自疗方

感冒咳嗽严重者可服用复方甘草合剂。1 日 3 次，1 次 10 毫升。

感冒发热、头痛可用复方阿司匹林来进行治疗，1 日 3 次，1 次 1 片。

感冒鼻塞、流涕显著者可用扑尔敏来进行治疗，1 日 3 次，1 次 1 片。

2．外治按摩方

热敷：鲜姜 100 克，捣成烂泥，炒热后摊贴于大椎穴，再用纱布将脖颈包好，加热水袋敷。然后，服热汤 1 碗，避风，盖被捂汗，并用薄布或薄毛巾罩患者头面部。当患者出现微汗时，可去掉罩布，继续热敷 40 分钟即可。对于流感引起的发热、头痛、咳嗽、咽痛、口渴等症有较好的疗效。

自我推拿：患者站立，双膝微前屈，双掌相对，搓热后分别贴于同侧面部，右手按照逆时针方向、左手按照顺时针摩面约 2 分钟，以面部有温热感为宜；摩面后，再用食指、中指、无名指平贴在鼻梁两侧的迎香穴，上下来回擦法（力量适度），同时配合鼻的呼吸运动，约 3 分钟，一天 2 ～ 3 次即可。常用于流感初期的治疗。

3．饮食自疗方

猕猴桃汁：猕猴桃 1 个，去皮或直接将果肉挖出，与 150 毫升牛奶一起放入果汁机中打汁。在果汁中加入蜂蜜，拌匀，加入冰块即可。经常食用可治感冒，防便秘。

萝卜橄榄汤：橄榄 250 克洗净，萝卜 1000 克切片洗净，同放入瓦锅内，加清水适量，置文火上煎汤即可。代茶饮用，可有效防治流行性感冒。

芥菜生姜汤：鲜芥菜 500 克和生姜 15 克切成片，同放入锅内，加清水适量，当煎煮至一半时，加盐调味即成。适宜于风寒型感冒之头痛、咳嗽、痰白、筋骨疼痛患者食用。

黄酒豆豉汤：将淡豆豉 20 克放入小锅内，加水适量，煎煮 10 分钟，葱 30 克带须洗净后放入，继续煎煮 5 分钟，然后加 50 毫升黄酒，烧沸即可出锅。趁热服用，适于风寒感冒、发热头痛、无汗，并呕吐、泄泻患者食用。

银花饮：将银花 30 克、山楂 10 克放入锅内，加适量清水，置武火上烧沸，3 分钟后取药液一次，再加水煎熬一次，将两次药液合并，加入 250 克蜂蜜，搅拌均匀即成。具有辛凉解表、清热解毒的功效，适用于风热感冒患者食用。

蒜泥蜂蜜：将蒜泥与蜂蜜按照 1 ：1 的比例混匀后，用白开水送服，每次 1 汤匙，每天 4 ~ 6 次。

3. 一年四季发不停：哮喘

支气管哮喘简称哮喘，是由多种细胞特别是肥大细胞、嗜酸性粒细胞和 T 淋巴细胞参与的慢性气道炎症。据世界卫生组织（WHO）报道，哮喘与气管炎、肺气肿一同成为严重危害人类健康的全球性问题，据统计，每年死于哮喘病的人数高达 18 万之多，通常情况下误诊及治疗不当是造成哮喘患者死亡的主要原因。

【病发诱因】

1．遗传因素：哮喘患者亲属患病率高于群体患病率，并且亲缘关系越近，患者病情越严重，其亲属患病率也越高。

2．气候变化、空气污染等环境因素在哮喘发病中起到重要的促发作用。

3．食物性抗原，如鱼、虾、蟹、蛋类、牛奶等易引发此病。

4．药物，如心得安、阿司匹林等易引发此病。

5．感染，如病毒、细菌、支原体或衣原体等引起的呼吸系统感染。

6．其他如运动、妊娠等也易引发此病。

【主要症状】

1．呼吸困难：出现胸闷、胸部紧迫甚至窒息感，呼气困难，并带有哮鸣音，轻者可自行缓解，重者发作可持续几十分钟到数小时，需治疗后方能缓解。

2．咳嗽、咯痰：先兆期出现因支气管黏膜过敏而引起的咳嗽，一般为干咳；发作期咳嗽减轻，转为喘息；尾声时，排出大量分泌物，咯出较多稀薄痰液或黏液性痰，支气管出现感染，还会咯出脓性痰。

3．其他症状：通常在哮喘发作后，身体疲乏无力。支气管哮喘发作较严重、时间较久者，会伴有胸痛、呕吐、大小便失禁等现象。重度哮喘持续发作时，还会出现头痛、头昏、焦虑和病态行为，以及神志模糊、嗜睡和昏迷等神经症状。若支气管感染，则会发热。

【防治妙方】

1．成药自疗方

除了专用的哮喘药物之外，每天还应服用 50 毫克的维生素 B_6。使用止痛剂要选择不含阿司匹林的，若气喘快发作又没有吸入剂时，喝几杯浓咖啡能起到缓解作用。

2．按摩自疗方

按揉天突穴、内关穴、列缺穴、曲池穴、风池穴、膻中穴，再辅助药物，可以有效缓解哮喘发作时出现的喘憋。

3. 饮食自疗方

柚子鸡汤：柚子1个，去皮留肉；雄鸡1只，去毛脏。将柚子肉放入鸡肚内，加清水适量，隔水炖熟，饮汤吃鸡。能化痰、止咳、平喘。

冰糖银耳：银耳10克，洗净放碗内，加冷开水浸泡，待银耳发胀后除去杂物，加冷开水、冰糖适量，共炖2小时，食银耳饮汁。能止咳、平喘。

核桃仁：取1000克核桃仁研细，500克补骨脂（黑故子）研为末，加适量蜜调如饴，每天早上用酒调服一大匙。不能饮酒者用温开水调服，忌羊肉。适用于肺虚久嗽、气喘等症。

杏仁粥：杏仁10克，去皮尖研末，水煎去渣留汁，加粳米50克、冰糖适量，加水煮粥，温热食之。每日2次。能宣肺化痰、止咳定喘，为治咳喘之良药。

糖水白果：取白果仁50克小火炒熟，拍破去外壳及外衣，洗净切成小丁。锅洗净，投入白果丁，加清水一碗，旺火烧沸后转小火焖煮5分钟，加白糖50克，烧沸即可。

蒜醋鲤鱼：鲤鱼500克，去鳞、鳃、内脏，洗净切块，先以素油煎至焦黄，加料酒、酱油适量，加水炖烂后，撒上姜、蒜、韭菜末和醋少许即可。补虚下气，能治疗体虚久咳、气喘、胸闷。

4. 小儿健康的大敌：百日咳

百日咳是指由百日咳嗜血杆菌引起的急性呼吸道传染病，由于该病咳嗽顽固，病程时间较长，可达数周，甚至3个月左右，所以有百日咳之称。本病主要是通过飞沫传播，其症状为阵发性、痉挛性咳嗽，多见于5岁以下小儿。

【病发诱因】

1. 因肝经郁热，病毒感染，清肺功能丧失，浓痰阻碍气道，肺气不能宣通，以致频频咳嗽。

2. 传染源：百日咳患者是本病唯一的传染源，自潜伏期末至病后6周均有传染性，且发病第一周传染性最强。

3. 传播途径：主要通过飞沫传播。

4. 易感体质：因母体遗传的保护性抗体无足够的抵抗能力，故6个月以下婴幼儿发病较多。

【主要症状】

1. 前驱期：自起病至痉咳出现一般约7～10天，在最初2天，百日咳的症状与感冒较为类似，除咳嗽外，还有流涕、喷嚏、轻度发热，但有的患者只出现干咳，很难引起家长的重视，或者当作感冒来治疗，但过了3～4日后，类似于感冒的症状会逐渐消失，而咳嗽反而加重，通常表现为日轻夜重，渐呈痉咳状。在前驱期，百日咳的传染性最强，不过治疗效果也最好。

2．痉咳期：此期短则1～2周，长可达2月，在这个时期咳嗽由单声咳变为阵咳，通常表现为连续十余声至数十声短促咳嗽之后，又出现一次深长的吸气，还会发出鸡鸣样吼声，然后又是一连串阵咳，如此反复，直至咳出黏稠痰液或吐出胃内残留物为止。

在痉咳期，每次阵咳发作可持续数分钟，每日可达十数次至数十次，日轻夜重。阵咳时患儿往往面红耳赤、涕泪交流、面唇发绀、大小便失禁，少数患儿还会出现眼睑浮肿、眼结膜及鼻黏膜出血，舌头也会因为咳嗽被下门齿咬伤而形成溃疡。除了以上症状外，患有百日咳的婴儿由于声门狭小，在痉咳时还会发生呼吸暂停，并可因脑缺氧而抽搐，严重者甚至死亡。

3．恢复期：约2～3周，在恢复期阵发性痉咳逐渐减轻，咳嗽的次数也有所减少，鸡鸣样吸气声消失，患儿的精神、食欲逐渐恢复正常，但是如果出现肺炎、百日咳脑病、结膜下出血、脐疝、腹股沟疝和脱肛等并发症，恢复期会延长。

【防治妙方】

1．成药自疗方

风寒型百日咳：可以服用复方甘草合剂，每次10毫升，每日3次；或急支糖浆，每次10～20毫升，每日3次。痰多者，可服用祛痰止咳冲剂，每次6～12克，每日3次；或半夏露，每次10毫升，每日3次。

风热型百日咳：可服用双黄连冲剂，每次3～6克，每日3次；川贝止咳糖浆，每次10～15毫升，每日3次；清热灵冲剂，每日3次，每次15克；痰多者，可服用复方鲜竹沥液每次20毫升，每日3次；或牛黄蛇胆川贝液，每次10毫升，每日2～3次。

2．外治自疗方

拔罐法：患者取坐位或俯卧位，取大小适宜的火罐在大椎穴、风门穴、肺俞穴、膏肓穴、曲垣穴上进行吸拔，留罐10～15分钟，然后拔罐。每3～4天治疗1次，5次为1个疗程。可治各种类型百日咳。

敷贴法：紫皮大蒜1个捣烂，每晚睡前敷于两足底涌泉穴处，用纱布和胶布固定，当足心有较强刺激感时即可揭去。如足底无不适感，可连敷3～5天。主治小儿风寒型百日咳。

3．饮食自疗方

冰糖青果汁：鲜青果500克，冰糖100克。青果捣烂取汁，加入冰糖，蒸15分钟，取出即可食用。每次服用20～30克，每日2次，可治风热咳嗽。

饴糖萝卜汁：白萝卜适量，饴糖适量。白萝卜洗净，绞出汁水，每次取30毫升，调入饴糖20毫升，再加开水适量，搅匀服用。每日3次。顺气止咳，润肺化痰。

白糖大蒜汁：大蒜头15克，白糖30克。大蒜头去皮，捣烂，加适量白糖和开水约500毫升，浸泡半天即可服用。每日1剂，分3次服，连服4～5天。杀菌，止咳，适用于感染性咳嗽。

冰糖花生汤：花生米150克，洗净，加入适量冰糖及清水同煮熟，吃花生米饮汤。1日1剂，分3次吃完。可润燥止咳。

姜糖豆腐汤：将豆腐250克切小丁，放入砂锅中，加清水适量，再加适量冰糖和5克生姜，煮汤食用。1日1剂。适用于久咳不愈者。

天门冬粥：天门冬20克水煎取浓汁，去渣，加入50克粳米煮粥，沸后加入适量冰糖煮沸即可。1日1剂，连服1周。可清肺止咳，主治老年人咳嗽痰多，儿童干咳、咯血等。

鸭蛋大葱饼：鸭蛋1个磕入碗内备用；大葱1根切碎，倒入蛋内搅匀，放入热油锅中煎成蛋饼即可。每日1次。可治风寒感冒。

百合梨：百合10克洗净，梨1个切片，放入碗中，加入15克白糖混合，加水适量，入屉隔水蒸熟，放凉后1次顿服。1日2次。润肺止咳。

柚子肉炖鸡：将公鸡1只宰杀，去毛和内脏并洗净；将300克柚子肉装入鸡肚中，然后放入炖盅内。上锅隔水炖熟，加适量的盐进行调味即可。可常食，防治咳喘。

5. 慢性子的健康“杀手”：慢性支气管炎

慢性支气管炎是指气管、支气管黏膜及其周围组织的慢性非特异性炎症，是严重危害健康的常见病、多发病，多发生在秋冬寒冷季节，易患人群为中老年人。慢性支气管炎病程可长达十数年到数十年，如能早期治疗、戒烟或者消除或尽量减少外界理化因素的侵袭，可以减轻病情，并延缓或避免肺气肿、肺心病的发生。

【病发诱因】

1．身体衰弱：老年人性腺及肾上腺皮质功能衰退，喉头反射减弱，呼吸道防御功能退化，单核吞噬细胞系统机能衰退，也可使慢性支气管炎发病增加。

2．神经功能失调：部分患者的副交感神经功能亢进，气道反应性较正常人增强，植物神经功能失调。

3．大气污染：化学气体、粉尘等刺激支气管黏膜并引起肺纤维组织增生，使肺清除功能遭受损害，为细菌入侵创造条件。

4．气候变化：寒冷空气能引起黏液分泌物增加，支气管纤毛运动减弱，可削弱上呼吸道的生理性防御机能，增加感染机会。

5．吸烟：吸烟能使支气管上皮纤毛变短、不规则，纤毛运动发生障碍，降低局部抵抗力，削弱肺泡吞噬细胞的吞噬、灭菌作用，又能引起支气管痉挛，增加气道阻力。

6．感染：病毒感染造成呼吸道上皮损害，有利于细菌感染，引起本病的发生和反复发作。

7．过敏：细菌致敏引起慢性支气管炎速发型和迟发型变态反应，变态反应使支气管收缩或痉挛、组织损害和炎症反应，继而发生慢性支气管炎。

8．饮食营养：营养对支气管炎也有一定影响，维生素 C 缺乏会使机体抵抗疾病的能力降低，血管通透性增加，引起肺水肿；身体缺乏维生素 A，会降低支气管黏膜的柱状上皮细胞及黏膜的修复机能，使溶菌酶活力降低，易引起慢性支气管炎。

【主要症状】

1．慢性支气管炎多数起病很隐蔽，初期症状除轻咳之外并无特殊，部分患者起病之前先有急性上呼吸道感染如急性咽喉炎，因此很难引起患者的重视，以后渐渐加重。

2．反复咳嗽，并逐渐加重。轻者仅在冬春季节清晨起床前后出现，白天咳嗽较少；夏秋季节咳嗽减轻或消失。重者四季日夜均会咳嗽，冬春加剧，早晚剧烈。

3．咳痰：痰为白色黏液泡沫状，早上较多，常因黏稠而不易咳出。因感染或受寒后迅速加重，痰量增多，黏度增加，呈脓性黄色，或伴有血丝，伴喘息。

4．气喘：如果呼吸道感染，细支气管黏膜充血水肿，痰液阻塞，可以出现气喘（喘息）症状。

5．感染：寒冷季节或气温骤变时，呼吸道容易感染，气喘加重，痰量增多且呈脓性，伴有全身乏力，畏寒、发热等。

【防治妙方】

1．*按摩自疗方*

手掌放在膻中穴，适当用力按揉 30 ~ 60 秒。理气散淤、宽胸利膈。

双手四指并拢，分别放在同侧剑突旁，沿季肋分推 1 ~ 3 分钟。疏肝和胃、降气止咳。

左手掌心叠放在右手背上，右手掌心放在上腹部，适当用力作顺时针环形摩动 30 ~ 60 秒，以上腹部发热为佳。宽胸理气、健脾和胃。

双手握拳，将拳背第二、三掌指关节放于脾俞穴、胃俞穴上，适当用力揉按 30 ~ 60 秒。健脾和胃、调理气血。

拇指指腹放在对侧中府穴、同侧肺俞穴、对侧尺泽穴、对侧列缺穴上，其余四指附在腕对侧，适当用力揉按 30 ~ 60 秒。两手交替进行。宣肺止咳、镇

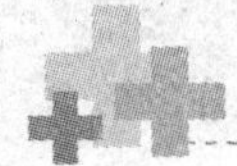

静止痛。

2. 饮食自疗方

萝卜汁：白萝卜汁一小杯，含咽。一天2次。止咳。

冰糖鸡蛋：鸡蛋一个（搅匀），冰糖30克，临睡前开水冲服。止咳。

冰糖大蒜：去皮大蒜头30克，冰糖5克，水120毫升，于睡前隔水蒸熟食用。止咳。

红糖醋蒜：生大蒜头10个，去皮捣烂，放入糖60克调匀，加120克醋浸泡3天，滤去渣。每次半汤匙，温开水冲服，一天3次。止咳。

蜂蜜花生：新鲜花生仁500克，洗净滤干、打碎，倒入盆内，然后加白糖150克和蜂蜜50克，打成花生泥糊，装瓶盖紧，腌10天后服用。一天2次，每次10～20克，食后饮温开水半杯。止咳。

橘皮茶：茶叶2克，干橘皮2克，用沸水冲泡10分钟即可。每日1剂，冲泡2次，于饭后温饮。能止咳化痰。

珠玉二宝粥：先将60克山药、60克薏仁米捣成粗粉，煮至烂熟，再将柿饼25克去蒂切碎，调入粥中。每日2～3次，可随意服用。健脾除湿，化痰止咳。

薏仁米杏仁粥：冰糖少许。将30克薏仁米放入锅内加水适量置武火上烧沸，再用文火熬煮至半熟，放入10克去皮杏仁，熬熟加入冰糖即可。每日1次，作晚餐或作点心服食。祛湿、化痰、止咳。

贝母粥：先以粳米100克，砂糖、水适量煮粥，待粥将成时，调入川贝母极细粉末5～10克，再煮二三沸即可，供上、下午温热服食。具有化痰止咳作用。

核桃粥：核桃肉10～15个，捣碎，粳米100克，同煮为粥，供晚服食。具有益肺、润肠作用。

6. 无疾而终的“元凶”：睡眠呼吸暂停综合征

睡眠时，呼吸产生的气流能否顺利通过气道，取决于舌头和软腭连接处的肌肉起作用，如果这部分肌肉松弛，气道就会变窄，甚至完全被堵塞，呼吸就无法顺利进行，出现窒息或憋气等现象，这种情况称作阻塞性睡眠呼吸暂停综合征，即平时人们说的打鼾、打呼噜。

【病发诱因】

1. 气道比正常人狭窄，尤其在夜间睡眠时，由于神经兴奋性下降，肌肉更加松弛，使咽部组织出现堵塞、上气道塌陷。当气流通过狭窄部位时，就会产生涡流并使松弛的肌肉产生振动，从而导致鼾声。

2. 肥胖、鼻中隔偏曲、鼻息肉、扁桃体肥大、咽部松弛、舌根部肿瘤、舌后坠、虚火型咽炎、肺热型慢性咽炎等疾病都能引起打鼾。

3．少部分人是因为中枢神经系统损害，呼吸中枢兴奋性降低所致。

4．除了上述诱因外，长期的紧张工作、生活或学习压力过大，精神过于疲惫等，也可引起打鼾。

【主要症状】

1．睡眠中打鼾、张口呼吸、频繁呼吸停止；睡眠中反复憋醒、睡醒后头痛、血压升高；夜间心绞痛、心律紊乱；睡觉不解乏、白天困倦、嗜睡；记忆力减退、反应迟钝、工作能力降低等。鼾声不同于普通打鼾者的鼾声。睡眠呼吸暂停综合征患者的鼾声响亮而不规律，时断时续，声音忽高忽低，常常是"呼呼"几声后趋于寂静，几十秒后出现一声巨大的鼾声。而一般打鼾者的鼾声则均匀而规律。

2．病情严重者无论侧卧位还是仰卧位，甚至在开会、坐车时都会鼾声大作，而且在整夜的睡眠过程中都会持续不断。而普通鼾症患者的鼾声多在仰卧位睡眠、劳累及饮酒后出现或加重。

【防治妙方】

1．进行发音训练

做好发"伊"音的准备，同时使吞咽肌、软腭肌和部分颈肌处于紧张状态；随着发"伊"音会出现一种近乎要呕吐的动作。这一项练习，每天早晚应坚持做2次，每次发音25～30次。一般经过半个月至1个月的训练后就会取得成效。这种治疗原理是：加强软腭肌紧张度可防止打鼾。这是因为引起打鼾的原因是呼吸时松软无力的软腭肌发生震颤。而用此训练可引发高软腭肌和咽肌紧张度。

2．漱口液漱口

在临睡前将3～4滴漱口液用温水稀释后漱口，可以使鼾声减弱、停止。这种漱口液中含有一种树脂油，具有特效止鼾作用，能提高咽喉部黏膜的血液供应，使咽喉腔黏膜处于充分供血状态，软腭和悬雍垂就不会因松弛而振动，鼾声也就减弱、停止。

3．饮食自疗方

葫芦茶：陈葫芦20克，茶叶5克，将陈葫芦研成粗末，与茶叶同入杯中，沸水冲泡，代茶饮。降脂减肥，可防治因肥胖引起的打鼾。

海带乌梅饮：海带20克，梅干1个。将海带放入150毫升沸水中，再加梅干，待梅干和海带泡开后，即可饮用。降脂减肥，可防治因肥胖引起的打鼾。

山楂枸杞饮：山楂15克，枸杞10克，沸水冲泡，代茶饮。降脂减肥，可防治因肥胖引起的打鼾。

冬瓜粳米粥：冬瓜100克，粳米30克。冬瓜洗净，切碎，粳米淘洗干净，两者同煮粥食用。降脂减肥，可防治因肥胖引起的打鼾。

石莼铁钉菜汤：石莼、铁钉菜、大青叶各15克，蝉蜕9克加水煎煮，取汁，

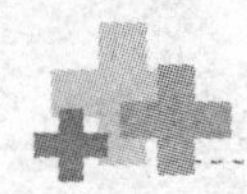

药渣复煎1次，2次药汁混合后服用。每日1剂，分2次服。化痰利咽，防治打呼噜。

桂花菊佩汤：干桂花、菊花、佩兰、竹叶各10克，加水煎2次，每次用水300毫升，煎20分钟，取汁，两次混合。分2次服，1日1剂，适用于肺热型慢性咽炎等咽喉疾病引起的打鼾。

罗汉雪梨汤：将罗汉果2个，洗净捣碎，雪梨1个去皮、核，切片，共置锅内，加水煎汤，调入适量白糖即成。每日1剂，连服7～10日。滋阴降火，润肺利咽。适用于虚火型咽炎等咽喉疾病引起的打鼾。

雪梨冰糖粥：将雪梨1个洗净，去皮、核，切成小块，与适量冰糖一同放入将熟的粳米粥内，再煮至粥熟即成。每日1剂，清热，利咽，化痰止咳，防治咽炎等咽喉疾病引起的打鼾。

葱白段：葱3根，取葱白，切成小段，每晚睡觉前口嚼咽下。连续7天，可防治打响呼噜。

炒枣仁：炒枣仁适量每晚睡觉前先洗脚，然后口嚼80粒炒枣仁。可连续9天，可防治打响呼噜。

豆腐酿香菇：将豆腐200克切块，中心挖空；香菇5朵剁碎，加入适量调料制成馅，装入豆腐空心中，摆在碟上蒸熟，淋上香油、酱油即可食用。降脂，减肥，可防治因肥胖引起的打鼾。

桔梗三丝：将黄瓜1根、胡萝卜1根分别洗净切丝；桔梗100克去老皮撕成丝，和黄瓜丝、胡萝卜丝及调料合在一起拌匀，即可装盘上桌。防治打鼾，防咳喘。

7. 肺部疾病警示灯：肺炎

肺炎是指肺泡腔和间质组织在内的急性肺实质感染性病变，是常见疾病中对生命威胁最大的疾患之一。肺炎的分类方法不同，按其病变范围可分为大叶性肺炎、肺段或小叶性肺炎、支气管肺炎和间质性肺炎；按病因分类可分为病毒、支原体、立克次体、细菌、真菌等。2003年发生的罕见传染性疾病“非典型肺炎”(SARS) 实际上是“传染性冠状病毒肺炎”。

【病发诱因】

1．在人的呼吸道里，隐藏着肺炎球菌等许多细菌。当人体由于受凉，抵抗力下降时，上呼吸道病毒感染能破坏支气管黏膜的完整性，影响肺部纤毛活动，从而导致肺部细菌的感染。

2．饥饿、疲劳、醉酒、受凉等能削弱全身抵抗力，使细胞吞噬能力降低，导致肺炎。

3．麻醉、昏迷、镇静剂过量使用等，易使人吸入异物，引起细菌感染。

4．患有如糖尿病、肾功能衰竭等基础疾病和免疫缺陷疾病也易感染肺炎。

【主要症状】

1．细菌性肺炎：发病之前常有上呼吸道感染症状，起病急，体温在数小时内可上升至39℃～40℃，咳有少量铁锈色脓痰，同时还伴有恶心、呕吐、周身不适和肌肉酸痛、胸部刺痛等症，并随着呼吸和咳嗽而逐渐加剧。

2．病毒性肺炎：起病缓慢，在初期为典型的流感症状，如常头痛、乏力、肌肉酸痛、发热、咳嗽、干咳或少量黏痰等症状，但在12～36小时内，呼吸明显加快增快，出现进行性呼吸困难、紫绀，诊治还会发生呼吸衰竭及休克，可听见两肺出现湿啰暗或哮鸣的声音。

在病毒性肺炎中，非典型肺炎（SARS）是较为严重的一种，它是相对典型肺炎而言的，多由病毒、支原体、衣原体、立克次体等病原引起，无论是症状、肺部体征还是验血结果，都没有典型肺炎感染那么明显，临床特点为隐匿性起病，除了病毒性肺炎的一些症状外，还会出现持续1～2周以上的发热（38℃以上）、干性咳嗽、少痰、偶见咯血、呼吸困难、气促或呼吸窘迫综合征，并可伴有打寒战或其他症状，严重者出现休克、器官功能障碍综合征。

3．支原体肺炎：最初症状类似于流感，有周身不适，咽喉疼痛和干咳，随着疾病进展，症状加重，可出现阵发性气促等症状。

4．衣原体肺炎：常有声音嘶哑、干咳、有时发热、咽痛等咽炎、喉炎、鼻窦炎、中耳炎和支气管炎等症状，并可伴随肺外表现如红斑结节、甲状腺炎、脑炎和格林－巴利综合征。

5．吸入性肺炎：呼吸困难、呼吸急促及心动过速或发热、咳嗽、咳痰等类似细菌性肺炎的症状。

6．真菌性肺炎：具有支气管肺炎的各种症状和体征，但起病缓慢，多在应用抗生素治疗中肺炎出现或加剧，可有发热，咳嗽剧烈，痰为无色胶冻样，偶带血丝。

7．过敏性肺炎：过敏性肺炎第一次发作易与病毒肺炎相混淆，于接触抗原数小时后出现症状，有发热、干咳、呼吸困难、胸痛及紫绀。少数特殊患者接触抗原后可先出现喘息、流涕等过敏反应。

【防治妙方】

1．中成药自疗方

小儿止嗽丸：每服1克，日服3次。润肺清热，止嗽化痰。

小儿肺炎散：每服0.3克，日服2次。清热解毒，清火祛痰，止咳定喘。

小儿喘灵口服液：每服2毫升，日服3次。宣肺清热，止咳平喘。

小儿百部止咳糖浆：每服2毫升，日服3次。清热，止咳，化痰。

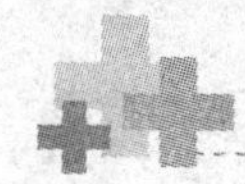

润肺止嗽丸：每服1丸（小儿1/3丸），日服2次。润肺定喘，止嗽化痰。

2. 饮食自疗方

桑白皮百合排骨汤：桑白皮50克，百合75克，淮山、排骨或瘦肉500克，清洗干净加水把材料一并放进煲内煮沸，煲一个半小时即可。

琵琶叶茶：琵琶叶、夏枯草、菊花、黄糖，清洗后加水煮沸，煲半小时即可饮用。

葱白粥：白米60克，文火熬粥如常法，临熟加入葱白2寸，或苏叶6克，或杏仁（去皮尖）6克，同熬为粥。

菊花茶：菊花6克，白糖10克，开水冲泡后饮用。

桑菊豆豉饮：桑叶、菊花、豆豉各6克，煎水饮服。用于发热不高、咳嗽微喘者。

薄荷芦根：芦根一尺，薄荷6克，煎水饮用。用于发热不高、咳嗽微喘者。

牛蒡粥：新鲜牛蒡根，捣研至烂，滤取汁100毫升，与白米60克共煮粥食用。用于发热不高、咳嗽微喘者。

生芦根粥：鲜芦根30克，加水1500毫升，煎芦根取汁1000毫升，加粳米50克煮粥食之。用于高烧喘憋，烦躁口渴者。

8. 一病生百病：急性上呼吸道感染

急性上呼吸道感染是指鼻腔、咽或喉部出现急性炎症的总称，是呼吸道最常见的一种疾病，通常具有较强的传染性，并容易引起严重并发症，因此应积极防治。

【病发诱因】

急性上呼吸道感染由病毒引起，如鼻病毒、流感病毒、副流感病毒、腺病毒、呼吸道合胞病毒等。

细菌性上感多继发于病毒感染之后，以溶血性链球菌最多见，其次为肺炎链球菌、葡萄球菌和流感嗜血杆菌。当机体抵抗力降低或呼吸道局部防御功能降低时（如受凉、淋雨、过度劳累等），原已存在于上呼吸道或从外界侵入的病毒迅速繁殖，引起呼吸道黏膜充血、水肿、单核细胞浸润、浆液性或黏液性炎症渗出，使纤毛细胞坏死、脱落，上皮防御功能遭到破坏，易继发细菌感染，引发急性上呼吸道感染。

【主要症状】

根据年龄、体质以及感冒的病原体的不同，病情的轻重缓急也有不同，大多起病急，早期咽干、喷嚏，继之畏寒、流涕、鼻塞、发热、咳嗽，咯少量黏液痰。可伴有全身酸疼、头疼、食欲减退、声音嘶哑、乏力、恶心、腹胀等症状。

鼻、咽、喉明显充血、水肿，颌下淋巴结肿大、压痛。体温高低不一，有的可不发热，有的发热可高达40℃以上，患病后几天或几个星期可以痊愈，但有些治疗不及时，可并发其他部位的炎症。

应当注意的是，许多急性传染病，如麻疹、猩红热、脑炎、流行性脑脊髓膜炎、脊髓灰质炎、伤寒、病毒性肝炎的早期均有上呼吸道感染症状，需要注意鉴别。

【防治妙方】

1. 中成药自疗方

银翘散：芦根30克，银花、连翘各15克，桔梗、生甘草、竹叶、桑叶、牛蒡子各10克，薄荷6克，水煎服，每日1剂，并多喝水。

可口服其他中成药，如板蓝根冲剂、银翘解毒片、喉症丸，可治疗上呼吸道感染。

2. 饮食自疗方

鱼腥草蛋：鱼腥草1把，鸡蛋数个。炖荷包蛋食数天可愈。

桑白天葵饮：桑白皮15克，青天葵12克，水煎去渣加适量冰糖，代茶饮。

鳗鱼油饮：肺炎高热。鳗鱼油适量，盐少许。在清蒸出来的鳗鱼油中放点盐，每次一小杯，口服2次。

五汁饮：梨汁、荸荠汁、鲜芦根汁、麦冬汁、藕汁适量和匀服用，用于肺炎后期。

板栗烧猪肉：板栗250克，瘦猪肉500克，盐、姜、豆豉各少许。将板栗去皮，猪肉切块，加盐等调料，加水适量红烧，熟烂即可。

杏梨饮：杏仁10克（去皮尖打碎），鸭梨1～2个，冰糖适量。先将鸭梨切块去核，与杏仁同煮，梨熟加入冰糖，代茶饮用。

石膏粥：生石膏60克，加清水1500毫升，煮至1000毫升，去滓后，下粳米50克煮粥食之。适用于高热喘憋、烦躁口渴者。

珍珠母粥：珍珠母60克，加清水1500毫升，煎至1000毫升，弃渣取汁加入粳米60克煮粥。适用于高热喘憋、烦躁口渴者。

竹沥粥：粟米50克煮成粥，最后下入淡竹沥（成药），搅匀食用。

薏仁百合汤：薏仁200克，百合50克，放入锅中，加水5碗，煎熬成3碗，分3次服，1日吃完。

9. 可怕的白色瘟疫：肺结核病

肺结核病又称为“痨病”和“白色瘟疫”，是由结核杆菌感染引起的慢性传染病，因其具有较强的传染性，长期以来也没有有效药物治疗，故人们对它产生了很强的恐惧心理。不过，在现代，只要早发现早治疗，肺结核病是完全可以治愈的。

【病发诱因】

1. 结核菌是诱发结核病的主要诱因，它通过血行播散进入各脏器中，引起炎症反应，有的潜伏期较长，有的则是立即发病。

2. 结核菌的传染性较强，主要通过呼吸道传播，传染源主要是排菌的肺结核患者的痰，其次是经过消化道进入体内，如唾液、食物等。

3. 无免疫或免疫力差、营养不良、体质差、抵抗力弱、有其他疾病者易染病。

【主要症状】

早期肺结核或轻度肺结核，通常会因为没有任何症状或症状轻微而被忽视。当病情加重时，可出现午后低热，体温多在下午 4 点至晚上 8 点期间升高，一般为 37℃ ~ 38℃，常伴有全身乏力或消瘦，夜间盗汗，女性可导致月经不调或停经。

还会出现咳嗽咳痰，这是肺结核最常见的早期症状，但也最易使患者或医生误以为是“感冒”或“气管炎”而导致误诊，通常反复发作且久咳不愈。病情发展，痰内可能带有血丝或小血块。

【防治妙方】

1. 外治按摩方

按摩法：患者坐立，擦前胸和腰背部。自锁骨下缘至第 12 肋，用手掌根由内向外横擦，左右交替，约 5 分钟。然后，患者取坐位或俯卧位，施者用手掌根在脊柱两侧自上而下反复摩擦 5 分钟。最后，患者坐立，施术者用手掌根部，沿脊柱自上而下摩擦，每次约 2 分钟，然后用拇指揉按肾俞、命门、涌泉穴。

保健操：坐立，双手于头上交叉抱头，长吸气、缓呼气，并缓展两脚。然后用手抱膝，向两膝间尽可能低头，并抱头，如此反复练习 10 遍。

叩齿法：先叩臼齿 30 次，次叩门牙 30 次，再错牙叩犬齿各 30 次，最后用舌舔牙周 5 遍。此法于每天清晨刷牙漱口后进行最好，也可以随时行之。

敷贴：净灵脂、白芥子各 15 克，生甘草 6 克，均研末，大蒜泥 15 克，一起捣匀，入醋少量，摊纱布上，敷颈、腰椎夹脊旁开 1 寸半，约 1 ~ 2 小时皮肤有灼热感时去之，7 日 1 次。

熏洗：大蒜 30 ~ 35 克捣碎，放入装置器内，通过雾化吸入，每周 2 次，每次 30 ~ 60 分钟，30 次为 1 疗程；或用大蒜 2 ~ 3 头捣烂置瓶中，插两管通入鼻中，吸气用鼻，呼气用口，每日 2 次，每次 30 ~ 60 分钟，3 个月为 1 疗程。

2. 饮食自疗方

枸杞苗饮：枸杞嫩苗 15 克加水煎煮，再加入枸杞 3 克，温后服用。能够补肾强壮，帮助摆脱结核病。

七宝饮：鲜藕汁、白果汁、秋梨汁、甘蔗汁、山药汁、柿饼、生核桃仁各60克。把柿饼和生核桃仁共同捣碎成泥，加入以上五种汤汁，再加入蜂蜜60克搅拌均匀，放在火上加温，等到泥状物质溶化后，放凉，倒入一个瓶中盖紧。每天直接从瓶中舀出服用1～2勺。能养阴止咳、祛痰平喘，防止结核病患者吐血。

蜂蜜牛奶：在加热的牛奶中放入适量蜂蜜调匀，或直接加入酸奶中饮用。每次服用10克。经常服用能够增强身体免疫力，促进肺结核的治疗，防治肺燥干咳、虚劳久咳。

猪肺百合汤：猪肺1具，洗净切开，百合20克，加入清水同煮至熟，饮用汤汁。能够清肺，防治结核病。

大蒜糯米粥：紫皮大蒜30克，糯米50克。把紫皮蒜去皮，放入水中煮沸1～2分钟，加入糯米同煮成粥，待米烂熟后食用。每日服用2次，早晚餐后服用。经常服用能够抗结核杆菌，加速结核病的痊愈。

山药薏仁粥：山药60克，薏米60克，柿饼30克，加水同煮成粥，每天可多次服用。能够滋阴补肺，促进结核病的康复。

萝卜鲫鱼汤：白萝卜250克，鲫鱼1条，把白萝卜洗净切块，鲫鱼去鳞、鳃、内脏，洗净，一起放入砂锅中加水煮沸，转用文火慢炖半小时，加入调料即可饮用。能够清热润肺，治疗咯血。

蛤蜊炒韭菜：蛤蜊肉5个，韭菜50克，适量盐和植物油。把植物油放入锅中，油热后放入蛤蜊肉炒熟，等到肉将熟之时，放入切碎的韭菜翻炒一会儿即可。适量食用能够治疗结核病引起的干咳症状。

黑芝麻花生糊：黑芝麻和花生米各50克，分别洗净晾干，放入锅中炒熟，研成粉末。每次取适量放入碗中，加入开水调成糊状，加入适量白糖调味即可。经常食用能够润肺止咳，适用于结核病的辅助治疗。

菠菜猪肝汤：菠菜200克洗净切碎，猪肝100克洗净，切成薄片。锅中放入食用油，油热后放入猪肝翻炒，加入适量盐炒至五成熟取出。锅中加入适量清水，煮沸后加入菠菜及猪肝，同煮至猪肝熟即可。喝汤吃猪肝和菠菜，能够健脾养血，适用于结核病的辅助治疗。

10. “炎”由胸中生：胸膜炎

胸膜炎又称“肋膜炎”，是胸膜的炎症，由多种病因引起，如感染、恶性肿瘤、结缔组织病、肺栓塞等。胸膜炎是一种常见的呼吸道疾病，尤其在冬春季发病较多。临床上胸膜炎有多种类型，以结核性胸膜炎最为常见。

【病发诱因】

1．纤维蛋白性胸膜炎：多由肺部炎症蔓延至胸膜所致。

2．真菌性胸膜炎：多由放线菌、白色念球菌累及胸膜所致。

3．化脓性胸膜炎：多由肺、食道、腹部感染等蔓延至胸膜所致。

4．肿瘤性胸膜炎：由胸内或胸外癌肿，直接侵犯或转移至胸膜所致。

5．结缔组织病胸膜炎：常见于类风湿性关节炎及系统性红斑狼疮等疾病。

6．血胸：由于自发性气胸、含血管的胸膜粘连撕裂、或出血性胰腺炎等病因所致。

7．乳糜胸：多因肿瘤、淋巴结结核、丝虫病肉芽肿压迫或损伤胸导管和乳糜池所致。

8．浆液纤维蛋白性胸膜炎：常由结核性胸膜炎、化脓性胸膜炎、肿瘤性胸膜炎所致。

9．胆固醇性胸膜炎：为胸液中含有大量的游离胆固醇结晶，可能与脂肪代谢障碍有关。

10．结核性胸膜炎：由结核菌从原发综合征的淋巴结经淋巴管到达胸膜，或胸膜下的结核病灶蔓延至胸膜所致。

【主要症状】

胸膜炎是由于胸腔积液引起呼吸气促等症状的统称，表现为胸痛、咳嗽、胸闷、气急，甚至会出现呼吸困难。不同病因所致的胸膜炎可伴有相应疾病的临床表现，病情轻者无症状。胸痛是典型的胸膜炎症状，它是由于因壁层胸膜疼痛引起的，表现为刺痛，通常在呼吸和咳嗽时加重，但程度可有差异，如有时仅仅隐隐感觉不适，有时会在患者深呼吸或咳嗽时出现。此外，如果是感染性胸膜炎或胸腔积液继发感染时，还会伴有恶寒、发热等症状。

【防治妙方】

1．按摩、运动自疗方

按摩胸部：患者坐、立、卧均可，脱去外衣，将两手互相搓热，用两手轻轻按摩两侧胸部和腋下，直到局部发热为止，每次 5 ~ 10 分钟，每天 2 ~ 3 次。按摩后及时穿上衣物，防止着凉引起感冒及其他疾病。

抱头转身：站在空气新鲜的地方，两手抱住后脑勺，左右转身，幅度由小到大，每侧转动 20 ~ 30 次，这样能使胸部扩大，运动加强。

扩胸运动：站在地上，抬头挺胸，两臂侧平举，尽量向后振臂，然后复原，每次扩胸 20 ~ 30 下，每日 2 次。

仰卧挺胸：仰卧在床上，两手放在体侧，头和脚不动，胸部尽量向上挺，挺起来后停几秒钟再落下，如此反复进行，每日 2 次，每次 20 ~ 30 下。这样能使胸部和腰背部的力量增强，防止胸膜粘连。

站吸蹲呼：站在地上，两臂侧上举，同时深吸气，然后两臂向胸前交叉，身体下蹲，同时深呼气。每日 2 次，每次 20 ~ 30 下。这样站吸蹲呼，能增强膈肌的力量，使胸膜腔的炎症分泌物早日吸收。

屈体运动：站在空气新鲜的地方，身体先向左侧尽量屈曲，深吸气，然后再向右侧屈曲，深呼气，反复 20 ~ 30 次，能牵拉胸膜，使粘连分离。

前后摆臂：站在地上，用力向前后摆动两臂，向前向上摆及向后摆，幅度都要尽量大些，每次 20 ~ 30 下。

举手托天：站在地上，两手尽量向上举，背屈手腕，手掌向上，两手呈托天状，然后复原将手放下，每日 2 次，每次 20 ~ 30 下。

2．中药自疗方

苍耳草方：取新鲜苍耳草全株 20 ~ 30 克，捣碎，水煎服。祛风化湿。主治红白痢疾。

夏枯草方：夏枯草全草 50 ~ 60 克，水煎服。清热解毒散结。主治结核性渗出性胸膜炎。

麝香牛黄方：黄芩 15 克，熟大黄 8 克，连翘 6 克，羚羊粉 0.8 克，牛黄 0.6 克，麝香 0.3 克，车前子 0.15 克（包）。所有药材研末制成蜜丸，丸重 0.6 克，每日服 4 ~ 5 丸，分 6 日服完。清热解毒，活血消肿。主治脓胸及支气管胸膜瘘。

11. 利弊兼得的双刃剑：猩红热

猩红热是由一种能产生红疹毒素的乙型溶血性链球菌感染所引起的急性呼吸道传染病，冬春季节多见，易患患者群多为 2 ~ 8 岁小儿。

【病发诱因】

溶血性链球菌及其毒素在侵入部位及其周围组织引起炎性和化脓性变化，并进入血液循环，引起败血症，致热毒素引起发热和皮疹，少数可出现病毒性心肌炎、肾小球等病变。病毒主要通过呼吸道传播，在病儿咳嗽、大声说话或喊叫时，带菌的飞沫散布到空气中。易感者直接吸入带病毒的飞沫就会被感染，也可因接触刚污染过的食物、食具、玩具、手帕、衣被等受到传染。

【主要症状】

1．早期出现咽部充血、扁桃体红肿、身体发热、咽痛、头痛、恶心、呕吐等症状。

2．一般发热后 24 小时内出现皮疹，有的患者面部会出现充血潮红，但无皮疹。皮疹呈鲜红色，针头大小，有些像“鸡皮疙瘩”，用手指按压之后，受压处的皮肤出现白晕，但经过十余秒钟后，皮肤又恢复呈猩红色。通常皮疹开始于耳后、颈部、上胸部，在 1 天内蔓延至全身，在 3 ~ 5 天内会消退。疹消后会有不同程度的脱皮，或呈米糠样脱屑，或大片的脱皮。

3．口唇周围及鼻尖苍白，而舌乳头红肿，很像鲜红的杨梅，这是猩红热的

特殊症状。

4. 严重者表现出高热、抽风、昏迷、甚至休克，有时可并发心肌炎、肾炎、风湿热、中耳炎、肺炎等疾病。

【防治妙方】

1. 简易自疗方

紫草、车前草各 15 ~ 30 克。水煎，连服 7 日。

大青叶、板蓝根、土牛膝根各 15 克。每日 1 剂，水煎服。

将青橄榄、桉叶糖、薄荷糖经常口含服用，可减轻喉痛。

2. 外治自疗方

玉钥匙散或锡类散，吹喉。每日 2 ~ 3 次。用于咽喉肿痛。

金不换散或珠黄散，吹喉。每日 2 ~ 3 次。用于咽喉糜烂化脓。

金银花、山豆根、夏枯草、青果、嫩菊叶、薄荷叶各适量。煎汤漱口，每日 2 ~ 3 次。用于咽喉肿痛。

3. 饮食自疗方

罗汉果饮：罗汉果切成片泡茶饮。

五汁饮：梨、荸荠、藕、麦冬、芦根，可经常饮用。

生拌白萝卜：白萝卜切块加白糖，可佐餐食用。有清热、通气、开胃作用。

绿豆薄荷汤：取绿豆 50 克，加水适量，煮熟后，取汤汁 500 毫升，加入薄荷 3 克，煮沸 1 ~ 2 分钟，经常饮服。

12. 少小染病日后成：支气管扩张症

支气管扩张是指一支或多支近端支气管和中等大小支气管管壁组织破坏造成不可逆性扩张，是呼吸系统常见的化脓性炎症。支气管扩张大多为继发性炎症，许多患者皆在儿童和青年时期因为患有支气管肺炎未愈，从而在日后引起支气管扩张症。

【病发诱因】

1. 因先天性免疫缺陷和遗传性异常而致病。

2. 因感染、吸入有毒化学物、免疫反应、血管畸形影响支气管营养从而导致支气管管壁被直接破坏而发病。

3. 因肺不张、肺实质体积缩小，造成气道壁牵拉的机械改变，导致支气管扩张和继发感染。

4. 严重肺炎（特别是并发麻疹、百日咳或某些腺病毒感染）易引起支气管阻塞而诱发本病。

5. 吸入性肺炎等各种慢性致纤维性肺疾病也可引起支气管扩张。

【主要症状】

1．病发早期或干性支气管扩张症可无异常表现。

2．可出现慢性咳嗽，伴大量脓痰和反复咯血。

3．反复感染，支气管引流不畅，痰不易咳出，可感到胸闷不适。若炎症扩展到肺组织，会出现高热、盗汗、消瘦、贫血等症状。

4．病重者，肺功能出现严重障碍，稍活动即有气急、紫绀，劳动能力明显减退。

5．常并发有胸膜炎、脓胸、心包炎及肺源性心脏病，甚至心力衰竭。

【防治妙方】

1．中药自疗方

阿胶10克烊化，后冲服白及粉5克、三七粉3克。用于治疗咯血者。

桑叶10克，杏仁10克，豆豉10克，生山栀10克，沙参15克，大贝母10克，连翘15克，黄芩10克，桔梗10克，白茅根30克，仙鹤草15克，炙杷叶10克。水煎服。解表清热，宣肺止咳。

太子参15克，沙参15克，百合30克，玉竹15克，杏仁10克，百部10克，旱莲草10克，侧柏10克，桑白皮10克，地骨皮10克，知母10克，川贝粉6克（冲服）。水煎服。益气养阴，润肺止咳。

2．饮食自疗方

生姜葱白麻黄饮：生姜、葱白各15克，炙麻黄6～19克，同煎服，每日1次。

猪肺杏仁汤：杏仁60克，猪肺1具，同煮至烂熟，加姜汁、食盐调味食用。

鸭梨川贝：大鸭梨1个，洗净，不去皮，切成丁。将川贝10克，研细末放入梨丁中拌匀，放蒸笼中蒸食，每天1～2次，连服5～7天。

萝卜黑豆汤：新鲜白萝卜120克，黑豆120克，蜂蜜30克，香墨3克，童尿少许，水煎服，每日1次，连服7～10天。

梨藕荷叶茶：鲜梨去核留皮1个，鲜藕500克去节，鲜荷叶去蒂1张，柿饼去蒂1个，大枣去核10个，鲜白菜根去心30克，水煎煮，代茶饮服。

丝瓜杏仁排骨汤：丝瓜3条，排骨250克，南北杏20克，生姜3片。将上述用料一齐放入清水煲内，大火煲滚后，改慢火煲2小时，下盐调味即可。去热除痰，主治支气管扩张症。

三汁蜂蜜饮：将生萝卜250克、鲜藕250克、梨2个洗净后切碎榨汁，再加入蜂蜜25克混合服用。清热润肺，主治支气管扩张症。

花杏补浆：花生仁15克，杏仁15克，黄豆15克。上三味共研成浆煮熟早晚饮服。润肺止咳，主治支气管扩张症。

核桃蜜糕：核桃1000克，蜂蜜1000克。核桃捣烂与蜂蜜和匀，瓶装。每服1匙，1日2次。滋阴润肺，主治支气管扩张症。

第二部分

消化系统——食物“加工厂”

13. 胃中的大隐患：胃炎

胃炎是指任何病因引起的胃黏膜炎症，是一种多发病、常见病。可以是弥漫性的全胃炎，也可以是较局限于胃窦部或胃的其他部位，一般可分为急性胃炎和慢性胃炎。长期、反复、迁延性发作会引起胃溃疡，甚至导致胃癌。

【病发诱因】

1．口服某些药物，大量饮用烈酒、浓茶、咖啡等，均可刺激或损伤胃黏膜，引起胃黏膜充血、水肿，甚至出血、糜烂，从而发生急性单纯性胃炎。

2．进食过冷或过热与过于粗糙的食物、异物、被污染的食物均会刺激胃部，造成胃炎。

3．胃内异物、胃柿石、食管裂孔疝会使胃黏膜发生机械性损伤，而胃部肿瘤的放射性治疗及胃冷冻治疗等也会造成胃黏膜损伤，引起炎性改变。

4．精神压力情绪波动能引起神经功能障碍，导致机体变态反应，引起胃炎。

5．慢性肺源性心脏病、呼吸功能衰竭、维生素缺乏病、小肠吸收不良、晚期癌肿等全身性疾病可作为内源性刺激因素，引起胃黏膜急性炎症。

【主要症状】

1．慢性胃炎一般分为两类，即浅表性胃炎和萎缩性胃炎。前者表现为上腹不适、有饱胀感，食后更甚，嗳气恶心，一时性上腹隐痛；后者除上述症状外，还有消瘦、贫血、腹泻、胃酸消化液大大减少等全身衰弱症状。萎缩性胃炎胃黏膜病变较浅表性为重，还有可能演变成胃癌，故应该给予较多重视。

2．急性胃炎一般表现为上腹痛正中偏左或脐周压痛，呈阵发性加重或持续性钝痛，少数出现剧痛，同时伴腹部饱胀、腹泻、恶心、呕吐。呕吐物为未消化的食物，也有的患者直至呕吐出黄色胆汁或胃酸，少数患者呕吐物中带血丝或呈咖啡色，通常呕吐后感觉舒服；排泄物发黑或大便潜血试验阳性，伴发肠炎者还会出现腹泻，为稀便和水样便，但随胃部症状好转而停止。此外，胃炎患者由于腹泻会造成失水过多，出现皮肤弹性差、眼球下陷、口渴、尿少等症状，严重者血压下降、四肢发凉。

【防治妙方】

1．按摩自疗方

仰卧，双手四指并拢，指尖放在中脘穴部，顺着呼吸适当用力徐徐下压，约10次呼吸之后，再慢慢抬起，如此反复2分钟。能调理中气、疏肝宁神，治疗胃炎、消化不良等症。

双手食指罗纹面同时按揉两侧足三里穴1～2分钟。促使胃经的气血运行，理脾胃，调中气，治疗急慢性胃肠炎等疾病。

2．简易自疗方

三七粉3克开水送服，每日1次。

云南白药每日6次，每次0.2克开水送服。

仙人掌去皮后100克捣烂用棉布包好外敷于胃痛处。

仙人掌根50克，猪肚50克共煮烂内服，隔日1次。

鸡蛋壳于锅中炒黄后研为细面状，每日3次，每次1克开水送服。

白果15克，花生仁15克共煮熟后每日3次，每次各30粒食之。

每天早晨取马铃薯一个，洗净后捣烂如泥取其汁20毫升空腹内服。

鱼肚100克，瘦猪肉200克上笼隔水蒸烂后一次吃完，1周2次。

大枣10枚，胡椒50粒共捣烂后做成10粒小药丸一次用白酒送服。

胡椒10粒，大枣3枚，甜杏仁5个共研为细面一次开水送服，隔日1次。

鲫鱼一条，去内脏、骨刺后捣烂，与生姜丝拌吃，并服黄酒，1周1次。

荔枝核100克，陈皮6克共研为细面，每日3次，每次取6克于饭前内服。

胡椒10粒，生姜5片放于猪肚内，上笼隔水蒸烂后分次吃完，1周2次。

绿豆20粒，胡椒15粒共研为细面，用沸腾之开水调糊状内服，隔日1次。

柑橘果皮内层的筋络3克，生姜6克水煎煮10分钟后加红糖适量内服，每日1次。

蚂蚁适量研细面与山药粉共拌匀作饼，蒸熟每日3次，每次1个药饼（约30克重）食之。

把鸡蛋壳内膜洗干净，焙干后研为细面，每日3次，每次4克于饭前开水送服。

花椒20克，吴茱萸15克共研为细面，凉开水调糊状纳于肚脐眼内，外用胶布固定，1天2次外用热水袋温敷，每日1次。

将鸡蛋一头打一小口，把食用硫磺9克研为极细面，装入鸡蛋内并用棉纸封

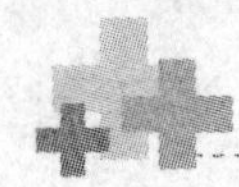

口，将鸡蛋上笼蒸熟后吃蛋。每日一个，连吃10天。

3. 饮食自疗方

桂花心粥：粳米50克，桂花心2克，茯苓2克。粳米淘净。桂花心、茯苓放入锅内，加清水适量，用武火烧沸后，转用文火煮20分钟，滤渣，留汁。将粳米、汤汁放入锅内，加适量清水，用武火烧沸后，转用文火煮，至米烂成粥即可。每日1次，早晚餐服用。

鲜藕粥：鲜藕适量，粳米100克，红糖少许。将鲜藕洗净，切成薄片，粳米淘净。将粳米、藕片、红糖放入锅内，加清水适量，用武火烧沸后，转用文火煮至米烂成粥。每日2次，早晚餐食用。

橙子蜂蜜饮：橙子1只，蜂蜜50克。将橙子用水浸泡去酸味，然后带皮切成4瓣。橙子、蜂蜜放入锅内，加清水适量，用武火烧沸后，转用文火煮20～25分钟，捞出橙子，留汁即成。代茶饮。

枸杞藕粉汤：枸杞25克，藕粉50克。先将藕粉加适量水小火煮沸后，再加入枸杞，煮沸后即可食用。每日2次，每次100～150克。

橘皮粥：鲜橘皮25克，粳米50克。先将鲜橘皮洗净后，切成块，与粳米共同煮熬，待粳米熟后食用。每日1次，早餐食用。

蜂蜜桃汁饮：蜂蜜20克，鲜桃1个。先将鲜桃去皮，去核后压成汁，再加入蜂蜜和适量温开水即成。每日1～2次，每次100毫升。

14. 肠胃本是“一家亲”：肠炎

肠炎是肠黏膜的急性或慢性炎症，它不是一种独立性疾病，而是常常与胃脘部和结肠有密切的联系。因此，所谓的肠炎，实际上是胃炎、小肠炎和结肠炎的统称。

【病发诱因】

1. 病毒性肠炎：见于犬瘟热病毒、犬细小病毒、犬猫冠状病毒、猫泛白细胞减少病毒等引起的肠炎。

2. 细菌性肠炎：见大肠杆菌、沙门氏菌、耶尔森氏菌、毛样产芽胞杆菌、空肠弯曲杆菌、梭菌等引起的肠炎。

3. 真菌性肠炎：见组织胞浆菌、藻状菌、曲霉菌、白念珠菌等引起的肠炎。

4. 寄生虫性肠炎：见鞭毛虫、球虫、弓形虫、蛔虫、钩虫等引起的肠炎。

5. 采食异物、污染或腐败变质食物、刺激性化学物质（毒物或药物等）、某些重金属中毒，以及某些变态反应（嗜酸性细胞性肠炎、浆细胞淋巴细胞性肠炎）等都能引起肠炎。

6. 滥用抗生素会改变肠道存在的微生物区系，或出现耐抗生素菌株而引起的肠炎。

【主要症状】

1．出现间断性腹部隐痛、腹胀、腹痛、腹泻，遇冷、油腻、情绪波动、劳累后加剧。

2．大便次数增加，肛门下坠，常拉不爽，每日几次甚至数十次。

3．急性发作时，可出现高热、恶心呕吐、大便急迫如水或黏冻血便。

4．慢性者，面色苍白，精神不振，虚弱乏力，不喜言语，喜温怕冷。在急性炎症期，有失水、酸中毒或休克出血等现象。

【防治妙方】

1．饮食自疗方

大蒜粥：取大蒜30克，去皮，切碎末，粳米100克加水1000毫升煮粥，早、晚温服，有止痢、止泻效果。

马齿苋粥：鲜马齿苋90克（或干马齿苋30克），加粳米100克煮粥，早、晚服用，可止泻。

山药莲子粳米粥：山药30克，莲子20克，粳米100克煮粥，早、晚服用，有健脾和胃及止泻之效。

银耳南瓜粥：南瓜、银耳、大米各适量。南瓜去皮去瓤，切块。银耳，水发好，洗净。大米先入锅煮，差不多的时候，加入南瓜、银耳一起煮，南瓜、大米都煮软的时候，出锅。常食此粥可养护胃肠。

甘蓝什锦串：苦瓜1条，紫甘蓝1个，生菜若干，番茄半只，蒜适量，芦笋1根，鲜虾1只。苦瓜去籽，留皮切成片，在滚水中烫熟。紫甘蓝叶片洗净放在苦瓜皮上；将生菜、番茄、芦笋、蒜串成串在微波炉内烤好后放在甘蓝叶片上。有养护胃肠之功效。

韭菜生姜糊：韭菜500克，生姜30克洗净后共捣烂如泥，取其汁与牛奶200毫升共于锅中煮沸后内服。每日1次。

黑芝麻糊：黑芝麻5克熬糊状内服。每日1次。

乌梅汤：乌梅肉20个水煎服。每日1次。

2．其他自疗方

白扁豆30粒，捣烂如泥取其汁用沸水冲服。

云南白药每日3次，每次0.2克内服。

将石榴皮5克研为细面用大米粥送下。每日1次。

萝卜叶100克白昼与太阳光下晒一个月，取适量用沸水沏，代茶饮。

桃树根削去外面的脏粗皮取50克切成薄片水煎内服。每日1次。

松香3克，川黄连1克，白及2克，薏仁1克共研为细面装胶囊（每粒胶囊装0.3克），每日1次，内服2粒。

陈皮 15 克，干荷叶 10 克，砂仁 2 克共研为细面后用沸水冲服。

大黄粉 5 克温开水送服。每日 3 次，连用 30 天。

蒲公英 30 克，败酱草 30 克，红藤 30 克，穿心莲 30 克，黄柏 15 克共入锅中水煎 30 分钟，滤出药液 200 毫升，待其温度达 30℃ ~ 40℃时作保留灌肠 3 小时以上。每日 1 次。

党参 30 克，黄芪 30 克，白头翁 30 克，红藤 30 克，仙鹤草 15 克，水煎取药液 200 毫升放入三七粉 5 克充分搅匀，药温度达 30℃ ~ 40℃时作保留灌肠 3 小时以上。每晚临睡前一次。

15. 致命的“杀手”：痢疾

痢疾是由痢疾杆菌所引起的以腹泻为主要症状的急性肠道传染病，简称菌痢。痢疾在小儿中比较常见，多发于夏秋季节，如果治疗不彻底或不适当，容易转为慢性痢疾，较难根治。

【病发诱因】

1. 痢疾杆菌存在于患者或带菌者粪便中，粪便通过各种直接或间接的方式污染水、食物、手和用具等，人们通过各种生活接触，把病菌带入口腔感染。通常，食物和水源污染常可引起暴发性痢疾流行。

2. 因为受寒、疲劳、营养不良、暴饮暴食等可使抵抗力下降，痢菌杆菌乘虚而入，引发本病。即使已经患过此类疾病且病情已消失者，也会因为痢疾杆菌较强的传染性而再次发病。

【主要症状】

1. 急性菌痢：主要表现为腹痛、腹泻，伴有发冷、发热（体温一般在 38℃ ~ 39℃）、恶心、呕吐、里急后重、排便次数增多、排脓血便等症状。

2. 急性中毒型菌痢：起病急，突然高热，反复惊厥，嗜睡、昏迷，甚至发生循环和呼吸功能衰竭等严重中毒症状。多见于 2 ~ 7 岁儿童。

3. 慢性菌痢：有持续轻重不等的腹痛、腹泻、里急后重，排黏液脓血便的痢疾症状，病程超过两个月。

【防治妙方】

1. 中药自疗方

症状较轻者可用：新鲜马齿苋 400 克，捣烂取汁，分 3 次饮用；或用干的马齿苋 100 ~ 200 克煎水，分 3 次服；还可用苦参 50 克，加水煎至 400 毫升，每日分 2 次服。如用马齿苋 30 克，苦参 15 克，辣蓼 10 克，车前草 30 克煎服，效力更强。以上方药，均应连续服用 3 ~ 5 天或更长时间。也可使用马齿苋浸膏片、葛根芩连片治疗。

症状较重者可用：白头翁30克，黄连10克，黄柏10克，秦皮15克煎服；或用葛根20克，黄连10克，黄芩10克，甘草6克煎服；也可用香连丸、复方黄连素片、枳实导滞丸、消痢灵片治疗。以上方药须连续服3～5天或更长时间。

2. 饮食自疗方

柿末：柿子洗净切片晒干，炒黄研末，每次5克，1日服3次，开水送服。可治急性菌痢。

败酱草茶：败酱草50克，煎水代茶饮，具有清热解毒、消痈排脓、活血行淤之功效。治疗湿热性痢疾。

凤尾草糖水：凤尾草40克，加水250毫升，煎至100毫升左右，再加白糖或冰糖5～10克，分3次口服，治疗菌痢（湿热痢、寒湿痢）。

大蒜糖浆：紫皮大蒜50克，将蒜捣碎后浸于温开水100毫升中两小时，然后用纱布过滤，加入50毫升精白糖浆，每次服20～30毫升，每4～6小时服1次。

石榴皮汤：石榴皮制成50%或60%的煎剂，每次服10～20毫升，每日服3～4次，7～10天为1疗程。对慢性痢疾可连服两周，停药1周，再服两周为1疗程。

山楂蜜：山楂肉不拘多少，炒研为末，每服3～6克。红痢者蜜拌；白痢者红糖拌；红白相兼者，蜜、红糖各半拌匀，白汤调，空腹服。

大蒜粥：紫皮大蒜30克，粳米100克。将大蒜去皮备用，加水煮粳米，将熟时再将大蒜放入粥内。略煮几沸即可，早晚热食。有下气、消炎、止痢作用。

马齿苋粥：鲜马齿苋500克，洗净捣烂取汁，粳米100克。将马齿苋汁加水稀释与粳米煮粥食用。有清热利湿的作用，可治赤白下痢、里急后重、腹痛胀满等。

16. 肠胃“不通车”：便秘

便秘是指由于粪便在肠内停留过久，以致大便次数减少、大便干结、排出困难或不尽。一般两天以上无排便，即可认为是便秘。便秘虽不是什么大病，但且会给人造成很多不便，且可导致一些并发症，同时也是诱发心肌梗死、脑溢血、结肠癌的重要因素。

【病发诱因】

1. 因生活习惯不良引起的，如睡眠不足、起居不定、久卧不动、饮食精细、水分摄取不足、没有养成定时排便的习惯等。

2. 由某些药物引起，中枢抑制药如吗啡、鸦片等能降低排便反射刺激的敏感性；抗胆碱药能减低肠道平滑肌的张力；抗酸药如次碳酸铋、氢氧化铝等的收敛作用都可引起便秘；此外，含铁、铝、钙的制剂也可导致便秘。

3. 由于某些疾病的影响，如痔疮、肛裂、糖尿病、甲状腺功能亢进、脑肿瘤、精神疾病、卵巢囊肿、胆结石、内脏下垂、高钙血症、低钾血症、尿毒症等引起的便秘。

4．由于年龄增长引起，如随着年龄的增长，腹部和骨盆肌肉无力，敏感性降低；唾液腺、胃肠和胰腺的消化酶分泌减少；结肠肌层变薄，肠平滑肌张力减弱，肠反射降低，蠕动减慢。

5．精神抑郁或过分激动紧张引起，比如，受到强烈刺激、惊恐、情绪紧张、忧愁焦虑或注意力高度集中于某一工作等会使便意消失，形成便秘。

【主要症状】

1．慢性便秘多无明显症状，主要表现为食欲减退、口苦、腹胀、嗳气、口渴、口苦、口臭、头晕、头痛、皮疹、发作性下腹痛、排气多等胃肠症状，还可伴有头昏、头痛、易疲劳等神经官能症症状。

2．缺乏便意，没有想排泄大便的感觉，不用泻药每周排便少于3次。常出现下腹膨胀，便意未尽，排便时间长，平均为10～20分钟，最长者达2小时。

3．部分患者伴有或者加重痔疮、肛裂，出现大便表面黏附有鲜血的现象。

【防治妙方】

1．按摩自疗方

耳穴贴压：选耳部直肠下段、大肠、便秘点、皮质下、交感，指压相关穴位，用王不留行子贴于0.5厘米见方的胶布上，将王不留行子压于相关穴位上，每天按揉2～3次，3天换一次，可对便秘者有益。

按摩：大便未出时，两手重叠在神阙穴（即肚脐）周围，按顺时针、逆时针各按摩15次。然后轻拍肚子15次，大便将出不出时，用右手食指压迫会阴穴（二阴之间中点），便可助大便缓缓排出，心情要轻松，千万不可焦急。此外，坐在马桶上，静神，深呼吸，引意念于肠，做提肛运动15次，也可以起到很好的排便效果。

揉腹：睡在床上，全身放松，将两手手心叠放按于肚脐上，先按顺时针方向揉100次，然后按逆时针方向揉100次，揉时用力适度，动作轻柔，呼吸自然。每日花10分钟，治疗便秘效果佳。

2．外治自疗方

在便秘时，每日清晨服5～20克硫酸镁，多饮水，一般2～8小时排便。

取肛塞开塞露1支，将药水注入肛门后，收紧肛门少许后再排便，每日1次。也可将肥皂削成菱形，塞入肛门口，静卧片刻再临厕。

在便秘时，取老生姜指头大，长寸许。将老生姜用纸裹好，火内煨热，取出蘸蓖麻油塞入肛门内，快则半日通，迟则1日通。本方用治大便虚闭，尤其适用于老年人。

取葱白（小指粗）1根，蜂蜜少许。将葱白洗净，蘸上蜂蜜，徐徐插入肛门内约 5 ~ 6 厘米，再来回抽插 2 ~ 3 次，拔出，约 20 分钟即欲大便，如仍不排大便，再插入葱白 2 ~ 3 次即通。

3. 饮食自疗方

腌醋豆：把黄豆炒熟，用醋腌成醋豆吃，每天晚上睡前吃上 10 颗，效果也不错。

何首乌粥：何首乌 30 ~ 60 克，红枣 3 ~ 5 枚，粳米 100 克，红糖适量先将何首乌放入砂锅内煎煮后去渣取汁，同粳米、红枣同入砂锅内煮粥，将熟时，放入红糖或冰糖调味，再煮 1 ~ 2 分钟即可。每日 1 ~ 2 次。主治血虚便秘者。

黄芪松子仁粥：黄芪 30 克，松子仁 15 克，粳米 50 克。先将黄芪和粳米煮 30 ~ 40 分钟，去渣取汁，再用药汁煎米和松子仁成粥。晨起早餐食用适量。补中益气、润肠通便。适宜于胃下垂引起的便秘。

郁李仁粥：郁李仁 6 克，薏仁米 30 克。将薏仁米淘净备用，郁李仁研碎，放入锅中加适量清水，用文火煮至米烂成粥即可。每日 1 次，早餐食用。有润燥滑肠的作用。适用于胃肠气滞，大便燥涩不通。

桑椹粥：桑椹 50 克，大米 100 克，红糖适量。先把桑椹和大米洗净后共入砂锅煮粥，粥熟时加入红糖。每天早晚服用。尤其适用于产后气虚便秘者。

决明子粥：炒决明子、白菊花各 15 克，大米 60 克，冰糖适量。将炒决明子和白菊花同煎煮去渣取汁，加入大米煮成粥，加入冰糖适量即可服用。具有清热泻肝，明目通便作用。尤适于高血压患者的便秘。

黄芪玉竹煲兔肉：黄芪、玉竹各 30 克，兔肉适量，加水煮熟，盐调味服食。适用于气虚便秘。

芝麻核桃粉：黑芝麻、核桃仁各等份，炒熟，研成细末，装于瓶内。每日 1 次，每次 30 克，加蜂蜜适量，温水调服。适用于阳虚冷秘。

银耳橙汁饮：银耳 10 ~ 15 克，鲜橙汁 20 毫升。将银耳洗净泡软，放碗内置锅中隔水蒸煮，入橙汁调和，连渣带汁 1 次服完。每日 1 剂，连服数天。

17. “盲瘦一族”的烦恼：胃下垂

许多人因为腹部发胖，因此拼命地减肥，但很少出现效果，这是因为小腹突出不仅仅是由于肥胖引起的，胃下垂也会造成腹部“肥胖”。胃下垂是指站立时，胃的下缘达盆腔，胃小弯弧线最低点降至髂嵴连线以下，使小腹变得突出。本病多发于老年人、瘦长体型者、产妇、长期卧床少动和患消耗性疾病体质衰弱的人，常与其他脏器（肝、肾、结肠等）下垂并存。

【病发诱因】

1. 先天性：多见于体质虚弱、胸廓狭小、皮肤苍白、皮下脂肪菲薄、肌肉

营养不良、第10肋游离者，因父母不良基因遗传或胎儿期发育不良引起。

2．后天性：可能因饮食失调、情志所伤、脾胃失和等引起。可以因大病久病之后，耗伤中气，从而升举无力而引起。妇女多次生育、腹部肿瘤切除术、体重突然减轻、胸腔内压增等使腹肌松弛或腹内压降低，也可引起胃下垂。此外，胃下垂通常还是其他消化系统疾病的并发症，如慢性胃炎、猩性溃疡等，在身体康复后胃部却仍处于下垂状态。

【主要症状】

1．轻度下垂者一般无症状，下垂明显者有上腹不适、饱胀，饭后表现更为明显，伴有恶心、嗳气等，且于进食后或行走时加重，平卧时减轻。

2．出现食欲减退、便秘、腹泻，腹泻与便秘常交替出现。

3．出现畏食、厌食症状，进餐之后，腹部深处有隐痛感，站立及劳累后加重。

4．长期胃下垂者出现消瘦、乏力、站立性昏厥、低血压、心悸、失眠、头痛等症状。

【防治妙方】

1．运动、按摩自疗方

双足空中蹬车法：屈膝曲髋在空中做蹬自行车动作1～2分钟。

两腿交替抬举法：配合腹式呼吸，两腿交替伸直，抬举90度停片刻放下，反复数次。

两腿一齐抬举法：配合腹式呼吸，双腿伸直，一齐抬举至最大限度，稍停片刻放下，反复数次。

双手抱膝屈腰法：双腿举至90度屈膝，然后两手抱膝，屈髓抬髋使腰部屈曲，复原休息片刻，反复数次。

蹲着吃饭：吃饭时采用蹲式，使胃下方的脏器对胃起垫托作用，减缓胃内负荷增加以后由于重力的作用胃向下方的垂降，并使食物的大部分缓慢进入十二指肠。这样，可以使胃在负荷较大的状态下得到休息。连续3个月蹲着吃饭，有5年以内胃下垂病史的患者可以治愈；有10年病史的患者，坚持半年，也可以治愈。需要注意，不仅要在吃饭时蹲着，而且吃完后仍要继续蹲15分钟左右，蹲后起立的时候，要慢慢站起，防止体位突然变化而发生眩晕。

用手掌揉按腹肌30次，然后双手拿放腹肌30次。

揉按脾俞穴、胃俞穴、中脘穴、天枢穴、足三里穴各1分钟。

揉压肾俞固本法：双掌根同揉，对挤、按压双侧肾俞。亦可左右拨动。

仰卧，左手压在右手上，右手掌置放在腹部胃底部，四指用力，反复上托胃底30次。

压推三穴提胃法：单肘按压三焦俞，在保持压力的前提下，缓慢上推至脾俞，然后轻轻抬起，再重复以上动作。

牵拉肢体升举法：双拇指分拿患者双合谷或双行间，令患者肢体屈曲，待肢体伸展时加外力牵拉抖动，患者应配合深呼吸，反复10次；平复后揉孔最、足三里，按压公孙。

2．药食自疗方

蚕蛹酒：蚕蛹500克和白酒50毫升，合炒焦，研成粉末，温开水冲服，每次10克，每日2次。

人参陈皮酒：白酒1升，加入人参100克和陈皮20克，生姜20克，大枣20克，浸3～6个月，每服5毫升，每日1～2次。

18. 不合格的“清道夫”：胃潴留

胃潴留又称胃排空延迟，是指胃内容物滞存而未及时排空，凡呕吐出4～6小时以前摄入的食物，或空腹8小时以上，测得胃残留量大于200毫升者，均表明有胃潴留的存在。

【病发诱因】

1．功能性胃潴留多由于身体疾病或生理因素引起的胃张力缺乏所致。

2．胃、腹部手术引起的胃动力障碍，中枢神经系统疾病、糖尿病所致的神经病变，以及迷走神经切断术等，均可引起本病。

3．患有酸中毒、尿毒症、低钾血症、低钙血症、感染、剧烈疼痛、严重贫血等也可致本病。

4．服用抗精神药物，如抗胆碱能药等也可致本病。

【主要症状】

1．每天无规律呕吐1次到数次，呕吐物常为4～6小时前进食的食物，一般不含胆汁。

2．上腹饱胀、疼痛。其中腹痛可为钝痛、绞痛或烧灼痛，发生呕吐后，症状可缓解。

3．急性患者可出现脱水、上腹部膨隆、中上腹压痛并伴振水声，慢性患者则可有营养不良和体重减轻现象。

4．严重或长期呕吐者，因胃酸和钾离子的大量丢失，可引起碱中毒，并致手足抽搐。

【防治妙方】

1．中成药自疗方

胃复安（甲氧氯普胺）：口服。成人1次5～10毫克，1日10～30毫克，小儿减半，餐前30分钟服。主要用于胃部胀满、胃酸过多等。

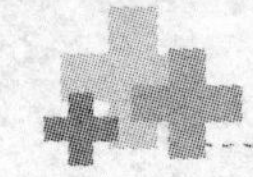

吗丁啉（多潘立酮）：饭前15～30分钟口服。成人，每日3次，每次10毫克，儿童减半。适用于胃潴留。

升阳益胃汤：黄芪60克，半夏、人参（去芦）、甘草（炙）各30克，独活、防风、白芍药、羌活各15克，橘皮12克，茯苓（小便利，不渴者勿用）、柴胡、泽泻（不淋勿用）、白术各9克，黄连3克。上述药材研为粗末，每服9克。另配上述药材，加生姜5片，大枣2枚，用水450毫升，煎至150毫升，去滓，早饭、午饭之间温服。益气升阳，清热除湿，主治脾胃虚弱，湿热滞留。

2. 饮食自疗方

鲜芦根粥：新鲜芦根100克，青皮5克，粳米100克，生姜2片。将鲜芦根洗净后，切成1厘米长的细段，与青皮同放入锅内，加适量冷水，浸泡30分钟后，武火煮沸，改文火煎20分钟。捞出药渣，加入洗净的粳米，煮至粳米开花，粥汤黏稠。端锅前5分钟，放入生姜，1日分2次温服。

荷叶活血汤：荷叶30克，紫丹参15克，红花12克，赤芍18克，川芎7克，沉香4克，槟榔9克，三棱9克，党参15克，水煎服。活血化淤。主治十二指肠壅结症。

益脾饼：红枣500克，煮熟去皮核。取枣肉250克，鸡内金60克，生白术120克，干姜粉60克；将鸡内金、白术洗净，以文火焙干，研成细末，加入干姜粉和枣内，同捣如泥，制成小饼，放入烤箱内烘干，取出放入塑料食品袋内备用。该饼色、香、味俱佳，空腹当做点心，餐后充当零食，细嚼慢咽，有滋有味。具有补脾温中、健胃消食的功效。

桃仁粥：桃仁、生地各10克，桃仁浸泡后，去皮弃尖，两药洗净后加入适量冷水，武火煮沸，改文火慢煎。30分钟后，除去药渣，将100克粳米洗净加入药汁中煮粥。粥熟加入桂心粉（药店有售）2克、红糖50克搅匀。每次食1小碗，每天3～4次。

19. 无法控制的生理现象：呃逆症

呃逆即打嗝，是因为横膈膜痉挛收缩而引起的一个生理上常见的现象。偶尔反射性的打嗝且持续时间不长，对人无多大危害；但呃逆频发且持续时间较长，可能是由于其他疾病所致，不仅会消耗人的体力，甚至还会妨碍正常工作、生活，应积极治疗，把嗝“压”下去。

【病发诱因】

呃逆是由于横膈膜失控引起的，而横膈膜失控则是由于脑部呼吸中枢出现紊乱而造成。多数情况下，呃逆属于偶尔反射性的，如寒冷、饱餐、进食过快等，但有一些呃逆是由多种不良因素，比如，精神压力大、抑郁或极度兴奋等。

此外，体内存在毒物（如尿毒症、酸中毒、糖尿病酮症等），外源性毒物（药物、酒精），膈肌本身的炎症，胃及食管下段病变，脑干损伤（血管性、感染性、肿瘤、外伤）等，也都会引起膈肌收缩，引发呃逆症状。

【主要症状】

1．多偶然、暂时性发作，在不知不觉中自愈。

2．有的屡屡发生，持续时间较长，每分钟数次或数十次，不能自制。

3．呃声有高有低，间隔有疏有密，声出有缓有急，声音短促，频频发出，常伴胸膈痞闷、胃脘嘈杂灼热、嗳气等。

【防治妙方】

1．按摩自疗方

对于顽固性呃逆，可按摩翳风穴、天鼎穴、攒竹穴、内关穴、太阳穴、少商穴等神经穴位进行治疗。每次仅取一主穴，疗效不佳时配合其他穴位按摩。

2．饮食自疗方

柠檬酒：柠檬 1 个，酒适量。将柠檬浸在酒中，打呃时吃酒浸过的柠檬。可治呃逆。

山楂汁：将山楂洗净去核，捣烂取汁，每次服用 20 毫升，每日 3 次。破气行淤，消积化滞，适用于食滞呃逆。生食山楂亦可见效。

刀豆生姜汤：老刀豆 30 克（带壳），生姜 3 片，红糖适量。将前 2 味水煎去渣，加红糖饮服。每天服用 2 ~ 3 次，治呃逆。

柿蒂汤：新鲜柿子或柿饼的蒂 20 枚。将柿蒂加水 300 毫升，煎汤，煎至成 100 毫升，分两次口服，1 次 50 毫升。也可酌情加韭菜子同煎。连用 3 ~ 5 天即可见效，主治呃逆。

首乌鸡蛋汤：制首乌 30 克，鸡蛋 2 个。先将制首乌放入砂锅加水煎汁，将鸡蛋打入碗中，用煮沸的首乌汁冲入成蛋花，饮服完。补肝肾，益精血。主治呃逆、精血不足之头晕、早衰等。

蒸鸭梨：大鸭梨 1 个，丁香 10 粒。将梨洗净，在梨柄处用刀切开，切去部分留做盖，挖去核，装入丁香，将梨盖盖好，以竹签插牢，入锅蒸熟。食时去丁香。每日吃梨 1 ~ 2 个，连用 3 ~ 5 天即可见效，主治呃逆。

炒韭菜子：8 ~ 10 克韭菜子，稍微炒香，研碎水煎片刻，饮服即可。较轻者 5 ~ 10 秒钟便愈，重者则可反复食用。

荔枝末：荔枝 7 个，连壳烧存性，研为末，米汤送下。治呃逆不止。

油炸核桃仁：核桃仁 200 克，食用油适量。将核桃仁入热油锅中炸过，一次食完。补气虚，止呃逆。主治老人及病后虚呃，症见呃声低，断续不止。

橘皮鲫鱼汤：鲫鱼 1 条，生姜片 30 克，橘皮 10 克，胡椒 3 克。鲫鱼去鳞、鳃、内脏，洗净备用；将生姜片、橘皮、胡椒用纱布包扎，填入鱼腹内，放入锅

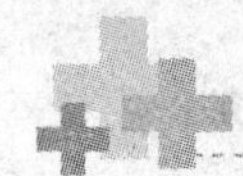

内，加水适量，小火煨熟，加少量食盐，空腹喝汤吃鱼。理气，养胃，主治长时间呃逆不止。

柿蒂饮：柿蒂（指新鲜柿子或柿饼的蒂）每次20枚，煎水成100毫升，分两次口服，1次50毫升。也可酌情加韭菜子同煎。

3．简易自疗方

将生韭菜洗净，榨出菜汁后口服，可防治打嗝。

用鼻子闻一下胡椒粉，打一个喷嚏，打嗝即止。

洗干净手，将食指插入口内，轻轻刺激咽部，也可止嗝。

用中药五味子5粒，放入口中慢慢咀嚼，约3分钟左右即可止嗝。

喝开水，特别是喝稍热的开水，喝一大口，分次咽下。然后弯腰90度，作鞠躬状，连续几次弯腰，再直起身，一般嗝逆会止。

深吸一口气后憋住气，并用力做呼气动作（腹部用力鼓起，但不要将空气呼出），持续10多秒钟后再将气体呼出，此法可反复多次进行。

用棉签或压舌板、筷子等物刺激咽后壁或腭垂，诱发患者出现恶心或呕吐动作，有时可反射性地使呃逆突然停止。

取一长圆形硬纸空盒，一端开口，用火点燃纸屑，放进纸盒内，然后使之熄灭产生烟雾，立即将纸盒开口端紧压在患者口唇周围，留出鼻孔，张口做吃食物动作，吞咽烟雾，但忌吸入烟雾，吞咽1～3分钟，打嗝即可停止。

20. 肠道“塞车”：肠梗阻

肠梗阻指肠内物不能顺利通过肠道而造成的肠道“塞车”，它是外科常见的急腹症之一，通常发病快、病情重、病象复杂多变，极易延误诊治。

【病发诱因】

1．肠腔内原因：由于成团的蛔虫、胆石、粪块和异物阻塞肠道引起。

2．肠管本身的原因：如先天性狭窄和闭孔畸形，炎症、肿瘤、吻合手术及其他因素所致的狭窄，肠套叠、息肉或其他病变等引起。

3．肠外因素：是由于嵌顿性外疝或内疝、肠扭转、肠粘连与粘连带的压迫、肠外肿瘤或腹块的压迫所致。

【主要症状】

1．腹痛：腹部持续性、阵发性绞痛，间歇期不断缩短，可伴有肠鸣。

2．腹胀：出现较晚，高位肠梗阻引起的腹胀不明显，低位肠梗阻和结肠梗阻引起的腹胀则比较明显。

3．呕吐：早期吐出物为食物或胃液，呕吐呈反射性，梗阻部位越高，呕吐出现越早越频繁。而低位梗阻和结肠梗阻，呕吐出现较迟，呕吐物较少，呈粪样。

4．停止排气、排便：完全性肠梗阻发生后，患者多不排气和排便。但在梗阻位置以下残存有粪便和气体者，仍可以排出。

【防治妙方】

1．按摩自疗方

患者平卧于床上，双膝屈曲，腹部放松。术者双手掌摩擦有温热感后，依次按摩小肠部、上腹部、中腹部、下腹部、右下腹部，按顺时针方向围绕腹部旋转，如此反复20次左右。

或由膻中穴向下身中线旋转，由左至右向下按揉至耻骨处，反复10次左右。再按其结肠、回肠、空肠的逆行方向分段按压，如此反复分段按压10次左右。

患者仰卧，用拇指点揉中脘、天枢、足三里、三阴交穴，每穴操作1分钟。按揉脾俞、胃俞、大肠俞、三焦俞各1分钟。然后用大拇指、食指、中指分别提捏上述穴位处的肌肉3～5次。

患者俯卧，用中指置于督脉上，食指与无名指分别放在两侧背俞穴上，以指腹着力由长强穴推向大椎穴，连续操作5次。捏脊5～10遍。用掌推下七节骨300次，揉龟尾1分钟。

按摩时如腹痛剧烈者，可先用止痛手法如按压背俞穴（选压痛明显处）以镇痛，然后再施行其他手法。

2．其他简易自疗方

生豆油、香油或花生油，成人200～250毫升，儿童80～150毫升，口服或由胃管内注入。适用于病情较重、体质较弱者。

莱菔子（炒）、大黄（后下）各30克，芒硝（冲服）20克，厚朴、枳实各15克，木香10克。煎15～20分钟取汁，约200毫升由胃管注入或分2～3次口服。

川朴15克，炒莱菔子30克，枳实10克（后下），芒硝10克（冲）。可煎成200毫升，分次口服或经胃肠减压管注入。适用于一般肠梗阻、气胀较明显者。

甘遂末1克（冲），桃仁9克，赤芍15克，生牛膝9克，厚朴15克，生大黄20克（后下），木香9克。可煎成200毫升，分次口服或经胃肠减压管注入。适用于较重的肠梗阻、积液较多者。

甘遂、冰片各2克，大黄12克，芒硝、木香各15克，葱头、酒饼各30克，丁香10克，共研为细末，葱头捣碎，加软米饭50克，用前加冰片搅拌敷脐部，12小时换药1次，一般一至两天即可排便。

21. 身体里的“不速之客”：寄生虫病

寄生虫病中医称之为“虫积”，是寄生虫进入人体引起的疾病，对健康有很大危害。每个人都会有不同类别、不同程度的寄生虫病，平时没有特别症状，偶

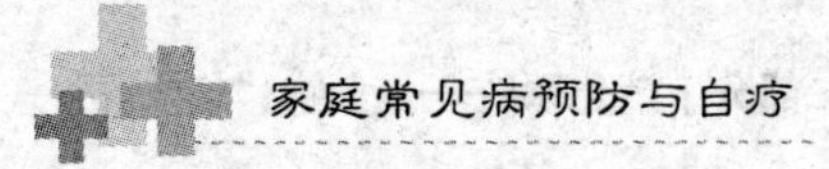

尔因不同诱因引起不同的寄生虫病反应。

【病发诱因】

寄生虫主要通过口腔进入人体，因此食物就是诱发疾病的最大传染源，例如：

吃海产品易得异尖线虫病。

吃螃蟹、蝲蛄易得肺吸虫病。

吃牛肉易得牛带绦虫、肉孢子虫和弓形虫病。

吃狗肉、羊肉易得毛虫、肉孢子虫、弓形虫病。

吃猪肉易得绦虫、旋毛虫、肉孢子虫、弓形虫病。

吃鼠肉易得毛虫、肉孢子虫、弓形虫、肺吸虫、曼氏裂头绦虫。

吃青蛙、蛇易得裂头蚴病、线中殖孔绦虫病、异形吸虫病、棘口吸虫病。

吃淡水鱼虾易得肝吸虫病、异形吸虫病、棘口吸虫病、棘颚口线虫病和肾膨结线虫病。

除了食物之外，血液传染如丝虫病、皮肤传染如血吸虫病，也都是本病诱发的一个因素。

【主要症状】

1．蛔虫病：腹痛绕脐，时发时止，面色萎黄，食欲不振，吐或便出蛔虫。

2．钩虫病：初期食欲亢进、易饿，有喜食泥土或生米等异食癖，逐渐发展为食欲不振、恶心呕吐，面色、指甲苍白，表情淡漠，毛发枯干，头晕乏力，气短、心悸等。

3．鞭虫病：轻度感染者一般无明显症状，中度和重度感染者可出现食欲不振、恶心、呕吐、血便等症状。

4．绦虫病：消瘦、乏力、头昏、食欲不振，在内裤上及大便中可见虫体白色节片，约半数患者有腹痛、腹胀，有些患者伴发肛门瘙痒、荨麻疹，可诱发急性阑尾炎。

5．蛲虫病：肛门奇痒，影响睡眠，精神萎靡，夜间磨牙、遗尿，搔抓处可有血痕或糜烂，还有厌食、恶心、腹痛、腹泻等消化道症状。

6．吸虫病：有肝脾肿大、腹痛、腹泻等表现，还可因生长发育受影响，从而出现身材矮小（侏儒症）。

7．姜片虫病：表现为胃肠有不适症状、发育不良等。

【防治妙方】

1．服用驱虫药

在选用驱肠虫药时，应注意根据肠虫类别选用相应的驱虫药，并在安全用药剂量范围内使用。对蛔虫病，一般首选甲苯咪唑和阿苯哒唑，次选哌嗪、噻嘧啶和左旋咪唑；对蛔虫、钩虫混合感染，以噻嘧啶和甲苯哒唑最好；对钩虫病以噻嘧啶和甲苯哒唑为首选；蛲虫病以扑蛲灵为首选药；对绦虫病，以氯硝柳胺、吡喹酮为首选，以甲苯咪唑为次选。半空腹服药，如睡前服药，效果较好。对便秘者，服驱虫药后可加服泻药。用这类药治疗期间，应注意饮食，避免因增加药物吸收而造成的严重不良反应。

2．拔火罐疗法

取坐姿，将罐拔吸于中脘处，然后慢慢平卧，一般拔吸2分钟左右。若小儿皮肤溃烂，禁止拔罐。

3．饮食自疗方

葡萄干土豆泥：将8克葡萄干用温水泡软切碎；土豆50克洗净，蒸熟去皮，趁热做成土豆泥。将炒锅置火上，加水少许，放入土豆泥及葡萄干，用微火煮熟，加入适量蜂蜜调匀即可。

红薯鸡蛋粥：牛奶两大匙。净红薯50克炖烂，捣成泥。鸡蛋1个煮熟之后把蛋黄捣碎。红薯泥加牛奶用文火煮，并不时地搅动。黏稠时放入蛋黄，搅匀。能增进胃肠蠕动，促进虫卵的排除。

豆油藕粉糊：取豆油60克，同适量新藕粉一同调成稀糊状即可。以上为1日量，分3次炖温后服食。可驱虫、润肠，适用于蛔虫、蛲虫、十二指肠钩虫及鞭虫病、小儿蛔虫性肠梗阻。

22. 胃里的隐形“祸根”：胃食管反流病

胃食管反流是指胃内容物，包括从十二指肠流入胃的胆盐和胰酶等反流入食管，分生理性和病理性两种。胃食管反流病是消化系统常见病，可导致喉或气管损伤、食管炎、消化性食管狭窄、食管溃疡。

【病发诱因】

1．胃排空延迟者可造成胃食管反流，其反流频率与胃内容物的含量、成分及胃排空情况有关。

2．当食管功能降低或出现病理性蠕动时，通过蠕动清除反流物的能力下降，延长了反流的有害物质在食管内的停留时间，增加了对黏膜的损伤，使食管黏膜的屏障功能受损，黏膜抵抗力减弱，引起食管黏膜炎症。

3．括约肌压力降低或括约肌周围组织作用减弱，引起胃食管反流。

4．裂孔疝可加重反流并降低食管对酸的清除，可导致胃食管反流。

5．胃排空功能低下使胃内容物和压力增加，诱发括约肌开放，导致胃扩张，致使贲门食管段缩短，抗反流屏障功能降低，使食物“逆流而上”，从而造成胃食管反流。

6．十二指肠病变时，贲门括约肌关闭不全导致十二指肠胃反流的发生。

7．饮食不科学、压力过大也容易导致胃食管反流的发生。

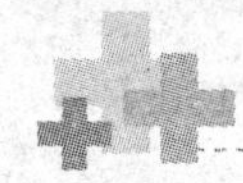

【主要症状】

1. 烧心和反酸：常在餐后1小时出现，因反流物多呈酸性，所以胸骨后或剑突下烧灼感，即烧心。通常灼热感由胸骨下段向上伸延，在卧位、弯腰或腹压增高时可加重。

2. 吞咽困难和吞咽痛：吞咽困难呈间歇性，不管是进食固体还是液体食物均导致吞咽困难；如果患有严重食管炎或并发食管溃疡，还会出现吞咽疼痛等症状。

3. 胸骨后痛：胸骨后或剑突下疼痛，严重者甚至会出现剧烈刺痛，而且疼痛感会放射到后背、胸部、肩部、颈部、耳，扩散后的疼痛与心绞痛相类似。

4. 其他：咽部不适，有异物感、棉团感或阻塞感，但无真正吞咽困难；引起咽喉炎、声嘶；反流物吸入气管和肺部，反复引起肺炎。

【防治妙方】

1. 成药自疗方

吗丁啉10毫克，每日2～3次；西沙必利5～10毫克，每日1～2次。

硫糖铝0.25克，每日3次，饭后口服；胃必治每次1片，每日3次，饭后口服。

奥美拉唑20毫克，每日2次；兰索拉唑30毫克，每日2次；泮托拉唑40毫克，每日2次；雷贝拉唑10毫克，每日2次。

2. 中药自疗方

橘皮竹茹汤：橘皮、竹茹各12克，生姜9克，甘草6克，人参3克，大枣5枚。水煎服，每日1剂。清而不寒，补而不寒，补而不滞，共奏降逆止呃，益气清热之功，是反流性食道炎的中医治疗方法。

柴胡疏肝散：柴胡10～12克，白蒺藜10克，炒川楝子10克，黄芩10克，半夏10克，赤、白芍各9克，陈皮10克，香附10克，枳壳9克，川芎3克，泽泻12克，焦四仙9克。将上述中药放入锅中，加水600毫升左右，小火煎至300毫升左右，取汁滤渣，分两次服用。治疗采取疏肝理气、和胃降逆的方法。

丹栀逍遥散：丹皮、栀子、大黄、花粉、白芍各10克，柴胡6克，生地瓜蒌各20克，石决明30克，竹茹12克。将上述中药放入锅中，加水300～600毫升，小火煎至150～300毫升，取汁滤渣，分两次服用。治疗采取疏肝清热、和胃降逆治法。

丁香柿蒂散：丁香3克，柿蒂20克，白术、元胡、生姜各10克，党参、茯苓、苏梗各15克，半夏12克。将上述中药研为粗末，每次取9克，用220毫升水煎至150毫升，去渣后服用。用健脾理气、温胃降逆。

启隔散：丹参、茯苓、太子参各20克，浙贝母、荷叶、蒂各15克，当归、郁金各12克，三七粉3克，桃仁、元胡各10克。将上述中药放入锅中，加水

960 毫升左右，小火煎至一半，将煎好的药液倒出；然后再加入 400 毫升水，煎至一半。将两次药液合并，分两次服用。以益气养阴、化淤散结为治法。

半夏泻心汤：党参、半夏、黄芩、元胡、大枣各 10 克，干姜、黄连、炙甘草各 5 克，乌贼骨 20 克，茯苓 15 克。用水煎煮为 1 剂，分 2 次服用，6 ~ 10 剂为 1 个疗程。治疗采取健脾益气、清胃降逆的方法。

23. 美食终结者：胃及十二指肠溃疡

胃及十二指肠溃疡是极为常见的疾病，发病同胃酸和胃蛋白酶的消化作用有关，故称消化性溃疡，多发于中青年男性。“胃肠”与“美食”既是一双密友，也是一对冤家，尽管琳琅满目的食品会带来无上享受，但是也会在无意中“出卖”我们的健康。要防止胃及十二指肠溃疡，就必须拒绝美食。

【病发诱因】

1．食管黏膜的鳞状上皮组织对胃酸和胃的消化酶缺乏抵抗力，一旦胃、食管抗反流的机能不全，消化液可反流入食管，导致食管远端形成炎症，导致溃疡。

2．由于膈下食管段、贲门部经松弛的膈食管裂孔滑入胸腔，使正常的食管、胃交接锐角变为钝角，食管下段的正常防反流机制被破坏，使胃液反流而形成溃疡。

3．误服某些腐蚀性药品及坚硬的异物，如强碱、强酸、农药都能烧伤食管黏膜，使食管黏膜的屏障功能受损而引起溃疡。

【主要症状】

1．胃及十二指肠溃疡多为慢性疾病，且周期性反复发作，病史可达几年甚或十几年。通常情况下，胃溃疡无季节性发病倾向，而十二指肠溃疡有季节性发病倾向，好发于秋末冬初。

2．胃溃疡疼痛多位于剑突下正中或偏左部位，而十二指肠溃疡的疼痛多位于上腹正中或略偏右，二者疼痛均无规律可循，常伴腹胀、厌食、嗳气等症状。

3．通常为钝痛、灼痛、胀痛或剧痛。胃溃疡造成的疼痛多于餐后 30 分钟 ~ 2 小时出现，持续时间为 1 ~ 2 小时，在下次进餐前疼痛会消失，即所谓“餐后痛”；而十二指肠溃疡疼痛多在餐后 3 ~ 4 小时出现，一直持续至下次进餐，进食后疼痛可减轻或缓解，故叫“空腹痛”，部分患者会在夜间出现疼痛，又叫“夜间痛”。

【防治妙方】

1．简易自疗方

每日晨起空腹食用生蜂蜜一小汤匙。

每日晨起空腹食用花生油一小汤匙。

蚂蚁适量研为细面，每日 3 次，每次 3 克食之。

未熟的青香蕉每日 50 克食之。

煅瓦楞子适量研为细面，每日 3 次，每次取药面 10 克开水送服。

五倍子 6 克，煅瓦楞子 12 克，白及 10 克，鸡内金 15 克水煎服，每日 1 次。

鸡蛋壳焙黄研为细面，每日早晚各 1 次，温开水送服 3 克。

百合 15 克，丹参 15 克，白芍 15 克水煎服，每日 1 次。

大黄 50 克，白及 50 克共研为细面，每日 3 次，每次取药面 5 克温开水送服。

黑芝麻 50 克，元胡 30 克共焙黄研为细面，每日早晚各一次与小米粥共调匀后内服。

马铃薯洗净捣烂如泥用纱布包起绞其汁，每日晨起空腹内服一小口杯（约 2 两）。

红枣 10 枚，饴糖 60 克放于碗中隔水上笼蒸至枣熟、糖化，起锅后先吃枣，然后将 1/8 瓶的云南白药倒入碗中与糖水搅拌匀后趁热内服，每日 1 次。

仙人掌 50 克去皮洗净、切碎，与猪肚 50 克共煮至猪肚熟后食肚喝汤，每日 1 次。

仙人掌去皮洗净焙黄研为细面，每日 3 次，每次 3 ~ 5 克温开水送服。

煅瓦楞子 200 克，甘草 50 克共研为细面，每日 3 次，每次取药面 6 克温开水送服。

老生姜 150 克切细丝放入猪肚中于砂锅中文火煮至肚熟后切肚丝食之。每周 2 ~ 3 次。

乌贼骨 85 克，浙贝母 15 克，甘草 15 克共研为细面，每日 3 次，每次取药面 6 克温开水送服。

玄胡索 30 克，枯矾 60 克，乌贼骨 60 克共研为细面，每日 3 次，每次取药面 10 克温开水送服。

白及 120 克，甘草 60 克，茯苓皮 30 克，牡蛎 120 克共研为细面，每日 3 次，每次取药面 10 克温开水送服。

海螵蛸 50 克，鸡蛋壳 50 克，共焙黄研为细面，每日 3 次，每次取药面 3 克温开水送服。

2. 饮食自疗方

生姜鲫鱼汤：鲫鱼 1 条，生姜 30 克，陈皮 10 克，胡椒 3 克，盐、味精适量。将鱼去鳞、剖肚、去内脏，洗净。生姜、陈皮洗净切细，同胡椒粉一起用纱布包好，放入鱼肚中。加清水适量煨熟，加入适量盐、味精调味即可食鱼喝汤。

花生米粥：鲜牛奶 250 毫升，花生米 50 克，蜂蜜 30 毫升。先将花生米浸在清水中，30 分钟后取出捣烂。将牛奶倒入小锅内煮开，加入捣烂的花生米，再煮开，取出待凉，加入蜂蜜，睡前食用，每日1次。

马铃薯饮：鲜马铃薯1000克洗净，用绞肉机（或其他工具）加工捣烂，洁净纱布绞挤取汁，放锅中以大火烧沸，改文火煎熬浓缩至黏稠时，加入1倍量的蜂蜜，再煎至黏稠如膏停火，冷却后装瓶备用，每次1汤匙，每日2次。空腹服，20天为1个疗程。

24.“凶神恶煞”的出血症：消化道出血

消化道出血即从食管到肛门的管道的严重出血现象，屈氏韧带以上的食管、胃、十二指肠、上段空肠以及胰管和胆管的出血称上消化道出血，屈氏韧带以下的肠道出血称为下消化道出血。失血量大、出血不止或治疗不及时，严重影响心、脑、肾的血液供应，可引起机体的组织血液灌注减少和细胞缺氧，形成不可逆转的休克，导致死亡。

【病发诱因】

消化道出血可因机械性损伤、血管病变、消化道炎症、肿瘤等因素引起，也可因邻近器官的病变和全身性疾病累积所致。

如食管炎、急慢性胃炎、食管溃疡、十二指肠炎、息肉、胃扭转、憩室炎、钩虫病、血液病、尿毒症、放射性损伤、强酸强碱引起的化学性损伤等可引起上消化道出血。

肛管疾病痔疮、肛裂、肛瘘、直肠损伤、直肠炎、直肠肿瘤、小肠肿瘤、肠结核、肠套叠、细菌性痢疾、溃疡性结肠炎、血管畸形等可引起下消化道出血。

【主要症状】

1．急性消化道出血症会出现大量出血，甚至呕血，血的颜色鲜红。

2．慢性消化道出血症出现黑粪或柏油样粪便，但如十二指肠部位病变的出血速度过快时，在肠道停留时间短，粪便颜色会变成紫红色；右半结肠出血时，粪便颜色为鲜红色。

3．伴有头昏、心悸、恶心、口渴、疲乏无力，严重者还会出现精神萎靡、烦躁不安，甚至反应迟钝、意识模糊。

4．患者皮肤灰白、湿冷；按压甲床出现苍白，在短时间内无法恢复到原有色泽；静脉充盈差，往往出现体表静脉瘪陷。

【防治妙方】

1．药物自疗方

云南白药适量入温凉小米粥中搅匀后缓缓内服。

白及10克研为细末，用温凉小米粥搅匀后缓缓送服。

乌贼骨、白及、三七各30克共研为细面装入胶囊中，每日6次，每次内服

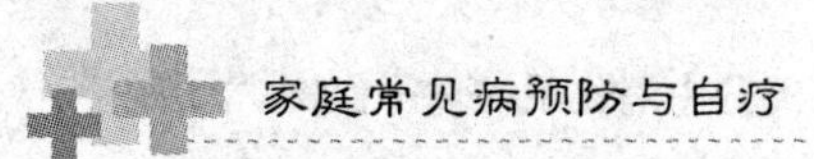

胶囊5粒。

乌贼骨30克，生大黄10克共研为细面后入温凉小米粥中搅匀后缓缓内服。

大黄适量研为细面，每次取3克凉开水送服，每日3～6次。

五倍子300克，用纱布包好入500毫升水中用文火煎煮30分钟，滤其药汁待凉后分3次内服。

大黄1.5克，白及3克共研为细面后溶入0.9%氯化钠注射液20毫升中，缓慢内服。

生大黄3克，白及2克，三七2克共研为细面，用50毫升温开水充分搅拌成糊状内服。

2. 饮食自疗方

番泻叶适量研为细面用开水沏泡，待凉后饮其汁。

取黄土适量于凉水中充分搅拌后待其自然沉淀，然后取其水煎煮牡丹皮10克温凉后内服。

黑芝麻10克，元胡10克共研为细面后入温凉小米粥中搅匀后缓缓内服。

适量黑木耳、红枣制成甜羹食用。

适量牛奶加大米煮成奶粥食用。

鸡蛋1个，三七粉1.5克，拌匀蒸成蛋羹食用，每日2次。

25. 脏腑“移位”症：疝气

疝气即人体组织或器官一部分离开了原来的部位，通过人体间隙、缺损或薄弱部位进入另一部位，俗称“小肠串气”，有脐疝、腹股沟直疝、斜疝、切口疝、手术复发疝、白线疝、股疝等。

【病发诱因】

疝气的发病与患处腹壁强度减弱和腹内压力过高两个因素有关。腹壁强度减弱又分为先天性和后天获得性两种，先天不足如腹膜鞘状突未闭、脐环闭锁不全、腹壁白线缺损或宽大的腹股沟三角等。后天性的原因有手术切口、外伤、炎症、感染等。引起腹腔压力增高的因素很多，如慢性咳嗽、便秘、排尿困难、腹水、妊娠、幼儿经常号哭等，皆可诱发疝气的形成。

【主要症状】

1. 晚上睡觉躺下，患处会缩小，用手揉按后也会变得不那么明显。

2. 患处在咳嗽、哭闹、憋气用力的时候会变大。

3. 白天跑跳的时候，也会由小变大，但无明显的疼痛症状。

4. 小儿患有疝气后，除了腹胀之外，还会出现腹痛加剧，并伴有呕吐、腹胀、排便停止等症状。

【防治妙方】

1. 外用自疗方

以肚脐为顶点，用艾条灸两三分钟左疝灸右，右疝灸左，亦可同时灸两侧。

肉桂10克，研末醋调，纱布包后敷脐部用于疝气治疗有提升中气之功效。

吴茱萸、川楝子、小茴香各10克，烘干研末，醋调成膏，纱布包裹，敷脐部用于疝气治疗。

白矾、生黄柏各30克，雄黄、橘叶各15克，葱白10根，水煎汤，先熏后洗患部。每天2～3次，7天为1个疗程，连用3～5个疗程。

荆芥穗12克，防风、紫苏叶、桑白皮各15克，赤小豆、老葱白、柑子叶各30克，水煎汤，先熏后洗患处。每天3次，每次30分钟左右。

2. 按摩自疗方

用拇指、食指捏独阴穴10～20次。

按摩外劳宫穴、海底穴2分钟，使患者有酸胀感为最好。

推按大腿内侧肌群。从膝关节内侧处向上推到肚脐，动作要慢、稳，推按2分钟。可见患者睾丸自动向上提。

3. 简易自疗方

全蝎1只研末，用于疝气治疗，装入鸡蛋孔内蒸熟食之。

羊睾丸、鸡蛋各4个，水煮后吃蛋喝汤，每日1剂，连服数日。

补骨脂50克，盐炒研末，加入黑芝麻25克，每次服9克，每日2次。

小茴香9克和无花果2个，煎熬成汤，每日服两次，温中散寒，治疗疝气病。

荔枝核30克，先煎后取其汁，掺入粳米50克同煮成粥，经常食之，理气止痛，用于疝气治疗。

生姜15克，当归15克，羊肉100克，同煮熟，吃肉饮汤，每日1次。补血活血、解气止痛，用于疝气治疗。

紫皮蒜2个，橘核50克，金橘2个，白糖50克，蒜去皮，同其他三味用水2碗，煮成1碗，顿服。主治疝气异常疼痛。

鲜生姜适量，洗净，捣烂绞取其汁，去渣，将汁贮于碗内，阴囊浸入姜汁内片刻即成。本方用于疝气治疗，具有散寒之功效。

葱衣（系葱白的外衣）90克，稍加水煮，1次吃完，连服7次。具有解肌散寒之功效，治疗疝气。

茴香15克，先煎后取其汁，加入粳米100克，煮成稀粥。每天分两次食之。行气止痛，适用小肠疝气治疗。

4. 饮食自疗方

茴香粥：小茴香15克，粳米50克。将小茴香放入砂锅加水煎煮30分钟，去渣留汁，入粳米煮成粥，空腹食用，或用茴香细末3克，调入粥中，空腹食

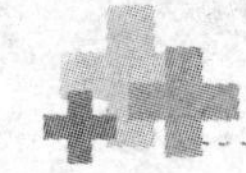

用。行气止痛，温中健胃。

吴茱萸粥：吴茱萸3克，生姜2片，葱白2茎，粳米50克。先将吴茱萸研细末。粳米淘洗后放入砂锅加水煮，待米熟即下吴茱萸末及生姜、葱白，继续煮成粥，温服。温脾，暖胃，止痛，止呕。

小茴香煎蛋：小茴香15克，食盐4克，青皮鸭蛋2个。将小茴香和食盐同炒熟研末，与打入碗中的鸭蛋拌匀，在油锅中煎成蛋饼，每晚临睡时以温米酒送服，每4日为1个疗程。行气止痛，消肿散结。

金橘甜汤：柚子核15克，柑核30克，金橘2只，白糖适量。将柚子核、柑核洗净，金橘切成多瓣，一起放入砂锅，加水，文火煎煮1小时，去渣取汁，加入白糖即成。益胃润肺，理气缓急。治疗疝气痛。

26. 并非一无是处：阑尾炎

阑尾炎指阑尾的炎症，是最常见的腹部外科疾病。急性阑尾炎若不早期治疗，可以发展为阑尾坏疽及穿孔，并发限局或弥漫性腹膜炎。急性阑尾炎有1%以下的死亡率，发生弥漫性腹膜炎后的死亡率为5%～10%。阑尾炎容易与其他一些胃肠疾病发生误诊，所以一定要重视。阑尾是肠道共栖菌生存的地方，它既能因感染引起炎症，也能帮助人消化及抵御致病细菌的骚扰，所以不要以为它毫无用处，而一切了之。

【病发诱因】

1．阑尾腔如果被粪块、粪石、食物残块、阑尾本身扭曲及寄生虫等造成阑尾梗阻，导致炎症发生。

2．有时即使阑尾腔内的粪块、食物残块、寄生虫、异物等未造成阑尾梗阻，但却会造成阑尾黏膜机械性损伤，使细菌侵入，引发炎症。

3．此外，胃肠道功能紊乱也可使阑尾壁内的肌肉发生痉挛，影响阑尾的排空甚至影响阑尾壁的血循环，也是发炎的原因。

4．由于阑尾壁中有丰富的淋巴组织，如果出现严重的炎症，又会加重阑尾梗阻，即使急性阑尾炎的炎症消退后，还是会在阑尾形成瘢痕性狭窄，使炎症反复发作。

【主要症状】

1．腹痛：开始时出现上腹或脐周疼痛，数小时后波及局部腹膜，疼痛转移到右下腹部，然后开始固定在阑尾所在位置。小儿常烦躁不安，不能准确描述症状，只说腹痛，不能仅仅考虑饮食不当或肠胃炎，而必须警惕是否为阑尾炎。

2．恶心、呕吐：由于阑尾受到炎症刺激而活动增强，常引起胃肠道反应。早期出现厌食、呕吐、大便次数增加，往往不严重，而被忽视。若腹膜炎合并肠麻痹，呕吐加重，呕吐物常含胆汁。

3．体温：在发病的前12～24小时内，常有低热，多在38.5℃以下。一旦发生穿孔，体温可迅速升高达39℃以上。婴幼儿因神经系统发育尚未完善，体温调节中枢不稳定，体温变化常与病变情况不成正比，有时早期就可出现高热。

【防治妙方】

1．药物自疗方

家庭用药要早，最好在炎症未发展成腹膜炎时能控制住。可选用先锋四号，每次0.5克，每日4次口服。或螺旋霉素，每次0.2克，每日4～6次口服。

鸡血藤100克，地丁50克，川楝子25克，每日1剂，水煎两次混合后分2次服。

红藤、忍冬藤各100克，生大黄15克，水煎后加黄酒1小杯分两次服，每日1剂。

薏米50克，冬瓜子25克，丹皮、桃仁、紫花地丁各15克，加水300毫升(6两)，煎到100毫升。煎2次混合后分两次服，每日1剂。

金银花、蒲公英、薏米、生石膏各25克，大黄、败酱草、丹皮、桃仁各15克，川楝子、延胡各12克。诸药研为细末，分3次用温开水冲服。用于治疗阑尾炎，服药4～10剂，即可治愈。

2．简易自疗方

针刺足三里、阑尾穴、阿是穴。呕吐者加内关穴。

洁净的生石灰，用猪胆汁拌匀晒干，研磨成细粉即成。因猪胆汁太苦，散剂服用不便，可以将其装入0.5型号的胶囊内，服用既方便又无苦味，每次4粒，每日早晚各1次。经过一段时间的治疗，疼痛消失，不再复发。

27. “久痔久痛”亦难言：痔疮

俗语说“十人九痔”，可见痔疮发病率很高，甚为普遍。痔疮是肛门附近静脉曲张，血管肿胀，形成一个或数个静脉团或痔核，往往因不好意思接受治疗而耽误病情。

【病发诱因】

1．因先天遗传的静脉壁薄弱，抗力低，不能耐受血管内的高压力，因而逐渐扩张，形成痔疮。

2．因运动不足、肠蠕动减少、粪便下行迟缓，会形成习惯性便秘，继而诱发痔疮。

3．饮食过饱、常吃精细食品、憋便、蹲厕过久等不良生活习惯也易诱发痔疮形成。

4．经常站立或坐位时，肛门直肠下部由于重力和脏器的压迫，影响血液回流，静脉容易扩张屈曲，诱发痔疮。

5．肛门部受冷、受热、便秘、腹泻、过量饮酒和多吃辛辣食物等，都可刺激肛门和直肠，以致静脉壁抵抗力下降，影响静脉血液回流，使痔静脉丛充血，形成痔疮。

6．因肝硬变、肝充血、心脏功能代谢不全、妊娠等和腹腔内肿瘤、前列腺肥大等疾病都可使腹内压增加而形成痔疮。

7．痔静脉丛先因急慢性感染发炎，静脉壁弹性组织逐渐纤维化而变弱，抵抗力不足，而致扩大曲张，生成痔块。

【主要症状】

1．痔疮以肛门锯齿线为界，分为内痔与外痔。外痔的症状以疼痛瘙痒为主，而内痔则以流血及便后痔疮脱出为主。

2．内痔便血，常见大便干燥，粪便带血，便后用手纸擦拭带血或点滴而出，严重者可出现喷射状出血。而外痔一般不会引起出血。

3．肛缘突起，有异物感，便时不易擦净，污染内裤。

4．在大便时，由于腹部的压力增高和粪便向下的推力作用，内痔会脱出肛门外，少则一处，多则呈全部脱出。

5．外痔一旦发炎、肿胀，则疼痛明显。内痔无炎症时不痛，发生感染、嵌顿和绞窄性坏死时，也常导致剧烈疼痛。

6．肛门经常潮湿和瘙痒，或出现皲裂，皮肤色泽变白。

7．内痔出血还可引起头晕、倦怠乏力、精力不佳、食欲不振等贫血症状。

【防治妙方】

1．外用自疗方

柞树叶 30 克，捣烂敷患处。

浮萍适量，水煎，趁热擦洗患处，适用于痔疮抓破出血不流水者。

硫黄、雄黄各 10 克，樟脑 3 克，研成细末，用适量麻油调匀，擦患处。适用于湿热而致痔疮。

南瓜子 10 克，加水煎煮，趁热熏肛门，每日最少 2 次，连熏数天即愈，熏药期间禁食鱼类发物。对内痔有效。

便后用热水坐浴，既可以洗净肛门皮肤皱折内的污物，也可以促进局部血液循环，对保持肛门部的清洁和生理功能有重要作用。

槐花、地榆各 10 克，仙鹤草、旱莲草、侧柏叶各 15 克，枳壳 10 克，黄芩 5 克，胡麻仁 15 克，勒莱苋 30 克。水煎服，每日 1 剂，日服 2 次，另外，可用此药煎液熏洗肛门。能清肠利湿，止血，适用于痔疮。

2．按摩、运动自疗方

按摩肛门：肛门按摩可改善局部血液循环，预防痔的发生。

提肛运动：全身放松，臀部及大腿用力夹紧，配合吸气，将肛门向上收提，稍闭一下气，然后呼气，全身放松。可随时随地进行，是最简便也是最有效的方法。

3．饮食自疗方

木耳柿饼汤：黑木耳 5 克，柿饼 30 克，将黑木耳泡发，柿饼切块，同加水煮烂，每日 1 ~ 2 次，有益气滋阴、祛淤止血功效，适用于痔疮出血。

荸荠糖煎：鲜荸荠 500 克，红糖 90 克，加水适量，煮沸 1 小时，饮汤，吃荸荠，每日 1 次。有清热养阴的功效，适用于内痔。

桑耳粥：桑耳 3 克，粳米 50 克，先煎桑耳，去渣取汁，和米煮粥，空腹服用。有祛风活血作用，用于肠风痔血。

苍耳子粥：苍耳子 15 克，粳米 100 克，先煎苍耳子，去渣，后入米煮粥，空腹服用。有祛风消肿功效，适用于痔疮下血。

牛脾粥：牛脾 1 具，粳米 100 克，每次用牛脾 150 克，细切，和米煮粥，空腹食之。能健脾消积，适用于脾虚食滞，兼治痔疮下血。

桑椹糯米粥：桑椹 100 克，糯米 150 克，将桑椹煮取汁，和糯米同煮成粥，每日 1 ~ 2 次，空腹食用。有滋补肝肾、养血之功效，适用于痔疮下血。

无花果瘦肉汤：无花果（干品）100 克，猪瘦肉 200 克，加水适量，放入砂锅内，隔水炖熟，调味即可，每日服两次。可养胃理肠、清热解毒，适用于痔疮以及慢性肠炎。

丝瓜瘦肉汤：丝瓜 250 克，猪瘦肉 200 克，将丝瓜切块，猪瘦肉切片，加水适量煲汤，每日 2 ~ 3 次，用食盐调味，佐膳。清热利肠、解暑除烦，适用于内痔便血初期。

鱼肚糖煎：鱼肚 25 ~ 50 克，白砂糖 50 克，加水少量，同放砂锅内隔水炖熟，每日服 1 次，连续服用。补肾益精、止血消肿，适用于痔疮。

苦参乌梅汤：乌梅、五倍子各 10 克，苦参 15 克，射干、炮山甲各 10 克，煅牡蛎 30 克，火麻仁 10 克。水煎服，日 1 剂，日服 2 次。清热解毒，润肠通便，适用于痔疮。

朱砂决明汤：朱砂 15 克，草决明 20 克，煅牡蛎、马勃、黄柏各 15 克，甘草 6 克。布包马勃与其他药同煎 30 分钟，去渣留汁内服，每日 3 次，每次 160 毫升。清热解毒，活血止血，软坚收敛，消肿止痛，对消除痔疮有效。

茄子末：将茄子切片，烧成炭，研成细末。每日服 3 次，每次 10 克，连服 10 天。清热止血，适用于内痔。

28. 谈虎色变的“节日病”：急性胰腺炎

胰腺炎是胰腺水肿、出血、化脓等不同程度的炎症病变，为腹部外科常见病，对各重要脏器损害明显，有时可引起骤然死亡，死亡率甚高。急性胰腺炎多集中在节、假日暴发，大多是由于饮食和饮酒过度而引起的，与心肌梗塞、脑血管意外并称临床猝死三大疾病，因此不可小视。

【病发诱因】

1．由于胆道蛔虫、十二指肠乳头缩窄等梗阻因素使胆汁返流，造成急性胰腺炎。

2．长期饮酒、暴饮暴食容易促进胰酶的大量分泌，致使胰腺管内压力上升，引起胰腺泡破裂，发生胰腺炎。

3．胰腺的小动脉、小静脉发生急性栓塞、梗阻，使血液循环障碍，导致急性胰腺炎。

4．胰腺外伤使胰腺管破裂，胰腺液外溢，以及外伤后血液供应不足，导致发生急性重型胰腺炎。

5．病毒或细菌通过血液或淋巴进入胰腺组织，引起胰腺炎。一般情况下，这种感染均为单纯水肿性胰腺炎，发生出血坏死性胰腺炎者较少。

6．患有代谢性疾病，如高钙血症、高脂血症容易引起急性胰腺炎。

7．其他如药物过敏、药物中毒、血色沉着症、肾上腺皮质激素、遗传等也易引起胰腺炎。

【主要症状】

急性胰腺炎病理变化的不同阶段，其全身反应也不一样，即使是同一类型的胰腺炎，由于发病时间、机体状况的区别，其表现也会有较大的差异。

急性水肿型胰腺炎一般会出现腹痛、恶心、呕吐、发热症状，而出血坏死型胰腺炎的症状除上述情况外，又因胰腺有出血、坏死和自溶，所以还伴有休克、高烧、黄疸、腹胀、肠麻痹、腹膜刺激症、皮下淤血斑等症状。

水肿型胰腺炎症轻者在上腹深处有压痛，少数在前腹壁有明显压痛。而急性胰腺炎症重者会出现全腹肌紧张、压痛、胀气等症状，并伴有大量炎性腹水以及移动性浊音。通常，待肠鸣音消失，急性胰腺炎会转为麻痹性肠梗阻。

【防治妙方】

1．中药自疗方

柴胡、生军、杭药各15克，黄芩、胡连、木香、元胡、芒硝（冲服）各9克。每日1剂，分2次水煎，分2次服完。适用于水肿型胰腺炎。

槟榔30克，使君子、苦楝皮各30克，柴胡15克，黄芩、连翘、木香、芒硝（冲服）各9克，细辛3克。每日1剂，分2次水煎，2次服完。可疏肝理气，驱蛔安蛔。适用胆道蛔虫性胰腺炎。

生大黄15克，芒硝10克，生地、玄参、麦冬各30克，水煎服。每日1剂，分2次口服完。伴呕吐者加姜半夏、姜竹茹；腹胀痛者加广木香、玄胡索；高热者加柴胡、黄芩。适用于治疗急性胰腺炎。

2．饮食自疗方

鸡肉粥：粳米100克，鸡肉50克，共煮粥。每日1次。

鲜马铃薯汁：将其洗净切碎，捣烂，用纱布包挤取汁，每次空腹服1～2匙。

29. 与危险一线之隔：肝炎

肝炎是肝脏有炎性损害。甲肝、乙肝病毒在体内不断的复制是导致慢性乙肝进展为肝硬化、肝癌的根本原因。肝炎病毒不仅危害肝脏，而且能侵害全身，成为人类健康的隐形杀手。

【病发诱因】

1．由多种肝炎病毒引起，由于病毒传染性强、传播复杂、流行面广、发病率高，不易防范。

2．许多药物和化学毒物可引起肝脏损害，发生药物性肝炎或中毒性肝炎。

3．酒精（乙醇）及其代谢产物（乙醛）的毒性造成肝细胞的直接损害，引起肝炎。

4．其他全身性传染病可侵犯肝脏，如细菌性传染病中的伤寒等，都可以引起血清转氨酶的升高或其他肝功能异常。

【主要症状】

1．食欲不振，食量下降，厌食肉类和油腻食物，严重者一见到肉类食物或闻到油腻食物的气味都会发生恶心、呕吐。

2．体力下降，四肢软弱无力，即使在休息状态亦觉疲乏，不愿走动。

3．在病情发作、出现黄疸之前，通常出现尿黄。

4．上腹部明显肿胀、隆起，通常为病情严重的表现。

5．部分慢性肝患者面部出现色素沉着，皮肤失去润泽，胸前和颈部可见到毛细血管扩张，出现形状像蜘蛛的血管痣（蜘蛛痣），手掌可见大、小鱼际部位呈紫红色斑（肝掌）。

6．眼睛干涩，巩膜（眼白部分）出现黄染。

7．体重明显增加，却没有腹水；或短期内体重明显下降、体形消瘦。

8．烟瘾较大者，突然对抽烟无欲望或每日抽烟次数明显减少。如果患者在病情发作后重新出现了烟瘾，则表示病情有所恢复。

【防治妙方】

1．中成药自疗方

垂盆草冲剂，每次半袋，每日2次。

急肝退黄胶囊，每次4粒，每日3次。

乌鸡白凤丸，每次1粒，每日2次。用于慢性迁延性肝炎经久不愈者。

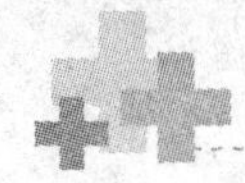

茵陈 30 克，栀子 12 克，制大黄 5 克，每日 1 帖，分 2 次煎服。

丹参 30 克，茵陈 30 克，分 2 次煎服。用于面色晦暗、肝区刺痛、肝炎经久不愈者。

柴胡 15 克，枳壳 10 克，白芍 12 克，甘草 10 克，每日一帖，分 2 次煎服。用于心情郁闷、胸闷、嗳气、胁肋痛者。

2．外治自疗方

敷脐：等量栀子、大黄研粉。取适量加醋调成糊状敷脐部，外盖塑料薄膜并用胶布固定。每日更换。

按摩：取肝俞、胆俞、章门及中脘等穴位，用轻揉慢按手法按摩。全身症状较多的患者，可用综合手法进行 40 ～ 60 分钟的全身推拿按摩。一般每日或隔日按摩 1 次。可以促进新陈代谢，提高免疫能力。

3．饮食自疗方

泥鳅：泥鳅若干，加调料烹制成菜食用。

绿豆米仁粥：米仁 50 克，绿豆 15 克，加米煮粥吃。

猪肝红枣汤：猪肝 100 克，红枣 10 枚，田基黄 60 克一起煮，去药后食肝喝汤。

赤小豆茯苓粥：赤小豆 50 克，生米仁 30 克，茯苓 20 克，加米煮成粥吃。

绿豆蒜头汤：50 克蒜头捣烂如泥，用绿豆汤加白糖适量，冷却后冲服，每日 2 次。本方适用于慢性肝炎，同时应配合其他药物，并加强营养。

蜜鳖煲：鳖 1 只，蜂蜜适量（重量按 2 ∶ 1）。将鳖放锅内，用文火焙干，后将蜂蜜涂于上，干后研末装瓶备用。每日 3 次，每次 10 克，温开水送服。适用于慢性肝炎患者。

芹菜蜂蜜汤：鲜芹菜 100 ～ 150 克，蜂蜜适量。芹菜洗净捣烂取汁加蜂蜜炖，温服，每日 1 次，疗程不限。主治传染性肝炎。

30. 肝胆的危险信号：黄疸

黄疸是由于胆色素代谢障碍，血浆中胆红素含量增高，使皮肤、巩膜、黏膜等被染成黄色的一种病理变化和临床表现。出现黄疸并不一定就是肝炎，肝炎只是黄疸的原因之一。小儿病理性黄疸严重时可并发脑核性黄疸，通常称“核黄疸”，造成神经系统损害，导致儿童智力低下等严重后遗症，甚至死亡。

【病发诱因】

正常情况下，人体内衰老的红细胞每时都在被破坏，红细胞内的血红蛋白分解产生胆红素，这是一种未结合胆红素，它们被转运至肝脏，经肝脏代谢转变为结合胆红素随胆汁排泄到肠道。当胆红素产生过多、肝功能不全或胆红素排泄受阻等使胆红素代谢失常，引起血液中胆红素水平升高，就会出现皮肤、巩膜及黏膜黄染现象，即为黄疸。

成人黄疸通常是严重疾病的表现，如先天性缺陷、肝内或肝外胆管系统发生机械性梗阻，影响胆红素的排泄，导致梗阻性（阻塞性）黄疸等。新生儿黄疸大多数是生理性的，不需要特殊处理，但也有少数黄疸是病理性的，通常由血型不合、先天性胆道闭锁、全身性巨细胞性包涵体病、败血症等严重疾病引起。

【主要症状】

1. 目黄、身黄、小便黄为黄疸的主要表现症状，又分阳黄、阴黄与急黄三类。通常皮肤、巩膜等组织会出现黄染，在黄疸加重时，尿、痰、泪液及汗液也被染黄，但唾液一般不变色。

2. 常有食欲不振、恶心、呕吐、腹泻、腹胀、腹痛、便秘和大小便色泽改变等症状。

3. 或有皮肤瘙痒、心动过缓、脂肪泄、夜盲症、乏力、精神萎靡和头痛等症状。

4. 或有心烦不宁、神昏谵语、口渴喜冷饮、肌肤斑疹、舌质红绛、舌苔黄燥等症状。

【防治妙方】

1. 药物自疗方

茵陈、金钱草、车前草、刘寄奴各 9 ~ 15 克。水煎服，连服 3 ~ 4 周。

茵陈 9 克，山枝 6 克，石打穿 10 克，泽泻 6 克，制大黄 3 克，甘草 2 克。水煎服，每日 2 ~ 3 次，连服 3 ~ 5 天。

茵陈 9 克，山栀 3 克，大黄 1.5 克（后下），黄连 1.5 克，黄柏、黄芩各 4.5 克。水煎服，连服 3 天。

在口服中药治疗的同时，口服西药鲁米那片，按每日每千克体重 5 ~ 8 毫克的剂量口服较为安全。

2. 外治自疗方

甜瓜蒂 10 克，研末搐鼻，每日数次，黄水流尽则愈。

茵陈蒿 1 把，生姜 1 块，捣烂，擦于胸前、四肢。

针刺章门、太冲、脾俞、肝俞、劳宫、脊中等穴。若嗜卧、四肢倦怠者，可灸手三里。

生姜适量，煨熟去皮，捣烂取汁，入麻油少许，点两眼大小眼角。主治伤寒周身发黄。

3. 饮食自疗方

生姜茵陈汁：生姜、鲜茵陈各适量，共捣烂取汁服，每日 2 ~ 3 次。主治阳黄。

鸡骨草煲红枣：鸡骨草 60 克，红枣 8 枚，水煎代茶饮。适用于阳黄、急黄。

溪黄草煲猪肝：溪黄草60克，猪肝50克，水煎服。适用于阳黄、急黄。

丹参灵芝煲田鸡：丹参30克，灵芝15克，田鸡（青蛙）250克。将田鸡去皮洗净同煲汤，盐调味饮汤食肉。适用于阴黄。

威灵仙醋鸡蛋：威灵仙30克，鸡蛋1个，米醋少许。共用水煮半小时，去渣及蛋壳，调入米醋10毫升，连汤服。适用于阳黄，湿重于热，身目黄而欠鲜明。

田螺黄酒汤：大田螺10～20只，黄酒半小杯。田螺洗净取出螺肉加入黄酒拌和炖熟，饮汤。每日1次。主治湿热黄疸（阳黄），小便不利。

蟹末丸：蟹、黄酒适量。蟹锻存性研末，酒糊丸如梧桐子大，每服50丸，用开水送下，每日2次。主治湿热黄疸。

丝瓜黄酒饮：丝瓜根5棵，黄酒60毫升。丝瓜根洗净切细捣烂，用水一大碗煎八分去渣候温，用黄酒冲服。主治黄疸，身目黄如金色。

秦艽酒：秦艽40克，酒250毫升。以酒浸3～5日，每日1～2次，每次1小盅饮服。主治黄疸。

猪胆酒：猪胆1个，白酒适量。将新鲜猪胆汁，冲入1杯白酒内，每日3次，每次空心温饮1～2口。每日1个猪胆，5日为一个疗程。主治阳黄。

鸡蛋米醋糊：鸡蛋1个，米醋60毫升。鸡蛋连壳烧炭存性，研末，用米醋调匀，顿服，每日1次。主治黄疸。

31. 肝脏失衡症：肝硬化

肝硬化是各种原因所致的肝脏慢性、进行性的弥漫性改变。由于肝硬化早期经过积极防治后可以逆转或不再发展，如果肝硬化到了晚期则会严重影响患者的生活质量，甚至危及生命，因此积极防治肝硬化对于健康非常重要。

【病发诱因】

1．主要是由肝炎病毒引起的，是在慢性肝炎的基础上逐渐发展形成的。乙型和丙型肝炎病毒可导致肝硬化，而甲型、戊型肝炎病毒则不会。

2．由化学物质、药物引起。

3．长期肝外胆道梗阻之后发生的阻塞性胆汁性肝硬化。

4．长期的心功能衰竭引起的充血性肝硬化。

5．酒精、营养不良引起肝硬化等。

【主要症状】

1．常有不规则的低热，使用抗生素治疗无效。

2．在腹壁与下胸壁可见皮下静脉怒张。

3．常出现疲倦乏力、嗜睡、兴奋和水僵等症状。

4．上腹饱胀不适，食欲减退，体重减轻，有时伴有恶心、呕吐。

5．消瘦枯萎，面色黝黑，面颊有小血管扩张，口唇干燥，指甲苍白等。

6．常出现牙龈、鼻腔出血，呕血，黑粪，或皮肤和黏膜有紫斑或出血点，女性常有月经过多现象。

7．出现腹泻、腹痛、腹胀，如果出现腹水则提示肝硬化已属晚期，在出现腹水之前有肠胀气，极少数有腹水伴胸水症状。

8．肝硬化会导致内分泌功能失调，表现为男性睾丸萎缩、乳房发育、阴毛稀少等，女性表现为月经过少、闭经、不孕等。

9．出现肝掌，即手掌发红，特别在大鱼际、小鱼际和手指末端的肌肉肥厚部呈斑状发红样。

【防治妙方】

1．药物自疗方

冬虫夏草煎汤内服，8～15克；或入丸、散。

苦杏仁甙注射液0.59～1.5克，加入5%葡萄糖500毫升中静滴，隔日1次，总疗程为3个月。

桃仁8～15克，煎汤，每天分2～3次服，或入丸、散。桃仁的主要功能是活血化淤，适用于血淤征象明显，伴有肠燥便秘、舌质紫暗、面色黧黑、肝区刺痛、腹腔感染等患者。

2．按摩自疗方

右手抬起，肘关节屈，手掌尽量上提，以手掌根部着力于腋下，主要按摩两侧胸胁部。自上而下推擦、用力要稳，由轻渐重，向一定透力，推进速度要缓慢和均匀，动作有一定规律。反复推擦数十次，以温热和舒适为宜。有疏肝理气，散结消肿的作用。

用双手自上而下抹胸部，一般开始时轻，中间重，结束时轻，如此反复30次。有清心宁神，畅通血脉的功用，能加速酒精在肝脏内的代谢分解。

患者仰卧，双手5指略分开，形如梳状，从胸正中向两肋侧，分别顺肋骨走向梳理开，要求双手对称，着力和缓。主要用于胸胁郁闷，有疏通经络、宽胸顺气作用。操作中避免搓、擦等损及皮肤表面的动作。女性患者不宜用此手法。

3．饮食自疗方

赤小豆鲤鱼汤：取活鲤鱼1条（约500克），去鳞、腮及内脏，与赤小豆100克同入锅内，加水适量，清炖至赤小豆熟烂，分次服食。煮汤不宜加盐，可加生姜少许去腥味。此方是传统的利水消肿药膳疗法。

鲫鱼豆腐汤：取活鲫鱼1条（约300克），去鳞、腮及内脏，入锅内加清水适量煮至将熟时，加豆腐一块（约150克），再煮熟透，酌加葱姜少许去腥味，食鱼、豆腐喝汤（不宜加盐）。此方对食欲不振、大便稀溏的腹水患者尤为适用。

冬瓜粥：取新鲜冬瓜连皮150克洗净，切成小块，与粳米100克（即食用大米）煮熟成粥，一起食用。此方特别适合腹水伴有小便赤少、大便干涩、口干食少的患者食用。

鸭肉冬瓜汤：将白鸭1只去毛和内脏，洗净取半只切块（约400克），冬瓜连皮（约300克）洗净切块，薏米50克。先将鸭肉煮熟后，加入冬瓜及薏米，再煮至烂熟，调味食用。此方适于肝硬化腹水，特别是证属于肝肾阴虚者服食。

32. 节食者的噩梦：胆结石

胆结石又称胆石症、胆石病，指胆道系统（包括胆囊内及肝内外胆管）的任何部位发生结石的一种疾病，通常情况下是由于胆汁分泌异常引起。胆结石常常可以堵塞胆管，除引起胆绞痛、胆道出血、休克昏迷外，还可引起胰腺炎、肝硬化、肝功能衰竭和肝肾综合征等，严重者可能诱发胆囊癌。

【病发诱因】

1. 胆结石在胆固醇胆石症患者的近亲中经常产生，是因为机体遗传性功能障碍引起，遗传率超过80%。

2. 运动锻炼少、体力劳动少，会降低胆囊肌的收缩功能，造成胆汁排空延迟，胆汁淤积，有利于形成胆结石。

3. 爱吃高脂肪、高糖类、高胆固醇的饮品或零食，会使血液中胆固醇升高，易形成胆固醇结石。

4. 长期不吃早餐和节食，会使胆汁浓度增加，更易促进胆结石的形成。

5. 吃完饭后一直处于蜷曲体位时，不利于食物的消化吸收和胆汁排泄，易形成胆结石。

6. 经常吃甜食会增加胰岛素的分泌，造成胆汁内合成积累增加，易导致胆结石形成。

7. 平时不注意饮食卫生，易引起蛔虫寄生，蛔虫逆入胆道产卵或死亡可形成胆石核心。

8. 肝硬化患者对雌激素灭活功能降低，致使胆囊收缩功能下降、胆囊排空不畅、胆道静脉曲张、血中胆红素升高等，可诱发胆结石。

【主要症状】

1. 上腹疼痛，并会放射到肩和背部，伴有低烧、恶心、呕吐、寒战、大汗淋漓、黄疸。

2. 患者常自幼年起，即有腹痛、发冷、发热、黄疸反复发作的病史。

3. 老年人胆结石常在做B超检查时在胆囊、肝内胆管或胆总管内发现结石，但没有任何不适，也无特殊症状表现，称为“无症状胆结石”。

【防治妙方】

1．外用自疗方

患者向右侧卧，施行者同时用两手拇指按其肩颈交界点。然后患者改为俯趴，以两手拇指按压位于第十胸椎两侧的肝俞穴、胆俞穴、脾俞穴三穴位附近。

患者仰卧，施行指压者以拇指按压心窝（双乳之间）到小腹的部位，然后再改以重叠的手掌进行掌压振动按摩。

2．饮食自疗方

玉米须茶：玉米须50克洗净，晾干，剪成段，用开水冲泡即可。代茶饮用，具有清热利胆之功效；可有效防治胆道结石。

鸡内金粥：粳米100克，鸡内金10克，白糖适量。将鸡内金洗净灰尘，沥干，置锅内以文火炒至黄褐色，研为细粉。粳米淘净，放入锅内，加水800毫升，文火煮至米开汤未稠时，加入鸡内金、白糖同煮，煮沸后待粥稠汤黏时即可停火。不宜久煮，温热为宜，晚餐食用。此粥具有缓急止痛、补中益胃、化石排石之功效。

姜醋汤：生姜100克，米醋250毫升。生姜切成丝，在米醋中浸泡一段时间即可。生姜性味辛、温，归肺、脾、胃经，可治痔疮出血、胆石症、跌打扭伤等症。

核桃面：核桃仁120克，冰糖120克，香油适量。用香油炸核桃仁，与冰糖共研细面即可。温开水送服，具有溶化结石之功效。

3．其他自疗方

疼痛发作时，取较大的咸话梅一颗，混合磨碎的大块老姜，冲入热开水，趁热喝，可以使疼痛减轻。若能在每天三餐饭前饮用，更能预防发作。

取楸叶或橡树叶，彻底晒干，用20克的干叶片，加入600毫升的水，以文火熬煮成茶。楸叶和橡树叶都含有单宁成分，经常饮用能预防结石发作，对于结石症有防治的效果。

33. 现代“富贵病”：结、直肠癌

结、直肠癌是常见的恶性肿瘤，发病多在40岁以后，男女之比为2：1。生活富裕了，高脂肪、高蛋白的摄入是结、直肠癌发病率上升的重要原因，引起发病率逐年上升，已占我国恶性肿瘤的第三位，占胃肠道肿瘤的第二位。

【病发诱因】

1．遗传基因突变，致细胞变为具有肿瘤遗传特性的恶性细胞，易诱发本病。

2．血吸虫病、阿米巴痢疾、慢性非特异性溃疡性结肠炎、慢性菌痢等均会侵害直肠，引起慢性炎症，当直肠经过肉芽肿、炎性和假性息肉三个阶段后，就

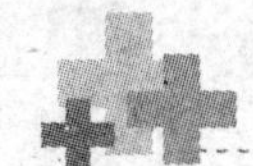

会发生癌变。

3．高脂肪、高蛋白、低纤维饮食习惯可诱发直肠癌。如高脂饮食不但可刺激胆汁分泌增加，而且可促进肠道内某些厌氧细菌的生长，可诱发直肠癌。

4．除此之外，精神因素、年龄因素、内分泌因素、环境应激能力、气候因素、免疫功能失常、病毒感染等也都与结、直肠癌有密切关系。

【主要症状】

1．早期：出现便血和排便习惯改变，但往往被患者忽视。如大便次数增加，同时有少量黏液性便、黏液血便。以前有腹泻但症状轻微者，症状突然加重，且排便费力，排出的大便有压迹，呈槽沟状、扁条状、细条状等。

2．中晚期：周围组织器官病变，如膀胱和前列腺等邻近组织病变会引起尿频、尿急和排尿困难；骶前神经丛病变会出现骶尾和腰部疼痛；直肠癌还会转移到肝脏，引起肝肿大、腹水、黄疸等。

【防治妙方】

1．外用自疗方

黄柏60克，黄芩60克，紫草60克，虎杖120克，藤梨根250克，苦参60克，乌梅15克。浓煎成500毫升，每次30～50毫升，睡前作保留灌肠。

硇砂3克，鸦胆子9克，乌梅15克，冰片1.5克。此为3个栓剂量，加辅剂制成栓，每日1～2次，每次1枚。

蛇床子、苦参各30克，薄荷10克，加水1000毫升，煮沸后加入生大黄10克，煎2分钟，将雄黄、芒硝各10克放入盆中，将煮沸的汤药倒入盆内搅拌，乘热气上蒸之际蹲于盆上，熏蒸肛门处，待水变温后改为坐浴，每晚1次，适于肛管癌者。同时配合其他疗法，效更佳。

青黛15克，蝉衣30克，冰片3克，研细末。撒棉纸上贴患处，适用于直肠、肛门癌脓水淋漓，且痛痒者。

紫硇砂30～50克，调入100克的凡士林中成30%～50%的硇砂软膏，每次取适量外涂患处，治疗直肠癌有效。

槐花、鸦胆子各15克，败酱草、土茯苓、白花蛇舌草各30克，花蕊石60克，皂角刺、血竭各10克，浓煎后保留灌肠，每日1次。

2．中药自疗方

八角金盘、生山楂各12克，石见穿、山慈姑、八月札、黄芪、鸡血藤各30克，败酱草、党参、丹参各15克，生大黄6克，枳壳10克。每日1剂，水煎服，30天为一疗程。适宜于直肠及肛管癌者。可配合中药保留灌肠或栓剂外用，效果更佳。

八月札、红藤、苦参、丹参、凤尾草各15克；白花蛇舌草、野葡萄藤、生薏米、瓜蒌仁、白毛藤、贯众炭、半枝莲、莪葜各30克，地鳖虫、乌梅肉各9

克，壁虎4.5克（研末分3次吞服）。上药煎汁600毫升，每天取400毫升口服，200毫升保留灌汤。适用于各期大肠癌患者。

青蒿60克，鲜野葡萄根60克，地榆60克，鲜白花蛇舌草30克。以上各药洗净后沥干，置热水瓶内，倒入沸水浸过药面，浸泡12小时，滤出药液即得。口服，每日1剂，可随时饮服，15日为一疗程。

败酱草、马齿苋、茜草、半枝莲、白花蛇舌草各30克，当归、赤芍、桃仁、三棱、莪术、川楝子、延胡索、制军各10克，乌药6克，红花3克，水煎服。健脾利湿，解毒抗癌。

人参或红参5克，枫斛5克，阿胶15克（另烊化），生蛤壳100克，生牡蛎100克，生瓦楞100克，白术10克，山药30克，薏仁30克，鸡内金10克，吴茱萸2克，黄连3克，炮姜10克。补益气阴，抑癌解毒。

败酱草、茜草、马齿苋、仙鹤草、炮附子（先煎）各30克，山药20克，薏米15克，太子参、白术、苍术、肉桂、炮姜各10克，水煎服。健脾利湿，抑癌解毒。

石见穿、败酱草、八月札、黄芪、鸡血藤各30克，党参、丹参各15克，八角重盘12克，枳壳10克，大黄6克，水煎服，每日1剂，30天为一疗程。

34. 威胁健康的连环杀手：胃癌

胃癌是我国最常见的恶性肿瘤之一，是一种严重威胁人民身体健康的疾病，在我国其发病率居各类肿瘤的首位，每年约有17万人死于胃癌。胃癌可发生于任何年龄，但以40～60岁多见，男性多于女性，比例约为2∶1。

【病发诱因】

1．饮食不当：喜欢吃咸鱼、咸肉、咸蛋、熏烤等含硝酸盐较多的食物，易诱发胃癌。有的喜欢吃麻辣等太过刺激的食物，为胃癌发生创造了条件。

2．精神紧张：现代人工作、生活节奏加快，心理压力增加，精神处于持续应激状态，也会反馈性地诱发胃部疾病以致胃癌。

3．生活不规律：吃饭饥一顿饱一顿，经常不吃早餐，有时又暴饮暴食，加之经常“开夜车”，生活不规律，易诱发胃癌发生。

4．嗜烟：香烟的烟雾中含有多种可致细胞突变的物质，是现代人易患胃癌的重要因素之一。

5．酗酒：经常过量饮酒，使胃部遭受刺激，容易引起胃部慢性炎症，进而使胃黏膜重度增生引发胃癌。

【主要症状】

1．早期：70%以上的患者无明显症状，但随着病情的发展，逐渐出现非特

异性的、类同于胃炎或胃溃疡的症状，包括上腹部饱胀不适或隐痛、泛酸、嗳气、恶心，偶有呕吐、食欲减退、消化不良、黑便等。

2．进展期：胃区疼痛，通常与进食无明显关系，也有类似消化性溃疡疼痛，但进食后可以缓解。除了胃区疼痛外，上腹部也会有饱胀感、沉重感、疼痛、恶心、呕吐感，同时伴有厌食、腹泻、消瘦、贫血、水肿、发热等症状。

3．情况严重者会引发并发症：如出现消化道出血，还会有头晕、心悸、柏油样大便、呕吐咖啡色物；当胃癌腹腔转移使胆总管受压时，可出现黄疸，大便陶土色；引发幽门梗阻时，会出现呕吐症状；癌肿穿孔致弥漫性腹膜炎，可出现腹肌板样僵硬、腹部压痛等腹膜刺激症；形成胃肠瘘管，可以看见未消化食物排出。

【防治妙方】

1．*气功、按摩自疗方*

气功：胃癌患者选练郭林新气功比较适宜，做功时应取面朝东或面朝东北的方向；选择功目主要为风呼吸法步行功，可选练弱中强风呼吸法诸功以及升降开合松静功和吐音功。

按摩：每天早晚按揉内关穴、足三里穴、中脘穴，每次 5 ~ 6 分钟。每晚临睡前，顺时针方向按摩腹部 100 ~ 200 次。帮助胃排空、加速胃动力，进而缓解消化不良。

2．*简易自疗方*

鲜芝麻叶 15 克沸水冲泡代茶服，每日 1 次。

蚤休 100 克每日 1 次水煎服，连续服用 3 个月。

鲜桑白皮 30 克，加米醋 90 克煎服，隔两日 1 次。

乌梅适量水煎煮 15 分钟后加白糖适量至羹状内服，每日 1 次。

金银花 100 克，甘草 15 克，半枝莲 18 克，绿茶 10 克水煎内服，每日 1 次。

高粱根（茎下靠地面处生出的根）12 个，红糖适量共煮 15 分钟后当茶饮服，每日 1 次。

鸡蛋 1 个，在其一端凿一小洞，将去翅研末的斑蝥 1 只由小洞处装入蛋内，用麻纸将小洞密封后上笼将鸡蛋蒸熟，每日吃一个。

取去尖后的杏仁 10 克，干橘皮 10 克，老丝瓜 10 克武火先煎煮 5 分钟，继以文火煎 20 分钟内服，每日 1 次。

3．*饮食自疗方*

蔗姜饮：甘蔗、生姜各适量。取甘蔗压汁半杯，生姜汁 1 匙和匀炖即成。每周 2 次，炖温后服用，具有和中健胃作用，适宜胃癌初期用。

红糖煲豆腐：豆腐 100 克，红糖 60 克，清水 1 碗。红糖用清水冲开，加入豆腐，煮 10 分钟后即成。经常服食，具有和胃止血，吐血明显者可选用此食疗方治疗。

陈皮红枣饮：橘子皮1块，红枣3枚。红枣去核与橘子皮共煎水即成。每日1次，此食疗方行气健脾，降逆止呕，适用于虚寒呕吐。

莱菔粥：莱菔子30克，粳米适量。先将莱菔子炒熟后，与粳米共煮成粥。每日1次，早餐服食，此药方消积除胀，腹胀明显者可选用。

陈皮瘦肉粥：陈皮9克，乌贼鱼骨12克，猪瘦肉50克，粳米、食盐适量。用陈皮、乌贼鱼骨与米煮粥，煮熟后去陈皮和乌贼鱼骨，加入瘦肉片再煮，最后加适量食盐调味食用。每日2次，早、晚餐服用，此食疗粥降逆止呕，健脾顺气，腹胀者可首选此膳。

莴苣大枣饼：莴苣250克，大枣250克，面粉500克。将莴苣切碎，大枣煮熟去核，与面粉混合后做饼即成。当点心服用，健脾益胃，燥湿利水；大便稀薄或腹泻可选用。

芡实六珍糕：芡实、山药、茯苓、莲肉、薏米、扁豆各30克，米粉500克。将上述全部加工成粉末与米粉合匀即成。每日2次或3次，每次6克，加糖调味，开水冲服，也可做糕点食用，此方健脾，止泻效果良好。

桂圆花生汤：花生连红衣250克，大枣5枚，桂圆12克。大枣去核，与花生、桂圆一起加水煮熟即可。每日1次，养血补脾，贫血明显者可用此方。

麻仁粥：芝麻、桃仁各20克，粳米80克。用芝麻、桃仁和糯米共同煮粥即成。隔日1次，润肠通便，大便干燥秘结者可用此粥。

鱼肚酥：鱼肚（大黄鱼、鲤鱼、黄唇鱼、鳗鱼的鳔均可作原料），芝麻油。鱼肚用芝麻油炸酥，压碎即成。每日3次，每次10克，用温开水送服。此药膳补肾益精，滋养筋脉，止血、散淤、消肿。

防癌茶：向日葵秆芯或向日葵盘30克。用上述原料煎汤即成。煎汤代茶，长期饮用，有防癌、抗癌消炎之功效。胃癌术后吻合口有炎症者可选此膳。

第三部分

心血管系统——输送血液的通道

35. 缺血缺氧要人“命”：心绞痛

心绞痛是冠状动脉供血不足，心肌急剧的暂时缺血与缺氧所引起的临床综合征，多见于40岁以上男性。缺血与缺氧症状不及时处理，可发展为急性心肌梗死或发生严重心律失常而死亡。

【病发诱因】

1．劳累常可诱发心绞痛发作，是因为活动后心率加快，心肌耗氧量增加，使冠状动脉供血不足而引发。

2．饮食过饱后绞痛发作，是因为进食后血液更多地供应胃肠消化，而心肌血液供应相对不足；同时血脂暂时升高，也有碍心肌的氧气供应。

3．情绪波动时发生心绞痛，尤其是过度发怒及过度忧伤时，更易诱发或加重病情。

4．饮用一定量的白酒之后，外周血管扩张，血压下降，心率加快，从而使心脏供血不足，心肌供氧不足，易诱发或加重心绞痛。

5．夜间睡眠中，交感神经兴奋性减弱，并且心率减慢，使心肌供血量不足；但迷走神经兴奋性增加，静脉回流心血量增加，从而诱发心绞痛。

6．从暖室到户外，突然遇到冷空气，周围血管收缩，心率加快，使心肌耗氧急剧增加而诱发心绞痛。

7．性生活至高潮时，呼吸加快，心率可增加到每分钟120次以上，血压也会升高30～40毫米汞柱，由此可诱发心绞痛。

8．习惯性便秘者，常因大便秘结而用力排便，造成腹压升高，心跳加速，心肌耗氧量增加，从而诱发心绞痛。

9．有一些老年冠心患者，尤其是伴有前列腺肥大者，因排尿不畅而用力排尿，使精神紧张，可反射性地引起冠状动脉痉挛，心肌供血不足，从而发生心绞痛。

【主要症状】

1. 表现症状常不典型，可仅表现为胸闷、气短、疲倦等。老年糖尿病人甚至仅感胸闷，而无胸痛表现。

2. 疼痛部位以胸骨中或上1/3处最为常见，常由胸骨开始，呈压榨痛、紧缩感、窒息感、重物压胸感、烧灼痛，偶可伴有濒死的恐惧感觉。胸痛逐渐加重，数分钟达高潮，并引起肩内侧、颈部、下颌、上中腹部、双肩、左上肢前内侧达无名指和小指疼痛。还有少数患者，疼痛先发生在颌或腕部，病情加剧后才波及胸骨区。

3. 伴有冷汗，并持续好几分钟，然后逐渐减轻，经休息或服硝酸甘油可缓解。

【防治妙方】

1. 外治自疗方

敷脐疗法：山楂浸膏20克，甘草浸膏8克，葛根浸膏10克，白芍270克，厚朴100克，研为细末，加鸡血藤挥发油6毫升、细辛挥发油1毫升、乳香没药醇液70毫升、冰片少许，混合均匀，阴干密闭保存，备用。用时将脐部洗净擦干，取药面0.2克，用黄酒调匀成糊状，置入脐中，用胶布覆盖，每2天换药1次。

敷药疗法：降香、檀香、田七、胡椒各1份，冰片1/4份，麝香1/10份。将药材研为细末，密封备用。临用时取药末2克，加酒调成药饼，分成5份，分别贴于膻中、双侧内关、双侧心俞5个穴位。每天换药1次，5次为1个疗程。

撮手：每日清晨醒来，平躺在床上，撮手心50次。然后用右手大拇指和食指用力撮左手中指50下，再用左手大拇指和食指用力撮右手中指50下。次数宜多不宜少，必须坚持方可有效。

揉膻中穴：用大拇指点按在穴位上，先顺时针方向轻轻按揉20次，再逆时针方向轻轻揉20次。动作要求缓慢均匀。

梳刮胸肋：两手四指呈梳子状，放在胸前的胸骨中央，然后向两侧沿肋骨间隙平梳刮肋弓20次。动作缓慢，指间用力。

轻拍后背：双手放松，用手背轻轻拍击背部20次。

揉按内关穴：先用右手拇指点按左前臂内侧的内关穴，轻揉20次；再用左手拇指点按前臂内侧的内关穴20次。

轮转两臂：肩部和上肢放松，静立2～3分钟，随着均匀深长的呼吸，将双臂自前向后缓慢轮转10～15次。

2. 饮食自疗方

牛奶麦片粥：牛奶250克，麦片50克，煮成粥食用。

玉米山楂粥：玉米面 50 克，生山楂 10 个，红糖 20 克，煮成粥食用。

三七粉：将三七磨成粉（或直接购买三七粉），温开水送服。早晚各服 1 次，每次 2 ~ 4 克。

人参黄芪花蛇汤：人参、黄芪、乳香、当归、三七、西红花、景天、丹参、蝉衣、冰片、赤芍、地龙、土元、蜈蚣、水蛭、白花蛇。用 500 毫升泉水煎至 300 毫升，连煎两次合匀 3 次服用，连服 12 剂为一疗程，中间休息一周，继服达痊愈为限，此方必须按疗程治疗和服用。

菊楂决明饮：菊花 3 克，生山楂片 15 克，草决明 15 克。将上 3 味一起放入保温杯中，以沸水冲泡，加盖浸泡半小时即可。代茶频饮。本方具有疏风解毒、清肝降压、消食之功，可辅助治疗冠心病、高血压。

36. 衰退的生命之花：心脏病

心脏病是心脏疾病的总称，包括风湿性心脏病、先天性心脏病、高血压性心脏病、冠心病、心肌炎等。主要危及生命的是动脉疾病，即动脉血斑或动脉粥样硬化。心脏病是人类健康的头号杀手，全世界 1/3 的人是因心脏病而死。

【病发诱因】

1．体重超标的人，脂肪集中在腹部，因为脂肪太靠近门静脉，很容易进入血液并沉积于血管壁，造成动脉硬化和血管梗塞。

2．经常大吃大喝大量饮酒及嗜吃鸡、鸭、肉、蛋等高热量食物者可致冠心病。大量饮浓茶与浓咖啡、酗酒、食物过咸等也会诱发心脏病。

3．吸烟能使心跳加快、血压升高，并增加了患高血压和动脉阻塞的风险，最终将导致心脏病发作。

4．烦躁、恐惧或愤怒都会使心跳加速、呼吸急促、血压升高，严重时可引起脑血管痉挛、缺血性休克或冠心病发作。

5．如持续 1 小时以上思考复杂的数学问题，会导致大脑血流增加而心肌血流减少的“盗血”作用，可使冠心病发作危险增加 3 倍。

6．长时间、高强度的繁忙劳累，长期睡眠不足、应酬频繁、连续旅途劳累等都可能导致心脏病。

7．每日连续看电视超过 4 小时，持续 6 个月以上，也容易导致发生心脏病。

【主要症状】

1．进行体力活动时，感觉呼吸困难，上不来气，轻者休息后好转。

2．胸闷、胸痛，有压榨感、堵塞感。

3．咳嗽，咳白色黏液或粉红色泡沫状痰，半夜有时会被黏液或泡沫痰憋醒。

4．心跳与脉搏加快，脉搏不规则，与活动量不成比。

5．心悸，心律失常，对噪声特别敏感、反感。

6．眩晕、昏厥，常突然眼前发黑、跌倒。

7．指甲、嘴唇呈紫黑色。

8．食欲不振，消化不良，胃肠胀满。

9．下肢水肿，足踝部用手指压后呈凹陷状。

【防治妙方】

1．按摩自疗方

按揉或点按内关、大陵、神门、少海、曲泽、心点、心痛点 200 ~ 300 次（每穴）。心慌者而无明显心脏病迹象，只需要重点按摩内关、神门即可。应当注意的是，心脏病患者如自己做手部按摩，不应选穴过多，应坚持每天按摩 1 ~ 2 次。

2．冷水自疗方

用消毒纱布或毛巾蘸冷水摩擦患者左胸部（心脏的位置）。此法可促进心脏活动，增强其收缩力，且使心脏肌肉发达。心脏瓣膜病、神经性心动过速、心内膜炎、动脉硬化等均可治疗。

3．饮食自疗方

红花三七蒸鸽蛋：三七粉 10 克，红花 6 克，鸽蛋 5 个，精盐 3 克，鸡汤 200 毫升。红花去杂质，鸽蛋煮熟去壳。将鸡汤放入炖锅内，放入三七粉、红花、精盐、熟鸽蛋，同煮 25 分钟即成。每日 1 次。补气血、化淤阻。适于心绞痛型冠心病患者食用，孕妇忌食。

万年青饮：万年青 20 ~ 30 克，红糖适量。将万年青加水 150 毫升，煎 50 毫升滤出；再加水 120 毫升，煎 40 毫升滤出。混合 2 次药液，加红糖即成。每天 1 剂，分 3 次服，7 天为 1 疗程。强心利尿，清热解毒，主治气滞血淤型风湿性心脏病。

薏米海带汤：海带 30 克，薏米 30 克，鸡蛋 3 个，精盐 3 克，菜油 25 克，味精 2 克，胡椒粉 2 克。将海带洗净切成条状，薏米洗净，同放入沙罐，加水炖烂。鸡蛋磕入汤碗搅匀，炒锅置旺火上，放入菜油烧至八成熟，将鸡蛋浆倒入炒熟。再将海带、薏米连汤倒入锅内，加精盐、胡椒粉，煮沸放入味精即成。每日食之。强心、利尿、活血、降压、抗病毒。适用于高血压、冠心病、风湿性心脏病。

三仁粥：桃仁、枣仁、柏子仁各 10 克，粳米 60 克，白糖 15 克。将桃仁、枣仁、柏子仁打碎，加水适量，置武火煮沸 30 ~ 40 分钟，滤渣取汁，将粳米淘净入锅，倒入药汁，武火烧沸，文火熬成粥，放入白糖拌匀即成。早晚皆可，佐餐服用。活血化淤、养心安神、润肠通便。适用于淤血内阻之胸部憋闷。

丹参饮：丹参 30 克，檀香 6 克，白糖 15 克。将丹参、檀香洗净入锅，加水适量，武火烧沸，文火煮 45 ~ 60 分钟，滤汁去渣，加入白糖拌匀即成。日服 1 剂，分 3 次服用。行气活血、养血安神、调经止痛、清热除烦。适用于血脂增高，心血不足。

薤白炖猪心：猪心1只，薤白15克，胡椒粉适量。猪心洗净入锅，加水适量，武火烧沸煮熟，倒入薤白，文火煮炖至猪心软透，加入作料即成。佐餐服用。通阳散结、健脾益心、理气消食。适用于胸闷疼痛、心悸、失眠。

苏丹药酒：苏木10克，丹参15克，三七10克，红花10克，高粱白酒1000克。诸药洗净晾干，放入酒瓶内加盖密封15～20天即可。日服1～2次，每次10～15毫升。养血活血、化淤止痛。适用于各种淤血阻滞所致的心胸憋闷、脘腹冷痛、淤肿等症。

37. 神经失调诱发的危机：心脏神经官能症

心脏神经官能症属精神疾病的范畴，是神经官能症的一种特殊类型，为植物神经功能紊乱所致，即人们常说的“神经衰弱”。虽然患者的心脏没有明显的问题，但却出现一系列与心脏相同或相似症状，通常此病多发于青中年女性。

【病发诱因】

1．由于焦虑、激动、紧张、精神创伤等因素的作用，中枢神经的兴奋和抑制过程发生障碍，心血管系统物质循环发生紊乱，引起了一系列交感神经张力过高，从而出现本病症。

2．劳累过度，或体力活动过少，循环系统缺乏锻炼，以致稍有活动或少许劳累即不能适应，因而产生过度的心血管反应，从而引发本病。

【主要症状】

1．心悸、气短，同时伴胸闷，患者能感到自己的心跳、心前区搏动，运动后或情绪激动更明显。

2．感到空气不足，呼吸不畅，经常深吸气，平时经常有叹息状呼吸。

3．心前区表现为一过性刺痛或持续隐痛，心尖处隐痛，心前区的肋骨、软组织及其表面皮肤有压痛点。在进行体力活动或注意力分散时常无胸痛感，但活动后或休息时常又发作，疼痛通常会持续数小时或数天。

4．还会伴有头晕、失眠、疲劳、记忆力减退、注意力不集中、心动过速、呼吸加快、伸手震颤、手掌寒冷潮湿等症状。

【防治妙方】

1．外治自疗方

拔火罐疗法：俯卧，用中号玻璃火罐，以闪火法使火罐吸住厥阴俞、心俞、膈俞、胃俞、三焦俞、肾俞等穴位皮肤，至局部发热潮红为止。也可按走罐法操作，沿脊柱两侧往返移动。每天1次，10次为1疗程。

浸浴法：水温度36℃～37℃，患者仰面卧入浴盆中，水浸至胸骨剑突部以下，每日浸泡15～20分钟。

针灸疗法：针刺内关、神门、三阴交等穴，平补平泻，留针15分钟。

2. 中成药自疗方

逍遥丸每次6克，每日3次。

珍合灵每次4片，每日3次。

朱砂安神丸每次6克，每日3次。

天王补心丹每次6克，每日3次。

淮小麦30克，百合30克，炙甘草6克，大枣10克，水煎服，每日服2次。适用于心脏神经症表现心悸，坐卧不安者，尤其是更年期妇女。

太子参15克，麦冬15克，五味子9克，丹参15克，水煎服，每日服2次。适用于心脏神经症表现神疲气短、心悸、易汗者。

生地9克，麦冬9克，天冬9克，玄参9克，丹参15克，当归9克，黄柏9克，知母9克。水煎服，每日服2次。清热除烦，镇静宁神。

黄连3克，竹茹9克，黄芩12克，半夏9克，陈皮6克，茯苓12克，甘草3克，枳实9克，水煎服，每日服2次。化痰宽胸。

3. 饮食自疗方

龙眼当归肉汤：龙眼肉30克，当归10克，猪精肉100克，共放砂锅中加水适量炖煮而成。适用于心脏神经症表现心悸、胸闷、乏力体虚者。

百合生地粥：百合30克，生地15克，粳米100克，煮粥常食，适用于心脏神经症表现心悸失眠，坐卧不宁者。

38. 国人“第一疾病”：高血压

高血压是一种世界性的常见疾病，可导致脑血管、心脏、肾脏的病变，是危害人类健康的主要疾病，已日益成为一个令人色变的健康隐患。世界各国的患病率高达10%～20%，我国目前的高血压患病率为18.8%，患病人数约1.6亿人，为国人“第一疾病”。

【病发诱因】

1. 有的高血压起始于儿童时期，主要是由于家族遗传因素的影响。

2. 由于年龄或性别因素导致血管舒缩功能失调引起高血压，其患病率与年龄成正比，且女性更年期前患病率低于男性、更年期后高于男性。

3. 肥胖超重、心脑疾病、高血脂、高血黏、高血糖、内分泌障碍等疾病是高血压的主要致病因素。如高胰岛素血症可促进血管壁细胞增生和动脉硬化，引起血压升高。

4. 水、空气、噪声等也容易使人血压上升。如噪声通过听觉器官传入大脑皮质植物神经中枢，久而久之，就会引起人体植物神经调节功能紊乱，导致血压增高。

5．生活不规律，精神紧张和心理压力大者，大脑皮质极度兴奋，对皮层下中枢调控力下降，使植物神经功能紊乱，血管收缩，导致血压升高。

6．口味过重，摄入食盐较多，盐多固水，增加了心脏负担，使血压升高。

7．长期大量吸烟可加速动脉粥样硬化，心跳加快，收缩压和舒张压均升高。

8．嗜酒可以促进动脉粥样硬化，血液黏稠，阻力增加，血压升高。另外，饮酒还会使肾上腺素、肾素增加，血管收缩，心率增加，同样会引发高血压。

9．缺乏运动，机体代谢紊乱，导致血压升高，心脏负荷加重，引发高血压和脑血管疾病。

【主要症状】

1．头晕：有些是持续性的，有些是一过性的，常在突然下蹲或起立时出现。头部有持续性的沉闷不适感，严重妨碍思考，影响工作，可出现与内耳眩晕症相类似症状。

2．头痛：多为额部两旁的太阳穴和后脑勺的持续性阵痛或搏动性胀痛，甚至有炸裂样剧痛。常在早晨睡醒时发生，起床活动及饭后逐渐减轻。

3．烦躁、心悸、失眠，注意力不集中，记忆力减退。注意力容易分散，常很难记住近期的事情，而对过去的事如童年时代的事情却记忆犹新。

4．肢体麻木：常见手指、足趾麻木或皮肤如蚁行感，项背肌肉紧张、酸痛，部分患者常感觉手指不灵活。

5．出血：鼻出血、结膜出血、眼底出血、脑出血，是由于高血压可致脑动脉硬化，使血管弹性减退，脆性增加，故容易破裂出血。

6．伴随症状：伴有明显泌尿系统疾病征象，如水肿、大量蛋白尿、血尿脓尿、夜尿增多等。

【防治妙方】

1．外治疗法

按摩或自我按摩：按揉风池、太阳及耳穴，抹额及掐内关、神门、合谷、足三里，可助降压和消除症状。借助物理仪器配合以下穴位按摩曲池、尺泽、内关、外关、风池、足底，能起到很好的降压效果。

小苏打水泡脚：小苏打 2 ~ 3 勺。将水烧开，放入小苏打，每次泡脚 20 ~ 30 分钟。用治高血压。

五味贴敷：鲜姜 150 克，蓖麻仁 50 克，吴茱萸、附子各 20 克，冰片 10 克。将蓖麻仁、吴茱萸、附子先捣碎，研成细末。鲜姜捣烂为泥，再加冰片末，共调成糊状。每晚睡前敷贴两足底涌泉穴，次日清晨取掉，连用 5 ~ 10 次可获显效。温补脾肾，平肝降压。用治高血压。

2．成药自疗方

心痛定（硝苯地平）：每次 10 毫克，日服 2 ~ 3 次，急性降压 1 次可用 10 ~ 20 毫克，老年患者应从小剂量 5 毫克开始。一般采用口服或舌下含服。具有不减少心脑肾等重要脏器血流量、用药前血压越高降压效果越明显等优点。

尼群地平：口服，每次 10 毫克，日服 3 次，连续治疗 4 ~ 7 天。可使血压下降，并保持稳定。

尼卡地平：口服，每日 20 ~ 40 毫克，分 2 ~ 3 次服用。有降压作用，扩张脑血管作用较强。

速效救心丸：口服，每日 3 次，每次 4 ~ 6 粒，饭后服用，每周 1 个疗程。有改善微循环、降低外周血管阻力、减轻心脏负荷、改善心肌缺血的作用。

六味地黄丸：口服，每日 3 次，1 次 30 粒。有降压作用。

六味地黄口服液：口服，每天 2 次，1 次 20 毫升。有改善微循环、增加脑流量等作用。

银杏叶口服液：口服，每次 20 毫升，每天 3 次。具有活血化淤、通脉疏络的作用。

镇脑宁胶囊：口服，每天 3 次，1 次 4 粒。有镇静、镇痛、增加脑流量等作用。

龙胆泻肝丸：口服，每次 3 ~ 6 克，每日 2 次，忌辛辣之物，孕妇禁服。具有清肝胆、利湿热的作用。

牛黄降压丸：口服，每次 1 ~ 2 丸，每日 1 次。腹泻者忌服。具有清心化痰、镇静降压的作用。

安脑丸：口服，每日 2 ~ 3 次，每次 1 ~ 2 丸。清热解毒，醒脑安神。

3．饮食自疗方

菊花茶：每次用 3 克左右泡茶饮用，每日 3 次；也可用菊花加金银花、甘草同煎代茶饮用。有平肝明目、清热解毒之特效，对高血压、动脉硬化患者有显著疗效。

山楂茶：每天数次用鲜嫩山楂果 1 ~ 2 枚泡茶饮用。扩张血管、降低血糖、降低血压，对于治疗高血压具有明显的辅助疗效。

三七花：直接泡水喝。降血脂、降血压、抗癌，提高心肌供氧能力，增强机体免疫功能。

荷叶茶：用鲜荷叶半张洗净切碎，加适量的水，煮沸放凉后代茶饮用。具有扩张血管、清热解暑及降血压之效。

槐花茶：将槐树生长的花蕾摘下晾干后，用开水浸泡后当茶饮用，每天饮用数次，对高血压患者具有独特的治疗效果。同时槐花还有收缩血管、止血等功效。

莲子心茶：用莲子心 12 克，开水冲泡后代茶饮用，每天早晚各饮 1 次，除了能降低血压外，还有清热、安神、强心之特效。

松花淡菜粥：松花蛋 1 个，淡菜 50 克，大米 50 克。松花蛋去皮，淡菜浸泡洗净，同大米共煮粥，可加少许盐调味。每日早晚空腹服用。清心降火，治高血压、耳鸣、眩晕、牙齿肿痛等。

西红柿蘸白糖：鲜西红柿 2 个。将西红柿洗净，蘸白糖每早空腹吃。清热降压，止血。治高血压、眼底出血。

鲜葫芦汁：鲜葫芦、蜂蜜各适量。将鲜葫芦捣烂绞取其汁水，以蜂蜜调匀。每次服用半杯至一杯，每日 2 次。除烦降压。治高血压引起的烦热口渴症。

猪胆汁绿豆粉：猪苦胆汁 200 克，绿豆粉 100 克。将绿豆粉拌入胆汁内，晒干，研成细末。每服 10 克，每日 2 次。清热，平肝。治高血压。

黄瓜藤汤：干黄瓜藤 1 把。洗净加水煎成浓汤，每日 2 次，每次 1 杯。清热，利尿。治高血压。

海带根：海带根适量，晒干粉碎为末，每次服 6 ～ 12 克，每日 1 ～ 2 次，温水送服。清热利水，祛脂降压，治高血压。

向日葵叶汤：向日葵叶 30 克（鲜的用 60 克）。将向日葵叶煎浓汤。早晚服用 1 次，连服 7 日。降低血压，治高血压。

绿豆猪胆汁：绿豆 60 克，猪苦胆 6 个。将绿豆与猪苦胆和匀晒干研末，每服 3 克，日服 3 次。治高血压。

海参冰糖：海参、冰糖各 50 克。海参洗净，加水同冰糖煮烂。每日早晨空腹服用，吃参饮汤。补益肝肾，养血润燥，用治高血压、动脉硬化。

棕皮葵花盘汤：鲜棕皮 18 克，鲜向日葵盘 40 克。水煎服。每日 1 剂。治高血压。

荠菜车前草汤：荠菜、车前草各 15 克。切碎，水煎服。治高血压。

荞麦藕节汤：荞麦茎叶 60 克，藕节 30 克。水煎服。治高血压。

海带决明汤：海带 30 克，草决明 15 克。海带入砂锅煎 1 小时后，再入草决明煎 1 小时。饮汤食海带。

海带燕窝汤：海带 25 克（切丝），燕窝 25 克，紫菜 25 克，豆腐 3 块。以上煮汤入葱姜盐调味，最后放豆腐小块稍煮即成。

39. 动脉内膜能做“粥”：动脉粥样硬化

动脉粥样硬化是动脉硬化的血管病中常见的最重要的一种，由于在动脉内膜积聚的脂质外观呈黄色粥样，因此称为动脉粥样硬化。本病常伴有高血压、高胆固醇血症或糖尿病等，多见于 40 岁以上的男性和绝经期后的女性。

【病发诱因】

1．膳食结构不均衡：脂类物质摄取过多、碳水化合物摄取过多、水果蔬菜摄取太少、大量的垃圾食品影响。

2．长期超负荷压力：如长期工作紧张、忧愁生气、情绪不畅等，就会使血管处于不停的收缩状态中，动脉血管壁就会失去弹性而硬化。

3．不良的生活方式：吸烟酗酒、运动过少、作息不规律，造成人体生物钟的破坏，使机体处于超负荷运转，肾上腺不断分泌激素，迫使血管收缩，血压上升。

【主要症状】

1．主动脉粥样硬化者常无具体表现症状。

2．冠状动脉粥样硬化者，可发生心绞痛、心肌梗死、心律失常，甚至猝死。

3．脑动脉硬化可引起脑缺血、脑萎缩，或造成脑血管破裂出血。

4．肾动脉粥样硬化常引起夜尿、顽固性高血压、严重者可有肾功能不全。

5．肠系膜动脉粥样硬化可表现为饱餐后腹痛便血等症状。

6．下肢动脉粥样硬化会引起血管腔严重狭窄者可出现间歇性跛行、足背动脉搏动消失，严重者甚至可发生坏疽。

【防治妙方】

1．药物自疗方

心脑康：每日3次，每次2～4粒。有降血脂、软化血管的作用。

脑心舒：每片10毫克，每日3次，每次2～3片。有降血脂及软化血管的作用。

血脉宁：每片250毫克，每日3次，每次1～2片。降血脂及软化血管。

弹性酶片：每片10毫克，每日3次，每次1～2片。降血脂，软化血管。

复方丹参片：每日3次，每次3片。

丹片：每日3次，每次3片。

活血通脉片：每日3次，每次5片。取上药中的一种，并配合愈风宁心片每日3次，每次5片同服。

丹参、制首乌、泽泻、茺蔚子、黄精、虎杖、桑寄生、山楂各15克，决明子12克，川芎、赤芍各10克，三七粉（冲）2克，水煎服。降脂活血，软化血管。

桑白皮100克，杜仲30克，人参10克，南五加皮30克，木防己20克，大枣20克，水煎服。用于治疗心脑血管疾病，抗动脉粥样硬化效果佳。

2．饮食自疗方

豆苗汁饮：豌豆苗适量，洗净捣烂，榨汁。每次饮纯汁半小杯，每日2次，略加温水调服。补气滋阴，主治冠心病动脉粥样硬化。

丹参药酒：丹参30克，白酒500克。将丹参切成片，装入纱布袋内，浸入酒中15天即成。每日2次，每次饮酒15毫升。活血通络，温阳益气。主治动脉粥样硬化。

红花羊心：红花6克，羊心1具。将红花用水浸泡1夜，用盐徐徐涂于羊心上，用红花水将羊心煮熟，食用，每隔1天食1次，连服数剂。活血化淤止痛，主治动脉粥样硬化。

黑白木耳汤：白木耳10克，黑木耳10克，冰糖适量。将上述用料用温水泡发后洗净，放入碗中，加水及冰糖，隔水蒸1小时。活血止痛，可改变血液凝固状，缓和动脉硬化。

胡萝卜拌土豆：胡萝卜100克，土豆150克，炒芝麻10克，葱2根。胡萝卜丝、土豆丝并用滚水焯熟，捞出滤去水分，将全部材料合在一起，加入味料，撒入炒芝麻拌匀即成。佐餐食用。健脾化痰，主治动脉粥样硬化。

扁豆韭菜煎：白扁豆20克，韭菜30克，红糖15克。将前二味水煎熟，加红糖调味服食。壮阳散寒，活血通络。主治动脉粥样硬化。

桃仁炒蚕蛹：核桃仁、蚕蛹干各50克，料酒1/2匙，姜末适量。核桃仁滚水浸透，剔去仁衣，晒干后用油炸透；蚕蛹干用料酒拌匀。炒锅下油，爆香姜末，投入蚕蛹炒透，加入味料炒熟，再加入炸桃仁，炒匀上碟。活血化淤，温补心肾。主治动脉粥样硬化。

米醋萝卜：生白萝卜250克洗净，切成薄片，放适量花椒、食盐，加适量米醋浸4小时即可。佐餐食用，每日2次。消食解毒，用于治疗动脉硬化等。

40. 脑中的“定时炸弹”：脑血栓

脑血栓又称缺血性脑中风，是在脑动脉粥样硬化和斑块基础上，在血流缓慢、血压偏低的条件下，血液的有形成分附着在动脉的内膜形成血栓。多发生于50岁以后，男性略多于女性。

【病发诱因】

血液流动就像河水，流速越快，沉淀越少；流速越慢，沉淀越多。血黏度增高会导致血液流速减慢，血液中的血小板、胆固醇、纤维蛋白等物质便在血管壁上沉淀下来，久之，若再合并有高血压、动脉硬化等疾病，就很会导致脑血栓形成。血栓常常突然使血管闭塞，血流中断，从而使血管供血区的脑组织缺血、缺氧、软化、坏死而发病。

导致血液黏稠的原因很多，如吸烟酗酒、摄入高脂高糖饮食、缺乏体育运动等均会使“血流减速”，促进血栓形成。此外，汗出过多、严重腹泻等造成脱水，饮水不足，缺乏运动，服用凝血止血药物等也会使血黏度增加，促进血栓形成。

【主要症状】

1. 发病前会有肢体发麻、运动不灵、眩晕、视物模糊等现象。常于睡眠中或晨起发病，往往是一觉醒来时发现偏瘫、偏身感觉障碍、偏盲、失语、眩晕等症状，病情在数小时至二三天内达到高峰，以后逐渐好转。少数患者症状进展缓慢，类似脑瘤。

2．发病时昏迷、头痛、呕吐，患肢活动无力或不能活动，说话含混不清或失语，喝水发呛。多数患者意识消除或出现轻度障碍，面神经及舌下神经麻痹，眼球震颤，肌张力和腹反射减弱或增强。

【防治妙方】

1．中成药自疗方

抗血小板聚集剂：潘生丁 50 毫克合并阿司匹林 600 毫克，每日 3 次口服。

降颅压药：发病初 3 天，20% 甘露醇 250 毫升快速静滴，每 6 ～ 8 小时 1 次。

血管扩张剂：盐酸 200 ～ 300 毫克或盐酸罂粟碱 60 ～ 90 毫克加入 5% 葡萄糖 500 毫升中静滴，每日 1 次，7 ～ 10 天为 1 疗程。

可用中成药川芎嗪针剂 120 毫克或丹参针剂 12 毫升加入 10% 葡萄糖溶液中静滴，亦可用通脉舒络液静脉滴注，每日 1 次。

怀牛膝、生赭石、生龙骨、钩藤、生牡蛎各 30 克，玄参 20 克，生白芍、天冬各 15 克，茵陈、川楝子、生麦芽、甘草各 6 克，水煎服。

全瓜蒌 30 克，钩藤 30 克，地龙 15 克，茯苓 15 克，菖蒲 12 克，桔红 12 克，半夏 10 克，枳实 10 克，胆南星 10 克，僵蚕 10 克，甘草 6 克，水煎服。

生黄芪 30 克，鸡血藤 30 克，地龙 15 克，牛膝 15 克，桃仁 15 克，当归 12 克，川芎 12 克，红花 10 克，甘草 6 克，水煎服。

2．饮食自疗方

海带决明汤：每天用海带 9 克，草决明 15 克，水煎后滤除草决明，吃海带，饮汤。

芹菜苹果汁：芹菜 300 克，苹果 400 克，将其一同放入果汁机内，根据自己喜欢的浓度加水，过滤后加盐和胡椒调味。可常饮。利尿、降压、凉血止血，对动脉硬化、高血压有益。

山楂槐花饮：鲜山楂 30 克，生槐花 5 克，嫩荷叶 15 克，草决明 10 克，同放入锅内煎煮，待山楂将烂时捣碎，再煮 10 分钟，去渣取汁，调入白糖饮用，可常饮。降压、降脂。适用于高血脂症、高血压、动脉硬化等。

五台蘑菇蒸酒：五台蘑菇 280 克，花椒 0.3 克，白酒、黄酒 30 克。五台蘑菇洗净。花椒熬水加入白酒、黄酒，混匀。将蘑菇倒进酒汤中，上笼蒸，烘干研末。每天早晚空腹服 9 克。祛风化痰、通腑活络；对身失灵、言语失利有疗效。

鸡腿木耳汤：公鸡腿 1 对，黑木耳 30 克，黄酒适量。把公鸡腿烧成灰，木耳熬汤。用黄酒送服，几次可愈。祛风化痰、通腑活络；对身失灵、言语失利有疗效。

木耳桃仁蜜：黑木耳 60 克，桃仁 60 克，蜂蜜 60 克。把黑木耳用温水泡过，与桃仁共捣成泥，加入蜂蜜，蒸熟。分4天吃完。活血祛淤、通络，对身不遂、便秘、舌质紫暗有疗效。

白萝卜汁：白萝卜500克。将白萝卜捣烂，绞汁。每天2次。祛风化痰、活络，对头痛头晕、肢体麻木、言语失利有疗效。

决明桃仁蜜：蜂蜜15克，桃仁10克，草决明12克。将桃仁、草决明加水煎熬，滤除药渣，取其液加蜂蜜调匀，每日2次，20天为一疗程。适用于高血压患者和防治脑中风、脑血栓形成。

41.“刹车失灵”：心律失常

心律失常是指心搏频率与节律以及冲动传导等的任一项出现异常，通常指心脏自律性异常或传导障碍引起的心动过速、心动过缓或心律不齐。

【病发诱因】

1．疲劳、喝浓茶、烟酒刺激、情绪激动、睡眠不足等，会导致心律失常。

2．甲状腺功能亢进等代谢性疾病可引起心动过速或心房纤维性颤动。

3．如洋地黄、奎尼丁、锑剂、安眠药中毒等药物可引起严重心律失常。

4．患有风湿性心脏病、冠心病、肺心病、高血压性心脏病、先天性心脏病、心肌炎等器质性心脏病以及急性感染等，同时会伴有心律失常。

5．严重电解质与酸碱平衡失调，如高血钾、低血钙，可使心肌收缩力减弱，产生室内传导阻滞而导致心脏骤停。严重低血钾可引起室性心律失常而导致心室颤动；严重酸中毒可直接抑制心肌而使收缩无力，并对儿茶酚胺的反应性降低，导致心脏骤停。

6．随着年龄的增长，心脏的窦房结、房室结、房室束及其周围区域的弹性和胶原纤维局灶性增厚和脂肪浸润，可使心脏的自律性和传导性发生障碍，易引起各种心律失常。

【主要症状】

1．突然发作，心悸、无力、头晕、心绞痛、呼吸困难、昏厥、心动过速，心率增至每分钟150～250次，可能持续数秒、数小时或数日。若心动过速伴有典型的心绞痛，并持续至心动过速停止后1～2周者，提示有冠心病。

2．心动过速会造成心房收缩与心室收缩不协调，引起心室充盈减少，心排血量降低，可出现呼吸困难、心绞痛、低血压、少尿和昏厥。其严重性取决于心脏的基本情况和心动过速的持续时间。

【防治妙方】

1．外治自疗方

发生致命性室性心动过速时可用连续咳嗽4～5次来自救。

可立即叩击心前区数下，利用撞击所产生的10～35焦耳的低能量电流使“室速”和刚发生的“室颤”恢复正常心律。

保健按摩：起床后或临睡，用手指抹额和头部两侧，摩擦耳廓，并用食指摩擦外耳道口稍后方的甲腔部，各摩擦数十次，使局部发热，然后两手交替指掐内关、神门、膻中、足三里、三阴交、涌泉穴。

2．中药自疗方

党参30克，桂枝20克，炙甘草10克，水煎服。适应于窦性心动过缓。

党参、玉竹、丹参、山楂各15克，生地、苦参、鹿含草各30克，灵芝、仙鹤草各10克，水煎服。适应于各种心脏病所出现的心律失常。

茯苓、酸枣仁、党参、夜叉藤、合欢皮各30克，麦冬、远志、五味子各12克，生地15克，当归20克，炙甘草6克，水煎服。适应于窦性心动过速心血不足证。

桂枝、炙甘草各10克，党参、丹参、合欢皮、夜叉藤各30克，麦冬、生地各15克，远志12克，赤芍20克，水煎服。适应于过早搏动，气血双亏证。

寄生、丹参、炙鳖甲、苦参、茵陈各20克，仙灵脾、白蔻各6克，赤芍、夏枯草各15克，生龙牡各30克，佩兰10克，水煎服。适应于心房颤动。

柴胡25克，桂枝、干姜、五味子各10克，黄芩15克，生龙牡各30克，花粉12克，炙甘草6克，水煎服。适应于窦性早搏。

半夏、炙甘草、竹茹、枳壳、五灵脂、蒲黄、石菖蒲各9克，陈皮6克，茯苓15克，郁金12克，水煎服。适应于心房颤动并心动过速。

3．饮食自疗方

桂圆肉糯米粥：桂圆肉20克，糯米60克，白糖适量加水煮粥，空腹食之。

酸枣仁粥：酸枣仁20克（炒黄研末），粳米100克，加水煮成粥，空腹食之。

大枣炖猪心：猪心100克，大枣25克，同置碗内加水，文火炖2小时后调味食用。

白鸽参芪汤：白鸽1只，北芪30克，党参30克。将白鸽去毛及内脏，洗净，同北芪、党参一起放锅内煮汤，吃鸽肉饮汤。

参茸炖鸡肉：鸡肉100克，高丽参6克，鹿茸3克，一齐放入炖盅内，加开水适量，炖盅加盖，文火隔水炖3小时，调味供食。

猪脑炖枸杞：猪脑1具，山药30克，枸杞20克。将山药、枸杞用纱布包扎好，与猪脑加水共炖，将熟时下少许盐或调料食之。

鳖肉枸杞汤：鳖1只（约500克），枸杞30克，女贞子25克，莲子15克。将鳖宰杀，去内脏、头，加上述中药共煮熟，去药渣吃鳖肉饮汤。

米酒核桃汤：米酒50毫升，核桃仁6个，白糖30克。将核桃仁与白糖共捣为泥，放入锅中，下米酒调匀，以文火煎煮10分钟即可，每日1～2次。

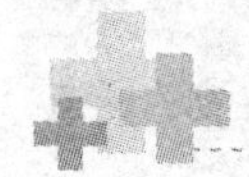

熟附羊肉麻雀汤：羊肉300克切块洗净，麻雀2只（去毛及内脏）洗净，熟附子15克，生姜3片，一齐放入锅内，加清水适量，武火煮沸后，文火煲2小时，调味食用。

莲子百合煨猪肉：莲子50克，鲜百合60克，瘦猪肉150克，同放入锅内加水，再加入葱、姜、盐、米酒、味精适量作调料。先武火烧沸，再用文火煨炖1小时即可，食莲子、百合、猪肉并饮汤。每日1～2次。

42. “超负荷心肌病”：心功能不全

心功能不全又称心衰，是指在静脉回流正常的情况下，心脏排出的血液不足以维持组织代谢需要的一种病理状态。其发病率较高，死亡率亦高。

【病发诱因】

1．妊娠和分娩会影响内分泌及机体其他功能异常。

2．钠盐摄入过多易诱发心功能不全。

3．洋地黄过量或不足易诱发心功能不全。

4．过度的体力活动和情绪激动易诱发心功能不全。

5．输液（特别是含钠盐的液体）、输血过快和（或）过多易诱发心功能不全。

6．出血和贫血、肺栓塞、室壁膨胀瘤、心肌收缩不协调、乳头肌功能不全等易诱发心功能不全。

7．呼吸道感染、女性泌尿道感染、感染性心膜炎也常因损害心瓣和心肌而诱发心肌功能不全。

8．使用抑制心肌收缩力的药物，如β受体阻滞剂、体内儿茶酚胺的消耗药物、交感神经节阻滞剂等，易诱发心功能不全。

【主要症状】

1．心排血量低下，容易疲倦、乏力，无精打采。

2．肺充血时肺组织水肿，气道阻力增加，肺泡弹性降低，造成呼吸困难，且浅而快。

3．呼吸有节律地由暂停逐渐增快、加深，再逐渐减慢、变浅，直到再停，约半分钟至一分钟后呼吸再起，如此周而复始。

4．脑缺氧严重的患者还可伴有嗜睡、烦躁、神志错乱等精神症状。

【防治妙方】

1．外治自疗方

药锭敷脐：炙附子、茯苓、白人参、白术、赤芍、麝香等药压粉，以药用基质调药制成每粒含药粉0.5克的锭。先以温水洗净擦干脐部，放1粒药锭于脐内，外盖一块塑料薄膜和纱布，用胶布固定纱布四周。24小时换药1次，连续用药 7 天。主治慢性心功能不全。

2. 饮食自疗方

北芪羊脑汤：北黄芪 15 克，羊脑 1 具，调料适量。将羊脑去筋膜，黄芪布包，加清水适量同炖至羊脑熟后，去黄芪，调入食盐、味精、葱花、姜末，适量服食。可益心聪脑，适用于心气不足所致的心悸、头昏、肢软乏力、记忆力减退等。

玉竹参归猪心：玉竹、党参、当归各 10 克，猪心 1 个，调料适量。将诸药布包，纳入洗净之猪心中，加清水适量炖至猪心熟后，取出切片，去药包，放回汤中，煮沸后，食盐、味精、姜末、葱花、猪脂调服。可益气养心，适用于心阴不足、心悸、盗汗等。

玉竹羊心汤：鲜玉竹 15 克，羊心 1 个，调料适量。将羊心洗净、切片，加水与玉竹同炖至羊心熟后，食盐、味精、葱花、姜末、猪脂等调味服食。可益血养心，适用于心血亏虚所致的心悸、烦热等。

43. 生命的危机：心肌梗死

心肌梗死是指心肌的缺血性坏死，为在冠状动脉病变的基础上，冠状动脉的血流急剧减少或中断，使相应的心肌出现严重而持久的急性缺血，最终导致心肌的缺血性坏死。

【病发诱因】

造成心肌梗死的原因，多数是冠状动脉粥样硬化斑块或在此基础上形成血栓，造成血管管腔堵塞所致，少数为冠状动脉炎症、先天性畸形引起。凡是各种能增加心肌耗氧量或诱发冠状动脉痉挛的体力或精神因素，都可能使冠心病患者发生急性心肌梗死，常见的诱因如过劳、激动、暴饮暴食、寒冷刺激、便秘、大出血、休克、脱水、手术等。

【主要症状】

1. 最先出现疼痛，疼痛部位和症状与心绞痛相同，如腰腿痛、胃痛、牙痛、咽喉疼痛，多无明显诱因，常发生于静坐休息或者睡眠中。疼痛较重且持续时间较长，可达数小时或数天，同时还伴有患者常烦躁不安、出汗、恐惧或有濒死感，利用休息和含用硝酸甘油片多不能缓解。但也有少数患者无疼痛，在发病时即表现为休克或急性心力衰竭。

2. 出现发热、心动过速等全身症状，体温一般在 38℃左右，很少超过 39℃，通常会持续一周左右。

3. 常伴有频繁的恶心、呕吐、上腹胀痛，重症者可发生呃逆。

4. 在起病 1 ~ 2 周内多出现心律失常，同时伴有乏力、头晕、昏厥等症状。

5. 发病时身体虚弱、大汗虚脱、意识丧失，还会出现因心排血过低引起的脑缺血，症状严重者会造成死亡。

6. 此外，有些患者在发病时即出现心室颤动，导致猝死。

【防治妙方】

1. 急救方

如果在家里发生心梗，发病后的前 4 分钟很宝贵。如果患者已经倒下，不要随意挪动，马上打急救电话，同时进行现场急救，千万不要犹豫。

除给患者口舌下含服硝酸甘油外，应立即对患者的心前区（左胸前乳头部位）捶击，一般为 2 ~ 3 次，要有力，而后立即进行心脏按摩。按摩时用力要均匀，以一手掌平放患者胸骨下段胸壁上，另一手掌压在该手背上，上下起伏垂直按压。

同时，还可以进行人工呼吸。先解开患者领口和裤带，使其平卧，抽出枕头垫在肩下，用一手将患者颈部托直，使头仰上，打通气道，然后一手捏紧患者双侧鼻孔，急救者口唇与患者口唇密合后进行吹气。

2. 饮食自疗方

山楂冰糖煎：山楂 15 ~ 30 克，冰糖适量。水煎服，每日服 2 次。

通梗汤：九香虫 10 克，五灵脂 10 克，延胡索 10 克，香附 10 克，丹参 12 克，三七粉 3 克，木香 6 克。水煎服，每日 1 剂，每日服 2 次。活血通络。

玉米粥：玉米研细粉与粳米适量同煮粥，用白糖调味食用。有宁心和血，调中开胃作用，适用于高血压、高血脂、冠心病、心肌梗死、动脉硬化等心血管疾病及癌症的防治。

木耳炖肉：白背黑木耳（中药）50 克，红枣 5 个，瘦猪肉 100 克，老姜 2 片，水 5 ~ 6 碗煮成 2 碗，饭前空腹服下，每天服 1 次，连续服用，最多 26 天，可完全治好，每年服用两次作为清血保养身体。

蜂蜜醋：蜂蜜 5 克，米醋 20 克。将蜂蜜和米醋混合后，用温开水冲服，每日 3 次。软化血管，降低血脂，防治心肌梗死。

三七牛肉汤：三七粉 0.5 克，山药片 10 克，牛肉 100 克，切碎煮汤，加胡椒、盐等调味即成。有活血止痛作用。适用于心肌梗死后心绞痛伴血淤型的患者。

香菇莼菜汤：取香菇 50 克，莼菜 250 克，冬笋 25 克。将香菇和莼菜水发后加入切片的冬笋及盐、麻油、醋等一起煮汤。有养血和血、健脾利水作用。适用于心肌梗死后有胸闷、气短、胃脘闷胀不适的患者。

丹参炖鸡：丹参 100 克，瓜蒌 50 克，母鸡 1 只。先杀母鸡，去毛、去内脏后洗净，把切片的丹参、瓜蒌塞入鸡腹中，加入葱、姜、酒、盐等调料，隔水蒸熟后食用。有活血理气、养血安神等作用。适用于心肌梗死后伴有胸痛、气短、失眠、多梦、神疲乏力等症状的患者。

芪参汤：黄芪、党参各10克，黄精12克，丹参9克，炙甘草、赤芍、红花各6克。若胸痛明显，加桂枝、附片，党参改人参；舌红少津，加玉竹、生地、麦冬。水煎服，1日1剂，分2次服。益气养心，活血通络，适用于气虚血淤所致的心肌梗死。病症为神疲，气短，头晕，胸闷或胸痛，心悸，自汗，面白少华，苔薄白，舌质紫暗，脉虚无力，或有歇止。

44. 器官的“大罢工”：休克

休克是指由于心排血量不足或周围血流分布异常引起周围组织的灌注量不足，不能维持生命需要的一种状态。是各种强烈致病因子作用于机体，引起的急性循环衰竭。

【病发诱因】

1．神经性休克：高位脊髓麻醉、剧烈损伤、疼痛等可引起神经性休克。

2．过敏性休克：多见于严重的过敏，如在注射青霉素、血清制剂、疫苗时引起。

3．心源性休克：是指心脏疾病引起的休克，常见的有大面积急性心肌梗死、急性心肌炎、心包填塞等。

4．创伤性休克：严重的创伤，特别是在伴有一定量出血时引起的休克称为创伤性休克，多见于复杂的骨折、大面积的烧伤、挤压伤、大手术。

5．失血性休克：因为大量出血而引起的休克，多见于外伤引起的大血管破裂、腹部损伤引起肝脏、脾脏、胃、十二指肠等器官破裂出血。

6．感染性休克：严重感染，特别是革兰氏阴性杆菌引起的感染可以引发休克，主要是因为细菌内毒素的作用，所以也有人将感染性休克称为内毒素性休克或中毒性休克，多见于急性腹膜炎、胆道感染、绞窄性肠梗阻、泌尿道感染等。

【主要症状】

1．休克初期，脉搏加快、心律不齐；休克晚期脉搏微细缓慢，甚至摸不到。

2．一般神志比较清楚，但会出现精神紧张、烦躁、焦虑。随着休克加重，脑组织供血逐渐减少，缺氧加重，会表现为表情淡漠、意识模糊、感觉迟钝，甚至昏迷。

3．四肢皮肤苍白、湿冷，轻压指甲或口唇时颜色变苍白而松压后恢复红润缓慢，如患者突然体温升高表示有其他感染，需要注意并及时诊断治疗。

4．当出现呼吸加深加快，或变浅、不规则，出现鼻翼扇动，提示病情恶化。

【防治妙方】

1．急救方

可针刺或用手指甲压嘴唇正中穴（人中穴）使之苏醒，必须刻不容缓地将患

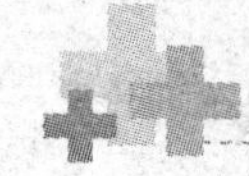

者送到医院急救。

平卧，解开衣服、领扣、裤腰带，保持空气流通，环境安静。脸色苍白者，卧时应把头放低，保暖，服一些温糖开水或盐水。如果丢失血容量的20% ~ 40%，快速大量补液，先胶体后盐水。

双下肢抬高 20 ~ 30 度，给氧或辅助呼吸，建立静脉通道，保护呼吸道通畅是休克预防的根本措施。还需要为患者保暖，及时镇静止痛。对于严重感染引起的休克，还应积极抗感染，主要是使用抗菌药物和处理感染病灶。如果患者呕吐或者口中咳血，请让他保持侧卧的姿势以避免噎塞。

2. 饮食自疗方

益母草陈皮鸡蛋：益母草 50 ~ 100 克，陈皮 9 克，鸡蛋 2 个，加水适量共煮，蛋熟后去壳，再煮片刻，吃蛋饮汤。月经前每天 1 次，连服数次。

当归瘦肉：元胡、艾叶、当归各 9 克，瘦猪肉 60 克，食盐少许。将前 3 味加水 3 碗，煎成 1 碗，去药渣，再入猪肉煮熟，用食盐调味服食。月经前每天 1 剂，连服 5 ~ 6 剂。

第四部分

血液、免疫系统
——抵御侵害的防护罩

45. 反复无常“坏脾气”：过敏症

过敏症又称过敏反应，通常仅指全身性的严重速发型过敏反应。过敏是指由免疫机制诱导的高敏反应，可以是体液（抗体）或者是细胞免疫机制介导的，最为常见的是食物过敏。本病发作无规律，易反复，较难根治，虽然可以避开诱发因素而使症状减轻或消除，一旦再次接触过敏源，又将发病。

【病发诱因】

1．吸入性过敏源：通过吸进如花粉、柳絮、粉尘、虫螨、冷空气、动物皮屑、油烟、各种香料、汽车尾气、煤气、香烟等引起过敏。

2．食入性过敏源：通过饮食如海鲜、鱼虾、异体蛋白、奶制品、豆制品、鸡鸭、牛羊肉、大米、面粉、香油、香椿、葱、姜、蒜、动物脂肪、酒精、各种水果、干果、蔬菜、蜜饯、抗菌类制剂、消炎药、解热镇痛药等引起过敏。

3．接触性过敏源：通过触摸化妆品、染发剂、油漆、冷热空气、紫外线、辐射、洗发水、洗洁精、肥皂、化纤用品、塑料、金属饰品（项链、手链、表带、戒指、耳环）、细菌、霉菌、病毒、寄生虫等引起过敏。

4．其他过敏源：通过注射药剂青霉素、链霉素、异种血清等、精神紧张、工作压力等引起，甚至有许多的患者根本不能确定具体的过敏源。

【主要症状】

1．最初有刺痛感，伴有呕吐腹泻、吞咽困难、恶心、肠胃胀气、腹部痉挛、焦虑和恐惧，感觉自己好像不行了一样。

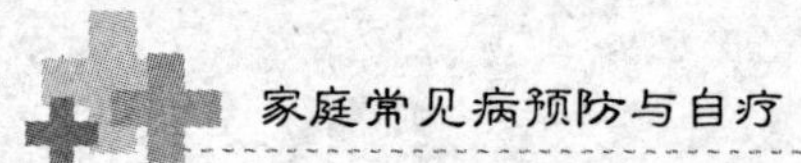

2．有皮肤麻疹，可引起严重的瘙痒、红斑，以及脸、眼睑、舌头、咽喉、嘴、手和脚的肿胀。

3．不规则或快速的心跳，会引发胸闷、头晕、意识丧失。

4．呼吸困难，会引起鼻塞、喘鸣、咳嗽、声音沙哑、胸闷、打喷嚏。

5．血压可能下降到非常低的水平，可危及生命。

【防治妙方】

1．中成药自疗方

外用药物蓝科肤宁湿敷15～20分钟。

可口服开瑞坦、西替利嗪、苯海拉明等抗组胺药。

服用玉屏风散加苍耳子散、辛岑冲剂、补中益气丸、金匮肾气丸。

可用生附子捣烂，敷入脚心涌泉穴，每日1次，临睡前敷。

2．按摩自疗方

用指尖按摩鼻翼两侧一寸处、两侧嘴角下，各20～30次。

用指尖按摩角孙穴、风池穴、大椎穴、神阙穴，各20～30次。

用拇指推按胫骨，从内踝骨上至内踝骨下按摩50次。

从鼻翼两端向上推至攒竹穴，然后再沿眉毛向外侧推至眉毛外侧，再向下推至太阳穴，按摩20～30次。

3．饮食自疗方

木耳田七红枣汤：将50克黑木耳浸软，去头切碎。田七3克洗净切碎或打碎；红枣10枚洗净拍松去核。上述材料和适量姜片加入10碗水，大火滚后，用中火再煮2小时左右，最后加入适当的盐调味即可。此汤健脑安神，能缓解食物过敏引起的症状。

太子参红枣糖：先将100克太子参浓煎取汁，红枣200克煮熟去皮、去核，取其肉汁，再将太子参汁、红枣肉汁和500克冰糖一起熬制成太子参红枣糖。益气生津，敛汗固表。适用于年幼体弱、易于感冒、自汗盗汗的患者。

黄芪粥：黄芪50克，人参15克，白茯苓、桑白皮各20克，生姜10克，红枣10枚，小米150克。先将前五味药煎煮3遍，去渣留汁，然后下小米及红枣熬粥。早晚空腹服之。能健脾补肺，开胃益气。

人参核桃饮：用5克人参研末兑水蒸汤，再将10克核桃肉打碎，然后冲入汤中，再加糖适量即可服用。能益气补精，补肾润肺。

双参山楂酒：人参5克，丹参、山楂各25克，白酒500毫升。丹参切片，与人参、山楂置酒中浸泡15～30天即成。每日早晚分服10毫升。能活血益气，适用于气虚血淤、鼻黏膜暗红色者。

46. 都是疟蚊惹的祸：疟疾

疟疾又名打摆子，是由疟原虫经按蚊叮咬传播的传染病，通常疟疾以周期性定时性发作的寒战、高热、出汗退热，以及贫血和脾大为特点。

【病发诱因】

1. 每个人都易感染疟疾。各类型疟疾之间亦无交叉免疫性，经反复多次感染后，虽有一定的免疫力，但不能持久。

2. 疟原虫经蚊虫叮咬皮肤而传播致病，极少数可因输入带疟原虫的血液后而发病。

3. 传播疟疾最主要的是中华按蚊，在山区传播疟疾以微小按蚊为主，在丘陵地区则以雷氏按蚊嗜人血亚种为主，在海南岛山林地区以大劣按蚊为主。

【主要症状】

1. 起病急，发病前出现乏力、倦怠、打哈欠、头痛、四肢酸痛、食欲不振、腹部不适、腹痛、腹泻。并会出现低热，无规律，一般持续 2 ~ 3 天，长者一周，随后呈间歇性周期寒热发作。

2. 发冷期：全身肌肉关节酸痛，起鸡皮疙瘩，面色苍白，口唇、指甲发绀。畏寒怕冷，先为四肢末端发凉，然后感觉背部、全身发冷。

3. 发热期：冷感消失以后，面色转红，发绀消失，体温迅速上升，通常发冷期发冷越显著，则发热期体温就越高，可上升到 40℃以上。

4. 出汗期：高烧过后，脸及手心会微微出汗，随后遍及全身，出现大汗淋漓，可使衣服湿透。出汗约 2 ~ 3 小时后，体温降至 35.5℃，患者感觉舒适，但十分困倦，常安然入睡。

【防治妙方】

1. 外治自疗方

大蒜与番薯叶适量，共捣烂，敷贴于桡骨动脉外，治疗疟疾发作。

桃叶 10 克捣烂，于疟疾未发前敷贴于膝眼或寸口，男左女右，约 30 分钟后即可揭开，用以治疗瘴疟。

针挑法：在患者背部找到的红点，然后作皮肤常规消毒后，术者以左手捏起红点处皮肤，然后用普通大号缝衣针（酒精浸泡消毒）挑刺红点，可从点内挑出白色丝状物，挑断再挑，以挑尽白丝、点内出血为度。

2. 中成药自疗方

古山龙 60 克，过山龙 60 克。水煎，发作前服。

望江南种子适量。炒后研末，每次 3 ~ 9 克，每日 2 次，开水冲服。

鹅不食草 90 克，加水煎成 60 毫升，在一天内分 3 次服完，共服 3 天。

鲜马鞭草500克，加水适量，煎至大半碗，于发作前2小时一次服下。

马鞭草30克，鳖甲10克，刘寄奴12克。水煎服。此方用于疟疾有脾肿大者。

止疟茶：鲜地骨皮30克，茶叶3克（鲜摘茶叶用30克）。上二味加水适量，煎沸10～15分钟，即可。每于发作前2～3小时一次服完。

青蒿止疟茶：鲜青蒿30克（或干者15克），鲜地骨支30克（或干者15克），茶叶10克。以上三味加水适量煮沸10～15分钟，即可。每日1剂，于发作前2小时一次顿服。

桃肉川芎茶：雨前茶10克，核桃肉15克（敲碎），川芎2克，花椒1克。上述药材放入茶杯中，以沸水冲泡即可。每日1～2剂，趁热频饮。于未发前饮服，到临发时止。

硫磺止疟茶：硫磺、茶叶各100克，共研末，和匀备用。每日1～2次，每次取以上药末5克，用茶汤候温送服。

黄皮叶1千克阴干，切碎，加水5千克，煎2小时，过滤取液。药渣再加水5千克，煎2小时，取液去渣。两次药液混合，文火浓缩至2500毫升。趁热加防腐剂，保存备用。治疗时每次服30毫升，每日3次，连服5～7天。用于预防，则每周服2次，每次20毫升。

47. 人类健康长寿的大敌：糖尿病

糖尿病是最常见的慢性病之一，是由于胰岛功能减退而引起碳水化合物代谢紊乱的代谢障碍性疾病。糖尿病的发病率呈逐年上升趋势，中国已确诊的糖尿病患者达4000万，并以每年100万的速度递增，成为人类健康的大敌。

【病发诱因】

1．遗传：糖尿病是一种内分泌代谢异常疾病，如果父母一方或双方有糖尿病史，患病的概率会增加。

2．自身免疫系统缺陷：异常的自身抗体可以损伤人体胰腺，使之不能正常分泌胰岛素。

3．病毒感染：如风疹病毒、流行性腮腺炎病毒、柯萨奇病毒、腺病毒等，都可能导致代谢紊乱，从而引发糖尿病。

4．肥胖：肥胖可引起高胰岛素血症，使胰岛素受体数量减少，从而诱发糖尿病。肥胖者体内的脂肪细胞还会产生胰岛素抵抗，即使胰岛素分泌量不少，作用也会降低，从而出现高血糖，引发糖尿病。

5．饮食习惯：高蛋白饮食、高脂饮食、精制食品、蔗糖等可使糖尿病的发病率升高。

6．其他因素：缺乏运动、久看电视、常玩电脑等不良生活方式也会诱发糖尿病。

【主要症状】

1．多尿：尿的次数增多，24 小时内可达 20 多次；尿量明显增加，可达 2 ~ 3 升甚至 10 升之多。且尿液泡沫多，尿渍发白、发黏。

2．多饮：因尿多大量失水，引起大脑“口渴中枢”的兴奋而思饮常想喝水。

3．多食：由于血糖不能进入细胞，不能被细胞利用，从而刺激大脑的“饥饿中枢”兴奋，不论进食多少都很难有腹饱感。

4．消瘦：因体内葡萄糖利用率降低，脂肪分解快速，蛋白质合成不足，均引起身体消瘦。而多尿症状使体内水分的丢失更快，会加快消瘦速度。

5．其他：还会伴发小腿、脚颈、脚背浮肿酸痛，疲乏无力，易感染，皮肤感觉异常，视力障碍，性功能障碍等综合征。

【防治妙方】

1．成药自疗方

每年吃三个月的烟酰胺、维生素 B_1、维生素 B_6、维生素 B_{12}，以增强胰腺功能。

在季节更替时吃半个月的维生素 C、维生素 E，剂量要大，可以提高自身免疫力、清除自由基。

也可遵医嘱注射维生素 B_{12}，成人每日 0.025 ~ 0.1 毫克或隔日 0.05 ~ 0.2 毫克，不宜长期、大剂量进行肌注射。

也可以每年分两段时间肌注射维生素 B_{12}，每次两周，一次一支，比较经济。

2．按摩自疗方

糖尿病患者的自我按摩应以胸腹部、腰背部、上下肢等部位的经络、穴位为主。主要穴位有：肾俞穴、手三里穴、外关穴、内关穴、桡骨穴、合谷穴、足三里穴、阳陵泉穴、阴陵泉穴、三阴交穴、劳宫穴、涌泉穴。一般采用先顺时针按摩 36 次，再逆时针按摩 36 次。左右手交换进行，或者同时按摩。可疏络降糖。

通过自我按摩承浆穴、中脘穴、关元穴、期门穴、肾俞穴，可以达到调整阴阳、调和气血、益肾补虚、通络降糖、调血止渴、补虚益损等功效，对身体大有益处。

3．饮食自疗方

三七山药粥：三七 5 克，山药 60 克，粳米 60 克，酥油适量。粳米加水如常法煮粥。山药去皮为糊后用酥油炒，三七用匙揉碎，放入粥内拌匀，可作早点食用。润肺健脾，益气固本。

葛根粉粥：将 30 克葛根切片，水磨澄取淀粉，粳米 50 克浸泡一宿，与葛根粉同入砂锅内，加水 500 毫升，文火煮至粥稠服用。清热除烦，生津止渴。

生地黄粥：鲜生地黄 150 克，洗净捣烂，用纱布挤汁。粳米 50 克，加水

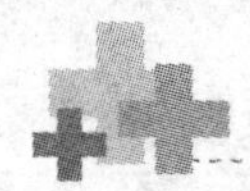

500毫升，煮成稠粥后，加入生地黄汁，文火再煮沸，即可食用。每日1～2次。清热凉血，养阴生津。

山药炖兔肉：把100克兔肉洗净切小块，100克山药洗净去皮切块。共同放入锅中加水炖煮，放入适量盐调味，煮成浓汁即可。经常服用能够补中益气、健脾补虚，适用于糖尿病患者。

麦冬兔肉汤：麦冬30克，兔肉60克，党参15克，盐适量。把麦冬、兔肉、党参分别洗净，兔肉切小块，一起放入锅中加适量清水，煮沸后转小火煮至兔肉熟烂即可，加入适量盐调味，经常食用能够润肺健胃、止渴生津，适用于糖尿病的治疗。

冬瓜薯叶汤：冬瓜100克，红薯叶100克。把红薯叶洗净撕碎，冬瓜去皮洗净切块，一同放入锅中加入适量水煎煮，取汁饮用，能够补阴益气，适用于糖尿病。

茶香鲫鱼：绿茶100克，鲫鱼1条。把鲫鱼去鳃和内脏，留下鱼鳞，把绿茶放入鱼腹中，上锅蒸熟即可。每天食用1次，能够补虚止渴、健脾益气，适用于糖尿病的治疗。

枇杷根茶：枇杷根100克。把枇杷根洗净，切段，放入锅中加水煎煮成汁。每天饮用。能够清热润燥，适用于糖尿病的治疗。

菠菜鸡内金饮：菠菜根100克，鸡内金15克。把菠菜根洗净，和鸡内金一起放入锅中，加适量清水熬煮，滤渣取汁饮用，每天饮用3次，能够滋阴补脾，适用于糖尿病的治疗。

鲜柿叶：鲜柿叶5片，盐适量。把鲜柿叶洗净，用盐腌制，每天食用，能够滋阴补肾、润燥益气，适用于糖尿病的治疗。

绿豆萝卜饮：绿豆200克，青萝卜200克，梨2个。把绿豆洗净浸泡3小时以上，梨洗净去核，青萝卜洗净切块，共同放入锅中，加适量清水煮熟。经常服用能够润肺止咳，适用于糖尿病。

猪胰豆腐皮：猪胰子25克，豆腐皮50克，山药25克，何首乌25克。把猪胰子洗净切小块，用豆腐皮包裹，放入温水中浸湿。山药洗净去皮切块，何首乌洗净。把裹好的猪胰子和山药、何首乌一起放入锅中加水煎煮，饮汤食用猪胰子，能够治疗儿童糖尿病。

玉米冬瓜粥：玉米50克，冬瓜200克，鸡肉100克，葱、姜适量。把玉米、冬瓜、鸡肉分别洗净，放入锅中，加入适量清水，放入姜片，煮沸后转小火煮至玉米烂熟，放入葱调味即可。每天食用能够滋阴润肺，适用于糖尿病后期的治疗。

48. “财大气粗”也是病：甲状腺肿大

甲状腺肿大是因地方性缺碘而引起的一种地方病，又叫大脖子病，多流行于山区半山区。是一种世界性多发疾病之一，全世界地方性甲状腺肿大患者约有2亿人。

【病发诱因】

1．先天性甲状腺激素合成缺陷引起此病。

2．由于某些疾病引起甲状腺功能减退而致病。

3．由于营养性碘缺乏而致病。

4．由于长期摄取碘过多而致病。

5．长期大量吃某些食物而致病，如卷心菜、木薯、萝卜、芸香菜、大豆、豌豆、花生等。

6．久服某些药物如氰化钾、过氯酸钾、对氨水杨酸、保泰松、磺胺及硫脲类药物等都可能引起甲状腺肿大。

【主要症状】

1．起病急，甲状腺肿大发硬，伴有局部疼痛，并常向耳后、后头顶部放射。

2．还会有畏寒怕热、心悸胸闷、发热多汗、手抖、失眠、食欲亢进、消瘦、乏力、腹泻、眼球突出等症状。

3．患处弥漫性增大，有的可呈结节，无疼痛。

4．甲状腺功能亢进病久者，甲状腺功能可能降低，出现胃纳减少、无力、轻度浮肿等症状。

5．肿大明显时，颈部增粗，肿块可向前突出下坠或向后压迫，引起呼吸不畅、呼吸困难、吞咽阻噎。

【防治妙方】

1．成药自疗方

乙胺碘呋酮，每片 0.1 克，成人每次 2 片，每日 3 次，达到显著疗效后(1 ~ 2 周)，逐渐减量。

2．饮食自疗方

苋菜汤：苋菜 200 克，食用油、食盐、葱、姜各适量。把苋菜洗净切段，葱、姜分别洗净切丝，锅中放入适量食用油，油热后放入葱、姜丝爆香，加入苋菜段翻炒，加入适量清水煮开，放入食盐调味即可。经常服用能够清热解毒，适用于甲状腺肿大的辅助治疗。

海马香菇汤：海马 10 克，紫菜 10 克，大枣 30 克，香菇 20 克，姜丝、黄酒、食盐、麻油各适量。把海马焙干研末，红枣洗净去核，紫菜撕碎，香菇泡发去柄切块，共同放入锅中，加入适量清水烧开，放入姜丝、食盐、黄酒，转小火炖煮至熟，滴入几滴麻油即可。经常食用能够软坚散结，适用于甲状腺肿大的辅助治疗。

凉拌海蜇头：海蜇头 250 克，酱油、麻油、醋、姜末、葱花各适量。把海蜇头洗净，放入冷水中浸泡 5 个小时左右，捞出洗净滤干，切小块，放入酱油、麻油、醋、姜末、葱花拌匀即可。经常食用能够清热解毒、软坚散结，适用于甲状

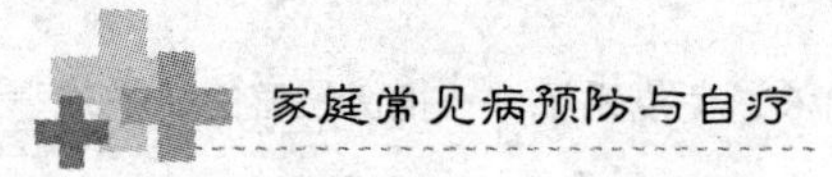

腺肿大的辅助治疗。

海星煲瘦肉：海星1个，瘦肉60克，红枣5枚，食盐适量。把海星洗净切块，瘦肉洗净切块，红枣洗净去核，一起放入锅中加入适量清水，煮开后转小火继续熬煮至熟。放入适量食盐调味即可。经常服用能够消肿软坚、散结消痰，适用于甲状腺肿大的辅助治疗。

蚝豉海藻汤：蚝豉100克，海藻60克，姜、食盐、麻油各适量。把蚝豉泡软切片，海藻泡发洗净，共同放入锅中，加入适量清水烧开，放入姜丝、食盐，转小火煮至软烂，滴入几滴麻油即可。经常服用能够清热解毒，适用于缺碘性甲状腺肿大的辅助治疗。

荔枝杏仁茶：荔枝50克，杏仁10克，绿茶、白糖各适量。把荔枝和杏仁放入砂锅中，加入适量清水熬煮20分钟，冲入绿茶中，浸泡15分钟，加入适量白糖调味即可。能够清热解毒、软坚散结，适用于甲状腺肿大的辅助治疗。

紫菜萝卜汤：紫菜20克，白萝卜200克，陈皮、盐各适量。把白萝卜洗净切块，紫菜洗净撕碎，陈皮洗净，共同放入锅中，加入适量清水煎煮半小时，再加入适量盐调味即可。每天服用2次，能够清热解毒、软坚散结，适用于甲状腺肿大的辅助治疗。

海带排骨汤：海带50克，排骨200克，食用油、黄酒、食盐、白糖、葱段、姜片各适量。先把海带用水泡发好，洗净切丝，排骨洗净切块。锅中放入适量食用油，油热后，下排骨煸炒一段时间，加入黄酒、食盐、白糖、葱段、姜片和适量清水，烧至排骨熟透，放入海带烧至入味即可。佐餐食用，能够软坚化痰、清热利尿，适用于甲状腺肿大的辅助治疗。

49. 生命怎能少血：贫血

贫血是指单位容积血液内红细胞数和血红蛋白含量低于正常。正常成人血红蛋白量男性为12～16克/100毫升，女性为11～15克/100毫升；红细胞数男性为400万～550万/立方毫米，女性为350万～500万/立方毫米。凡低于以上指标的即是贫血。

【病发诱因】

1．不良饮食习惯、饮食结构不均衡、饮食质量低下等，都会导致营养不良，使身体缺乏必要的造血原料，从而引起贫血。

2．急性大量出血和长期慢性出血等疾病或损伤可引起贫血，如食道静脉破裂出血、消化道溃疡出血、肝脾破裂出血等急性出血以及月经过多、痔疮出血、钩虫病等慢性少量出血。

3．在各种病理因素作用下，造血器官可以发生不同程度的功能障碍，甚至出现造血器官的器质性损害，从而导致贫血。

【主要症状】

1．浑身软弱无力，皮肤、黏膜苍白，心悸或心绞痛，气急或呼吸困难。

2．头晕、头痛、耳鸣、眼花、眼“冒金星”、精神不振、倦怠嗜睡、注意力不易集中、反应迟钝、手脚发麻、发冷或有针刺感等，严重者可发生昏厥。

3．食欲减退、消化不良、腹胀、心窝胃脘部不适、恶心、便秘或腹泻、味觉异常。

4．严重贫血患者尿中可出现少量蛋白，严重缺铁性贫血时可出现间歇性吞咽困难。

5．年老体弱或心、肺功能减退者，症状较明显。还可能因同时存在其他系统疾病而出现其他症状，如低热、轻度黄疸、脾大；妇女常有月经失调、闭经、月经过多。

【防治妙方】

1．中成药自疗方

小温中丸：每次 1.5 ~ 3 克，每日 3 次。

伐木丸：每次 1.5 克，每日 3 次。

绛矾丸：每次 1.5 ~ 3 克，每日 3 次。

枣矾丸：每次 1 丸，每天 2 次。20 天为 1 疗程。

八珍丸：每次 1 丸，每天 2 次。

人参养荣丸：每次 1 丸，每天 2 次。

河车大造丸：每次 1 丸，每天 2 次。

2．饮食自疗方

鱼肉糊：鱼肉 50 克，鱼汤、食盐、淀粉适量。把鱼肉收拾干净，切成小块，放入锅中加水，加入适量食盐煮熟。挑去鱼骨和细刺，把鱼肉放入碗中捣碎，再放入锅中加入鱼汤熬煮，放入适量水淀粉勾芡，煮成糊状即可。能够补充铁质，防止缺铁性贫血。

蛋黄奶：鲜鸡蛋 1 个，牛奶 1 杯。把鸡蛋放入锅中煮熟，取出蛋黄，压成糊状，放入热牛奶中，即成蛋黄奶。因为蛋黄中含有铁、维生素 A、维生素 D 以及卵磷脂，加入牛奶中，更加便于婴幼儿的吸收，可用于贫血的治疗。

猪皮大枣汤：猪皮 50 克，大枣 10 枚，食盐适量。把猪皮洗净切片，大枣去核，共放入锅中，加水熬煮，煮沸后转小火炖至猪皮熟烂，加入适量食盐调味即可饮用。经常服用能够生血补血，适用于贫血症状。

红枣骨髓粥：红枣 15 枚，猪骨适量，糯米 60 克，把猪骨洗净，放入锅中，加适量水炖煮 1 小时，取出猪骨，加入红枣、糯米，熬煮至米烂熟成粥。每天食用 2 次，连续服用 1 个月。能够健脾养血、补肾填髓，适用于贫血。

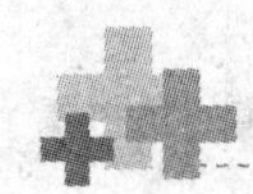

川芎蜜饮：川芎50克，蜂蜜100克，冰糖适量。把川芎加水煎成浓汁500毫升左右，加入冰糖溶化，然后加入蜂蜜搅拌均匀即可。能够补铁补血，防止缺铁性贫血。

肉末蔬菜粥：大米50克，猪肉末30克，青菜30克，植物油5克，酱油、食盐适量。把油放入锅中，加入肉末、青菜炒熟，放入适量酱油、食盐调味。然后把大米放入砂锅中熬煮成粥，加入炒熟的青菜、肉末熬煮片刻即可。能够补充铁质，治疗缺铁性贫血。

鸭血菠菜汤：鸭血25克，菠菜50克，食盐适量。把鸭血洗净切片，菠菜洗净，在锅中加水烧开，放入鸭血片和菠菜，加入适量食盐调味，煮熟即可。能够促进叶酸和维生素B_{12}的吸收，防止巨幼细胞性贫血。

红枣花生饮：红枣50克，花生米100克，红糖50克。把花生米浸泡后去皮，放入锅中，加入红枣和适量清水同煮，煮到花生米烂熟之后放入红糖，再煮5分钟即可。能够生血补血，对于贫血症状很有疗效。

当归鸡汤：当归10克，鸡肉200克，大枣10枚。把鸡肉洗净切块，放入锅中，加入当归、大枣一同熬煮，炖1小时左右即可。能够很好的补血生血，适用于贫血。

龙眼鸡蛋汤：鸡蛋1枚，红枣20枚，龙眼50克，把红枣洗净和龙眼一起放入锅中同煮，煮熟后，把鸡蛋打入汤中，打散即可。能够益气养血，适用于贫血。

阿胶瘦肉汤：取瘦猪肉100克，阿胶10克。先将肉放砂锅内，加水适量，用文火炖熟加阿胶烊化，调味后饮汤食肉，隔天1次，连用20天。

50. 对季节的敏感：过敏性鼻炎

过敏性鼻炎又称变态反应性鼻炎，是耳鼻喉科的常见病，是鼻腔黏膜对吸入空气中的某些成分高度敏感所致。根据发作时间的不同，过敏性鼻炎可分为季节性和常年性两大类，多发生在春季百花盛开的时候。

【病发诱因】

1. 遗传过敏体质：过敏性鼻炎一般特定发生在具有过敏性体质的人身上，而过敏性体质与缺陷基因遗传有关。

2. 接触过敏源：家中最主要的过敏源是尘螨、霉菌、宠物和昆虫等。户外过敏源在春、夏、秋、冬都可能存在，包括香樟、核桃树、榛子树、杜松子树、杨树、桦树和橡树等。另外，汽车尾气中的芳香烃颗粒和家庭装修造成的甲醛、油漆等，它们虽然不是过敏源，却是季节性过敏性鼻炎发作的强刺激物。食物性过敏源包括鱼虾、鸡蛋、牛奶、面粉、花生、大豆等。某些药品如磺胺类药物、奎宁、抗生素等也可致病。

【主要症状】

1. 连续喷嚏、鼻塞、流鼻涕，鼻痒、眼痒，嗅觉障碍。

2. 可伴有头昏、头痛、低热，白天和夜间出汗，口干咽干，呼吸感觉困难，注意力下降，精神不振，食欲不振。

【防治妙方】

1. 按摩自疗方

两手合掌并上下搓擦，等手掌双侧鱼际肌微微发热后揉搓两侧鼻旁、搓鼻各50下。早晚进行1次。

2. 中药自疗方

甘草20克，炮干姜10克。水煎服，日1剂，早晚2次分服。适用于过敏性鼻炎。

桂枝、白芍各9克，炙甘草4.5克，生姜3片，大枣3枚。水煎服，每日1剂，早晚分服。适用于过敏性鼻炎。

葶苈子15克，蝉蜕9克。研为细末，分3次吞服，白开水送下，1日服完。适用于过敏性鼻炎。

白芍15克，生黄芪20克，白术、防风、当归、辛夷子、五味子、石菖蒲各10克，蝉蜕、甘草各6克，细辛3克。水煎，每日1剂，每日服2次。适用于过敏性鼻炎。

3. 饮食自疗方

鳝鱼煲猪肾：黄鳝250克（切段），猪肾100克，同煲熟，调味食用。

菟丝细辛粥：菟丝子15克，细辛5克，粳米100克，白糖适量。将菟丝子洗净后捣碎和细辛水煎去渣取汁，入米煮粥，粥熟时加白糖即可。

苁蓉金英羊肉粥：肉苁蓉15克，金英子15克，精羊肉100克，粳米100克，细盐少许，葱白2根，生姜3片。先将肉苁蓉、金英子水煎去渣取汁，入羊肉、粳米同煮粥，待熟时，入盐、生姜、葱白稍煮即可。

葱白红枣鸡肉粥：鸡肉连骨100克，红枣10枚（去核），葱白5根，芫荽10克，生姜10克，粳米100克。将粳米、鸡肉、生姜、红枣先煮粥，粥成再加入葱白、芫荽，调味服用，每日1次。

神仙粥：糯米60克，生姜6克，连须葱白5根，米醋10毫升，先将糯米洗净后与生姜同煮，粥将煮熟时放入葱白，最后放入米醋，稍煮即可食。

51. 随时爆炸的“炸药包”：扁桃体炎

扁桃体炎是扁桃体的炎症，多由急性扁桃体炎反复发作而导致扁桃体隐窝及其实质发生慢性炎症的病变，也可发生于某些急性传染病之后。发炎的扁桃体充

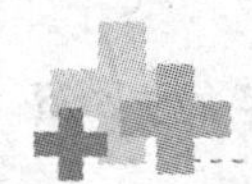

血、肿胀、化脓，细菌在这里繁殖，并产生毒素，随血液进入人体，使人体发生免疫反应，可以进一步导致不少重要脏器得病，如急性肾炎、风湿病等，这些并发症的危害远远超过扁桃体炎本身的危害。

【病发诱因】

1．寒冷、潮湿、过度劳累、体质虚弱、烟酒过度、有害气体刺激等因素能使机体抵抗力降低，细菌繁殖大大加强，从而诱发本病。

2．过多食用属于热性食物，如炸鸡、炸鱼易“上火”，从而导致扁桃体炎的发生。

3．长期吸烟、酗酒或者吸入有害的刺激性气体，会使扁桃体黏膜充血、水肿，上皮细胞萎缩、变性，在此基础上就容易引起扁桃体发炎。

4．经常熬夜会打破原有的生活规律，使内分泌系统失调，从而极易导致扁桃体发炎。

【主要症状】

1．常因感冒、着凉、劳累、失眠、烟酒刺激而发作，出现扁桃体肿大、咽部不适、吞咽困难、说话含糊不清、呼吸不畅、睡眠打鼾、夜间惊醒等。

2．咽痛明显，吞咽时尤甚，剧烈者可放射至耳部，幼儿常哭闹不安。

3．扁桃体内细菌繁殖生长致炎性化脓，常导致口臭。

4．常伴发畏寒、高热、头痛、消化不良、四肢乏力、容易疲劳、全身酸困等症状，幼儿会因高热而抽搐、呕吐、昏睡、便秘等。

【防治妙方】

1．按摩自疗方

以指按揉合谷穴，点按太溪、涌泉穴，掐双侧少商穴。

拇指从腕关节桡侧缘向虎口直推，反复操作100次，以透热为度。

2．饮食自疗方

麻油蛋汤：鸡蛋1个，麻油适量。将鸡蛋打入杯中，加麻油搅匀，冲入沸水约200毫升趁热缓缓饮下，以清晨空腹为宜。适用于扁桃体炎。

白萝卜茶：白萝卜1只，香果3只，水煎后捞出，加适量白糖，代茶饮，每日2次。

橄榄茶：橄榄两枚，绿茶1克。将橄榄连核切成两半，与绿茶同放入杯中，冲入开水加盖闷5分钟后饮用。适用于扁桃体炎。

蜂蜜藕汁：取鲜藕，蜂蜜各适量。将鲜藕绞汁100毫升，加蜂蜜调匀饮服，每日1次，连服数日。适用于扁桃体炎。

三色茶：百合9克，绿豆15克，红枣5枚一起煮，然后加适量白糖与水共同食用。适用于扁桃体炎。

雪梨西瓜饮：雪梨100克，西瓜200克，荸荠40克。把雪梨和荸荠分别洗净去皮，切块，西瓜取瓤，共同捣烂取汁。每天早晚服用，能够清热解毒、去火消肿，适用于急性扁桃体炎。

雪梨川贝饮：雪梨 1 只，川贝 10 克。把雪梨洗净去核，切块放入锅中加水，煮开后放入川贝，熬煮一会儿即可。经常饮用能够润燥利肺、清热去火，适用于扁桃体炎患者。

豆腐银花饮：豆腐 200 克，金银花 30 克，野菊花 30 克，盐适量。把豆腐放入锅中，加入适量清水煮沸后小火熬煮，放入金银花和野菊花再煮 10 分钟，加入适量盐调味即可。经常饮用这种汤能够散热解毒，适用于急性扁桃体炎。

萝卜橄榄粥：萝卜 100 克，橄榄 5 枚，蒲公英 5 克，粳米 50 克。把萝卜、橄榄、蒲公英分别洗净，共同捣碎，用纱布裹好。把粳米淘洗干净，放入锅中加入适量清水，加入纱布包，共同熬煮成粥。每天早上服用能够清热解毒、消肿止痛，适用于扁桃体炎的治疗。

银翘蜂蜜饮：金银花 10 克，连翘 6 克，蜂蜜适量。把金银花和连翘分别洗净，放入锅中加入清水煎煮，滤渣取汁，等到药汁温热后，放入蜂蜜调味即可。每天服用 2 次，能够清热解毒、消肿止痛，适用于急性扁桃体炎。

银花芦根饮：金银花 10 克，芦根 30 克。把金银花和芦根分别洗净，放入锅中加水煎煮，滤渣取汁。多次饮用能够清热解毒、利咽消肿，适用于急性扁桃体炎的治疗。

香蕉芹菜饮：香蕉 100 克，芹菜 100 克，蜂蜜适量。把香蕉去皮，切块捣烂成泥。把芹菜洗净后榨成汁，滤渣取汁。把香蕉泥和芹菜汁混合在一起，放入适量温水加入蜂蜜调匀即可。每天服用 2 次，能够清热解毒、润肺消肿，适用于急性扁桃体炎。

酸梅青果饮：酸梅 10 克，青果 5 枚，白糖适量。把酸梅和青果分别洗净放入锅中，加水煎煮，滤渣取汁，加入白糖调味即可。经常服用能够润燥生津、清热解毒，适用于扁桃体炎。

52. 维生素 C 的缺乏症：坏血病

坏血病是因缺乏维生素 C（抗坏血酸）引起的出血和骨骼病变，常常出现牙龈出血，甚至皮肤淤血和渗血，过去多发于海上航行的水手。

【病发诱因】

1. 主要由于嗜酒、偏食等，使食物中长期缺乏新鲜水果蔬菜，导致维生素 C 缺乏。

2. 长期感染，对维生素 C 需求量增多时，也可引起此病。因为维生素 C（抗坏血酸）是胶原蛋白形成所必需的，它有助于保持如结缔组织、骨样组织以及牙本质等间质物质的完整，是伤口愈合所不可少的物质，还能促使烧伤康复。只要在膳食中大量摄入新鲜果菜，就能维持维生素 C 生理需要量，就能防治本病。

【主要症状】

1. 起病缓慢，开始时出现激动、软弱、倦怠、全身乏力、食欲减退、体重减轻及面色苍白等症状，也可出现呕吐、腹泻等消化紊乱症状，常不能引起注意。

2. 出现低热，有并发症时，脉搏与体温成比例增加。

3. 下肢肿痛，小腿部压痛特别显著。肋骨疼痛，常引起呼吸较浅。

4. 全身任何部位可出现大小不等和程度不同的出血，牙龈出血比较常见。

5. 有时皮肤毛囊角化，其外观与维生素 A 缺乏症状差不多。

【防治妙方】

1. 成药自疗方

每日服用维生素 C 片，轻症患者 200 ~ 300 毫克，重症患者 300 ~ 500 毫克，感染时剂量增加，分 3 次服用。

2. 饮食自疗方

山楂黑豆糖煎：山楂、白糖、黑豆各 120 克，加水煎，冲黄酒 120 克服。

刺梨肉汤：刺梨 60 克，洗净，去皮，去核，然后捣烂绞汁，食肉饮汤。每日食用 2 次，每次 30 克。

爆炒蜗牛肉：净玛瑙螺肉 100 克，精盐、味精、料酒、湿淀粉、葱花、蒜茸、素油各适量。将螺肉去杂洗净，用矾水洗去黏液，洗净后切丝。油锅烧热，下葱花、蒜茸煸香，投入螺肉爆炒，烹入料酒，加入精盐，用湿淀粉勾芡，点入味精即成。清热解毒、消肿止痛。可为人体提供极丰富的蛋白质，可作为坏血病患者的食疗菜肴。

53. 此“伤风”非彼感冒：破伤风

破伤风是破伤风杆菌侵入伤口内繁殖、分泌毒素引起的急性特异性感染。破伤风杆菌对环境有很强的抵抗力，一切开放性损伤，可污染深部组织，即有发生破伤风的可能，死亡率较高。

【病发诱因】

破伤风杆菌广泛分布于自然界中，是一种非侵袭性细菌，一般不引起疾病。当机体存在窄而深的伤口时，需氧菌及兼性厌氧菌同时感染，坏死组织多、泥土或异物（特别是铁锈）污染伤口，形成局部缺血、缺氧，则有利于破伤风杆菌的繁殖致病。

破伤风杆菌感染易感伤口后，芽孢发芽成繁殖体，在厌氧条件下能产生毒性极强的肉毒毒素，作用于脊髓前角运动细胞，封闭了抑制性神经介质，影响神经冲动的传递，导致肌肉迟缓性麻痹，出现项背强直、身体向后反折如角弓状的角弓反张（破伤风特有）现象。

【主要症状】

1．主要表现为头晕，头痛，烦躁不安，全身乏力，咀嚼无力，局部疼痛、肌肉抽搐，下颌紧张，张口不便。一般无高热，神志始终清楚，感觉也无异常。

2．声、光、震动、饮水、注射等可诱发肌肉持续性收缩及阵发性抽搐痉挛。如发生呼吸肌痉挛，可造成呼吸停止，患者窒息死亡。

3．可并发肺部感染、酸中毒、循环衰竭，甚至发生休克或心搏骤停等症状。

【防治妙方】

1．外治自疗方

用双氧水或 1 ∶ 1000 的高锰酸钾溶液冲洗创口，或湿敷伤口，伤口不要缝合，然后应注射破伤风抗毒血清。清创后外敷玉真散；创口出脓后，改用三七丹、生肌玉红膏；脓出尽后，则用生肌散、生肌白玉膏。

取蜈蚣、全蝎（炒）、草乌、天麻、白芷各等份，研细末，酒调糊状备用。每次取适量布包之塞鼻取嚏。可治疗破伤风口噤不开。

用蜈蚣研末擦牙，吐出涎沫即愈；用蜈蚣头、乌头尖、附子底、蝎梢，等份研末，每用 1 ～ 3 份，热酒灌服；另以药末敷患处，出汗即愈。

取羚羊角 3 克，略炒；乱发 1 小团，烧灰；蜈蚣（赤足者）1 条烤熟。共研细末混匀，敷脐，以绢帕束紧，或用消毒绷带包裹。可治疗和预防新生儿破伤风。

用生地黄 5 克，生葱 5 克，莱菔子 5 克（粉碎），田螺肉 1 个，捣成泥，敷脐周约 1 厘米厚。包好，勿乱动，以防药物脱落。1 小时后去药。可治疗新生儿破伤风。

2．中药自疗方

黄连 25 克，加酒 300 毫升，煎至七成，再加黄蜡 15 克，溶化后，趁热服。

蟾酥 6 克，干全蝎 15 克，天麻 15 克。蟾酥化为糊。干蝎炒，天麻炒，研末，与蟾酥调成绿豆般大小丸。每次 1 ～ 2 丸，粮食酒送服。

羌活、防风、川芎、大黄、清半夏、川乌、全蝎、僵蚕、蜈蚣、蝉衣、南星、天麻、白芷、白附子、甘草各 6 克。上述药材每剂水煎 2 遍，视年龄大小，煎出 100 ～ 180 毫升药汁，分 3 次服，每 8 小时 1 次，日夜兼服，全程 7 日。

54. 并非生命“终结者”：白血病

白血病是造血系统的恶性肿瘤，又称“血癌”，是我国最常见的恶性肿瘤之一，发病率在各种肿瘤中占第六位。经过医学专家多年的研究实践，如今白血病这一“恶魔”不再是不治之症。

【病发诱因】

1．遗传因素：染色体遗传畸变使人易发生白血病，发病率远远高于正常人。

2．病毒因素：RNA 肿瘤病毒多属于 T 细胞型，有致白血病作用。

3．化学因素：苯及其衍生物、亚硝胺类物质，某些抗肿瘤的细胞毒药物如氮芥、环磷酰胺、甲基苄肼等，都有致白血病的作用。

4．放射因素：各种电离子辐射，可以引起人类白血病，但取决于人体吸收辐射的量。

【主要症状】

1．儿童及青少年患者多起病急，老年及部分青年患者起病缓慢，病情逐渐进展。

2．时常发热，时有冷感，但不畏寒，易出汗，且多为盗汗。

3．全身特别是鼻腔、口腔、牙龈、皮下、眼底容易出血。

4．早期可发生贫血，表现为面色苍白、浮肿、乏力、头晕、心悸等。

5．肝脾肿大、淋巴结肿大、皮肤及黏膜病变、骨骼及关节病变、疼痛。

6．肺部弥散性或结节性改变，伴有胸腔积液、消化功能紊乱、蛋白尿、血尿、闭经、月经量多、眼球突出、视力减退等。

【防治妙方】

1．中成药自疗方

穿山甲 15 克，土鳖虫 10 克，昆布、海藻、鳖甲各 30 克。水煎服，每日 1 剂。适用于白血病。

蜈蚣、全蝎、僵蚕、土鳖各等份。将药共研细末，每服 0.3 ~ 1.0 克，一般用量为 0.7 克，每日 3 次。熄风活血，适用于白血病。

太子参、麦冬各 15 克，五味子、半夏、茯苓、陈皮、杏仁各 10 克。水煎服，每日 1 剂。益气养阴，健脾化痰，适用于急性非淋巴细胞性白血病。

龙胆草、黄芩、栀子、木通、当归、生地、柴胡、猪苓、泽泻各 10 克，鸡血藤、丹参各 30 克。水煎服，每日 1 剂。清泻肝胆湿热，适用于急性白血病肝胆湿热型。

马钱子 0.9 克，大黄、猪殃殃、半枝莲、蛇六合、白花蛇舌草各 30 克。水煎服，每日 1 剂。清热解毒抗癌，适用于急性白血病。

大青叶、板蓝根、紫草、赤芍、丹皮、犀角、蜈蚣、雄黄各 90 克。水煎服，每日 1 剂。解毒清热、适用于急性白血病。

生大黄、黑元参、生地、大青叶各 9 克，天花粉 6 克，蝉蜕、人中黄各 4.5 克，粉丹皮 3 克。水煎服，每日 1 剂。养阴清热解毒，适用于急性白血病。

青蒿 30 克，鳖甲（醋炒）、银柴胡、生地、半枝莲、白花蛇舌草、大青叶各 30 克，沙参、丹皮、知母各 20 克，紫草 15 克，三棱、莪术各 10 克，犀角粉

（冲）5克。水煎服。养阴凉血，清热解毒，适用于急性颗粒细胞性白血病。

三棱、莪术、五灵脂、大白、龙骨、牡蛎、海浮石各15克，香附子18克，水红花子、瓦楞子各30克，三七12克，苏木10克，明雄黄9克，山茱萸6克。水煎服，每日1剂。活血破淤，软坚化积，利湿解毒，适用于慢性粒细胞性白血病。

2. 饮食自疗方

薏米桂圆粥：大枣10枚，桂圆20克，薏米40克，加水适量熬成粥，早晚食用。健脾益胃，可增强体质，提高机体抗癌免疫功能。对肿瘤患者贫血、身体虚弱或因放疗、化疗引起血红蛋白低下、白细胞减少及血小板减少者，均有较好辅助疗效。

百合地黄粥：百合30克，干地黄50克，粳米25克，蜂蜜适量。将百合洗净，干地黄加水浸泡30分钟，煎汁去渣；粳米洗净。将地黄汁、百合、粳米同放锅内，加水煮粥至熟，加蜂蜜调味服。具有养阴清热，凉血安神作用。适用于白血病属于阴虚血热者。

凉拌丝瓜：鲜嫩丝瓜1～2条，麻油、酱油各适量，盐、味精各少许。将丝瓜刮皮、洗净、沥干，剖两半切成3厘米段或0.6厘米厚的片。丝瓜片加盐拌匀，放1小时后将盐沥去，放入大碗内，加香油、酱油、味精，略拌和即可食用。清热化痰，凉血止血。用于白血病发热出血症。

蒜苗炒河蚌：蒜苗、河蚌肉各250克，蒜2瓣及调料适量。蒜苗洗净，切成2～3厘米长的段，河蚌肉用刀背拍松，沸水中略烫后切成片，加黄酒，盐拌匀待用，菜油烧热，降温片刻爆香蒜茸，姜末，下蒜苗煸炒至半熟，加入蚌肉，调入精盐、白糖，沸煮约4分钟，加味精即成。清热解毒，抗癌利尿。可作为白血病的辅助治疗。

蟾蜍煮鸡蛋：蟾蜍（活）1只，鸡蛋一个。蟾蜍洗净，去内脏，腹内放入鸡蛋1个，缝合，煮30～40分钟。每日取蛋食之，7日为一疗程，观察症状和血象，如无不良反应，可再服。解毒抗癌，扶正祛邪。主治急性白血病。

55. 免疫健康亮红灯：淋巴瘤

慢性淋巴癌是淋巴细胞的增生与蓄积所致的一种疾病，除血液形态学变化外，还有免疫球蛋白异常，故被认为是“免疫无能淋巴细胞蓄积病”。发病年龄以中老年为多，男女之比为2.3：1。

【病发诱因】

1. 病毒感染：人类淋巴瘤组织增生性疾病与病毒感染有关。

2. 免疫缺陷：胸腺切除或接受抗淋巴血清、细胞毒药物、放射治疗，可使机体免疫功能低下，肿瘤发生率高。

3．染色体异常：淋巴瘤和滤泡性淋巴瘤常有染色体改变易诱发癌变，如霍奇金病常见有三或四倍体。

4．染发：女性青年染发超过12次易患淋巴瘤，而且染发剂颜色越深越危险。

【主要症状】

1．起病缓慢，早期可无不适症状。逐渐出现疲乏无力、消瘦、体重减轻、出汗、发热等全身症状。

2．皮肤有特异性表现，也有非特异性的带状疱疹。

3．出现腹胀、消化不良、黑便、腹泻等症状。

4．肺浸润和胸膜渗出，可引起呼吸道的症状。

5．还可因胆道浸润而发生梗阻性黄疸。

6．出现全身性淋巴结肿，常见于颈部、腋下、腹股沟等处。

7．后期可发生严重的感染。

【防治妙方】

1．中药自疗方

夏枯草、黄芪、云苓各18克，枸杞子、生牡蛎、海藻、首乌、白花蛇舌草各15克，莲子心13克，桔梗、半枝莲、鹅不食草各12克，十大功劳叶、天葵子各10克，天麻、山慈姑各9克，万年青8克，水煎服。化痰散结，清热，养血。

2．饮食自疗方

虫草金龟汤：冬虫夏草15克，金钱龟1只（200～300克），共煲汤。喝汤，不食龟肉。适用与恶性淋巴瘤的缓解期或放化疗间歇期。

芦笋汤：鲜芦笋60克，加水煮浓汤300毫升饮用，每次约150毫升，早晚各1次，可长期服用，可用于各型恶性淋巴瘤。

龙眼红枣粥：龙眼肉15克，红枣5枚，粳米100克，加适量水煮粥长期食用。适用与恶性淋巴瘤放、化疗后血象降低或晚期贫血者。

银耳桑椹大枣汤：干银耳20克，泡发后洗净，桑椹30克，大枣10枚，加水800毫升，煮熟，连汤同服食，1日分3次服完。能增强机体免疫功能，促进骨髓造血功能，对肿瘤细胞有抵抗能力。

竹叶薏仁黑豆粥：取嫩竹叶60克，薏米50克，黑豆20克。先将前1味加水煎汁，去渣后与淘洗净的薏仁、黑豆一同煮粥。日服1剂，早晚服用。具有解毒消肿、强身健体的作用。

罗汉果元鱼汤：罗汉果60克，红枣10枚，核桃仁20克，元鱼肉50克，将以上四味洗净，加水1000毫升，煮熟，加适量食盐、味精，吃果肉、喝汤。具有活血化淤，提高白细胞的作用。

56. 不只是胖人的专利：高脂血症

高脂血症是指血浆中脂质浓度超过正常范围。血脂包括类脂质及脂肪，类脂质主要是磷脂、糖脂、固醇及类固醇；脂肪主要是甘油三酯。由于血浆中脂质大部分与血浆中蛋白质结合，因此本病又称为高脂蛋白血症。生活中常常看到许多胖人患有高脂血症，体重超标是高脂血症的一个危险因素，但并不是胖人的专利。

【病发诱因】

1．由遗传基因缺陷引起，其发病率远远高于常人。

2．糖尿病、肝病、肥胖症、糖原累积病等原发疾病可能引起高脂血症。

3．饮食中糖类摄入过多可影响胰岛素分泌，而胆固醇和动物脂肪摄入过多则有利于高胆固醇血症形成。

4．嗜烟者、大量饮酒者大都患有高脂血症。因每天嗜烟超过 20 支，血清中总胆固醇及甘油三酯水平升高。大量饮酒极易造成热能过剩而导致肥胖，同时酒精在体内可转变为乙酸，乙酸使游离脂肪酸的氧化减慢（竞争氧化），脂肪酸在肝内合成为甘油三酯，而且极低密度的脂蛋白分泌也会增多，引起本病。

5．喜静少动、贪睡、终日伏案，使体内沉积增多，引起血脂升高。

6．精神情志刺激会使机体不畅，血脂升高。

【主要症状】

1．表现为头晕、胸闷、心悸、神疲乏力、失眠健忘、肢体麻木等，也有为数不少的患者自觉症状不明显，仅在体检做血脂分析时才发现。

2．病程缓慢，逐渐加重，除少数有特殊症状外，大多有隐匿性，难以察觉，有的甚至出现糖尿病、冠心病、中风、肥胖症、脂肪肝等病症的表现，容易混淆，所以要密切观察。

3．有的患者眼睑上出现黄色瘤，在眼皮上面可以出现两块黄色的斑。

【防治妙方】

1．中成药自疗方

首乌片，每次口服 5 片，1 日 3 次，连服 2 ~ 4 个月。有降脂作用。

柴胡、黄芩、菊花、瓜蒌仁、冬瓜子、丹皮、泽泻、牛膝、车前子、山楂、莱菔子各 10 克，枸杞 15 克，枳壳、陈皮各 6 克，广木香 3 克（后下）。适合体型偏胖，血压偏高者。

2．饮食自疗方

消脂减肥茶：生首乌 30 克，生山楂 15 克，草决明 15 克，冬瓜皮 20 克，乌龙茶 3 克。先将首乌等四味共煎，去渣，以其汤液冲泡乌龙茶，代茶饮用，每日

1剂。有降脂、活血、降压、利水等功效。

决明子海带汤：草决明20克、海带30克。水煎滤药除渣，吃海带饮汤，每日1次。有祛脂降压作用，适用于高血脂、冠心病或肥胖病人食用。

荞麦扁豆粥：荞麦、扁豆各50克、红糖适量。将荞麦、扁豆研细，同放锅中，加清水适量煮为粥糊，待熟时加入红糖，再煮1～2沸即成，每日早晚各空腹温服，每日1～2剂。

陈皮茯苓粥：陈皮、茯苓各10克，大米100克。将二药择净，放入锅中，加清水适量，浸泡5～10分钟后，水煎取汁，加大米煮为稀粥，每日1剂。

龙眼桑椹粥：龙眼、桑椹各10克，大枣5枚，大米150克，白糖适量。将大米淘净，与龙眼、莲子、大枣同置锅中，加清水适量，煮为稀粥，待熟时白糖调服，每日1～2剂。

人参桂圆粥：人参3克，龙眼肉10克，大米100克，红糖适量。将人参研为细末备用；先取大米、龙眼肉煮粥，等熟时调入人参末、红糖，再煮1～2沸即成，每日1～2剂。

薏仁荞麦粥：薏米、荞麦各50克，红糖适量。将薏米、荞麦研为细末，同放锅中，加清水适量煮为粥糊，待熟时加入红糖调味服食，每日1剂。

三豆燕麦粥：绿小豆、扁大豆、赤小豆、燕麦各30克，红糖适量。将三豆、燕麦研细，同放锅中，加清水适量煮粥，待熟时调入红糖，再煮1～2沸即成，每日2剂。

珍珠母骨皮粥：珍珠母30克，地骨皮15克，大米100克，白糖适量。将2味药择净，放入锅中，加清水适量，浸泡5～10分钟后，水煎取汁，加大米煮粥，待熟时调入白糖，再煮1～2沸即成，每日1剂。

黄精银胡粥：黄精、银柴胡各10克，大米100克，白糖适量。将2味药择净，同放锅中，加清水适量，浸泡5～10分钟后，水煎取汁，加大米煮粥，待熟时，调入白糖，再煮1～2沸即成，每日1剂。

杞菊泽泻粥：枸杞、菊花、泽泻各10克，大米100克，白糖适量。将3味药择净，同放锅中，加清水适量，浸泡5～10分钟后，水煎取汁，加大米煮粥，待熟时，调入白糖，再煮1～2沸即成，每日1剂。

菊花桑仁粥：菊花、桑仁各10克，大米50克，蜂蜜适量。将大米淘净，加清水适量煮粥，待熟时调入菊花末、桑仁、蜂蜜，再煮1～2沸即成，每日1～2剂。

瓜蒌郁金粥：瓜蒌、郁金各10克，大米100克，红糖适量。将2味药择净，同放锅中，加清水适量，浸泡5～10分钟后，水煎取汁，加大米煮粥，待熟时，调入白糖，再煮1～2沸即成，每日1剂。

57. 血管里的“中毒反应”：过敏性紫癜

过敏性紫癜简称紫癜，又称出血性毛细血管中毒症，是皮肤或其他器官的毛细血管及小动脉的一种过敏性血管炎，多发生于男性儿童。

【病发诱因】

1．感染：细菌、病毒和肠道寄生虫等可引起小儿感冒、扁桃体炎、肺炎、腹泻、尿路感染、皮肤疮疖等，从而诱发紫癜。

2．食物：如鱼虾、蛋奶、酒精、饮料、豆制品、韭菜、牛肉干等食物异性蛋白引起过敏性紫癜发病，或者使已经治疗好转者复发。

3．药物：如抗生素（青、链、红、氯霉素）、解热镇痛药（水杨酸类、保泰松、奎宁等）、磺胺类药物、生物制剂、各种预防针、血浆制品、异烟肼、血液等也可诱发紫癜。

4．其他：某些花粉、柳絮、宠物皮毛，以及油漆、汽油、尘埃、化学物品、农药、化学纤维等，都可以因为接触而发病。还有如寒冷，被蜂、蛇、蝎子、蚊虫咬伤，也可能引起发病。

【主要症状】

发病前 1 ～ 3 周常有低热咽痛、上呼吸道感染及全身不适等症状，开始出现皮肤及黏膜紫癜，并有发热头痛，不适及食欲不振。偶尔以腹绞痛或关节痛。皮肤表现为小而分散的淤点式荨麻疹样皮疹，一般在一天变为出血性。常见并发肠套叠肠梗阻、肠穿孔、出血性坏死肠炎、颅内出血、多发性神经炎、心肌炎、急性胰腺炎、睾丸炎及肺出血等。

【防治妙方】

1．中成药自疗方

归脾汤：党参、熟地各 15 克，白术、龙眼肉、当归各 10 克，阿胶、地榆炭各 10 克，大枣 5 枚。气虚加黄芪 15 克，血虚加白芍、黄精各 10 克，或重用熟地加服用方法。

地肤子、紫草、野菊花、龙芽草各 30 克。水煎服。用于过敏性紫癜。

鲜长叶冻绿根 60 克，猪肉 125 克。加水炖，早晚分服。用于过敏性紫癜。

2．饮食自疗方

花生衣红枣汤：花生衣 5 ～ 10 克，红枣 10 枚，党参 15 克。水煎服，每日 1 剂。适用于气不摄血之紫癜。

红枣生地饮：大枣 10 枚，生地黄 30 克，紫草 10 克，甘草 10 克，水煎当茶饮之。

茜根水鱼汤：水鱼（鳖）1 只，茜根 10 克，仙鹤草 10 克，调料适量。将水鱼洗净，茜根、仙鹤草煎汤去渣，入水鱼炖熟，加调料服食。每日或隔日 1 剂，连服8～10剂。适用于阴虚火旺之紫癜。

茅根生地饮：水牛角30克，生地黄15克，牡丹皮10克，白茅根15克，白糖适量。水煎服，每日1剂。适用于血热妄行之紫癜。

旱莲草炖鱼鳔：黄花鱼鳔200克，旱莲草60克。置砂锅内，加水慢火炖1天，时时搅拌，防止烧焦，使鱼鳔全部炖化，去渣。分4次服，1日2次，连服数剂。适用于血热妄行之紫癜。

枸杞党参汤：枸杞10～15克，红枣10枚，党参15克，鸡蛋2个，放砂锅同煮。蛋熟后去蛋壳取蛋，再煮片刻，食蛋饮汤。1日或隔日1次，连服1周。适用于紫癜。

羊骨粥：生羊胫骨1～2根，敲碎，加水适量煮1小时，去渣后加糯米适量，红枣10～20枚，煮稀粥。1日2～3次分服。适用于紫癜。

58. 专盯女性之“狼”：红斑狼疮

红斑狼疮是一种自身免疫性疾病，好发于面颊部，除有皮肤损害外，常同时累及全身多系统、多脏器，多见于15～40岁女性。

【病发诱因】

1. 由于长期持续受到阳光或紫外线照射，改变了细胞内脱氧核酸，产生抗原抗体反应，从而诱发了红斑狼疮。

2. 寒冷刺激可导致本病复发。

3. 饮食成分、药物等可诱发本病。

4. 某些病毒（特别慢病毒），如麻疹病毒、副流感病毒、风疹病毒和黏病毒等感染易诱发红斑狼疮。

5. 雌性激素也易诱发红斑狼疮，故女性患者显著多于男性，且多在生育期发病。

【主要症状】

1. 起病可急可缓，多数发热，尤以低热常见，全身不适，乏力，体重减轻。

2. 常见皮疹，面部有典型红斑，称为蝶形红斑。

3. 毛发易断裂，可出现斑秃。

4. 口腔黏膜出现水泡、溃疡、带状疱疹。

5. 肌肉酸痛、无力，关节肿痛，手指、膝、足、髁、腕关节均可累及。

6. 两手足对称地按发白、发绀、潮红顺序相继出现。

7. 可出现精神障碍，癫痫样发作，如兴奋、行为异常、抑郁、幻觉、强迫观念、精神错乱等。

【防治妙方】

1. 中药自疗方

秦艽汤：黄芪、女贞子、熟地、鸡血藤、秦艽、丹参各30克，黄精、白芍、当归各15克，莲子心12克，玉竹9克，乌梢蛇、白人参、川连各6克。水煎服，每日1剂，日服3次。养阴补血，凉血解毒。有利于治疗系统性红斑狼疮。

消毒灵：蒲公英、紫花地丁、生地各20克，赤芍、丹皮、怀牛膝、苦参、花粉、当归、连翘、黄芩各15克，甘草10克。先将上药用适量水浸泡30分钟，再放文火上煎煮30分钟，每剂煎2次，将两次煎出的药液混合。每日1剂，早晚各服1次。清心火，凉血热，解热毒。

2. 饮食自疗方

大蒜炖黑鱼；大蒜100～150克，黑鱼400克，黑鱼除肠杂，大蒜剥去皮，放炖锅内加适量的水，隔水炖熟服，不加调料，有健脾利水消肿作用。适用于系统性红斑狼疮见四肢浮肿，面色少华，纳少便溏，小便短少者。

淮杞芪炖甲鱼：甲鱼1只（250克左右），宰杀甲鱼去除内脏切块，与山药30克、枸杞20克、黄芪50克共同放入炖盅内，加水适量，食盐少许。隔水炖熟服用。对系统性红斑狼疮气阴两伤型之久病体虚，心悸气短，神疲肢软，心烦失眠者有效。

黄芪天冬炖乌鸡：乌鸡100克。将乌鸡1只宰杀、褪毛、去除内脏，洗净切块，与黄芪60克、麦门冬20克共放入一炖盅内隔水炖3个小时即可食用。用于心烦少眠，咽干口燥，干咳，大便干结者。

冬瓜青蛙粳米粥：冬瓜（带皮）200克，青蛙肉100克，粳米100克。将冬瓜，青蛙肉切成块与粳米一起下锅用文火煲烂。能清热止渴，利水消肿解毒，适用于系统性红斑狼疮热毒炽盛型急性发作者或伴有继发感染者。

海带荷叶扁豆粥：水发海带50克，鲜荷叶3张，扁豆50克。将扁豆洗净加水煮八成熟，放入切碎的海带和切碎的鲜荷叶，共同煮烂成粥。可清热利水、健脾化湿，适用于热毒炽盛型系统性红斑狼疮早期、有低热尿少、便干胃口不佳的患者。

虫草益智炖鹅肉：益智仁10克，冬虫草5克，鹅肉50克。将鹅肉洗净切块与药材共入炖盅内，加适量水，隔水炖3小时，调味后吃肉饮汤。补肾、温脾、暖胃、止咳，适用久病体弱之系统性红斑狼疮。

人参北芪炖乳鸽：红参10克，北芪30克，乳鸽1只（50克）。将乳鸽宰杀去毛、内脏后切块。北芪加水煮沸后约10分钟，然后与人参、乳鸽共放入炖盅内，隔水炖3小时，调味后吃肉饮汤。补肝肾，益气血，治久病体弱、气血虚亏，对狼疮肾炎患者有效。

熟地山茱萸炖鸭肉：熟地20克，山茱萸15克，鸭肉80克。将鸭肉洗净切块，同药材一起加水适量放入炖盅内，隔水炖3小时，食用。滋阴养血，治胃阴不足，适用于肝肾阴虚型之系统性红斑狼疮、狼疮性肾炎者。

第五部分

泌尿、男科生殖系统——人体垃圾运输线

59. 难言的内急之痛：尿路感染

尿路感染是指尿路内有大量的细菌繁殖而引起尿道的炎症反应，是感染人体最常见的第二大疾病，每年都会影响到大约800多万人，妇女特别容易受到感染。尿路感染分为上尿路感染和下尿路感染，上尿路感染指的是肾盂肾炎，下尿路感染包括尿道炎和膀胱炎。

【病发诱因】

1. 性交可引起损伤感染或直接进行感染的传染。

2. 由于结石、尿道狭窄、前列腺增生肥大等疾病原因，出现尿流不畅，易发生感染。

3. 肾脏发育不全、多囊肾、膀胱输尿管反流等器官疾病，易诱发感染。

4. 糖尿病者尿中的葡萄糖为细菌提供了营养，易引起感染。

5. 女性的尿道比男性尿道短而宽弛，且尿道口与阴道和肛门邻近，细菌易于进入引起感染。

6. 低血钾、高血压、重症肝病、慢性肾病、晚期肿瘤等疾病及长期使用免疫抑制药物等因素，使人体抵抗力下降，易于发生尿路感染。

7. 憋尿习惯使尿液在膀胱内停留时间长，少量细菌侵入，便使其有更多时间繁殖，也有更多时间侵入组织，从而诱发本病。

【主要症状】

1. 常见尿频、尿急、尿痛，或有尿失禁和尿潴留。

2. 肾脏包膜、肾盂、输尿管受刺激时，产生腰痛，下尿路感染一般不会引

起腰痛；肾及肾周围炎症，常引起腰部持续剧烈胀痛；慢性肾盂肾炎常引起腰部酸痛。

3．还会出现发热、寒战、头痛等其他症状，多见于急性尿路感染及伴有尿路梗阻的患者。

【防治妙方】

1．中成药自疗方

尿多灵：口服。每日 2 ~ 4 次，每次 5 毫克。5 岁以上儿童每日 2 次（最多每日 3 次），每次 2.5 ~ 5 毫克。青光眼、幽门及十二指肠梗塞、肠梗阻、胃肠道出血、严重结肠炎、心功能不全、梗塞性尿疾病禁用；孕妇及 5 岁以下儿童、肝肾功能不全等慎用。如出现口干，可减少用量。在医生指导下服用。最适宜于膀胱炎、尿道炎引起的尿频、尿急。

凤尾草、土茯苓、白花蛇舌草、败酱草、金钱草各 30 克，川萆薢、石苇各 15 克，生草 6 克，红枣 20 克。将上述重复加水煎煮 2 次，然后将药液合并，每日 1 剂，服用 7 剂。适用于急性尿路感染。

鱼败银海汤：鱼腥草 30 克，败酱草 30 克，金银花 20 克，海金沙 25 克，苦参 10 克，车前草 15 克，石苇 10 克，地肤子 20 克，千里光 15 克，黄芩 10 克，白花蛇舌草 30 克。水煎服，每日 1 剂，日服 2 次。清热解毒利湿。

生地榆 30 克，生槐角 30 克，半枝莲 30 克，白花蛇舌草 30 克，大青叶 30 克，白槿花 15 克，滑石 15 克，生甘草 6 克。加水煎煮 2 次，药液对匀，分为两次服用，每日 1 剂。适用于急性尿路感染。

2．饮食自疗方

车前草茅根饮：茅根、车前草各 100 克。加水煎服，放糖少许，以汤代茶。1 日饮完。

玉米根芯茶：玉米根、玉米芯各 100 克。水煎去渣加适量白糖，代茶饮用。1 日饮完。

榕树须冰糖茶：榕树须 30 克，冰糖适量，加清水 3 碗煎至一碗，去渣饮用。

乌梅红糖茶：乌梅 50 克，红糖 1 匙，开水冲泡，频饮。每日 1 次，5 日见效。

木棉花糖水：木棉花 30 ~ 50 克，白砂糖适量，加清水 3 碗煎至 1 碗，去渣饮用。

薏米根叶茶：薏米茎、叶、根适量（鲜草约 250 克，干草减半）。加水煎煮去渣，以汤代茶饮用。1 日饮完。适用于急性尿路感染。

竹叶茅根饮：鲜竹叶、茅根各 30 克。将茅根切碎，根据瓷杯大小放入竹叶、茅根，沸水冲泡，盖严杯盖，温浸 10 余分钟，代茶频饮。1 日饮完。适用于急性尿路感染。

苦瓜绿茶：鲜苦瓜 1 个、绿茶 1 撮。将苦瓜上端切开。去掉子瓤，装入绿

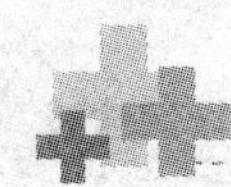

茶，把瓜挂于阴凉通风处晾干。将外部洗净、擦干，连同茶叶切碎，混匀。每次取10克，放入保温杯中沸水冲泡，盖紧杯盖，温浸10分钟，当茶饮用。适用于急性尿路感染。

凤尾草米泔汤：凤尾草30克，取第2次淘米水3碗加入，煎至一碗半，食盐调饮。

灯芯花苦瓜汤：灯芯花4～6克，鲜苦瓜150～200克（切开去瓤及核），煎汤饮用。

地胆头瘦肉汤：地胆头30克，猪瘦肉150～200克，加清水四碗煲汤，煎至1碗，食盐调饮。每日2～3次。

滑石瞿麦粥：滑石50克，瞿麦30克，粳米100克。先把滑石用纱布包好，然后与瞿麦一同加水煎煮取汁，以汁煮米为粥，分顿随量食用。

地肤子金沙粥：地肤子、海金沙各30克，甘草10克，粳米100克。将地肤子、海金沙、甘草加水煎煮，沸后半小时，过滤取汁，以汁煮米为粥。分顿随量食用。

六一散蜂蜜饮：六一散1000克，蜂蜜500克。将六一散加水煎熬1小时后滤取汁，加热浓缩至稠厚状，倒入蜂蜜煮沸，冷却贮存。每次3食匙，每日3次，白开水化服。适用于急性尿路感染。

60. 有“水”难流：尿路（道）结石

尿路结石是泌尿外科疾病常见病、多发病，绝大多数来自膀胱和肾脏的结石，少数原发于尿道内的结石则常继发于尿道狭窄或尿道憩室。男性多于女性，约4：1～5：1。

【病发诱因】

1．尿路梗阻可引起尿淤积，促使尿中晶体沉淀，导致结石形成。

2．尿路感染的细菌及其脓块，可作为结石的核心形成结石。

3．尿路内的异物可形成结石的核心，如肾盂手术的丝线缝合处，易形成结石。

4．尿酸代谢异常（如痛风），尿酸过多，易形成草酸结石。

5．食用含钙高的药物或食物，如高钙片、菠菜等，易导致结石。

6．饮食中盐分过重、水质过硬、平时喝水少、气候干燥、运动量少等，使尿浓缩，有可能形成结石。

【主要症状】

1．排尿困难，尿线变细或滴沥状，有时发生急性尿潴留，仅有少量血尿排出或完全无尿。

2．排尿时有明显疼痛和压痛，尿道外口偶可看到露出的部分结石。

3. 尿道口有脓性分泌物外，膀胱刺激症状亦加剧，有时出现血尿。

4. 呈现精神沉郁、呕吐、呼气有氨气味、巩膜充血、脱水症状。

5. 膀胱膨胀，弹性严重丧失，可能导致膀胱破裂。

【防治妙方】

1. 外治自疗方

王不留行子 1 粒用胶布贴压三焦穴、外生殖器，每天按压 5 次，以有微痛感为度，每次 30 分钟，3 天更换 1 次。在耳压前 20 分钟，饮水 300 ~ 500 毫升，并适当增加活动量，以促排石。

王不留行子用 0.4 厘米见方的麝香风湿膏贴压肾、输尿管、膀胱、三焦、皮质下交感肾上腺，隔天 1 次，双耳交替按压，15 次为 1 个疗程。每天按压数次，多饮水并做适当跳跃活动，以助结石排石。

王不留行子贴压肾、输尿管、膀胱、神门、交感外尿道肾上腺，每天按压 2 ~ 3 次，每次 20 分钟，隔天更换，双耳交替按压。

2. 饮食自疗方

玉米车前子汤：取玉米须 50 克，车前子 20 克（布包），生甘草 10 克，加水 500 毫升，煎后去渣温服，1 日 3 次。

泽泻木通方：金钱草 30 克，海金沙 15 克，鸡内金、路路通、石苇、王不留行、泽泻、木通、车前子各 10 克。水煎服，每日 2 次。治疗尿道结石。

鸡内金芒硝散：单方可用鸡内金、芒硝等份共研极细末，每服 6 克，日服 2 次；用金钱草 60 克煎汤送服，疗效颇佳。治疗尿道结石。

核桃豆瓣粥：核桃肉 15 克，炒香，豆瓣酱 1 匙与米仁粥同食。排石、通淋、补肾。

玉米米仁粥：玉米根 30 克，煎水取汁 1 碗，米仁 60 克煮粥 2 碗，与药汁和匀，加白糖饮服，利尿、排石、消肿。

金钱草薏仁粥：金钱草 30 克，水煎取汁 1 碗，薏米 90 克，煮粥 3 碗与药汁和匀，如饮茶般随意食之。治疗尿道结石。

鸡内金玉米汤：鸡内金、玉米须 50 克，煎一碗汤一次服下，1 日 2 ~ 3 次，连服 10 天。忌吃肝脏、肥肉、蛋黄。

61. 令人尴尬的“社交癌症”：尿失禁

尿失禁俗称濑尿，是由于膀胱括约肌损伤或神经功能障碍而丧失排尿自控能力，使尿液不由自主地流出，被形象地称为“社交癌症”，已成为世界五大疾病之一。

【病发诱因】

1. 先天性疾患，如括约肌功能不足、尿道上裂等易引起尿失禁。

2．各种原因引起的神经原性膀胱，即控制排尿的中枢神经或周围神经受到损害之后引起的排尿功能障碍。

3．由创伤，如妇女生产时的创伤、骨盆骨折等引起。

4．由于手术，如成人前列腺手术、尿道狭窄修补术等，儿童后尿道瓣膜手术等引起。

5．大量残余尿可引起压力性尿失禁或充溢性尿失禁。

6．逼尿肌反射亢进或不稳定性膀胱可引起急迫性或反射性尿失禁，可引起咳嗽急迫性尿失禁。

【主要症状】

1．急迫性尿失禁：突然想小便，并且感觉特别强烈，往往憋不住，来不及上厕所就已经尿湿裤子。

2．压力性尿失禁：也叫张力性尿失禁，当咳嗽、喷嚏、大笑、起立等腹压突然增高时，尿液失去控制而不由自主地流出。

【防治妙方】

1．外治自疗方

每日进行数次紧缩肛门及阴道的运动。

尽量利用蹲式厕所排便或蹲在坐式马桶上。

平卧床上，进行快捷伸缩双腿运动3次，最好使双膝撞击腹部。

艾灸：点燃艾条，在神阙、关元、中极、涌泉等穴位上轮换熏，每个穴位处感到灼热难忍时换穴再灸，一般一次需要半小时。1日1次，连续灸1周，如果症状消失，即可停灸。再次复发时，如法再灸1周。如此反复施灸，可很快控制病情。

2．饮食自疗方

蒸红枣：红枣10枚，每天蒸煮熟吃。

红枣粥：红枣五枚，芡实50克，熬粥喝。

五味子熟地汤：五味子10克，黑芝麻10克，熟地10克，红糖适量加水500毫升煎服。

肉桂益智参：肉桂、韭菜子、益智仁、白人参各等份，压粉。取药粉3克，以白酒调成膏状，敷脐，常规法固定，每日用药1次，连用10天。主治尿失禁。

大枣枸杞鸡蛋汤：取鲜鸡蛋2个，枸杞20克，大枣4枚，放入砂锅加水煎煮，蛋熟后去壳，再煮片刻，吃蛋喝汤，隔日1次，连服3次即可见效。不妨一试。主治老年尿失禁。

黄实山药粥：黄实粉、山药粉各30克，核桃仁20克，大枣8枚（去核），同煮粥食用。补气健脾、固肾益精，适宜老人脾肾两虚型的小便失禁。

党参核桃煎：党参18克，核桃仁15克，加水适量浓煎，饮汁食核桃仁。补气固肾，适用于老人肾虚小便不禁。

龙眼枣仁饮：龙眼肉 15 克，炒枣仁 12 克，芡实 10 克，水煎代茶饮。有养血安神、益肾、固精、缩尿的功效。

62. 不知不觉“水漫金山”：遗尿症

遗尿又称“尿床”，是指小儿在睡眠中小便自遗，醒后方知的一种病症。发病以 3 周岁以上，13 岁以下的儿童多见，亦有延至成人者，男孩多于女孩。

【病发诱因】

本病与遗传因素、婴幼儿神经系统发育的不完善、疾病及生理因素、精神因素、排尿习惯、环境因素等有关，包括突然换新环境、气候变化，如寒冷等。此外，患儿入睡前饮水过多，睡眠过深等也容易遗尿。

【主要症状】

1．沉睡难以叫醒，不能自控排尿，多出现在夜间睡眠中，偶有白天睡眠中，常有规律性。

2．遗尿症状可以呈阶段性发作，也可持续数月、数年，至性成熟后消失。

3．患者不仅是将尿液排泄在床上，同时也可能在非睡眠状态或清醒时将尿液排泄在衣物或其他不宜排尿的地方。

【防治妙方】

1．按摩自疗方

被按摩者俯卧，按摩者用拇指端向上斜点按尾骨与肛门之间凹陷处的长强穴 36 次，使其有明显的放射性胀痛感为宜。利湿调肠、凉血固脱，对治疗遗尿有很好的疗效。

用拇指肚推揉左右下肢内侧的三阴交穴各 36 次，使有明显的酸胀感放射至足部为宜。利湿调肠、凉血固脱，对治疗遗尿有很好的疗效。

2．饮食自疗方

猪膀胱益智汤：猪膀胱 1 个洗净，装入益智仁、桑螵蛸各 15 克，炖熟后食用。

山药糕：山药 250 克，洗净去皮，加入山萸肉 5 克，一同捣烂如泥状，用笼屉蒸熟，吃时加少许白糖，每日当点心食用。补脾肾，止遗尿，适用于儿童遗尿症。

黑豆煲狗肉：黑豆 150 克，用水浸泡 2 小时；狗肉 250 克，洗净，切成小块；陈皮 5 克，切成丝。将锅烧热，放入油、盐及狗肉炒至半熟，加入枸杞 12 克，陈皮，再炒片刻，加清水适量，用文火煲至黑豆烂熟即可。1 日内分 2 次食完，每星期 1 剂，连食 5 ～ 7 剂。能够健脾益气，补肾固摄，适用于肾阳不足引起的遗尿、多尿。

猪肚肉桂煲：新鲜猪小肚 1 个，制附片 10 克，胡椒 5 克，肉桂 10 克。先将猪小肚洗净，切丝，再用布包其余材料，同入锅内加水煎至猪小肚熟烂为度，除去药渣，加调味品，喝汤吃猪小肚。

白胡椒蒸鸡蛋：新鲜鸡蛋 1 个，在较大的一端轻轻钻 1 个小孔，灌入白胡椒 5 ～ 7 粒，然后封堵小孔，将鸡蛋蒸熟，每晚睡前吃 1 个，连吃 10 天。

鸡肠油饼：公鸡肠 1 具，面粉 250 克，油、盐各少许。将鸡肠剪开，洗净，焙干，用面杖压碎，与面粉拌匀，加适量水和成面团，可稍加油盐调味，如常法烙成小饼。1 次或分次食用。

白果炖猪膀胱：白果 20 克，猪膀胱 1 只，白胡椒 15 粒，莲子适量。把猪膀胱洗净，切开，放入白果，加入莲子，撒入白胡椒，加水炖烂后食用。能够固肾缩尿，适用于儿童体虚遗尿。

韭菜桃仁：韭菜 100 克，核桃仁 50 克，食用油、盐适量。把核桃仁洗净晾干，切成片。韭菜洗净切段。把油放入锅中，烧至六成热时，放入核桃仁片，翻炒一会儿，捞出沥干油。用锅中底油炒韭菜，加入盐和核桃仁片，翻炒至熟即可。经常食用能够补肾缩尿，适用于儿童遗尿症。

63. 善于隐匿的“罪犯”：肾炎

肾炎是两侧肾脏非化脓性的炎性病变，是我国的常见病和多发病，发病率约占总人群的 5%，多见于儿童和青少年。如果治疗不及时，发展成为慢性肾炎，甚至会出现肾功能衰竭，有生命危险，成为一个重要的“隐形杀手”。

【病发诱因】

1. 感染上溶血性链球菌或其他病毒细菌后，人体会自然产生对链球菌或其他病毒细菌的抗体，这些抗体和致病细菌产生复合物沉着在肾脏上，从而会产生肾脏炎症变态反应，出现肾炎。

2. 一些全身性疾病可能损害肾小球，引发肾炎，如糖尿病、过敏性紫癜、感冒、扁桃体炎、咽炎、猩红热等。

3. 有一部分人是因为先天性遗传疾病而导致的肾脏变态反应，出现肾炎。

【主要症状】

1. 急性肾炎：起病急，在感染后 1 ～ 3 周出现血尿、蛋白尿、浮肿、管型尿、水肿、少尿、高血压等一系列症状。

2. 慢性肾炎：起病隐秘，病程长，有一段时间的无症状期；然后出现水肿、高血压症状；后期易出现贫血、严重高血压症状；多数患者伴有肾功能逐渐减退，终至肾衰。

【防治妙方】

1. 中成药自疗方

肾炎清热片：每次 2 ～ 4 片，每日 3 次。具有疏风清热、宣肺利水的功效。

滋肾丸：每次1丸，每日2次，小儿酌减。具有滋肾清热，化气通天的功效。

益欢散：每次2～4克，每日2次。具有理气消胀利水的功效。用于水肿明显者。

肾炎片：每次3～6片，每日3次。具有清热解毒、利水消肿的功效。适用于急、慢性肾炎。

肾宁散：每日早晚各服1次，每次4～12粒。以白茅根50克煎水400毫升送服。具有清利湿热，行气开胃的功效。用于治疗急性肾小球肾炎。

2．饮食自疗方

黑芝麻散：黑芝麻100克，白糖适量。把黑芝麻洗净晾干，放入锅中炒焦，研成细末，放入碗中，加入适量白糖用开水冲调。能够消肿去湿，适用于肾炎患者。

玉米汤：玉米20克，冬瓜皮、西瓜皮、红小豆各30克。把玉米洗净，放入锅中，加入适量清水，放入冬瓜皮、西瓜皮和红小豆，煮至玉米熟，取汤饮用。能够用于慢性肾炎的治疗。

花生红枣汤：花生50克，红枣50克。把花生和红枣分别洗净，放入锅中加入适量清水，小火煎煮成汤。吃花生和红枣，饮汤能够健脾益肾，适用于肾炎的治疗。

二皮汤：西瓜皮100克，冬瓜皮100克。把西瓜皮和冬瓜皮分别洗净，放入锅中加入适量清水煎煮成汤。每天服用能够清热利尿，适用于肾炎的治疗。

红小豆鲤鱼汤：红小豆50克，鲤鱼1条，葱、姜、盐适量。把鲤鱼去鳞洗净剖开切块，放入锅中加入适量清水，放入葱、姜，煮熟后取出鱼汤，加少量盐调味。把红小豆洗净，放入锅中，加入适量清水煮至烂熟，快熟时放入鱼汤即可。每天服用能够消肿利尿，适用于急性肾炎患者。

黄芪山药汤：把黄芪30克、茯苓15克、甘草10克放入锅中加水煎煮，滤渣取汁。黑豆50克和山药50克分别洗净放入锅中，加入上述汁液和适量清水同煮至烂熟，加入适量白糖调味即可。经常食用能够消肿健脾，适用于慢性肾炎。

大麦赤豆粥：大麦50克，红小豆30克。把大麦和红小豆分别洗净，一同放入锅中加入适量清水熬煮成粥。每天服用能够消肿利尿，可用于肾炎的辅助治疗。

泥鳅炖豆腐：泥鳅100克，豆腐100克。把泥鳅去掉内脏，洗净切段，放入锅中，加入豆腐和适量清水同煮至熟即可。食用豆腐喝汤，能够健脾益气，适用于儿童肾炎初期治疗。

冬虫夏草炖全鸭：鸭子1只，冬虫夏草、陈皮各适量。冬虫夏草洗净，陈皮浸软，刮去瓤。鸭去毛、去内脏及皮，切除鸭尾，洗净，吸干水分。用酒搽匀鸭肚，放入一半冬虫夏草在鸭肚内，然后将鸭放入炖盅内，鸭背向下，加入姜片、陈皮及余下的一半冬虫夏草。滚水后，盖上炖盅盖，隔水炖4小时，下盐调味即成。具有滋阴补肾的功效，对防治肾炎有一定效果。

青鸭羹：青头鸭1只、草果1个、赤小豆250克。将青头鸭宰杀制净，将赤小豆淘洗干净，连同草果装入鸭腹内，再将鸭放入铝锅内，加水适量，用火炖煮，待鸭炖熟后即成。食鸭肉，喝汤。每日2次。腱脾，开胃，利尿，适用于肾炎。

64. 偏爱女性的肾病：肾积水

肾积水是由于泌尿系统的梗阻导致肾盂与肾盏扩张，潴留尿液，多发于白领女性。如潴留的尿液发生感染，则称为感染性肾积水；当肾组织因感染而坏死失去功能，肾盂充满脓液，称为肾积脓或脓肾。

【病发诱因】

1．先天性肾、输尿管连接部狭窄、尿道瓣膜、马蹄肾等引起。

2．后天疾病如结石、肿瘤、前列腺增生症、膀胱颈挛缩等引起。

3．尿路外的纤维带或肿物压迫造成梗阻，尿路神经肌肉障碍等引起。

4．下尿路如前列腺增生、膀胱颈部挛缩、尿道狭窄、肿瘤结石甚至于包茎等，也会造成上尿路排空困难而形成肾积水。

【主要症状】

1．腰部或下腹部剧烈绞痛、胀痛或隐痛，当疼痛缓解则肿块缩小甚至消失。

2．如果泌尿系梗阻的部位在膀胱以下，可以出现排尿困难；如前列腺肥大，则表现为排尿费力，尿线细、间断、排尿后滴尿、夜尿增多、尿急、尿潴留、尿失禁等症状。

3．慢性梗阻可造成肾脏肿大或腹块，但并不一定有其他症状，长期梗阻者在腹部可扪及囊性肿块。

4．可表现有多尿或无尿，甚至出现血尿。在多尿时，伴有腹块消失或腹胀痛缓解。

5．可能出现胃肠道症状，如恶心、呕吐、胃纳减退等。

6．引起继发性顽固性尿路感染，易复发，难以治愈。发作时常有畏寒、发热、腰痛，并会涉及延伸至下尿路，形成膀胱刺激症。

【防治妙方】

1．按摩自疗方

按摩腰部三焦俞、肾俞、小肠俞、膀胱俞，每日2次，每次15～30分钟。

2．成药自疗方

结石通，每次1片，一日3次。用于泌尿系结石偏于湿热者。

肾石通冲剂，每次1/3袋，一日3次。用于泌尿系结石偏于血淤者。

3．中药自疗方

山药泽泻方：苍术、白术各 30 克，薏米 30 克，车前子 30 克（另包），山药 20 克，泽泻 20 克，坤草 30 克，琥珀 6 克，制乳香、没药各 10 克，茯苓 20 克，甘草 6 克。水煎服，每日 1 剂，早晚饭前服用；20 天为 1 疗程。适用于肾积水。

猪苓汤：猪苓 15 克，茯苓 20 克，泽泻 15 克，阿胶 6 克（烊冲），滑石 15 克。每日 1 剂，水煎服。适用于肾积水。

温肾利水汤：制附子 10 克，桂枝 10 克，川断 15 克，仙灵脾 15 克，黄精 15 克，党参 10 克，黄芪 15 克，枳实 10 克，牛膝 15 克，车前子 20 克，金钱草 30 克。每日 1 剂，水煎服。适用于肾积水。

金钱草 45 克，王不留行 20 克，穿山甲 15 克，石苇 24 克，瞿麦 24 克，赤芍 12 克，枳壳 9 克，木香 12 克，元胡 6 克，甘草 6 克。每日 1 剂，分早晚服，口服 10 天为 1 疗程。适用于肾积水。

软坚脱化汤：金钱草 60 克，海金沙 50 克，鸡内金 30 克，石苇 20 克，滑石 25 克，木通 15 克，冬葵子 15 克，车前子 20 克（包），瞿麦 15 克，王不留行 15 克，穿山甲 5 克，蝉蜕 10 克，蛇蜕 10 克，代赭石 25 克，磁石 20 克，枳壳 15 克，牛膝 20 克。每日 1 剂，水煎分 2 次服。适用于肾积水。

补肾益气通淋汤：菟丝子 10 克，枸杞 10 克，山药 15 克，黄芪 30 克，白术 10 克，党参 15 克，知母 15 克，车前子 15 克（包煎），篇蓄 20 克，瞿麦 15 克，滑石 15 克，金钱草 30 克，海金沙 15 克，茯苓 10 克，泽泻 10 克，芒硝 6 克（冲服），甘草 10 克，干姜 6 克。水煎服，每日 1 剂，早晚分服。适用于肾积水。

65. 夺走健康的恶魔：肾功能衰竭

肾功能衰竭是指因各种原因使肾脏功能部分或全部丧失的病理状态，根据发病的快慢可分为急性肾功能衰竭和慢性肾功能衰竭，慢性肾功能衰竭最终末期又称尿毒症，是严重影响健康的一种疾病，多有生命危险。

【病发诱因】

1．因心脏衰竭、严重低血压、肝硬化或对肾脏有毒害作用的药物等可使肾脏血流量不足引起肾功能衰竭，如，患者因为呕吐或腹泻太厉害，可造成脱水、血液量不够引起衰竭。

2．蛇毒、鱼胆、四环素、庆大霉素、铅、镉、甲醇等对肾脏有毒害作用的物质可破坏肾脏组织，引起肾功能衰竭。

3．肾小球疾病、间质性肾病或泌尿道阻塞等泌尿系统疾病可发展为肾衰竭。

4．误输血及药物可引起急性血管内溶血，可引起肾功能衰竭。

5．挤压伤、烧伤及严重肌病，可因血红蛋白及肌红蛋白堵塞肾小管，而发

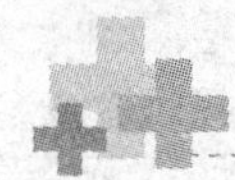

生急性肾小管坏死和急性肾衰。

【主要症状】

1．急性肾功能衰竭：发病快，尿量突然减少，一天的尿量不足400毫升，之后相继出现水肿、恶心、呕吐、虚弱、肌肉麻痹、心律不齐、呼吸困难或血压改变等症状。并会引发肺功能衰竭、心血管功能衰竭、肝功能衰竭、上消化道出血等严重并发症。

2．慢性肾功能衰竭：早期出现无力、精神欠佳，以后出现食欲差、恶心、呕吐等消化系统症状。病情发展，可出现贫血、心悸、皮肤瘙痒、肢体感觉异常、麻木等症状。晚期出现高血压、心包炎、心肌病、心律紊乱及心力衰竭等症状。

侵及血液系统，会出现严重贫血，鼻衄、牙龈出血、皮肤淤斑等处出血倾向。侵及中枢神经系统，表情淡漠、注意力不能集中，重者有癫痫发作及昏迷。甲状旁腺功能亢进导致肾性骨病，表现为骨疼、行走困难，易发生骨折。

易致性腺功能障碍，女性表现为月经不规则，甚至停经；男性表现为性腺功能障碍，性欲减退。免疫功能低下可频发感染，尤其以肺部、泌尿道的感染最为多见，而感染可进一步加重病情。

【防治妙方】

1．中药自疗方

熟附块（先煎）15克，半夏15克，生大黄（后下）15克，紫苏30克，绿豆30克，落得打130克，六月雪60克，党参30克，川黄连3克，生甘草6克，炒白术12克。水煎待温，分次服。温肾健脾，扶正降浊，主治慢性肾功能不全所致的氮质血症及尿毒症。

扶正泻浊汤：党参、黄芪、黑大豆各30克，生地、熟地、生水蛭、陈皮、制半夏、苏梗各10克，枸杞15克，土茯苓、丹参各20克，制大黄5～10克。每日1剂水煎服。用生大黄20克，煅牡蛎、蚕沙、蒲公英各30克，甘草10克，水煎取液200～300毫升，高位保留灌肠，每晚1次。1个月为1疗程。停用其他影响肾功能药。用3个疗程。主治慢性肾功能衰竭。

2．饮食自疗方

五汁饮：鲜藕、鲜梨、鱼荸荠、鲜生地、生甘蔗各500克，切碎以消毒纱布拧汁，分2～3次服。适用于慢性衰竭出血患者。

参圆汤：人参6克，桂圆10枚，共煮内服。有养血安神之效，适用于慢性肾衰竭、贫血、心悸患者。

芦根绿豆粥：绿豆100克，芦根100克，生姜10克，苏叶15克，先将芦根、生姜、苏叶水煎，去渣取汁，入绿豆做粥。适用于慢性肾衰呕吐、烦热患者。

66. 新生命的“刽子手”：精索静脉曲张

精索静脉曲张是指精索里的静脉因回流受阻而出现的盘曲扩张，是一种常见病，是男性不育的重要原因之一。

【病发诱因】

1．左精索内静脉较长，呈直角进入肾静脉，血流阻力大，容易倒流。另外，左精索内静脉位于乙状结肠之后，易受肠内粪便的压迫，也会影响血液回流。

2．青壮年性机能较旺盛，阴囊内容物血液供应旺盛，局部充血较重，亦可引起静脉曲张。

3．长久站立，腹压增加，也易促使本病形成和发展。

4．腹膜后肿瘤、肾肿瘤、肾积水等压迫精索内静脉可引起或继发精索静脉曲张。

【主要症状】

1．可完全无症状，仅在体查时发现。

2．患侧阴囊或睾丸有坠胀感或坠痛，阴囊肿大，站立时患侧阴囊及睾丸低于健侧，阴囊表面可见曲张的静脉，抚摸有蚯蚓团状软性包块，原发者平卧时症状很快消失，继发者症状不消失或消失很慢。

3．有头痛、焦虑不安、神经过敏、失眠、阳痿、乏力等神经衰弱症状，较严重的精索静脉曲张可引起该侧睾丸萎缩，造成性功能障碍，影响生育能力。

【防治妙方】

1．外治自疗方

每天坚持洗冷水澡，同时可用一种爽身粉，最好是有冰片加薄荷的，越凉爽效果越好，把这种粉撒在阴囊上，一天四五次，起降温收缩血管的作用。

2．中成药自疗方

木香顺气丸，口服，每次 9 克，每日 3 次。益气举陷，疏肝理气。

七制香附丸，口服，每次 9 克，每日 3 次。益气举陷，疏肝理气。

天台乌药散：乌药 9 克，木香 6 克（后下），小茴香 9 克，高良姜 9 克，槟榔 9 克，青皮 6 克，川楝子 9 克。水煎服，每日 1 剂，10 ~ 15 日为 1 个疗程。

仙灵脾 18 克，当归、白芍、川芎、鳖甲、荔枝核、丹参各 15 克，龟板、鹿角胶、熟地、黄精、巴戟天、泽泻各 12 克。水煎，日 1 剂，服 3 次服药 20 剂，胀痛消失。

3．饮食自疗方

橘核益母草乌豆糖水：橘核 15 克，益母草 30 克，乌豆 60 克，加水 3 碗煎至 1 碗，加红糖适量调味服食。适用于淤阻脉络型精索静脉曲张。

金橘根煲猪肚：金橘根30克，猪肚100～150克（洗净切块），加水4碗煲至1碗半，以盐少许调味，饮汤食肉。适用于肝气郁滞型精索静脉曲张。

升麻茴香煲大肠：升麻10克，黑芝麻60克，小茴香10克，猪大肠一段（约30厘米，洗净）。入上三药于猪大肠内，两头扎紧，加清水适量煮熟，去小茴香、升麻及芝麻，调味后饮汤吃猪大肠。有便秘者，可连黑芝麻食用。适用于气虚血滞型精索静脉曲张。

黄芪桃仁煲墨鱼：黄芪20克，桃仁10克，小茴香6克，墨鱼1条（约250克，洗净切块，连骨），加水煲汤，调味饮汤食墨鱼。适用于淤阻脉络型精索静脉曲张。

参芪双核粥：黄芪20克，党参30克，荔枝核15克，芒果核15克，粳米50克，煮粥食用。适用于气虚血滞型精索静脉曲张。

67. 无法倾诉的痛苦：包皮龟头炎

包皮龟头炎又分为包皮炎和龟头炎，是包皮内板与阴茎头的炎症，由于它们常常同时出现故称为包皮龟头炎。因本病与性病有许多相似症状，很多人羞于找医生，常拖延至病情严重、痛苦无法忍受。

【病发诱因】

1．不注意外生殖器卫生、包皮过长或包茎容易诱发包皮炎。

2．手淫动作过于粗暴，会造成不同程度的包皮破损，伤口受到细菌污染，从而诱发包皮炎。

3．由于不洁性交，感染了白色念珠菌、滴虫、衣原体、支原体及淋病双球菌，都可引起包皮龟头炎。

【主要症状】

1．阴茎龟头处潮湿、发痒及灼热感，因疼痛引起行动不便。

2．轻者无全身症状，重者可出现疲乏、低热，甚至高热、寒战。

3．包皮红肿、灼痛，排尿时灼痛加重。

4．有红斑性创面、糜烂、渗出或出血，可有脓性分泌物自包皮口流出，包皮内板和阴茎头充血、肿胀，重者可有浅小溃疡或糜烂。

【防治妙方】

1．外治自疗方

青黛散治疗包皮龟头炎：取适量青黛散，加入少许水，调成糊状，外用于患部，每日换药1次。

苦参50克，洋金花50克，生地榆50克，鱼腥草50克，防风15克，冰片2克。加水1升，煎半小时后，滤出药液，稍凉后熏洗患处20分钟。每剂药可用2日，每日洗3～4次。

七叶一枝花60克，生甘草60克。水煎3碗，分2次趁热洗患处，每日1剂。治疗包皮龟头炎。

2．中成药自疗方

牛黄解毒丸，口服，每次3片，每日3次。治疗包皮龟头炎。

复方穿心莲片，口服，每次4片，每日3次。治疗包皮龟头炎。

黄连木通：黄连、黄芩、山栀子、木通、生地、淡竹叶、泽泻、生甘草各10克，大黄6克，水煎服，每日1剂。治疗包皮龟头炎。

丹皮茯苓：蒲公英30克，茯苓20克，生、熟地各10克，山茱萸、山药、枸杞、丹皮、丹参、泽泻各10克，水煎服，每日1剂。治疗包皮龟头炎。

当归芦荟丸：当归10克，大黄、黄柏、黄芩、黄连、栀子、龙胆草、芦荟、青黛、木香各9克，甘草6克。水煎2次，合匀分2次服，每日1剂。治疗包皮龟头炎。

3．饮食自疗方

赤小豆粥：赤小豆50克，粳米500克，煮粥食用，能清热解毒，利水消肿。

香椿饼：鲜香椿叶250克，洗净，切碎，调面糊和食盐少许，素油500克，烧热，把糊料放入油中，炸黄捞出，食之。能清热利湿，解毒消肿。

炒绿豆芽：新鲜绿豆芽适量，素油炒，拌以食盐及调料，佐餐食用，有清热解毒之功效。

丝瓜粥：丝瓜1条，粳米50克，白糖适量。先煮粥至半熟，入丝瓜待粥煮熟，去丝瓜加糖，食粥，可清热解毒，凉血消痈。

绿豆粥：绿豆50克，粳米100克，共煮粥服食，能清热解毒，消水肿。

炖猪蹄：猪蹄4只洗净，加葱50克，食盐适量，放入锅中文火炖煮至熟烂，分顿吃肉喝汤，有解毒消肿之功效。

银花绿豆衣饮：银花15克，绿豆衣10克，代茶饮用，有清热解毒、消肿作用。

银花茅根饮：银花、茅根各适量，煎煮代茶饮用，有清利湿热、解毒的功效。

冬瓜饮：嫩冬瓜（约500克）1个，洗净带绿皮切成片，加水适量，放少许食盐、调料，煮熟食用，有清热利湿的功效。

68. “风水宝地”不风光：前列腺炎

前列腺炎是指前列腺特异性和非特异感染所致的急慢性炎症，从而引起的全身或局部症状。前列腺疾病是男性常见多发病，几乎占泌尿外科的30%左右，

50 岁以上的人 70% 不同程度地患有此病。前列腺炎威胁男性“性”健康，是不孕不育的重要原因。

【病发诱因】

1．因性生活不正常、生活方式不健康、直接压迫会阴部、按摩过重、感冒受凉等引起前列腺充血而致病。

2．细菌、原虫、真菌、病毒等各种微生物可诱发前列腺感染。

3．因各种原因引起后尿道压力过高、前列腺管开口处损伤时，尿液中含的多种酸碱刺激性化学物质就会返流进入前列腺内，诱发前列腺炎。

4．因先天或后天免疫缺陷而产生抗前列腺抗体，从而诱发前列腺炎。

5．肌体抵抗力低下者对某种病毒的过敏反应也可导致炎症，易诱发前列腺炎。

【主要症状】

1．后尿道出现烧灼感、蚁行感，会阴部、肛门部出现疼痛，并可放射至腰骶部、腹股沟、耻骨上区、阴茎、睾丸、腹部等处。

2．炎症累及尿道，可有轻度尿频、尿急、尿痛、血尿等症状；清晨排尿之前或大便时，尿道口有黏液或脓性分泌物排出。

3．有性欲减退、阳痿、早泄、射精痛、遗精次数增多等多种表现，个别患者有血精或因输精管道炎症而使精子活动力减退，导致不育。

4．由于患者对本病缺乏正确理解或久治不愈，可出现心情忧郁、乏力、失眠等。

5．由于细菌毒素引起的变态反应，可出现结膜炎、虹膜炎、关节炎、神经炎等。

【防治妙方】

1．外治自疗方

水疗法：温水坐浴，每次 20 分钟，每天 2 次，有助于缓解症状。

按摩疗法：掐按肾穴、肝胆穴、生殖穴、心肺穴各 300 次；按揉神门、通里、内关、间使、外关、合谷各 50 ~ 100 次。每天按摩 1 次，10 次为 1 个疗程。一般要 2 ~ 3 个疗程方能见效，见效后需持续治疗，直至症状完全消失。然后改为隔天按摩 1 次，以巩固疗效。

2．饮食自疗方

白兰花粉：将白兰花研为粉末。每次取 10 克，温开水送服。每日 3 次。适用于前列腺炎。

炒白瓜子：每日饭后吃 50 克炒熟的白瓜子，3 个月为 1 个疗程。具有软坚散结的功效，可用于治疗前列腺肥大。

白兰花猪肉汤：将瘦猪肉 150 ~ 200 克洗净，切小块，与鲜白兰花 30 克（干品 10 克）煮汤，加食盐少许调味。饮汤食肉，每日 1 次。补肾滋阴，行气化浊。适用于前列腺炎。

车前绿豆粱米粥：将车前子 60 克，橘皮 15 克，通草 10 克用纱布包，煮汁去渣，再加入绿豆 50 克和高粱米 100 克煮粥。空腹服，连服数日。适用于老人前列腺炎、小便淋痛。

慈姑凌霄粉：将山慈姑花 30 克，凌霄花 20 克共研为细末。每次取 6 克，白开水送服，每日 3 次。适用于前列腺炎。

萝卜浸蜜：将萝卜 1500 克洗净，去皮切片，用蜂蜜浸泡 10 分钟，放在瓦上焙干，再浸再焙，不要焙焦，连焙 3 次。每次嚼服数片，盐水送服，每日 4 ~ 5 次，常吃。适用于气滞血淤型慢性前列腺炎。

二紫通尿茶：紫花地丁、紫参、车前草各 15 克，海金沙 30 克。上药研为粗末，置保温瓶中，以沸水 500 毫升泡闷 15 分钟。代茶饮用，每日 1 剂，连服 5 ~ 7 天。消炎利尿。适用于前列腺炎、排尿困难及尿频尿痛症者。脾胃虚寒者忌用。

葵菜粳米粥：葵菜 1500 克，葱白 1 根，粳米 100 克。择葵菜叶及其嫩心，切细，加水煮 5 ~ 10 分钟，取其汁，下入粳米及葱白煮熟，再加入少许豆豉略煮即成。每天空腹食之，可分数次。

冬葵叶炖猪肉：冬葵叶 60 克，天胡荽 90 克，车前草 30 克，瘦猪肉 90 克。将瘦猪肉切丝，与冬葵叶 60 克、天胡荽、车前草一起加水适量煎，分次喝汤食肉，宜常服。消炎止痛，治疗前列腺炎。

69. 无法实现的“性和谐”：男性性功能障碍

男性性功能障碍是指男性在性欲、阴茎勃起、性交、性高潮、射精性活动的五个阶段中，其中某个阶段或几个阶段或整个阶段发生异常而影响性活动正常进行。最多见的男性性功能障碍是阴茎勃起和射精异常。

【病发诱因】

1. 大脑和神经损伤、动脉硬化、激素水平低下、平滑肌和纤维组织疾病、器质性损伤，以及多种神经系统疾病等可能引起性功能障碍。

2. 对科学的性知识了解太少，夫妻之间没有充分的交流，不知道什么样是适当的性行为，有了问题也不敢寻求帮助，从而逐渐形成性功能障碍。

3. 因害怕自己的性能力不足以满足对方要求而焦虑不安，甚至怕怀孕、怕性行为被人发觉、怕被认为缺乏感情、怕被认为淫荡等，可引起性功能障碍。

4. 对对方过分尊重、恐惧、厌恶，双方缺乏感情或缺乏交流，甚至受到对方的嘲弄等，也可能引起性功能障碍。

【主要症状】

1. 性欲障碍：包括性冷淡、性厌恶、性欲亢进等。

2．阴茎勃起障碍：包括阳痿、阴茎勃起不坚、阴茎异常勃起等。

3．性交障碍：包括性交昏厥、性交失语、性交癔病、性交猝死、性交恐惧症、鸡精症等。

4．射精障碍：包括早泄、遗精、不射精、逆行射精、射精疼痛、血精等。

【防治妙方】

1．外治自疗方

熏洗法：五倍子 20 克，用文火煎 30 分钟左右，再加入适量温开水，趁热熏龟头数分钟。待水温下降至 30℃ ~ 40℃左右，再将龟头浸泡到药液中约 5 ~ 10 分钟。每晚 1 次，15 ~ 20 天为 1 个疗程。一般 1 ~ 2 个疗程后，龟头皮肤黏膜变厚，即达到治疗目的。有收敛止泄之功效。

外涂法：细辛 50 克，公丁香 50 克，海马 50 克，蛇床子 30 克，淫羊藿 30 克，75% 酒精 500 毫升。将上述中药浸泡入酒精内 30 天，过滤倒入有喷嘴的瓶中，每次房事前，向龟头涂擦或喷洒 1 ~ 2 次，2 ~ 3 分钟后即可房事。有补肾壮阳、固精止遗的功效。

敷脐法：露蜂房、白芷各 10 克，共研细末，醋调成稀糊状，临睡前敷肚脐（神阙穴）上，外用纱布覆盖，用胶布固定，每天或隔天敷药 1 次，连续 3 ~ 5 次，一般用药 5 ~ 7 天可愈。有补肾固精、收敛止泄之效。

2．饮食自疗方

枸杞鸽肉汤：鸽子 1 只，去毛及内脏，洗净切块，与枸杞 30 克放炖盅内，加适量水，隔水炖熟，吃肉饮汤。

牛鞭枸杞汤：牛鞭 1 具，与枸杞 30 克加水炖熟，吃肉饮汤。

海狗肾糯米酒：海狗肾捣烂，与糯米、酒曲酿酒，每日饮 2 次，每次 2 汤匙。

人参山药海狗肾酒：海狗肾一具（切片），人参 15 克，山药 50 克，共放入 1 千克米酒或白酒内浸泡一个月后饮用，每日 2 次，每次 2 汤匙。

黑豆狗肉煲：狗肉 250 克，黑豆 50 克，调以盐、姜、五香粉及少量糖共煮食用。

麻雀菟丝子酒：麻雀 3 只，去毛及内脏，洗净切块，与菟丝子、肉苁蓉各 15 克，共放入 1 千克米酒或白酒内浸泡 15 天后饮用。

麻雀粥：麻雀 5 只，去毛及内脏，洗净切碎，炒熟后与大米煮粥，加盐和葱调味，空腹食用。

公鸡蒸酒：将公鸡 1 只，去毛及内脏，洗净切块，加油和少量盐放入锅中炒熟，然后盛大碗内加糯米酒 500 克，隔水蒸熟或煮熟食用。

枸杞虫草鸡肉煲：冬虫夏草 15 克，鸡肉 500 克左右（不能吃鸡者可用瘦肉），共煮熟后食用。

虫草胎盘煲：冬虫夏草 15 克，鲜胎盘一个，隔水炖熟食用。

猪腰核桃山萸煲：猪腰一对，剖开，去臊腺，将核桃肉 10 克、山茱萸 9 克（或三仲 10 克）、补骨脂 8 克纳入肾内扎好，煮熟食用。

70. 并非不可战胜：膀胱癌

膀胱癌是指原发于膀胱上皮细胞的恶性肿瘤，是泌尿系统肿瘤中最常见的一种，发病率居泌尿系统恶性肿瘤的首位，男女的膀胱癌发生率约为 5 ∶ 2。

【病发诱因】

1. 长期接触如染料、皮革、橡胶、油漆等芳香族类化工物质，易诱发膀胱肿瘤。

2. 大量吸烟、服用非那西汀类药物，日常生活中接触到致癌物质等，也易诱发膀胱癌。

3. 色胺酸和烟酸代谢异常，其中间产物邻羟氨基酚类物质，能直接影响细胞的 RNA 和 DNA 的合成，具有致癌性。

4. 长期慢性感染、膀胱结石的长期刺激以及尿路梗阻，使膀胱壁长期受到慢性、局部刺激，均可能诱发癌肿。而腺性膀胱炎、黏膜白斑被认为是癌前期病变，可直接诱致癌变。

5. 患埃及血吸虫病后，由于膀胱壁中血吸虫卵的刺激容易发生膀胱癌。

【主要症状】

1. 排尿中，可见有血尿，或排出肿块、血块，排出腐肉样物质。

2. 出现排尿困难，点滴而下，甚至尿潴留。

3. 晚期可摸到肿瘤块，并出现严重贫血、浮肿等症状。

4. 出现肺、肝、骨转移时，出现咳嗽、气促、肝功能异常、肝区痛、某处骨痛等相应症状。

【防治妙方】

1. 中药自疗方

蜀葵汤：干蜀葵 40 克，水煎服。利水通淋，清热凉血。主治膀胱癌。

寄生猪苓汤：沙苑子、慈姑各 15 克，桑寄生、猪苓、白花蛇舌草各 30 克，水煎服。补肾解毒，清热利水。主治膀胱瘤。

三苓粉：白茯苓 100 克，猪苓 100 克，土茯苓 200 克。将白茯苓、猪苓、土茯苓分别拣杂，洗净，切成片，晒干或烘干，共研为细末，瓶装，防潮，备用。每日 2 次，每次 10 克，温开水冲服。健脾抗癌，通淋利湿。适用于膀胱癌出现尿血、尿黄、尿频等。

三金汤：金钱草 60 克，海金沙 30 克，滑石 25 克，鸡内金、瞿麦、萹蓄各 20 克，赤芍 15 克，石韦、冬葵子、本通、泽兰各 12 克，甘草梢 10 克，水煎服。清热刮湿，活血化淤。主治膀胱癌。

2. 饮食自疗方

白英猪瘦肉汤：白英（鲜品）30克（干品20克），猪苓20克，赤小豆50克，红枣30克，瘦猪肉150克。将瘦猪肉去油脂，洗净，斩块；赤小豆用清水浸渍半天，至发胀为度，洗净备用；其他用料洗净。将全部用料放入锅内，加清水适量，文火煮2小时即成。调味食用。清利湿毒，适用于膀胱癌。

膀胱癌血尿方：白花蛇舌草（鲜品）30克，小蓟（鲜品）30克，薏米100克，兔肉150克，蜜枣5枚。将兔肉去油脂，斩块；薏米用水浸软；其他用料洗净。将全部用料（小蓟除外）放入锅内，加清水适量，文火煮1.5～2小时；再放入小蓟，再煮30分钟。调味食用。清利热毒，凉血止血，适用于膀胱癌热毒内侵，迫血妄行者。

膀胱癌莪术汤：莪术8克，三七8克，当归10克，红枣10枚，羊肉150克。将羊肉去油脂，洗净，斩块；三七切片；其他用料洗净。将全部用料放入锅内，加清水适量，文火煮1.5～2小时。调味食用。祛淤止血，散结消症。适用于膀胱癌血淤内结者。

车前草马齿苋兔肉汤：车前草（鲜品）50克，马齿苋（鲜品）100克，兔肉150克，陈皮6克。将车前草、马齿苋、陈皮洗净；将兔肉洗净，斩块，放入锅内用开水煮5分钟，取出待用。将全部用料放入锅内，加清水适量，武火煮沸后，文火煲2小时。调味食用。清热利水，凉血补虚。适用于膀胱癌、肾癌或泌尿系统肿瘤手术后，或放疗、化疗后。

茅根竹叶藕：鲜茅根50克，鲜淡竹叶20克，鲜藕100克。将茅根、淡竹叶洗净后，切成寸段，鲜藕洗净，切成小块。先用茅根、淡竹叶加水800毫升，煮20分钟，取汁加少许白糖适量，加入藕块，再文火煨15分钟，即可食用。有清热解毒、凉血止血作用，对本病湿热尿血者有辅助治疗作用。可常服，无任何不良作用。

茯苓薏米梅花饮：茯苓粉20克，薏米50克，红梅花5克。先将茯苓粉用凉水调成浆备用。将薏米淘净，加水500毫升，煮成粥，加入茯苓浆，煮开后再加梅花和适量白糖，再煮开即成。清肝解郁，理气止痛，可改善本病情志抑郁、烦躁易怒之症状。

黄芪党参汤：黄芪20克，党参10克，核桃仁25克，大枣12枚，粳米100克。先将黄芪、党参水煮30分钟，取药液1000毫升，加入核桃仁、大枣和事先淘净的粳米，常规煮成粥，加白糖适量，即可食用。有健脾益肾、补气补血的作用，对本病晚期患者适宜。

龙蛇白鸽：白英、龙葵、蛇莓各30克，白鸽1只，生姜、料酒、盐等调料适量。上三味用纱布包，鸽子去毛去内脏洗净，然后同煮至肉酥烂。去药渣，吃肉喝汤。清热解毒，散结消肿。主治湿热下注之膀胱癌。

桑椹枸杞粥：桑椹、枸杞各 30 克，粳米 100 克。将桑椹、枸杞洗净备用。粳米淘洗干净，下锅加清水适量，煮至半熟，倒入桑椹、枸杞煮熟即可。早晚各温服一碗。补益肝肾，滋阴润燥，清热止血。主治湿热下注之膀胱癌。

清蒸桃胶：桃胶 10 克，冰糖适量。桃胶放碗中，稍加清水和糖。放蒸笼中，清蒸 20 分钟。若有糖尿病史者，可不用冰糖，改用玉米须 30 克。和血益气，止痛通淋。适用于膀胱癌尿血疼痛者。

71. 治愈几率最高的癌症：睾丸癌

睾丸癌是指睾丸的细胞癌变形成的恶性肿瘤，只占男性类癌症总数的 1%。睾丸癌多生于 15 ～ 39 岁的男性身上，是 20 ～ 34 之间男性最常见的癌症，治愈几率也最高。

【病发诱因】

1. 不良基因遗传可诱发睾丸癌的发生。

2. 因各种原因致睾丸发育异常易诱发睾丸癌。

3. 如果睾丸不降到阴囊而滞留于腹腔或腹股沟处，男性患睾丸癌的几率会大大增高，即使通过手术将睾丸移到阴囊也不能降低发病率。

4. 患有克氏综合征（一种性染色体异常，症状为男性激素水平低，不育，乳房丰满），易诱发睾丸癌。

【主要症状】

1. 睾丸肿大，或出现无痛的肿块。

2. 阴囊有沉重感，阴囊里液体突然增多。

3. 男性下腹部、后背或腹股沟（大腿和腹部的连接部位）部位疼痛。

4. 大约 10% 的患者表现为转移癌病状，如锁骨上肿大淋巴结，肺转移咳嗽和呼吸困难等。

5. 可出现睾丸胀、痛等其他不适症状。

【防治妙方】

1. 外治自疗方

马齿苋外敷：马齿苋 120 克。水煎服，每天 1 剂。药渣可包敷患处，每 2 天 1 次，每次敷 30 ～ 60 分钟。对本睾丸癌有辅助治疗作用。

全蝎蜈蚣方：全蝎 6 克，蜈蚣 3 条，炮山甲 6 克，朱砂 3 克，乳香 9 克，没药 9 克。共研细末，每服 1 剂，每天 3 克，早晚各服 1 丸，黄酒送下。治疗睾丸癌。

2. 中药自疗方

八月札夏枯草方：八月札 20 克，石上柏 15 克，夏枯草 30 克，石见穿 30

克。水煎服，每天1剂。治疗睾丸癌。

舌草蜂蜜方：白花蛇舌草120克，蜂蜜60克。水煎去渣，加蜜熬和，分2天6次或8次口服。治疗睾丸癌。

3．饮食自疗方

核桃大麦粥：核桃仁30克，大麦50克。加水共煮成粥，早晚各服食1次。常用，食用于睾丸肿瘤手术或放疗后调养。

小茴香粥：小茴香15克，粳米100克。先煎小茴香取汁，去渣，入粳米煮为稀粥，或用小茴香5克研为细末调入粥中煮食。主治睾心潮肿瘤沉重坠痛。

乌梅卤水汁：乌梅30个，卤水1000毫升。放入砂锅内，煮沸后再用文火煎20分钟，离火放置24小时，过滤备用。成人每天6次，每次3毫升（先从2毫升开始，无不良反应再加至3毫升）。初服可能有轻度腹泻或癌肿局部疼痛加剧，无须处理，可自愈。不能忍受者，可减药量和服药次数。

山药百全排骨煲：山药20克，百全20克，芡实10克，玉竹20克，莲子20克，桂圆10克，猪排骨300克。中药加水文火煮30分钟过滤去渣，加入排骨，再添适量清水。先大火后小火，煲2小时即可。饮汤食肉，每次1小碗，每天1次。主治睾丸肿瘤放疗、化疗等不良反应。

72. 最“猖狂”的传染病：淋病

淋病是由淋病奈瑟菌（简称淋球菌）引起的泌尿生殖系统的化脓性感染，是一种古老常见的性传播疾病，多发生于青年男女。淋病是一种随着人类性活动产生的疾病，在目前开放的年代，人们的性观念发生了很大的变化，淋病传播愈加猖狂。

【病发诱因】

1．淋病患者身上带有淋球菌，是传染淋病的主要传染源，有症状和无症状的患者均可通过性接触而传播。

2．淋病大都通过性交感染，健康女性与男性淋病患者性交后感染机会可达80%以上，健康男性与女性淋病患者性交后有20%的感染机会。

3．可因接触淋病患者的分泌物而直接感染，如新生儿淋菌性眼炎。也可因接触患者衣裤、共用浴盆毛巾等间接感染。此外，还可通过医务人员的手和器具，引起医源性感染。

【主要症状】

1．尿痛轻微，可见血尿，多伴有腰痛、会阴部坠胀感，夜间遗精、精液带血。

2．排尿困难、尿线细弱无力，甚至尿潴留，还可出现性欲减退、勃起不坚、阳痿、早泄及神经衰弱等症状。

3．男性淋病常可并发尿道腺炎、尿道周围组织炎和脓肿、包皮腺炎、输精管炎、精囊炎、副睾炎、鞘膜积液、睾内炎、前列腺炎、龟头包皮炎、淋菌性溃疡等。

4．女性淋病患者由于尿道短，故泌尿道症状不明显，但会出现白带增多、下腹痛等症状，可并发盆腔炎、子宫内膜炎、输卵管炎等，最终导致不孕症，这种情况特别容易漏诊。

5．女性婴儿和青春期前少女，可出现外阴部刺激、红斑、水肿，常伴脓性阴道分泌物及直肠炎。

【防治妙方】

1．药物自疗方

复方新诺明：每次 1 克，每日 2 次，共服 5 ~ 7 天。

环丙氟哌酸（悉复欣）：急性淋病患者 1 次口服 500 毫克，必要时可于第 2 天再服 500 毫克，治愈率可达 99%。

氟嗪酸（泰利必妥）：急性男患者每次口服 400 毫克，女患者每次口服 600 毫克，或男女患者均为每次口服 200 毫克，日服 2 次，连续服用 3 ~ 5 天，治愈率均可达到 95% 以上。该药不仅治疗淋病，还能治疗非淋菌性尿道炎。

2．外治自疗方

敷贴：地龙 1 条，蜗牛 1 个。共捣烂敷脐部，每日 1 换。

敷脐：田螺 7 个，淡豆豉 10 粒，连须葱头 3 个，鲜车前草 3 棵，食盐少许。共捣烂，做饼敷脐部，每日 1 换。

熏洗：苦参、土牛膝、土茯苓、黄柏、蛇床子、枯矾各 20 克。每日 1 剂，煎水坐浴 2 次，其中 1 次须在睡前进行。或先熏洗会阴部。

3．中药自疗方

葵根饮：冬葵根 30 克，车前子 15 克。煎汤取汁，代茶饮。适用于各型淋病。

六味地黄汤：熟地、山茱萸、泽泻、车前子、土茯苓、仙茅、杜仲各 10 克。全方补肾通淋之功。肾阳不足者可加入仙灵脾 10 克。

栀黄车前汤：栀子、黄柏各 10 克，白花蛇舌草 30 克，车前子、金银花、连翘、石韦、冬葵子、当归各 10 克，琥珀粉 3 克，甘草 6 克。水煎服，每日 2 次，每日 1 剂，药渣再煎水外洗局部。适用于湿热下注型的淋病患者。

4．饮食自疗方

凤眼草饮：凤眼草 30 克，用开水浸泡后饮服，每天 3 次，直至痊愈。

大黄鸡蛋：大黄 3 克研末，鸡蛋 1 个，挖 1 个小孔，放入药末，以湿纸封口蒸熟，每日 1 次。

山楂饮：山楂 100 克，水煎分 2 次服用，每日 1 剂，连服 7 天为 1 个疗程。

一般 1 ~ 2 个疗程即可收功。

川楝子饮：川楝子 20 克，砸碎，水煎 2 次，两次药液调匀，早晚分服，5 天为 1 个疗程，一般 1 ~ 2 个疗程即可获满意疗效。

车前草饮：新鲜车前草 10 ~ 20 棵，水煎，大量饮服，很快见效，半个月为 1 个疗程，一般 1 ~ 2 个疗程即可痊愈。

萝卜蜂蜜：萝卜 1500 克，洗净，去皮，切片，用蜂蜜适量浸泡 10 分钟，放在瓦上焙干，再浸再焙（不要焙焦），连续 3 遍。每次嚼服数片，盐水送服，每日 4 ~ 5 次。

滑石粥：滑石 30 克，瞿麦 10 克，粳米 30 ~ 60 克。先将滑石用布包扎，再与瞿麦同入水中煎煮，取汁，去渣，加入粳米煮稀粥。空腹服用。主治淋病属湿热证者。

冬葵汤：冬葵叶 200 克。煮汤食用。适用于淋病属湿热证者。

石韦汤：石韦 15 克，连钱草 15 克，猪鬃草 15 克。水煎取汁，代茶频饮。适用于各型淋病。

第六部分

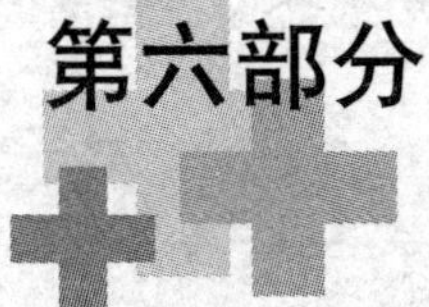

妇科生殖系统

——生命之源的隐忧

73. 最不受欢迎的“好朋友”：月经失调

月经失调也称月经不调，为妇科常见病，表现为月经周期或出血量的异常，或是月经前、经期时的腹痛及全身症状。

【病发诱因】

1. 因下丘脑—垂体—卵巢轴的功能不稳定或缺陷引起。

2. 由生殖器官局部的炎症、肿瘤、发育异常、营养不良、颅内疾患、内分泌功能失调、糖尿病、血液疾病等引起。

3. 使用治疗精神病的药物、内分泌制剂或采取宫内节育器避孕均可能引发月经不调。

4. 情绪异常，长期精神压抑、生闷气或遭受重大精神刺激和心理创伤，可导致月经失调或痛经、闭经。

5. 生活起居无规律，经期受寒冷刺激，会使盆腔内的血管过分收缩，可引起月经过少甚至闭经。

6. 过度节食、嗜好酒烟也能引起月经不调。

7. 手机、电脑、电视、电炒锅、吸尘器等电器长期辐射，影响生理功能，也可导致月经不调。

【主要症状】

1. 经期发生时间或先或后，变化无常，周期不规律，缩短或延长，甚至出现闭经。

2. 经量或多或少，也呈不规律变化。

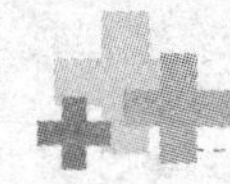

3．月经出现颜色太深、太红，或者色淡、色暗等不规则变化。

4．月经明显异常，出现质稀、稠黏、结块等。

5．在经前、经期或月经干净后不久出现乳房胀痛、头痛、身痛、腹泻、口腔溃疡、眩晕、皮肤风疹块、发热、鼻腔出血、情绪异常如抑郁、烦躁、失眠等一系列症状。

【防治妙方】

1．简易自疗方

陈年高粱根2个，洗净，煮水饮用。适宜于经期过长不净者。

取干茄子片250克，炒黄磨成粉，黄酒送服，每日2次，1次15克，服完可愈。

用益母草90克，红糖50克，橙子30克，水煎服。每日1次，连服数次。

取薏仁根30克。将药洗净，切段，水煎，早、晚空腹饮用，连服十余剂有效。

红高粱花、红糖各适量，水煎，分2次饮服。适宜于月经提前、经量多而鲜红者。

雄鸡冠2个，食盐少许，鸡冠煮熟，蘸盐吃，每日1次，每月3～5次。适宜于虚寒月经不调。

鲤鱼500克，黄酒260克，取鱼肉与黄酒同煮吃，鱼骨焙干研末，早晨用黄酒冲服。适用于经多不净者。

2．饮食自疗方

姜归羊肉汤：当归、生姜各10克，羊肉片100克，加水同煮，熟后加盐，饮汤食肉。适宜于月经后延、量少、腹冷痛等症。

龙眼鸡蛋：龙眼肉50克，鸡蛋1个，先煎龙眼，30分钟后打入鸡蛋，共炖至熟，早晚各1次，连服10天。适用于虚证月经不调。

益母草鸡蛋：鸡蛋2个，益母草30克，将鸡蛋洗净，同益母草加水共炖，蛋熟后去壳再煮20分钟，吃蛋饮汤。适宜于淤血阻滞所致的月经过少，月经后延症。

鳖甲白鸽煲：用鳖甲30克，白鸽1只，米酒少许。将白鸽去毛和内脏，并将鳖甲打碎，放入白鸽腹内，加清水适量，米酒少许，放瓦盅内隔水炖熟，调味服食。适用于肝肾不足之闭经。

茴香酒：小茴香、青皮各15克，黄酒250克，将小茴香、青皮洗净，入酒内浸泡3天，即可饮用。每次15～30克，每日2次，如不耐酒者，可以醋代之。疏肝理气。主治经期先后不定、乳房及小腹胀痛等症。

山楂红花酒：山楂30克，红花15克，白酒250克，将上药入酒中浸泡1周。每次30～45克，每日2次，视酒量大小，不醉为度。功能活血化淤。主治经来量少、紫黑有块、腹痛、血块排出后痛减。忌食生冷，勿受寒凉。

74. 月月“大难”临头：痛经

痛经是指经期前后或行经期间，出现下腹部痉挛性疼痛，并有全身不适，分原发性和继发性两种。对女性来说，痛经是每月遭受的苦难，严重影响日常生活。

【病发诱因】

1．与母亲的遗传有一定的关系。

2．子宫颈管狭窄，月经外流受阻。

3．对疼痛过分敏感的人容易痛经。

4．内分泌如黄体期孕酮升高引发痛经。

5．子宫内放置节育器（俗称节育环）也易引起痛经。

6．精神、神经因素，如少女初潮期心理压力大易痛经。

7．经期剧烈运动、受风寒湿冷侵袭等，均易引发痛经。

8．子宫位置极度后屈或前屈，可影响经血通畅而致痛经。

9．久坐导致气血循环变差、经血运行不畅、爱吃冷饮食品等造成痛经。

10．子宫内膜以及月经血中前列腺素含量升高，引起子宫肌纤维收缩而痛经。

11．子宫内膜异位症、盆腔炎、子宫腺肌症、子宫肌瘤等妇科病易引起痛经。

12．空气不好，受某些工业或化学物质气味刺激，比如，汽油、香蕉水等造成痛经。

13．不良子宫发育不佳容易合并血液供应异常，造成子宫缺血、缺氧而引起痛经。

14．子宫不正常收缩、过度收缩引起子宫肌肉的痉挛，从而产生疼痛而出现痛经。

【主要症状】

1．经血紫黯或有血块，经期或行经前后，发生周期性下腹部胀痛、冷痛、灼痛、刺痛、隐痛、坠痛、绞痛、痉挛性疼痛、撕裂性疼痛，且疼痛会延伸至骶腰背部，甚至波及大腿及足部，轻者用热水袋热敷一会儿可缓解。

2．常伴有乳房胀痛、肛门坠胀、胸闷烦躁、悲伤易怒、心惊失眠、头痛头晕、恶心呕吐、胃痛腹泻、四肢冰凉、冷汗淋漓、虚脱昏厥等全身症状。

3．月月耗血失血会引起贫血，且长期遭受痛经折磨，可出现面色苍白、肤色无华、形体消瘦乏力、头晕眼花、心慌气短、弱不禁风，还容易引起其他疾病。

【防治妙方】

1．外治自疗方

按摩：先用拇指点按肚脐、气海、关元、中极、归来、三阴交、灵台、至阳，每穴半分钟。然后仰卧位，用右手掌按揉下腹部（脐以下）约3分钟，再由脐部向耻骨联合（阴部前方高骨）推摩30分钟。要求经前1周开始自我按摩，每日1次，月经干净后3天结束。

刮痧：主要刮拭大椎、肩井、大杼、膏肓，配刮关元至中极、地机至三阴交穴，轻刮足三里、命门经穴。每穴各3～5分钟。

拔罐：取肾俞、胸腰部（后背）、骶椎两侧、下脘穴，选用大小适当的玻璃火罐，用闪火法将罐吸附于所选部位上，每次只拔2～3罐，留罐25～30分钟，每日1次，7～10次为1个疗程。

敷贴：将肉桂10克，吴茱萸20克，茴香20克研为末，用白酒调成糊状加热敷脐，每日1次，经前连用3天，适用于寒凝血淤型痛经。

外敷：药用川乌、草乌各5克共研细末，再用葱汁、蜂蜜调匀，外敷少腹部疼痛处，每敷2～3小时，每日1次。

白药填脐法：取云南白药适量，白酒调为稀糊状，填于肚脐处，外用胶布固定，并可用热水袋热熨肚脐处，每日2～3次，每次10～15分钟，药糊每日1换，连续3～5天。

芥糊填足法：取白芥子12克，研为细末，加面粉适量，米醋调为稀糊状，外敷足心涌泉穴，包扎固定，每日1换，还可配合外敷关元、气海穴。

药酊摩擦法：取云南白药酊适量，涂于脐下关元穴、气海穴部位，用手摩擦，当有发热感并传至腹内时疼痛即止。

足浴方：取益母草、香附、乳香、没药、夏枯草各20克，水煎2000毫升足浴，每次15～20分钟，每日1次，连续3～5天。

取嚏疗法：皂荚30克，冰片10克，共研极细末，取少许置于掌中，吸入少许，顷刻喷嚏频作，继而微汗痛减。每日可行2～3次。

贴穴疗法：取关元穴、三阴交穴，用半张伤湿止痛膏分别贴于以上二穴，并用拇、食指按压，每天3～5次，药膏3～5天更换1次。急性子或王不留行子，用伤湿止痛膏粘贴于三阴交穴、中冲穴。

2. 饮食自疗方

玄胡益母草煮鸡蛋：玄胡20克，益母草50克，鸡蛋2个。将以上3味加水同煮，待鸡蛋熟后去壳，再放回锅中煮20分钟左右即可饮汤，吃鸡蛋。具有通经、止痛经的功效。

姜枣花椒汤：生姜25克，大枣30克，花椒100克。将生姜去皮洗净切片，大枣洗净去核，与花椒一起装入瓦煲中，加水1碗半，用文火煎剩大半碗，去渣留汤。饮用，每日1剂。具有温中止痛的功效。适用于寒性痛经。

红花酒：将30克红花放入玻璃瓶中，加500毫升米酒浸泡。每日振摇1次，1周后可饮。每次10～30毫升，每日1～3次，加红糖调服。孕妇（孕妇产品，孕妇资讯）忌用。活血通经，祛淤止痛。适用于痛经等症。

月季花茶：夏秋季节摘月季花花朵（紫红色半开放花蕾、不散瓣、气味清香者为佳），泡之代茶饮。每日多次饮用。具有行气、活血、润肤的功效。适用于月经不调，痛经等症。

痛经茶：香附、乌药、延胡索各10克，肉桂3克，共研细末。月经前或行经时隐痛、胀满、阴冷，可取药末，以沸水冲泡，代茶饮用。每日2剂，连服3～5天。温经、理气、止痛作用较强。

调经茶：当归60克，川芎10克，益母草45克，共研细末。凡经行腹痛，月经量少而不畅者，可取适量药末以沸水冲泡或加水稍煎煮，代茶频饮，每日1剂，连服5天。补血、调经、止痛作用强。

活血茶：红花5克，檀香5克，绿茶1克，赤砂糖5克。先将红花、檀香研碎后与绿茶稍加煎煮，加入赤砂糖后饮服。每日1～2剂，连服3～5天，有活血、化淤、止痛的作用。

益母膏：益母草1千克煎成膏，经前后腹痛者，于行经前3天起每次吃1匙，每日2次，早晚空腹吃。

玉簪花：玉簪花20克，红糖25克，煮鸡蛋3枚食用，每日1次。治疗痛经。

牡丹花根：用红牡丹花根煮甜酒糟吃，每日1次。治疗痛经和月经不调。

75. 经断前后的“标示牌”：更年期综合征

更年期综合征是指由于更年期精神心理、神经内分泌和代谢变化，所引起的各器官系统的症状和体片综合症候群，属妇科常见病之一。

【病发诱因】

1．随着年龄的增长，卵巢功能的衰退，分泌雌激素和排卵逐渐减少并失去周期性，直至停止排卵。

2．各器官系统疾病影响内分泌调节，形成经期综合征，如高血压、高脂血、肥胖症、糖尿病等。

3．处于绝经期的妇女面临一些社会问题如职业困难、离婚、孩子长大离开身旁等，给她们带来精神压力，造成情绪变化，在一定程度上干扰了绝经期妇女的生活，影响了内分泌的调节。

【主要症状】

1．月经周期间隔时间延长，经期出血逐渐减少、时间缩短，以致逐渐停经。但也有月经量突然增多，伴有大量血块的情况。

2．头颈部潮红，发热出汗，头晕目眩，头痛耳鸣，腰痛，口干，喉部有烧灼感，思想不易集中，而且紧张激动，性情急躁，失眠健忘，皮肤发麻发痒等。

3．尿道缩短、黏膜变薄、括约肌松弛，常有尿频或尿失禁，尿道口易产生红色肉阜，膀胱也因黏膜变薄而有反复发作的膀胱炎。

4．骨质疏松，皮肤干燥、弹性减弱、有时瘙痒，乳房萎缩、变质、下垂等。

5．生殖器官萎缩、阴道干燥疼痛、外阴瘙痒、子宫脱垂、阴道壁膨出等。

【防治妙方】

1．按摩自疗方

按摩风池穴、天柱穴、合谷穴、中冲穴、关冲穴、少冲穴、阴阳穴，可有效缓解症状。

用大纽扣放在双脚脚底涌泉穴上（凹凸面对准脚底），用橡皮膏加以固定，白天穿鞋走路，晚上除去。

2．药浴自疗方

当归、川芎、柴胡、栀子、夏枯草、大豆异黄酮等煎汤洗浴。纯正中药材，补血祛烦、平肝潜阳，适用于50岁以上人群长期使用。

3．中药自疗方

生熟地、元参、党参、天冬、麦冬、柏子仁、当归、炒远志各9～15克，炒枣仁15～30克，五味子6克，煎服。

凡栀逍遥汤方：丹皮8克，炒山栀8克，醋炒柴胡15克，当归10克，茯苓10克，白芍15克，白术10克，薄荷10克，生姜6克，炙甘草8克。煎服。

4．饮食自疗方

甘麦饮：小麦30克，红枣10枚，甘草10克，水煎。每日早晚各服1次。适用于绝经前后潮热出汗、烦躁心悸、忧郁易怒、面色无华者。

杞枣汤：枸杞、桑椹、红枣各等份，水煎服，早晚各1次；或用山药30克，瘦肉100克炖汤喝，每日1次。适用于更年期头晕目眩、饮食不香、困倦乏力及面色苍白者。

生地黄精粥：生地、制黄精、粳米各30克，先将2味水煎去渣取汁，用药汁煮粳米粥食之。每日1次。适用于更年期饮食不香、困倦乏力者。

赤豆薏米红枣粥：赤小豆、薏米、粳米各30克，红枣10枚，每日熬粥食之。1日3次。适用于更年期有肢体水肿、皮肤松弛者。

合欢花粥：合欢花（干品）30克或鲜品50克，粳米50克，红糖适量。将合欢花、粳米、红糖同放锅内加水500毫升，用文火煮至粥熟即可。每晚睡前1小时空腹温热食用。具有安神解郁、活血悦颜、利水消肿等功效。适用于更年期易怒忧郁、虚烦不安、健忘失眠等症。

甘麦大枣粥：大麦、粳米各50克，大枣10枚，甘草15克。先煎甘草，去渣，后入粳米、大麦及大枣同煮为粥。每日2次，空腹食用。具有益气安神，宁心美肤的功效。适用于妇女更年期精神恍惚、失眠盗汗、舌红少苔者。

枸杞肉丝冬笋：枸杞、冬笋各30克，瘦猪肉100克，猪油、食盐、味精、酱油、淀粉各适量。炒锅放入猪油烧热，投入肉丝和笋丝炒至熟，放入其他佐料即成。每日1次。适用于头目昏眩、心烦易怒、经血量多、面色晦暗等。

76. 内分泌紊乱惹的祸：功能性子宫出血

功能性子宫出血简称功血，是指异常的子宫出血，经诊查后未发现有全身及生殖器官器质性病变，而是由于神经内分泌系统功能失调所致，是一种常见的妇科疾病，90%以上的青春期女孩和女青年有不同程度的功能性子宫出血。

【病发诱因】

1．青春期功能性子宫出血是因为月经初潮时，下丘脑—垂体—卵巢轴正处在逐渐成熟的过程中，所以月经初潮两年内，月经周期不规则比较正常，一般能自行调整恢复。

2．更年期功能性子宫出血和生育年龄妊娠妇女的功能性子宫出血，多数是器质性病变引起，如炎症、赘肉、子宫肌瘤、子宫内膜异位等，应及时到医院检查确诊。

【主要症状】

1．月经提前或错后，完全没有规律。

2．月经周期缩短，一般少于21天，出血量和出血天数正常。

3．月经周期正常，但是每次出血量过多，可达数百毫升。

4．有的虽然月经周期正常，但在月经来潮之前已有数天少量出血，颜色往往发暗，月经来潮数天后又淋漓不尽，月经前后可持续出血10多天。

5．在月经干净后10天左右，阴道又流出少量血液，有时一两天即干净，称为排卵期出血。

【防治妙方】

1．中药自疗方

养阴止血汤：煅牡蛎、花蕊石、陈棕炭各30克，生地24克，侧柏叶15克，生白芍、黄芩、玄参、石斛、地骨皮、藕节炭各12克，水煎服。养阴固摄，止血清热。

扶脾舒肝汤：党参15克，白术、茯苓、焦艾、白芍（土炒）、炒蒲黄各9克，血余炭、柴胡各6克，水煎服，每日1剂，日服2次。培土抑木，佐以止血。

固肾调经汤：黄芪、熟地、侧柏叶炭各15克，川断（或补骨脂）12克，巴戟天（或仙茅）、当归、白芍各10克，炒艾叶炭6克。水煎服，每日1剂，日服2次。固精补肾，养血止血。

芪断固崩汤：黄芪40克，续断20克，熟地、枸杞各15克，茜草12克，山茱萸、炒白术、炒白芍、炙甘草各 10 克。水煎，兑服生三七末 6 克，每日 1 剂，日服 3 次。补肾固中益阴，祛淤止血。

2. 饮食自疗方

红糖木耳：木耳 120 克（水发），红糖 60 克。先将木耳煮熟，加入红糖拌匀。1 次服完。连服 7 天为 1 个疗程。适用于功能性子宫出血。

玉米须猪肉汤。玉米须 15 ～ 30 克，猪肉 250 克。将上二味同煮，待肉熟后食肉喝汤。每日 1 剂。适用于功能性子宫出血。

乌梅膏：净乌梅 1500 克。将乌梅加水 3000 毫升，用炭火煎熬，待水分蒸发至一半，再加水至原量，煎浓，用干净纱布滤去渣，装瓶待用。服用时加白糖调味，成人每次服 5 ～ 10 毫升，开水冲服，日服 3 次。适用于功能性子宫出血。

二鲜汁：鲜藕节、鲜白萝卜各 500 克。以上用料洗净共捣烂，用干净纱布包裹取汁，加冰糖适量即可饮用。具有清热凉血、止血固经及增白皮肤的功效。适用于月经过多、子宫月经出血等症。

鲜大蓟（或小蓟）2500 克，绵白糖 500 克，将鲜大蓟洗净切碎，加水适量，中火煮 1 小时后，去渣，然后以文火浓缩，停火待温时加入绵白糖吸净药液，经冷却晾干，轧粉装瓶，每次服 10 克，滚开水冲服，每天 3 ～ 4 次。凉血止血，适用于子宫出血。

3. 其他自疗方

蚕茧 3 克，研为细末后，以热酒送服。活血散淤。

棉籽饼 100 克，用砂锅焙干，研为细末，以黄酒冲服。止血调经。

槐花 15 克，将槐花焙焦，研为细末，以米酒送服。清热凉血、止血调经。

生地黄 10 克，米酒 1500 毫升。生地黄用木臼捣取自然汁，去渣后用米酒和匀后置于瓷器中，上锅蒸熟，每次温饮 1 ～ 2 小杯，直至病愈。

77. 威胁女性的杀手：卵巢囊肿

卵巢囊肿是指卵巢出现囊样的肿块，各种年龄均可患病，其中以 20 ～ 50 岁最多见，是育龄期妇女最常见的一种疾病，恶变率较高，是威胁妇女生命最严重的恶性肿瘤之一。

【病发诱因】

1. 月经期间，经血逆流会使脱落的子宫内膜碎片经输卵管进入腹腔，种植于盆腔腹膜，并继发生长和蔓延，发展成子宫内膜异位症，形成卵巢囊肿。

2. 当女性生殖系统体腔上皮受到炎症、创伤雌激素过高等因素的影响时，或反复受经血激素或慢性炎症的刺激，可以化生为子宫内膜样组织，形成子宫内膜异位症，诱发卵巢囊肿。

3．若局部免疫功能不足或逆流腹腔内的内膜细胞数量过多时，免疫细胞不足以将细菌杀灭，即发生子宫内膜异位症，形成卵巢囊肿。

4．下丘脑—垂体功能异常，使内分泌无周期性改变，并直接作用于卵巢的卵泡膜细胞，使卵巢内卵泡膜细胞产生过多雄激素。

5．长期的饮食结构不均衡、生活习惯不良、心理压力过大等因素造成体质过度酸化，人体整体的机能下降和内分泌失调，引起肾虚，进而引起下焦代谢循环变慢，造成卵巢疾病，从而发展为卵巢组织异常增生，终致卵巢囊肿，甚至癌变。

【主要症状】

1．下腹不适感为患者未触及下腹肿块前的最初症状。

2．腹围增粗，按腹部而发现腹内有肿物，腹胀不适。

3．感觉腹痛，尤其突然发生者，恶性囊肿多引起腹痛、腿痛。

4．还有月经紊乱、压迫症状、恶心、呕吐等症状。

【防治妙方】

1．中成药自疗方

人参鳖甲煎丸、大黄蛰虫丸、异变衍生元、榕消得生片治疗卵巢囊肿、子宫肌瘤、乳房肿块。

当归20克，茯苓、三棱、莪术各15克，皂角刺、赤芍、桃仁、生黄芪各12克，桂枝、白芷、穿山甲、制乳香、制没药、制大黄、柴胡各10克，红花6克。将上药用水煎2次后混合，浓缩至50毫升左右，待温凉后，用50毫升针筒抽取药液，接肛管灌肠。灌肠前先排空大小便，尽可能将药液保留1小时以上。一般每晚灌1次，急性而症状较重者可1天灌2次。余下的药液仍可分次口服，以增药效。7～15天为1个疗程，一般治疗2个疗程。

2．饮食自疗方

山楂木耳糖水：山楂100克，黑木耳50克，红糖30克。山楂水煎约500毫升去渣，加入泡发的黑木耳，文火煨烂，加入红糖即可。每天2～3次，5天服完，可连服2～3周。活血散淤，健脾补血。适于卵巢囊肿、月经不畅者服用。

核桃山药鸡：将山药40克去皮，纵切成长约10厘米的薄片。核桃仁30克洗净。将净母鸡1只（重约1500克）去爪，剖开背脊，抽去头颈骨（留皮），下沸水锅焯水，洗净血秽。将鸡腹向下放在汤碗内，加黄酒50毫升，精盐适量，鲜汤1000毫升，山药，核桃仁，将水发香菇25克，笋片25克，火腿片25克摆在鸡面上，随即上笼蒸2小时左右，待母鸡酥烂时取出即成。佐餐食用。补气健脾，活血化淤，适于卵巢囊肿。

田七乳鸽：将乳鸽1只宰杀后去毛及内脏，洗净，放入锅中，加入洗净的田七2克、姜、精盐适量和适量清水，先用大火烧沸，再用小火炖熟即成。可当菜佐餐，吃肉饮汤。补气活血，化淤散结，适于卵巢囊肿。

78. 生产后的风险：子宫脱垂

子宫从正常位置沿阴道下降，宫颈外口达坐骨棘水平以下，甚至子宫全部脱出于阴道口以外，称为子宫脱垂。

【病发诱因】

1. 分娩造成宫颈、宫颈主韧带与子宫骶韧带的损伤及分娩后支持组织未能恢复正常易造成子宫脱垂。

2. 产褥期产妇多喜仰卧，且易并发慢性尿潴留，子宫成后位，子宫轴与阴道轴方向一致，腹压增加时，子宫即沿阴道方向下降而发生脱垂。

3. 产后习惯蹲式劳动，如洗尿布、洗菜等，都可使腹压增加，促使子宫脱垂。

4. 未产妇因生殖器官支持组织发育不良也可诱发子宫脱垂。

【主要症状】

1. 腹下部、阴道、会阴部有下坠感，阴道有块状物掉出感，腰背酸痛，劳动后更重。

2. 如子宫脱出阴道口以外，会因常受摩擦而溃烂，分泌物增多，出血，组织角化，并会因为膀胱膨出而出现泌尿疾病的相似症状。

3. 因淤血而造成子宫肥大者，还可能出现月经过多。

4. 脱垂的子宫能收缩还原者，对性生活和妊娠均无大的障碍。

【防治妙方】

1. 运动自疗方

叩齿：上下牙齿轻叩 36 次。

舌功：用舌头在口腔内上下左右运转各 18 次。

漱津：闭嘴鼓漱 36 次，将所增的唾液分次咽下，并用意念默送至丹田，耳膜内听咽声。

搓腰：两手掌互相摩擦，直至发热后，再揉两侧腰部各 18 次。

和带脉：两手互握放在小腹前大腿内侧上，上身先做自左向右的旋转动作，约 18 次；继之做自右向左的旋转动作，约 18 次。旋至探胸时结合吸气，至缩胸时结合呼气。

提会阴：左手中指抵会阴穴，掌根放耻骨联合处。吸气，凸腹，中指向上提 3 次；呼气，手指放松。左右手交换各练 9 次。

2. 外治自疗方

按摩疗法：选取子宫反射区，重点按摩 3 ～ 5 分钟，每日 2 ～ 3 次。

贴脐疗法：取五倍子 10 克研细末，渗入黑膏药中贴脐中。每天换药 1 次，直至病愈为止。

敷脐疗法：取蓖麻仁 10 克，醋炒研细，用热米饭适量共捣如泥，做饼敷于脐中，纱布覆盖，包扎固定。每晚临睡前换药 1 次，直至子宫复位、疗效稳定为止。

3．药食自疗方

二麻猪肠汤：升麻 10 克，胡麻仁 100 克，猪大肠 300 克，调料适量。将大肠洗净，升麻布包，与芝麻同放入大肠中，置锅中，加清水适量同炖至大肠熟后，去升麻，食盐、味精调味，饮汤食肠，隔日 1 剂，连续 3 周。可益气升提，适用于气虚下陷所致的子宫脱垂。

鳊鱼黄芪汤：鳊鱼 1 尾，黄芪 20 克，枳壳 10 克，调料适量。将鳊鱼去鳞杂、洗净，与黄芪、枳壳加水同煮沸后，再煮 30 分钟，去渣取汁，食盐、味精、料酒调服，每次 200 毫升。每日 2 次。可益气升提，适用于气虚下陷所致的子宫脱垂。

升麻龟肉汤：升麻 10 克，大枣 10 枚，龟肉 150 克。将龟肉洗净、切块，与诸药同置锅中，加清水适量煮熟后，饮汤食肉，每日 1 剂。可补血益气，升举阳气，适用于气虚下陷所致的子宫脱垂。

黄芪甲鱼汤：黄芪 30 克，枳壳 15 克，杜仲 10 克，甲鱼 1000 克，调料适量。将甲鱼去甲壳肠杂，洗净，切块，诸药布包，加清水适量同炖至甲鱼熟后，去药包，葱花、姜末、食盐、料酒、味精等调味服食，2 日 1 剂。可滋补肾阴，益气固脱，适用于肾气不固型子宫脱垂。

鲫鱼黄芪汤：鲫鱼 200 克，黄芪 20 克，炒枳壳 9 克。鲫鱼去腮、鳞、内脏。先煎黄芪和炒枳壳 30 分钟后下鲫鱼，再加入少许的姜和盐，鱼熟后取汤饮之，连服 7 日为 1 个疗程。补中益气，适用于子宫脱垂。

黄鳝老姜汤：取黄鳝 2 条，去内脏用清水漂洗后切成段，加几片生姜和少量盐，用文火煮汤，肉熟后饮汤食肉。补中益气，适用于气虚所致的子宫脱垂。

金樱子粥：金樱子 15 克，大枣 10 枚，大米 200 克。将大枣去核，先取金樱子水煎取汁，加大米、大枣煮粥服食，每日 1 剂。可补肾固脱，适用于肾虚不固所致的子宫脱垂。

丝瓜络炭酒：取丝瓜络 120 克，黄酒少许。将丝瓜络烧炭存性，研成细末。每天早晚各服 1 包，用白开水冲少许黄酒送服。7 天为 1 个疗程，连服 2 ~ 3 个疗程。有清热利湿凉血的作用，适宜于湿热下注所致的子宫脱垂。轻度子宫脱垂者忌服。

79. 多产成疾患：子宫肥大症

子宫肥大症是指子宫均匀增大，肌层厚度超过 2.5 厘米以上，伴有不等程度子宫出血的一种疾病，常由多产引起。

【病发诱因】

1．妇女生育次数较多，其子宫肌层内弹力纤维组织在平滑肌间及血管周围增生，致使子宫肥大。

2．女性因雌激素持续刺激，可使子宫肌层肥厚致病。

3．慢性附件炎、盆腔结缔组织炎及子宫慢性肌炎长期刺激子宫，引起子宫充血、水肿，子宫肌层内胶原纤维增生，使子宫纤维化，导致不同程度的子宫肥大。

4．盆腔淤血引起子宫结缔组织增生，也可导致子宫肥大。

5．子宫内腺体的深部可能出现黏液潴留，形成大小不等的囊肿，逐渐使子宫变得肥大。

6．原发性子宫血管病变等也可能引起子宫肥大。

【主要症状】

1．多为3胎产以上的产妇，患病时间长。

2．月经量过多，持续天数延长；或周期缩短至20天左右，经量及持续天数无明显改变；或月经期延长，但经量不多。

3．流血量过多的患者会出现贫血的相应症状。

【防治妙方】

1．外治自疗方

宫颈敷药法：蒲公英、地丁、蚤休、黄柏各15克，黄连、黄芩、生甘草各10克，冰片0.4克，儿茶1克。研成细末，敷于宫颈患处，隔日1次。适用于急性宫颈炎。

双料喉风散：先擦去宫颈表面分泌物，再将药粉喷涂于患处，每周2次，10次为1个疗程。适用于急性宫颈炎及宫颈糜烂。

养阴生肌散：清洁宫颈，将药粉喷涂于患处，每周2次，10次为1个疗程，适用于宫颈糜烂。

阴道灌洗法：野菊花、苍术、苦参、艾叶、蛇床子各15克，百部、黄柏各10克。浓煎20毫升，进行阴道灌洗，每日1次，10次为1个疗程。适用于急性宫颈炎。

2．饮食自疗方

消瘤蛋：鸡蛋2个，壁虎5只，莪术9克，加水400毫升共煮，待蛋熟后剥皮再煮，弃药食蛋，每晚服1次。散结止痛，祛风定惊。适于气滞血淤型。

二鲜汤：鲜藕120克切片、鲜茅根120克切碎，用水煮汁当茶饮。滋阴凉血，祛淤止血。适于月经量多，血热淤阻型。

银耳藕粉汤：银耳25克，藕粉10克，冰糖适量，将银耳泡发后加适量冰糖炖烂，入藕粉冲服。有清热润燥止血的功效。适于月经量多，血色鲜红者。

80. 引起不孕的“背后黑手”：女性性功能失调

女性性功能失调是比较常见的现象，常见的有性欲丧失、性高潮缺乏、性交不适（性交痛）和阴道痉挛等，不仅仅影响夫妻性生活质量，还会引起不孕。

【病发诱因】

1．精神压抑忧虑、生活压力过大、事业上遭受打击、夫妇感情不和等易致女性性功能失调。

2．过去有痛苦的性经历、性交痛等易使女性害怕性生活、拒绝性生活，并逐渐丧失性欲。

3．由于性腺功能不足、垂体腺瘤分泌乳素等器质性病变也可引起女性性功能失调。

【主要症状】

1．长期无性欲，可表现为一开始就对性行为不感兴趣，或对性生活接受能力降低。

2．一贯对性生活有病态性憎恶反应，对接吻、拥抱等任何形式的性接触都持否定态度，尽量躲避性刺激，一想到性生活就感到忧虑、厌恶，甚至出现出汗、恶心、呕吐和腹痛。

3．可能出现有性欲高潮功能障碍，即虽有性兴奋，但从未出现过性高潮。

4．性交时因阴道痉挛、疼痛而使阴茎不能进入阴道。

【防治妙方】

1．简易自疗方

虾50克，与韭菜250克炒熟后食用。

肉苁蓉加大米、羊肉煮稀粥，佐调味品食之。

鸽子1只，去毛及内脏，加枸杞30克，文火炖熟服用。

淫羊藿适量，塞入鸡肚内煮之，弃药吃鸡，用母鸡最好。

海马30克，当归50克，浸酒7天，每日随量饮之。

狗肉250克，黑豆50克，调盐、五香粉及少量糖，煮熟后食用。

鲜胎盘1只（第一胎男孩最佳），冬竹10克，冬虫夏草10克，加调料蒸熟食用。

鸽子1只，枸杞30克，加调料蒸熟食用。

麻雀2只，枸杞15克，加调料蒸熟食用。

公鸡1只，枸杞40克，加调料蒸熟食用。

公鸭1只，枸杞20克，冬竹10克，冬虫夏草10克，加调料蒸熟食用。

猪腰子两只（去除腥线），枸杞30克，加调料（黄酒等）蒸熟食用。

河虾250克，韭菜200克，加调料炒熟食用。

2．饮食自疗方

五子投胎：鲜胎盘一具，覆盆子、菟丝子、枸杞、五味子、车前子各 10 克。胎盘漂洗干净切块，其他诸药捣碎用纱布包好，两者隔水炖熟，调味服食。

东海三豪：淡菜、海参、蚝各 50 克。淡菜浸透，海参水发洗净切片，同蚝三者煲汤，调味服食。

苁蓉煲羊肾：肉苁蓉 10 ~ 30 克，羊肾 1 付。肉苁蓉切碎，羊肾洗净切片，煲汤调味服食。

虫草童子鸡：冬虫夏草 15 克，500 克左右童子鸡 1 只。将鸡除内脏留肝，隔水炖熟，调味服食。

三味羊肉汤：羊肉 500 克，仙灵脾、锁阳、黄精各 15 克。羊肉洗净切块，仙灵脾、锁阳、黄精研末，用纱布包好，肉与药同煲至肉烂，调味服食。

81. 白领一族的烦恼：卵巢早衰

卵巢早衰是指已建立规律月经的妇女，40 岁以前（正常妇女卵巢功能 45 ~ 50 岁时才开始衰退），由于卵巢功能衰退而出现持续性闭经和性器官萎缩，常有促使性腺激素水平的上升和雌激素的下降，多发于白领女性。

【病发诱因】

1．由染色体异常等遗传方面的原因引起卵巢早衰。

2．可能与月经初潮年龄有关，月经初潮年龄越早，绝经越早。

3．患有自身免疫性疾病，其免疫机制往往会错误地将卵巢组织内的生殖细胞当成外来的异物而予以杀伤、破坏，从而导致卵巢早衰。

4．幼年时若受到腮腺炎病毒感染并发卵巢炎，出现病毒血症者，性腺若遭受破坏，损害卵巢的功能，进入青春期后可致始基卵泡很快耗尽而致病。

5．与生育状况有关，首孕年龄越大，绝经越早；哺乳时间越长，绝经越晚；口服避孕药时间越长，绝经越晚。

6．现代女性精神压力过大，学习工作紧张，生活节奏加快，饮食习惯不佳等，都可引起卵巢早衰。

7．少女长期穿紧身衣，不仅会影响发育，导致卵巢发育受限，还会诱发乳腺增生或囊肿等疾病。

【主要症状】

1．过早绝经：40 岁以前出现月经稀少，经期缩短，经量减少，渐至闭经，但大多数患者月经规律正常或停服避孕药后而突然闭经，或出现面部潮红、出汗、烦躁、情绪不稳定等更年期综合征，还可出现老年性阴道炎、生殖器官萎缩等，有的还有尿频、排尿困难等症状。

2．不孕：长时间不孕，可能伴有性冷淡、阴道干涩、性交困难等。

3．其他：可伴有其他自身免疫性疾病的临床表现，如桥本甲状腺炎、重症肌无力、全身性红斑狼疮等相应症状。

【防治妙方】

1．中药自疗方

党参白芍山药汤：党参、炒白芍、当归各15克，山药、炒枣仁各30克，麦冬、熟地各24克，炒白术12克，砂仁（后下）、炙甘草各6克。加水适量，煎熬2次，每次沸后以小火煎30分钟，合并药汁，分3次饭后服，每天1剂。适用于卵巢早衰。

仙茅知母黄精汤：仙茅、淫羊藿、巴戟天、知母、当归、黄柏、牡丹皮、黄精各15克，紫草30克。每日1剂，水煎2次，每次150毫升，2煎相合，早晚分服。服药3个月为1个疗程。滋阴降火，补肾活血。主治卵巢早衰和无反应卵巢综合征。

八珍汤：当归、生地、炒白芍、川芎、党参、炒白术、茯苓、桑寄生、淫羊霍、女贞子、桑椹、杜仲、山芋各15克，甘草5克，水煎服，2日1剂，连用20～50剂。适用于卵巢早衰。

2．饮食自疗方

鲜奶粳米粥：粳米100克，鲜奶250毫升。共煮成粥，服食。

加味银耳粥：银耳、红枣、枸杞、莲子、桂圆适量。共煮成粥，服食。

荷叶薏米粥：荷叶10克，薏米15克，陈皮10克，粳米15克。共煮成粥，服食。

首乌山楂汤：首乌10克，山楂10克，玉竹10克，粳米20克，共煮成汤，服食。

灵芝猪蹄汤：灵芝15克，猪蹄1只，料酒、精盐、味精、葱段、姜片适量，共煮成汤，服食。

甲鱼汤：山药50克，桂圆50克，甲鱼1只，料酒、精盐、葱段、姜片、鸡汤各适量，共煮成汤，服食。

十全大补汤：猪肉500克，墨鱼、猪肚各50克，党参、茯苓、白芍、黄芪、白术各10克，肉桂3克，熟地、当归各15克，炙甘草、川芎各6克，姜30克，猪骨、葱、花椒、料酒各适量。共煮成汤，服食。

82. 私处透露的信号：白带异常

白带的色、质、量发生异常改变称为白带异常。白带异常是妇产科患者的常见症状，是妇科疾病的信号，绝大多数女性一生中都会有一次或数次白带不正常的情况出现。

【病发诱因】

1．由于不注意个人清洁卫生，使病原体由阴道口进入生殖道，发生感染，白带增多。

2．阴道滴虫在性活动时相互传染，引起感染炎症。

3．分娩造成的裂伤或性行为损伤造成子宫颈发炎，可导致子宫颈糜烂而使白带增多。

4．滤过性病毒感染子宫颈、阴道以及外阴部，常会导致白带增多。

5．白色念珠菌感染后引起白带增多。

6．身体异常，体内逐渐缺乏雌激素，致使阴道壁会渐渐变得脆弱而容易受到细菌感染而发生炎症，导致白带增多。

7．阴道内有纱布、卫生棉塞、月经栓等，会刺激生殖器官而使白带增多。

【主要症状】

1．腰酸，白带像糨糊发黏、量多，常浸染于内裤，无其他症状。

2．白带量多，呈泡沫状，或呈絮状豆渣样，常伴有外阴和阴道瘙痒。

3．白带呈黄色或绿色，多伴有周身无力、低热等症状。

4．白带清澈如水，常湿透内裤，有臭味。

5．白带明显减少或缺乏，出现阴道干涩、灼热疼痛、性欲减退、性交困难不适等症状，还可伴有头晕耳鸣、肢体酸软无力、烦躁不安、毛发稀疏等症状。

【防治妙方】

1．外治自疗方

推擦腰腹：脊柱两侧从裤带向下直到尾骨，反复推擦直到发热。肚脐下三寸用手掌鱼际反复转圈搓擦至热。每日 2 次。

药浴疗法：苦参 40 克，蛇床子、黄柏各 30 克，苍术、薏米各 15 克。每日 1 剂，水煎 1 小时，滤渣取液，洗浴外阴道及阴道，每日 3 次。7 天为 1 个疗程。用药 1 ~ 3 个疗程。

2．中成药自疗方

愈带丸每次 15 克，每日 2 次；或人参归脾丸，每次 1 丸，每日 3 次。健脾化湿。

治带片每次 5 片，每日 3 次；或二妙散，每次 10 克，每日 2 次。清热化湿。

3．饮食自疗方

白果豆腐煎：白果 10 个（去心），豆腐 100 克，炖熟服食。适于温热型白带异常。

三仁汤：白果仁 10 个，薏米 50 克，冬瓜仁 50 克，水煎，取汤半碗，每天 1 次。适于温热型白带异常。

藕汁鸡冠花汤：藕汁半碗，鸡冠花 30 克，水煎，调红糖服，每日 2 次。适于温热型白带异常。

鱼鳔炖猪蹄：鱼鳔20克，猪蹄1只，共放砂锅内，加适量的水，慢火炖烂调味食，每日1次。适于脾虚型白带异常。

鸡肉白果煎：鸡肉200克（切块），白果10克，党参30克，白术10克，山药30克，茯苓15克，黄芪30克，煮汤，去药渣，饮汤食肉。每日1次。适于脾虚型白带异常。

扁豆止带煎：白扁豆30克，山药30克，红糖适量。白扁豆用米泔水浸透去皮，同山药共煮至熟，加适量红糖，每日服2次。适于脾虚型白带异常。

胡椒鸡蛋：胡椒7粒，鸡蛋1枚，先将胡椒炒焦，研成末。再将鸡蛋捅一小孔，把胡椒末填入蛋内，用厚纸将孔封固，加水置于火上煮熟，去壳吃，每日2次。适于脾虚型白带异常。

附桂鸡蛋汤：肉桂5克，附子10克，鸡蛋1枚。将肉桂、附子水煎后，去渣，打入鸡蛋，熟后食蛋饮汁，每日2次。适于肾虚型白带异常。

莲子芡实粥：莲子（去心）100克，芡实100克，鲜荷叶50克，糯米50克，煮粥，熟后加砂糖适量调食，每天1次。适于肾虚型白带异常。

茯苓车前粥：茯苓粉、车前子各30克，粳米60克。车前子用纱布包好，水煎半小时，去渣取汁，加粳米煮粥，粥成时加茯苓粉、白糖适量稍煮即可。每日空腹服2次。利水渗湿，清热解毒。

龟苓汤：乌龟1只，猪瘦肉100克，鲜土茯苓500克。将鲜土茯苓刮皮，清水洗净，切片状。乌龟用沸水烫死，去壳及内脏后洗切成小块，猪瘦肉洗净。把全部用料一齐放入砂锅内，加清水适量，武火煮沸后，文火煮3小时，调味即可。随量饮用。

83. 家庭幸福的破坏者：女性不孕症

凡夫妇同居2年以上，没有采取避孕措施而未能怀孕者，称为不孕症，是对传统家庭幸福的破坏。婚后2年从未受孕者称为原发性不孕；曾有过生育或流产，又连续2年以上不孕者，称为继发性不孕。

【病发诱因】

1．生殖器官异常易诱发女性不孕：如阴道、宫颈管、子宫、输卵管、卵巢及腹膜等发育异常、狭窄、阻塞、感染发炎、粘连、肿瘤、颈管黏液分泌异常、子宫颈黏液亲和性不良及子宫内膜功能异常、子宫内膜异位等。

2．全身性疾病易诱发女性不孕：如重度营养不良、代谢病、慢性消耗性疾病、过度肥胖等，或因为饮食中缺乏维生素E、维生素A、维生素B。

3．神经性因素易诱发女性不孕：如自主神经（植物神经）功能失调、精神病、环境性闭经、精神性厌食、假孕等。

4．内分泌异常易诱发女性不孕：如下丘脑—垂体—卵巢轴系异常，甲状腺功能、肾上腺功能异常，重症糖尿病也能影响卵巢功能导致不孕。

5．性交因素易诱发女性不孕：如性欲丧失、性交困难、性交障碍，以及外阴、阴道畸形或阴道痉挛所致性交不能等易致本病。

【主要症状】

1．月经提早或延迟，经量过多或过少，经期延长等。

2．超过 18 岁尚无月经来潮，或月经来潮后连续停经超过 6 个月。

3．同时存在子宫内膜异位、盆腔炎、子宫肌瘤、子宫位置异常等疾病时可出现行经腹痛。

4．少数女性月经前后周期性出现乳胀、头痛、浮肿、发热、口糜、痤疮、风疹块、抑郁烦躁等一系列症状。

5．白带增多、色黄、有气味、呈豆腐渣样或水样，或伴外阴痒、痛，下腹、两侧腹隐痛等。

6．非哺乳期，乳房自行或挤压后有乳汁溢出。

【防治妙方】

1．外治自疗方

将乌头 9 克，鸡血藤 60 克，五加皮 21 克，白芷、羌活、独活、追地风、透骨草各 15 克，用纱布包后隔水蒸热，敷下腹部，每天 1 次，每次 30 分钟，每包药可以敷 8 次。

2．中药自疗方

养精种玉汤：当归、白芍、熟地、山茱萸；加女贞子、旱莲草。水煎服用。

开郁种玉汤：酒炒白芍 30 克，酒炒香附 9 克，酒洗丹皮 9 克，茯苓（去皮）9 克，酒洗当归 150 克，土炒白术 150 克，花粉 6 克。水煎服。育阴生血，解肝脾心肾四经之郁，开胞胎之门。

熟地人参：龟板、鳖甲、枸杞、白芍、熟地各 25 克，人参、白术、当归、茯苓、五味子各 15 克，远志 10 克，甘草 10 克。水煎服，每日 1 剂，日服 3 次。育阴生血。

活血化淤理气汤：当归、桃仁、红花、柴胡、川楝子各 9 克，赤芍、丹参、元胡各 12 克，小茴香、川芎各 6 克，头煎口服，二煎浓缩至 100 毫升，温热保留灌肠。

益气补血方：党参、黄芪、白术、熟地、首乌、当归各 9 克，甘草 3 克，每日 1 剂，连服 5 日，可帮助机体恢复精力，并较快修复子宫创伤，调整内分泌功能和体内雌激素水平。

3．饮食自疗方

青虾炒韭菜：青虾 250 克，韭菜 100 克。将青虾洗净，韭菜洗净，切段。先以素油煸炒虾，烹黄酒、酱油、醋、姜丝等调料，再加入韭菜煸炒，嫩熟即可。

对肾虚不孕有效。

生姜红糖饮：生姜、红糖各500克。将姜捣为姜泥，混入红糖，蒸1小时，晒3日。共9蒸9晒，最好在夏季3伏，每伏各蒸晒3次即成。在月经期开始时服用，每次1匙，每日3次，连服1个月，服药期间忌房事。对妇女宫冷不孕有效。

仙灵脾熟地酒：仙灵脾250克，熟地150克，醇酒1500毫升。将药共碎细，纱布包贮，用酒浸于净器中，密封，勿通气，春夏3日，秋冬5日后方可开取饮用。每日适量温饮之，常令有酒力相续，但不得太醉。适用于妇女宫冷不孕。

猪脊髓炖甲鱼：猪脊髓200克，甲鱼250克，调料适量。将猪脊髓洗净，甲鱼用开水烫死，揭去鳖甲，去内脏，放入铝锅内，加水、姜、葱、胡椒面，用旺火烧沸后，改用小火煮至甲鱼肉熟，再放入猪脊髓，煮熟加味精，吃肉喝汤。适用于妇女由于肾阴虚所致的不孕症。

84. 哺乳的“红灯”：乳腺炎

乳腺炎是指乳腺的急性化脓性感染，最常见于哺乳妇女，尤其是初产妇。哺乳期的任何时间均可发生，而哺乳的开始最为常见，发病常在产后3～4周。

【病发诱因】

1. 乳汁淤积有利于入侵细菌的生长繁殖。

2. 乳头破裂，造成乳晕周围皮肤糜烂、感染。

3. 乳头内翻、乳头分裂，导管就很容易堵塞，导管内容物为脂性物质，侵蚀管壁造成外溢，引起化学性炎症。

【主要症状】

1. 乳房胀痛，局部皮肤红、肿、热、痛。

2. 出现较明显的硬结，触痛，同时可出现寒战、高热、头痛、无力、脉快等全身虚状。

3. 病情加重，局部组织发生坏死、液化，大小不等的感染灶相互融合形成脓肿。

4. 导管内的脂肪性物质堆积、外溢，引起导管周围的化学性刺激和免疫性反应，导致大量浆细胞浸润，故称浆细胞性乳腺炎，简称浆乳。浆乳不同于一般的哺乳期化脓性乳腺炎，很多人不认识这种病，误认为一般细菌感染，或误诊为乳腺结核，最可怕的是误诊为乳腺癌而切除乳房。

【防治妙方】

1. 外治自疗方

芒硝60克，蜂蜜适量，调成糊状，敷患乳上，每日1次，连用3～5天。

五倍子30克，研末加醋适量，调成糊状，敷患乳上，外用纱布固定，每日1次。

公丁香1.5克，研成细末，置于棉球内，塞于患乳同侧鼻孔内，每次塞6小时，每日2次，连用3天。

按摩疗法：先用热的湿毛巾外敷，然后用手按顺时针方向按摩乳房，以促使乳管的畅通。已溃破者禁用。以手掌上的小鱼际或大鱼际着力于患部，在红肿胀痛处施以轻揉手法，有硬块的地方反复揉压数次，直至肿块柔软为止。

振荡法：以右手小鱼际部着力，从乳房肿结处，沿乳根向乳头方向作高速振荡推赶，反复3～5遍。局部出现有微热感时，效果更佳。

2. 中药自疗方

鹿角粉6克，每日2次，黄酒送服。

决明子60克，用水煎服，每日2次，连服3天。

四逆散，每日2次，每次服9克。用于急性乳腺炎初期。

牛黄解毒片，每次服2片，每日3次。用于急性乳腺炎。

连翘败毒丸，每次服9克，每日2次。用于急性乳腺炎成脓期。

乳疮丸，每次服9克，每日2次。用于急性乳腺炎成脓期。

蒲公英60克，紫地丁、野菊花各30克，用水煎服，每日2次。

3. 饮食自疗方

黄花炖猪蹄：猪蹄1只，黄花菜25克，炖熟后不加作料食之，每日1次。用于乳腺炎初期未成脓者。

乳鸽黄芪煲：乳鸽1只，黄芪、枸杞各30克。将乳鸽洗净，黄芪、枸杞用纱布包好与乳鸽同炖，熟后去药渣，吃鸽肉饮汤。用于乳腺炎溃破后康复期。

橘核黄酒饮：橘核15克，黄酒30毫升。橘核略炒，加黄酒煎沸，去渣温服。疏肝理气，通乳止痛。适用于急性乳腺炎初期。

黑鱼山药汤：黑鱼500克，山药30克。黑鱼活杀，去鳃、鳞、内脏，切成段片；山药洗净，切成片。同置锅中，加清水500毫升，加黄酒、葱、姜、食盐，急火煮开3分钟，去浮沫，改文火煮20分钟，食其汤和鱼。补气益血。主治急性乳腺炎。

芪归羊肉羹：羊肉500克，黄芪、当归、生姜片各25克，食盐少许。将羊肉洗净切成小块，黄芪、当归包在纱布里，用线捆扎好，与羊肉共放砂锅里，加水适量，以文火煨煮至羊肉将烂时，放入生姜片、食盐，待羊肉煮烂即可分顿食用。补气、养血、生肌，适于乳腺炎后期。

85. 美丽遇“危险”：乳腺癌

乳腺癌是乳房腺上皮细胞在多种致癌因子作用下，发生了基因突变，致使细胞增生失控，是女性最常见的恶性肿瘤之一，发病率仅次于子宫癌，严重影响妇女身心健康甚至危及生命。患乳腺癌治疗常做乳切除手术，影响女性美丽形象。

【病发诱因】

1．长期的饮食结构不均衡、生活习惯不规律等因素造成体质过度酸化，整体的机能下降，引起甲状腺疾病和内分泌失调，发展为乳腺组织异常增生，终致癌变。

2．现代人面临太多的压力和竞争，使内分泌紊乱，增加了患乳腺癌的风险。

3．很多保健品、化妆品、丰胸产品中都含有过量激素，服用后会影响内分泌紊乱及其病变，诱发乳腺癌。

4．女性生育之后，乳房会随着增生，如果不进行哺乳，对于女性的自然循环不利，易诱发本病。哺乳有利于降低患乳腺癌的风险。

5．单纯流产对无乳腺癌遗传史的女性来说，患乳腺癌的危险因素增加。

6．每天戴胸罩的时间超过 12 小时者，胸罩压迫胸部引起淋巴液流通不畅，乳腺癌的诱发率可达 75%。

【主要症状】

1．可于洗澡、触摸、对镜穿衣时发现乳房肿块。肿块坚硬、无包膜、不规则，形似“鹿角”或“珊瑚石”，边缘不清楚，不易推动，可有乳房隐痛、胀痛、钝痛或刺痛。

2．乳头或乳晕表皮糜烂或溃疡，乳头渗出血性分泌物，乳头回缩。

3．乳房皮肤呈“橘皮”样改变，推动乳房时出现像酒窝的凹陷小坑。

4．晚期时，腋窝淋巴结肿大，两侧乳房不对称。

5．良性乳腺肿瘤虽然也有包块，与乳腺癌的表现却不同，一般无溢液，无淋巴结肿大，生长缓慢。包块柔软或有中等硬度；形状规则，为圆形或椭圆形；有包膜，如鹅卵石；边缘清楚，无粘连，可以推动。

【防治妙方】

1．外治自疗方

金雪球叶 60 克，米酒 120 克，炖一炷香时间服之，再将渣捣烂敷患处。

内消花（即玉簪花），取根泡酒服，以渣敷之。治乳癌初起。

生泥鳅切细片，置擂钵内捣烂，另加砂糖少许拌和，敷贴患处。

生芋头，洗净，去皮，捣烂如泥，掺入少量面粉混匀，贴敷患处，每日更换一次。除乳腺癌外，也用于皮肤癌。

魔芋粉，以醋调敷或用鲜品捣烂敷患处。除乳腺癌外，也可适用于甲状腺癌、皮肤癌。

2．其他简易自疗方

百合、香附各 15 克，山慈姑 2 克，小红参 30 克。水煎服。治气滞血淤或气虚血滞型乳腺癌。

橘叶、赤芍、百合各15克，山慈姑2克，香附12克。水煎服。治气滞血淤型乳腺癌。

用穿山甲（炮研末）5克，以酒送服，每日2次。

核桃、全蝎各6个，共研细末，分6次，黄酒送下，每日3次。

王不留行9克，蒲公英15克，瓜蒌仁12克，夏枯草9克，水煎服。

用龟板数枚，炙黄、研细，以黑枣肉捣和成丸。每次服9克，以金橘叶煎汤送下。

生蟹壳（鲜）数十只，陈酒适量。前一味砂锅内焙焦，研细末，每次服6克，陈酒1杯（冲服），每日3次，不可间断。主治乳腺癌溃烂。

槐花90克，黄酒500毫升。槐花炒黄研末，每次服9克，黄酒约50毫升冲服，每日1～2次。主治乳腺癌硬如石者。

南瓜蒂适量，黄酒60克。南瓜蒂烧灰存性，研末，每次适量用黄酒冲服，早晚各服1次，能饮酒者加大酒量，不耐酒者酌减。

当归、白芍、白术、茯苓、柴胡、甘草、丹皮、山栀各3克，薄荷1.5克，水煎服。

白鹅草15克，香芳根12克，地丁草30克，砂糖、谷酒各60克。前三味煎水冲砂糖、谷酒，分两次服，药渣加砂糖、谷酒捶敷。如未消尽，可用当归30克，半边莲干者15克，鲜者30克，水煎服，渣和酒捶敷。

香附、浙贝母、当归、赤芍、陈皮、王不留行、山甲珠各9克，全瓜蒌、虎杖、银花、连翘各12克，白花蛇舌草18克。每日1剂，水煎服。宽胸理气，开郁散结，化痰通络，活血化淤，消肿散结；清热解毒，有较强的抗癌作用。适用于乳腺癌。

86. 已婚女性的难“炎”隐患：盆腔炎

盆腔炎是指女性盆腔生殖器官炎症及周围结缔组织和盆腔腹膜发生炎症反应的统称，包括子宫体炎、输卵管卵巢炎、盆腔结缔组织炎及盆腔膜炎等，为妇科常见病之一。

【病发诱因】

1．女性外生殖器的外露开口，很容易使病原体由此上行，引起直接或间接感染，导致盆腔炎。

2．月经期、分娩、妇科手术、不良的卫生习惯等可以使女性生殖系统原有的自然保护机制受到破坏而感染。

3．大量或长期使用皮质激素、抗代谢药物，放疗、化疗的强度增加，均可使人的防御能力下降而致盆腔内感染。

4．性生活过于频繁，性关系混乱，以及同性恋者，容易因交叉感染患盆腔炎。

5．结核病、阑尾炎、子宫内膜异位症、妇科肿瘤等疾病也容易导致盆腔炎的发生。

【主要症状】

1．急性盆腔炎：起病急，一般病情较重，体温升高，心率加快。

可出现寒战、头痛、食欲不振等症状，下腹部有肌紧张、压痛及反跳痛。

阴道有大量的脓性分泌物流出，穹隆有明显触痛，子宫及双附件有压痛、反跳痛。

2．慢性盆腔炎：起病慢，病程长，全身症状多不明显。

可有低热、疲乏，伴下腹坠胀、腰痛等，常在劳累、性交后及月经前后加剧。

子宫常呈后位，活动受限，或粘连固定。

由于盆腔淤血，可有白带增多、月经增多、痛经等症状。

卵巢功能损害时可有月经失调，输卵管粘连阻塞时可致不孕。

【防治妙方】

1．成药自疗方

热毒型：野菊花栓外用，每次1粒，肛门给药，每日1～2次。

湿热型：金鸡胶囊每次4粒，每日3次，温开水送服。

湿热淤滞型：妇宝冲剂每次20克，每日2次，开水冲服。

淤血阻滞型：妇女痛经丸每次9克，每日2次，温开水送服。

冲任虚寒型：温经丸每次1丸，每日2次，温开水送服。

2．外治自疗方

鲜蒲公英250克，捣烂如泥，外敷下腹部，每日1～2次。

甘遂末120克，麝香0.1克，连同细面粉加蜜调成糊，分成4份，每日1份，涂敷下腹部。

野菊花栓，每晚睡前30分钟将一粒放入肛门内约7～8厘米处。10日为一疗程，一般3～4疗程有明显效果。

耳穴按摩：选内生殖器、盆腔、肾上腺、内分泌、交感等穴，施按、捻、摩手法弱刺激10分钟。每日3～5次。

在床单或油布上均匀地铺上8～10厘米厚的热沙，取俯卧位，然后将床单或油布裹好腹部保温，每次20～30分钟，每日1次，10～15日为一疗程。适用于慢性盆腔炎。

3．饮食自疗方

大枣皂角刺粥：皂角刺30克，大枣10枚，同煎半小时以上，弃渣取药液

300～400毫升，加粳米30克煮成粥状，分2次服。

茯苓芡实瘦肉煲：土茯苓50克，芡实30克，金樱子15克，石菖蒲12克，猪瘦肉100克，清水适量，慢火煲汤，加食盐调味，饮汤食肉。健脾补肾，解毒祛湿。适用于慢性盆腔炎。

苦菜莱菔汤：苦菜100克，金银花20克，蒲公英25克，青萝卜200克（切片）。上四味共煎煮，去药后吃萝卜喝汤。每日1剂。清热解毒，主治盆腔炎。

青皮红花茶：青皮、红花各10克。青皮晾干后切成丝，与红花同入砂锅，加水浸泡30分钟，煎煮30分钟，用洁净纱布过滤，去渣，取汁即成。当茶频频饮用，或早晚2次分服。理气活血，主治盆腔炎。

87. 子宫疾病的“祸根”：子宫息肉

凡生长于宫颈、宫颈管内，或宫腔借细长的蒂附着于子宫壁内的肿块，都可称为子宫息肉，任何年龄均可发生。子宫内膜息肉是由于宫内膜增生过盛构成，可能与炎症、内分泌紊乱，特别是雌激素水平过高有关。

【病发诱因】

1．慢性子宫内膜炎或子宫肌炎易诱发本病。

2．宫腔异物存留，如节育环等可诱发本病。

3．特异性感染，如结核、阿米巴和血吸虫病等易诱发本病。

4．胎盘残留并发感染诱发本病。

5．来月经时，子宫内膜不完全脱落，容易引起子宫内膜炎症，长时间不能治愈会导致子宫息肉。

【主要症状】

1．有月经失调的表现，如月经过多、经期延长、痛经等。

2．可出现原发性或继发性不孕。

3．出现病理妊娠，如流产和死胎。

4．子宫正常或轻度增大，伴有下腹坠痛、白带增多、性交后出血等症状。

【防治妙方】

1．外治自疗方

妇宁栓，纳入阴道。每晚1次，每次1枚。有清热解毒、化淤止痛功效，适用于湿热型的子宫息肉。

2．中药自疗方

止带方：猪苓、茯苓、车前子、泽泻、茵陈、赤芍、丹皮、黄柏、栀子各15克。血带加白茅根、炒槐花各20克。水煎服，每日1剂，分2次服用。清热利湿，辅助治疗子宫息肉。

知柏地黄汤：山药 20 克，五味子、麦冬、熟地、山茱萸、泽泻、丹皮、黄柏、知母各 15 克。水煎服，每日 1 剂，分 2 次服用，10 剂为 1 个疗程。滋阴清热、利湿止带，辅助治疗子宫息肉。

白芍椿根汤：杭白芍、大生地、椿根白皮、侧柏叶各 15 克，粉丹皮、阿胶珠各 12 克，香附米、川黄柏、鸡冠花各 9 克，桑寄生 18 克。每日 1 剂，水煎 2 次，混合后分 2 次服。利湿止带，辅助治疗子宫息肉。

88. 子宫“中毒症”：子宫内膜炎

子宫内膜炎是子宫内膜的炎症。按照病程的长短，可以分为急性子宫内膜炎和慢性子宫内膜炎两种。当炎症发展至严重阶段时可影响子宫肌层，成为子宫肌炎，这是子宫内膜炎的延伸。

【病发诱因】

子宫内膜炎主要为细菌感染，是细菌沿阴道、宫颈上行或沿输卵管下行以及经淋巴系统循环到达子宫内膜所引起。如分娩时胎盘和胎膜残留、月经期性交、长期子宫出血、不完全性流产感染、消毒不严的妇科检查、子宫腔内操作如人工流产及各种阴道式手术的上行感染、子宫颈炎、阴道炎的上行感染、子宫内膜息肉或黏膜下肌瘤坏死引起的感染。另外，还可以由葡萄球菌、大肠杆菌、链球菌、厌氧菌、淋菌、支原体等经性传播引起感染。

【主要症状】

1．急性子宫内膜炎：子宫内膜充血、水肿、炎症，重症者出现化脓。出现发热，下腹痛。白带增多，有时为血性或有恶臭。有时子宫肿大，子宫有触痛。急性子宫内膜炎可进一步发展为子宫肌炎，输卵管炎及盆腔炎，使病情加重。

2．慢性子宫内膜炎：慢性者与急性者表现基本相同，主要表现为不规则月经或子宫出血、下腹痛或坠胀感、白带增多、发烧等。

还可能出现子宫增大、触痛，子宫旁周围组织增厚、压痛。

老年慢性子宫内膜炎则会出现绝经后再次阴道出血，且白带增多、稀薄。

【防治妙方】

1．中药自疗方

红藤、败酱草、蒲公英各 30 克，三棱、莪术各 10 克，延胡索 15 克。将上方浓煎成 100 毫升，保留灌肠。每日 1 ~ 2 次，10 次为 1 疗程。

急盆汤：丹参、金银花各 30 克，当归 19 克，连翘 15 克，丹皮、赤芍、香附各 12 克，柴胡、黄芩各 9 克，川芎 6 克，水煎服。用于急性炎症。

灌肠方：丹参、紫花地丁、败酱草各 30 克，赤芍、楝子、制乳香、制没药各 15 克，水煎 150 ~ 200 毫升灌肠，每日 1 次，10 天为 1 疗程。

2．饮食自疗方

槐花薏仁粥：槐花10克，薏米30克，冬瓜仁20克。大米适量，将槐花、冬瓜仁共同煎成汤，去渣，放入薏米及大米同煮成粥服食。具有益气祛湿之功。

生地黄鸡：生地黄250克，乌鸡1只，饴糖150克。将鸡去毛，肠肚洗净，细切地黄与糖相混匀，纳鸡腹中，隔水蒸熟，不用盐、醋等调料。具有滋阴清热之功。

败酱野菊粥：败酱草15克，野菊花10克，粳米50克。将败酱草、野菊花加水煎煮，去掉药渣后放入粳米煮粥，熟后放入适量的糖。每日可分2次服用。具有清热利湿解毒的功效。

佛手玫瑰花煎：佛手12克，玫瑰花10克，败酱草20克。将以上3味药放入砂锅内用水煎至300毫升，分2次口服。具有活血化淤，清热解毒的功效。

89. 打破私处平衡：阴道炎

阴道炎是阴道黏膜及黏膜下结缔组织的炎症，各个年龄阶段都可以罹患，是妇科门诊常见的疾病。阴道炎多由细菌引起，是阴道的细菌平衡变化，从而产生非常麻烦的症状。

【病发诱因】

1．恶性肿瘤、艾滋病等疾病影响机体免疫力，极易诱发本病。

2．微生物的感染，如念珠菌、阴道毛滴虫、支原体等直接引起本病。

3．妊娠、年老、婴幼儿时期等使体内雌激素水平变化引起。

4．避孕工具的炎性作用、化学药物的直接烧灼刺激、不合理使用抗生素等引起。

5．过度性交、滥交或不洁性交等刺激或传染引起。

6．不良卫生习惯，如常穿紧裆裤、使用洗衣机不消毒、内裤与袜子一起洗、共用浴具、公共浴室浸浴等引起。

【主要症状】

1．滴虫性阴道炎：白带增多，呈乳白色或黄色；有时为脓性白带，常呈泡沫状，有臭味；严重者有血性白带，尿痛、尿频、血尿。

2．霉菌性阴道炎：外阴及阴道灼痛，外阴瘙痒；白带增多，呈豆腐渣样，有时伴有尿频、尿痛、性交痛；小阴唇内侧及阴道黏膜上附着有白色膜状物，擦除后露出红肿黏膜面，急性期可见受损的糜烂面或表浅溃疡。

3．非特异性阴道炎：尿频、尿急、尿痛，阴道灼热，有下坠感，伴有盆腔不适及全身乏力；阴道分泌物增多，呈脓性、浆液性，有臭味。

4．老年性阴道炎：白带增多，色黄，呈水状，严重时呈脓性，有臭味；有时可有血性或伴点滴出血，外阴有瘙痒或灼热感，干痛，下腹部坠胀；波及尿道时，有尿频、尿急、尿痛等。

5．细菌性阴道炎：白带增多，灰白色，稀薄，呈泡沫状，有恶臭；阴道黏膜充血，散见出血点；外阴瘙痒，并有灼痛感。

【防治妙方】

1．外治自疗方

用大蒜30克煎洗患处。

椿树叶100克，水煎外洗阴部，每日2次。

可使用2%～4%的小苏打水冲洗阴道，每日1～2次，2周为1疗程。

鲜桃叶120克。将鲜桃叶洗净，煎汤，冲洗阴道。治疗滴虫性阴道炎。

可用1∶5000高锰酸钾液冲洗，合并感染者可用1∶2000新洁尔灭液冲洗。

白萝卜汁、醋各适量。用醋冲洗阴道，再用白萝卜汁擦洗及填塞阴道。一般10次为1个疗程。清热解毒，杀虫。适用于滴虫性阴道炎。

芦荟6克，蛇床子、黄柏各15克。以上3味药煎水。用时先用棉花洗净阴部，后用线扎棉球蘸药水塞入阴道内，患者仰卧，连用3晚，每晚1次。消炎、杀菌、杀虫。治疗滴虫性阴道炎。

2．药物自疗方

氟康唑：口服，一次150毫克，顿服。

灭滴灵片：口服，每次200毫克，每日2次，连用7天。

柴胡石膏汤：柴胡6克，石膏15克，黄芩6克，荆芥4.5克，前胡6克，茯苓6克，升麻3克，桑白皮6克，甘草3克。水煎服，每日1剂，日服2次。清热除湿，祛风止痒。

化痒汤：炒栀子、天花粉、柴胡各9克，甘草6克，白芍12克。水煎服，每日1剂，日服2次。清热解郁，散火止痒。

3．饮食自疗方

扁豆白术糖水：白扁豆、白术、冰糖适量。白术用袋装与扁豆煎汤后去袋，入冰糖，喝汤吃豆。

萹蓄川萆薢粥：先将萹蓄、川萆薢各50克以适量水煮取汁去渣，加入粳米100克煮粥，食用时调入冰糖即成。有利湿通淋，抑菌止痒之功。

山药扁豆花粥：取含苞未开的扁豆花数朵晒干，研末，用适量山药，每日早晚煮大米粥，粥成调入花末，煮沸即成。有健脾利湿的功效。

双蛸汤：将桑螵蛸8克，海螵蛸、关沙苑、鹿角霜、金樱子各15克，白术10克，水煎，一次服。温肾健脾，固精止带，主治细菌性阴道炎。

山药鱼鳔瘦肉汤：山药30克洗净；猪瘦肉250克洗净，切块；鱼鳔15克用水浸发，洗净，切丝。把全部用料放入锅，加清水适量，武火煮沸后，改文火煲

2小时，调味供用。滋阴补肾，涩精止带，主治老年性阴道炎。

马鞭草猪肚汤：马鞭草30克洗净后，切成小段；猪肚60～100克切片。将水煮沸，把猪肚、马鞭草倒入煮沸。去渣取汁，每日1次。解毒杀虫，清热利湿，主治各型念珠菌性阴道炎。但孕妇及脾胃虚弱者慎用。

苦参贯众饮：将苦参、贯众各15克加水煎煮，去渣取汁，服用时加入白糖适量，每日2次，每一疗程连服5～10剂。解毒利湿，杀虫止痒，主治念珠菌性阴道炎。

木棉花粥：将木棉花30克加水适量，煎沸去渣取汁，加入大米500克煮粥，粥成服食，每日1次，每一疗程连服7日。清热利湿，主治细菌性阴道炎。

冬瓜白果饮：冬瓜子30克，白果10个，洗净，然后将冬瓜子、白果与1杯半水一起入锅煮，煮好食用。频频代茶饮，不宜久服。清热利湿止带，主治细菌性阴道炎，症见白带黄臭。

金樱子炖冰糖：将金樱子30克洗净，放至炖盅内，加入冰糖15克，开水适量，炖盅加盖，文火隔水炖1小时即可，随意饮用。补肾固精，收涩止带，主治细菌性阴道炎。

90. 私处“皮肤病”：外阴溃疡

外阴溃疡是妇女外阴部皮肤黏膜在细菌、病毒的刺激下，或者是因梅毒、性病淋巴肉芽肿及癌症而引起皮肤破溃，分急、慢性两种，常见于中、青年妇女。

【病发诱因】

1．由病毒感染引起：如单纯性疮疹等引起的急性外阴溃疡。

2．由特异性感染引起：如外阴结核、腹股沟淋巴肉芽肿的浅表溃疡。

3．由非特异性溃疡引起：如慢性节段性回肠炎伴发外阴溃疡及脓窦形成，少数伴有疼痛。

4．由化脓性感染引起：如外阴脓疱疮及化脓性汗腺炎均可引起多个外阴溃疡。

5．由肿瘤性溃疡引起：有约1/3的外阴癌，在病变早期出现外阴溃疡。

【主要症状】

1．慢性外阴溃疡：好发于阴唇或前庭黏膜、阴蒂等处，早期可表现为丘疹、结节。溃疡较小、浅，形状不规则，基底凹凸不平，不痛，但受尿液刺激和摩擦以后引起剧痛。

2．急性外阴溃疡：溃疡多因搔抓破溃引起，溃疡表浅、疼痛剧烈，常伴有发烧、全身不适、腹股沟淋巴结肿大等症状，可自愈。

由白塞氏病引起的急性外阴溃疡一般比较严重，溃疡部位红肿、边缘不整齐，表面多附有黄脓液，或形成伪膜。除去脓液及伪膜后，溃疡基底不平。溃疡可迅速发展，造成小阴唇的破损。症状较轻者病程缓慢，溃疡数目多、较浅，常在数周内愈合，但旧溃疡痊愈，其附近又出现新溃疡。

【防治妙方】

1. 外治自疗方

可用 1 ∶ 5000 的高锰酸钾液坐浴。

用 1 ∶ 1000 利凡诺尔溶液或 1 ∶ 1000 呋喃西林溶液湿敷，然后涂女阴溃疡膏、养阴生肌散、10% 苯佐卡因软膏或樟丹蛤粉油调外用。

2. 中药自疗方

苦参 30 克，野菊花、败酱草各 25 克，大黄、黄柏各 20 克，紫花地丁 18 克，蒲公英 20 克。水煎服。

薏米 20 克，金银花、蒲公英各 18 克，败酱草、紫花地丁各 15 克，野菊花 12 克。水煎服。

泽泻、云苓、白术、黄柏、白花蛇舌草各 15 克，丹皮 9 克。水煎服。

土茯苓、滑石各 30 克，薏米 20 克，生地 15 克，萆薢、丹皮、苦参、泽泻、黄柏、赤芍、通草各 10 克。水煎分 3 次服。利湿清热，解毒杀虫。

土茯苓 30 克，黄芪 20 克，党参、茯苓、白术、熟枣仁、桂圆、生地、银花、柴胡、栀子各 10 克，丹皮 9 克，甘草 6 克。水煎分 3 次服。益气养容，清解郁热。

生地知母滋阴汤：石膏 25 克，山药 20 克，麦冬、黄柏、丹皮、生地各 15 克，大黄、知母、金银花、黄连各 10 克，水煎服。具有清胃养阴之功效。可治脾胃热积型外阴溃疡。

91. 可以预防的癌症：宫颈癌

宫颈癌是指发生在子宫阴道部及宫颈管的恶性肿瘤，可向邻近组织和器官直接蔓延，也可通过淋巴管转移至宫颈旁、髂内、髂外、腹股沟淋巴结，是妇科最常见的恶性肿瘤之一，大多可以通过预防避免发生。

【病发诱因】

1. 由病毒感染引起，如人型乳头状瘤病毒和疱疹病毒感染。

2. 肥胖可增加宫颈癌的发病率。是由于过剩的脂肪可以影响雌激素水平，刺激正常细胞变成恶性细胞。

3. 早育多育、性生活紊乱会导致宫颈癌。17 岁以前有性生活的宫颈癌发生率比 18 岁以后有性生活者高 4 倍，有大于 10 个性伴侣者较小于 3 个性伴侣者危险性高 3 倍以上。初产年龄在 18 岁以下者比大于 18 岁者高 3.2 倍，分娩 4 次以上者比 3 次以下者高 2 倍。

4. 因各种原因使女性体质酸化，引起内分泌紊乱，从而出现各种不良症状。

5．长期高水平雌激素刺激也易诱发宫颈癌。

6．吸烟与被动吸烟时，烟雾中的有害成分通过血液到达宫颈部，然后促使病毒活化，从而导致宫颈癌。

【主要症状】

1．阴道不规则出血。

2．白带增多，初期可无异常气味。

3．白带混有血丝，伴有恶腥味。

4．尿频、尿急和大便带血，以及小腹部和下肢肿胀、疼痛。

【防治妙方】

1．中药自疗方

泽漆 100 克，鸡蛋 3 个。加水适量，泽漆与鸡蛋共煮，煮熟后吃蛋喝汤，每日 1 剂。适用于宫颈癌。

柴胡、川芎、当归、白芍、熟地、椿皮、白果各 6 克。水煎服，每日 1 剂。适用于晚期宫颈癌。

当归 15 克，黄芪 12 克，党参、白术、天冬、茯苓、山药各 9 克，白芍、川芎各 6 克，甘草 5 克。水煎服，每天 1 剂。主治宫颈癌气不足者。

白花蛇舌草、白茅根、赤砂糖各 50 克。水煎服，每天 1 剂，连服 7 ~ 14 剂。主治宫颈癌放射疗后直肠炎。

柴胡、当归、川芎、白芍、熟地、椿皮、白果各 6 克。水煎服，每天 1 剂。主治晚期宫颈癌。

红花、白矾各 6 克，瓦松 30 克。水煎，先熏，后外洗外阴部，每日 1 ~ 2 次，每次 30 ~ 60 分钟，下次加热后再用，每剂可用 3 ~ 4 天。主治早期宫颈癌。

半枝莲、黄芪、淫羊藿、寄考、白花蛇舌草、核桃树枝各 30 克，黄药子、山豆根、龙葵各 15 克。水煎服，每天 1 剂。主治中期宫颈癌。

夏枯草、山豆根、七叶一枝花各 30 克，花粉、茜草、柴胡各 15 克，莪术、三棱各 9 克。水煎服，每天 1 剂。主治菜花型和糜烂型宫颈癌。

党参 30 克，当归、柴胡、鸡内金各 15 克，白术、白芍、茯苓、青皮、乌药各 9 克，甘草 7 克。水煎服，每天 1 剂。主治菜花型和糜烂型宫颈癌。

2．饮食自疗方

鳖甲山药鸽：家鸽 1 只，鳖甲、山药各 30 克。鸽宰后去内脏切碎，与后两味一起加水炖煮烂，盐调味，饮汤食肉。除宫颈癌外，其他妇科肿瘤也适用。

鱼胶糯米瘦肉粥：猪瘦肉 60 克，鱼胶 30 克，糯米 60 克。猪肉及鱼胶（浸泡一天后）切丝，和米煮粥，盐油调味服食。主治宫颈癌、卵巢癌体虚不思饮食者。

艾叶煮鸡蛋：艾叶 25 克，鸡蛋 2 个。用瓦罐（忌用铁器）文火煮艾叶及鸡蛋，鸡蛋煮熟后，捞出鸡蛋去壳再煮 10 分钟即可。主治宫颈癌小腹冷痛不止。

92. 不孕的隐性病因：子宫肌瘤

子宫肌瘤又称子宫平滑肌瘤，是女性生殖器最常见的一种良性肿瘤。子宫肌瘤容易引起严重贫血、不孕，严重的甚至发生恶变，危及生命。

【病发诱因】

1．子宫长期处于紧张状态，会使子宫壁内发生肌肉纤维反应，导致子宫肌瘤。

2．外源性雌激素可加速子宫肌瘤的孕育和生长。

3．未育女性得不到孕激素及时有效的保护，易发生激素依赖性疾病，导致子宫肌瘤。

4．长期性生活失调，容易引起激素水平分泌紊乱，导致盆腔慢性充血，诱发子宫肌瘤。

5．抑郁情绪容易促使女性雌激素分泌量增多，作用加强，有时可持续几个月甚至几年，易致子宫肌瘤产生。

【主要症状】

1．疼痛：一般无腹痛，但有下腹坠胀、腰背酸痛等。当浆膜下肌瘤蒂扭转时，可出现急性腹痛。肌瘤红色变时，腹痛剧烈且伴发热。

2．月经异常：周期缩短、经量增多、经期延长、不规则流血等。

3．白带增多：大量脓血性排液及腐肉样组织排出，伴臭味。

4．压迫症状：肌瘤向前或向后生长，可压迫膀胱、尿道或直肠，引起尿频、排尿困难、尿潴留或便秘。

5．不孕：肌瘤压迫输卵管使之扭曲，或使宫腔变形，以致妨碍受精卵着床，导致不孕。

6．继发性贫血：长期月经过多可导致贫血，出现全身乏力、面色苍白、气短、心慌等症状。

7．感染及化脓：子宫内膜炎感染，或受肠道细菌感染，发炎的肌瘤与子宫附件粘连，在肿瘤组织中形成脓肿。

【防治妙方】

1．外治自疗方

半夏 10 克，葱白 6 克。共捣为泥，敷于脐中覆以伤湿膏，每日 1 换，5 天为一疗程。

蜣螂 1 只，威灵仙 10 克，分别焙干研末，用适量黄酒调敷脐中，膏药盖贴。每日 1 次，每次约贴 1 小时，经期停用。

丹参、鳖甲各 20 克，透骨草、独活、白芷、三棱、莪术、红花、赤芍各 15 克。共碾切为粗末，装入布袋后蒸热温熨下腹，每日 1 ~ 2 次，每次 20 ~ 30 分钟，每包可连续使用5～7次，10天为一疗程，经期停用。

2．中成药自疗方

六君子丸，每丸6～9克，每日2～3次，温开水送服。

口服子宫肌瘤散，每日3次，每次15克。连服3个月观察疗效。

桂枝茯苓丸，每次6克，每日2次，温黄酒送服。以上2种成药，经期停用。

取王不留行100克，夏枯草、生牡蛎、苏子各30克，水煎服，每日或隔日1剂，30剂为一疗程。

3．饮食自疗方

消瘤蛋：鸡蛋2个，中药壁虎5只，莪术9克，加水400克共煮，待蛋熟后剥壳再煮，弃药食蛋，每晚服1次。散结止痛，祛风定惊。适宜气滞血淤型。

二鲜汤：鲜藕120克切片，鲜茅根120克切碎，用水煮汁当茶饮。滋阴凉血，祛淤止血。适宜月经量多，血热淤阻型。

银耳藕粉汤：银耳25克，藕粉10克，冰糖适量。将银耳泡发后加适量冰糖炖烂，入藕粉冲服。有清热润燥止血的功效。适宜月经量多，血色鲜红者。

93. 女性疾病的“三联症”：子宫体癌

子宫体癌因多起源于子宫内膜腺体，故又称为子宫内膜腺癌。多见于绝经后妇女，发病率仅次于宫颈癌及卵巢癌。因子宫体癌常与肥胖、高血压、糖尿病同时存在，所以被称为子宫体癌三联症。

【病发诱因】

1．由于子宫内膜长期接受内源性或外源性雌激素刺激导致子宫体癌，所以此病多发生于未婚、未育及少育者。

2．肥胖、糖尿病、糖耐量异常、高血压等，可能诱发子宫体癌。

3．与基因遗传有关，家族中妇女有癌肿史者，子宫体癌发生率也增加。

【主要症状】

1．阴道出血：绝经后出现阴道持续性或不规则出血；尚未绝经者可有月经过多或不规则出血；生育期子宫出血久治不愈。

2．阴道排液：在病变早期，一般宫腔内有持续排液，少数有水样或血性排液增加，晚期并发坏死感染可出现恶臭脓血分泌物。

3．疼痛：晚期可出现下腹胀痛或癌瘤刺激宫缩而引起疼痛，癌浸润盆壁时，可出现腰腿痛。

【防治妙方】

1．简易自疗方

鸡尿藤250克，压汁饮用。每天喝5次，定在上午八点半、十点半、下午一点半、四点半各喝 1 次，睡前再喝 1 次。

金针菜 250 克，压汁饮用。每天喝 5 次，上午 2 次，下午 2 次，睡前再喝 1 次。

马铃薯 250 克，洗净，不削皮，压汁饮用，每天喝 5 次，1 次喝 1 碗，时间同上。

未成熟的木瓜 250 克，压汁喝。每天喝 5 次，时间同上。

未成熟的大凤梨，削掉皮，煮开后可喝汤吃梨，1 次煮 1 个，下锅放 2 碗水，煮滚 15 分钟就可以喝，用烈火比较好，每天吃 5 次，时间同上。

2．中药自疗方

龙胆泻肝汤：龙胆草、甘草各 5 克，黄芩、炒栀子、泽泻、樗根白皮、白头翁、贯众各 10 克，生地黄、白花蛇舌草各 15 克，车前子、半枝莲、地榆炭各 20 克。每日 1 剂，水煎后分 2 ~ 3 次口服。10 日为 1 个疗程。主治子宫癌。

草河车、土茯苓各 30 克，丹皮、白芍、车前子（包）各 20 克，莪术 15 克，黄柏、木通、瞿麦、当归各 10 克，仙鹤草、栀子、龙胆草各 9 克，每日 1 剂，水煎服。清热燥湿、凉血散结，适用于湿毒蕴结型宫颈癌患者。

鲜石见穿、鲜六月雪、鲜墓头回各 30 克，鲜香附 15 克。水煎服，每日 1 剂，煎 2 次分服。抗癌解毒，适用于宫颈癌。

鲫鱼粉 30 克，生山甲 10 克，冰片、芒硝各 3 克，朱砂 6 克。将药共研细末，混匀，上于子宫颈糜烂外，隔日冲洗换药 1 次。

党参 30 克，白术 10 克，山药、地榆炭、陈棕炭、茜草、侧柏炭各 15 克，丹参 12 克，半枝莲、瓦楞子各 30 克，甘草 6 克。水煎服，每日 1 剂。健脾益气，止血抗癌，适用于子宫内膜癌。

94. 卵巢里的“怪胎”：卵巢畸胎瘤

在各种类型的卵巢肿瘤里，有一种肿瘤中包含有毛发、牙齿、骨骼和油脂，称之为卵巢畸胎瘤。卵巢畸胎瘤并非是妇女怀了怪胎以后演变而来，而是来源于生殖细胞异常增生所致，医学上称之为卵巢皮样囊肿。

【病发诱因】

1．遗传因素：家族中有肿瘤患者（卵巢癌、乳腺癌或其他器官肿瘤），其缺陷基因遗传易诱发本病。

2．精神因素：长期精神紧张，生活压力大或遇重大精神打击易诱发本病。

3．其他因素：如生育次数多、环境污染、饮食添加剂、无防护接触放射线等易诱发卵巢肿瘤。

【主要症状】

1．有无痛性肿块，多为圆形囊性，边界清楚，质地软硬不匀，抚摸可感觉有骨性结节。

2．可压迫呼吸道而引起呛咳、呼吸困难、颈静脉怒张等，压迫肠道可引起腹痛、便秘、排便困难、尿潴留等。

3．肿块迅速增大、剧烈疼痛、明显压痛，并伴有发热、大出血、贫血、休克等全身症状。

4．肿瘤恶变，迅速生长，失去原有弹性，浅表静脉怒张，充血，局部皮肤被浸润，并伴有皮肤温度增高。

【防治妙方】

1．中药自疗方

核桃三棱莪术蜜饮：将核桃仁、三棱、莪术各15克，当归、枳壳各10克，丹参30克，拣去杂质，洗净，晒干切碎，同放入碗中，备用。将鳖甲30克洗净，晾干后，敲碎，放入砂锅，加水浸泡片刻，大火煮沸，改用中火煎30分钟，将盛入碗中的其他6味药物倒入砂锅，拌和均匀，视需要可酌加适量温开水，煎煮30分钟，用洁净纱布过滤，收取滤汁放入容器，待其温热时，加入蜂蜜30毫升，拌和均匀即成。上、下午分服。活血化淤，行气消症，适用于卵巢畸胎瘤。

2．饮食自疗方

阿胶鱼肚羹：阿胶10克，鱼肚（泡发好的）200克，枸杞15克，虾仁50克。阿胶加水及少许黄酒先煎溶化，鱼肚切成条状，与虾仁一起放入油锅中爆炒一下，加鲜汤、枸杞及已溶阿胶膏汁同煮约5～10分钟，加葱、盐、味精后即可。每天吃一次，连吃5～7天。补肾养阴，补血健脾，和营软坚。适用于卵巢畸胎瘤、子宫肌瘤、月经不畅者食用。

丹桃紫草粥：将丹参30克，赤芍15克，紫草根20克，大黄、甘草各6克，煎汤去渣，入薏米60克，白糖适量煮成粥。每日1剂，分2次食，连服15～20天为一疗程。清热解毒，活血消瘤，适于卵巢畸胎瘤。

核桃仁粥：先将核桃仁15克，鸡内金12克捣烂如泥，加水研汁去渣。同粳米100克煮为稀粥。以上为1日量，分顿食用。连服10天为一疗程。破淤行血，通络消症，适于卵巢畸胎瘤。

第七部分

脑部、神经系统
——人体的控制中枢

95. 最准确的人体信号：头痛

头痛是因头颈部痛觉末梢感受器受到刺激产生异常的神经冲动传到脑部所致，是临床常见症状之一。头痛症范围很广，是最准确的人体信号，涉及内、外神经、精神、五官等各科疾病，分外感和内伤两大类。

【病发诱因】

1．颅内病变引起的头痛：如脑膜脑炎、出血性脑血管病、脑动脉硬化、高血压脑病等可因急性颅内压增高而产生剧烈头痛。

2．颅外头颈部病变引起的头痛：如枕大神经可因感染、受寒等，引起前头部持续性或伴发短暂加剧的发作痛。头颈部皮肤、肌肉、颅骨可因急性感染、疖肿、颅骨肿瘤均可引起局部头痛。五官及口腔由原病灶部位的疼痛扩散开来，也引发头痛。

3．头颈部以外躯体疾患引起的头痛：如心功不全、肺气肿等因颅内静脉淤血，引起轻度脑肿胀所致；慢性感染（结核、肝炎、小儿肠寄生虫病等）和内分泌代谢疾患（甲亢、更年期等）可引起神经衰弱性头痛。

4．神经官能症及精神病引起的头痛：因血管功能失调或精神紧张引起血管性头痛或肌收缩性头痛。

【主要症状】

1．颅内病变引起的头痛：疼痛剧烈，多为深部的胀痛、炸裂样痛，常伴有呕吐、抽搐、意识障碍、精神异常等。

2．颅外头颈部病变引起的头痛：呈现与脉搏一致的搏动性痛或胀痛，低头、受热、用力、咳嗽等均可使头痛加重。

3．神经官能症及精神病引起的头痛：急性发作，症状夸张，常号哭、翻滚、呼叫，当吸引其注意力后，头痛可明显减轻。

【防治妙方】

1．外治自疗方

葱姜泥敷痛处：鲜葱3条，姜皮半酒杯，酒糟1杯，共捣拌匀，敷于痛处。

白萝卜汁滴鼻：鲜白萝卜一个，捣烂挤汁，滴鼻。在滴液中也可溶入冰片1.5克再用。滴后应保持20分钟内汁不外流，每日2次。

热水泡双手：洁净热水一盆，把双手浸入。水量以浸过手腕为宜，并不间断地加些热水，以保持水温。浸泡半小时后，痛感可减轻，甚至完全消失。

点按悬钟穴、太阳穴，直至头痛症状减轻为止，有很好的疗效。

2．中成药自疗方

辣椒树蔸煎水：辣椒树蔸10个，洗净，水煎加糖服。

服丝、苦瓜藤：丝瓜藤、苦瓜藤炒枯碾末，每次用开水送服10～12克。

葛根片（每片含葛根素100毫克），每次5片，每日3次，开水吞服，坚持服2个月以上。

捍附12克，龙胆草、蔓荆子、牛膝、茺蔚子、赤芍各10克，水煎服，每日1剂。可治疗因青光眼引起的头痛。

葛根30克，野菊花20克，白芍12克，菖蒲、龙胆草、黄芩、木通、山栀、蚤休各10克，升麻、柴胡、细辛各6克，水煎服，每日1剂。可治疗因耳部炎症引起的头痛。

桑叶、菊花各15克，菖蒲、辛夷各12克，苍耳子、黄柏、蔓荆子、露蜂房、白芷各10克。水煎服，每日1剂。可治疗因鼻或鼻窦炎症引起的头痛。

玄参、生石膏各30克，生地15克，银花、川芎各10克，砂仁、细辛各6克。水煎服，每日1剂。可治疗因牙髓炎、牙周炎、牙龈炎等引起的头痛。

鹿含草、仙灵脾、鸡血藤各30克，海桐皮20克，木瓜15克，苁蓉12克，骨碎补、羌活、独活、茜草根、玄胡、郁金各10克。水煎服，每日1剂。可治疗因颈椎病引起的头痛。

3．饮食自疗方

炖羊脑：取羊脑1具，炖熟后调味服。适用于风寒头痛经久不愈者。

葱白川芎茶：取葱白两段，川芎、茶叶各10克，放入杯中，开水冲泡，去渣温饮。每日1剂，多次冲饮。此茶具有祛风止痛之功，适用于风寒之邪引起的偏头痛。

天麻炖乌骨鸡：乌骨鸡1只，天麻20克，盐适量。天麻用水浸泡一天，将天麻和鸡块一起放入锅内，加足量的冷水，用猛火烧开，再改文火慢炖；待天麻和鸡块熟烂后，放少许盐即可。适用于长期偏头痛患者，对失眠且伴有疲乏无力者有较好疗效。

桂圆百合粥：桂圆 15 克，百合 30 克，大米 100 克。将桂圆、百合洗净，大米淘净，三者同煮为粥；可加白糖少许调味。具有养心益智、补血安神之功效，对防治偏头痛有一定效果。

杏仁菊花汤：捣碎杏仁 3 克，菊花 3 克。取捣碎杏仁、菊花，入砂锅加水煎，代茶饮。适用于风热头痛、咽喉肿痛者。

葱白桂皮粥：粳米 50 克，葱白 10 根，桂皮 10 克。取连须葱白，洗净切细，加入粳米煮成薄粥，粥中再放入桂皮，煮 20 分钟即可。每日 2 次温服。适用于头痛、恶风、骨关节酸痛者。

天麻陈皮炖猪脑：天麻、陈皮各 10 克，猪脑 1 个。将猪脑、天麻、陈皮洗净，置瓦盅内，加清水适量，隔水炖熟食用。平肝息风，治疗头痛。

芹菜香味鸡蛋：芹菜根 250 克，鸡蛋 2 个。取芹菜根，洗净切碎，与鸡蛋加水煮至蛋熟。每日早、晚各 1 次，食蛋饮汤。适用于肝阳上亢、时作时止、经久不愈之头痛者。

96. 脑袋里的传染病：脑膜炎

脑膜炎是脑脊髓膜炎的简称，是脑部的脑膜及脊椎周围的脊髓液被感染并且发炎的一种疾病。其中病毒型脑膜炎则比较严重，但大多数人能完全恢复，少数遗留后遗症。

【病发诱因】

1．细菌性脑膜炎是因某种细菌传染引起，最易在患感冒时被传染，因为鼻子发炎使细菌进入颅内更加容易。

2．结核性脑膜炎是由结核分枝杆菌感染经血播散后在软脑膜下种植形成结核结节，结节破溃后大量结核菌进入蛛网膜下腔引起。

3．病毒性脑膜炎由几种病毒引起，包括致腹泻的几种病毒，比如，被大田鼠等咬后感染引起脑膜炎。

4．隐球菌性脑膜炎是由一种可以引起艾滋病的人类免疫缺陷性病毒引起。

5．布洛芬、复方新明磺、甲氧苄胺嘧啶、苏灵大等药物也可引起脑膜炎，称之为“无菌性脑膜炎”或“药源性脑膜炎”。

【主要症状】

1．新生儿及 3 个月以下婴儿有化脓性脑膜炎时，全身中毒症状比较明显，双眼凝视、面色发灰、呼吸不规则、前囟隆起紧张、呕吐、发热，性情大变，易哭闹、嗜睡、尖叫、惊厥。

2．4个月至2岁小儿常有发热、呕吐、烦躁、嗜睡、易激怒、惊厥、前囟饱满、紧张、颈部强直等表现症状。

3．大于2岁的小儿多表现为剧烈头痛、喷射样呕吐、高热、嗜睡、精神障碍、颈部强直及脑膜刺激征。有时小儿头痛不能用语言表达，可有摇头、用手拍打头部等表现，应引起家长足够重视。

【防治妙方】

1．中药自疗方

涤痰汤：僵蚕、石菖蒲、竹茹、法半夏各10克，茯苓15克，郁金10克，钩藤15克，远志10克，金蝎5克，生姜5片。将上述中药放入锅中，加水400毫升，小火煎至200毫升，一次服完即可，每日1剂。可涤痰开窍，多治实证，若兼有阴虚之相，则应注意滋阴熄风。

羚角钩藤汤：羚羊角粉0.5克，钩藤15克，生地黄10克，白芍15克，丹皮10克，夏枯草15克，大青叶10克，桑白皮10克，全蝎5克，蝉衣10克，石菖蒲10克。先将羚羊角粉与主治热盛动风之症。

三甲复脉汤：龟甲、鳖甲、牡蛎、白芍各15克，麦冬10克，生地黄15克，僵蚕10克，蝉衣10克，钩藤15克，甘草3克，忍冬藤15克。用水将上述中药煎煮成液，每日1剂，具体服用方法遵循医嘱。主治温病邪热诸病。

六君子汤：人参、白术、茯苓各9克，炙甘草6克，陈皮3克，半夏4.5克。将上述中药研为细末，每次取9克药粉，与2枚枣、3片生姜一同放入锅中，加水150毫升，煎至100毫升，缓缓饮下。有温补脾肾、平肝息风之功效。

2．饮食自疗方

红枣银耳粥：红枣10枚，银耳30克。将红枣洗净去核，与银耳一起炖服即可。适用于辅助治疗婴幼儿流行性脑膜炎。

粳米莲花粥：粳米100克，莲花10克，蜂蜜适量。莲花阴干，研末备用。将粳米煮作粥，将熟时放入莲花末，用蜂蜜调匀即可。空腹食用，有助于流行性脑膜炎患者康复。

菊花大蒜汁：野菊花30克，大蒜瓣60克。将野菊花与大蒜放入砂锅中，加适量的水，煎成浓汁即可。不要直接饮用，用汁漱口。具有清热凉血，解毒止血之功效，可预防婴幼儿流行性脑炎。

97. 突如其来的打击：中风

中风是由于脑血管出现突发问题，致使脑细胞失去血液、氧气和养分的供应，最终令脑细胞受损或死亡，继而影响到该部分脑细胞所控制的功能，例如，活动及语言机能，妨碍病患者的自我照顾能力，是威胁人类生命和生活质量的重大疾患，给患者和家人带来沉重的打击和负担。

【病发诱因】

1．由情绪不佳，生气、激动或紧张焦虑引起。

2．由过度劳累、睡眠不足、用力过猛、超量运动、突然坐起和起床等体位改变引起。

3．由气候变化引起，春、秋季乍寒出现0度天气时容易中风，有“男多在晚秋，女多在早春”的经验之谈。

4．由各种疾病因素引起，如糖尿病、高血压、高血脂、血友病、心脏病、血黏度高、心动过缓、血管硬化。

5．由服药不当引起，如降压药使用不妥引起中风。

6．饮食不节、饮食偏嗜、暴饮暴食、饮酒过量，缺乏低蛋白和缺镁等都可诱发中风。

【主要症状】

1．暂时的吐字不清或话语不灵。

2．出现无缘由地突然跌倒、晕倒。

3．出现嗜睡状态，即整天昏昏欲睡。

4．突然出现一侧肢体无力或活动不灵活，时发时停。

5．恶心、呕吐、呃逆，或血压波动，并伴有头晕、眼花、耳鸣。

6．长期心脑供血不足，头晕脑涨，失眠，记忆力减退。

7．突然出现一时性视物不清、一时性失明或自觉眼前一片黑蒙。

8．短暂的意识丧失，精神、个性突然改变，短暂的判断或智力障碍。

9．出现与平日不一样的头痛，即头痛突然加重或由间断性头痛变为持续性剧烈头痛。

10．突然感到一侧脸部或手脚麻木，有的为舌麻、唇麻木或一侧上下肢发麻。

【防治妙方】

1．*按摩自疗方*

用拇指指甲掐压发际处的神庭穴、人中穴、合谷穴。泄热醒神、开窍复苏、清热回阳，可治疗和缓解中风昏迷。

2．*中成药自疗方*

中风回春丸：口服。每次16～18粒，每日3次。活血化淤，舒筋活络。用于中风偏瘫、口眼歪斜、半身不遂、肢体麻木等症。

防风、防己、当归各12克，人参、川芎、白芍、杏仁、黄芪、甘草各10克，肉桂6克，炮附子、麻黄各5克，生姜5片。主治中风半身不遂，口眼歪斜。

半夏、白术、天麻、橘红、茯苓各10克，生姜2克，大枣、甘草各6克。祛痰健脾，主治中风后遗症。

当归、生地各15克，枳壳10克，桃仁、红花、赤芍、柴胡、桔梗、川芎、牛膝、天麻各6克。活血祛淤生新，主治中风后遗症。

3. 饮食自疗方

山楂糖水：山楂20克，煎水，加糖适量服用。用于动脉硬化及中风辅助治疗。

夏枯草瘦肉汤：夏枯草10克，猪瘦肉80克，同煮汤服用。治中风，肝阳上亢者。

草决明海带汤：草决明10克，海带20克，同煎水饮服。可作为中风辅助治疗方。

贝母粥：贝母粉15克，粳米50克，冰糖适量。将粳米、冰糖如常法煮粥，煮至半开汤未稠时，加入贝母粉，改用文火稍煮片刻，视粥稠时停火，每日早晚温服。泄热涤痰，适用于中风。

猪胆绿豆粉：猪胆汁120克，绿豆粉80克，拌匀晾干研末，每服6克，每日2次。清肝泻火，适用于中风。

蚯蚓散：取活蚯蚓60克置新瓦上，文火焙干研末后装入胶囊。日服2次，每服2粒。适用于脑血栓形成，脑梗塞，偏瘫者。

羊肚山药汤：取羊肚1具，去筋膜后洗净切片，加水煮烂后下入鲜山药200克，煮至汤汁浓稠，代粥服。适用于中风后体质虚弱者。

黑豆汤：取大粒黑豆500克，加水入砂锅中煮至汤汁浓稠即成。每日3次，每服15毫升，含服、缓咽。适用于言语蹇涩者。

蓖麻油饮：取蓖麻油500毫升，加入黄酒100毫升，混匀后静置1日。每日1次。用沸水烫温后慢慢饮服，每次服15毫升。用治偏瘫。

蒸羊头：取白羊头1具，入屉蒸熟后取肉切片，和以调料即可取食。空腹分次食用。适用于中风头晕、手足无力、体瘦弱者。

枸杞羊肾粥：枸杞30克，羊肾1个，羊肉、粳米各50克，葱、五香粉适量。将羊肾、羊肉片与枸杞并入佐料先煮20分钟，下米熬成粥即可。晨起做早餐食用。益气、补虚、通脉。可辅治中风后遗症。

北芪炖南蛇肉：黄芪60克，南蛇肉200克，生姜3片。将蛇肉洗净，与黄芪、生姜共炖汤，加油、盐调味即可。饮汤食肉。益气通络。适用于气虚血淤、脉络闭阻、口眼歪斜、口角流涎、语言不利、半身不遂、肢体麻木等症。

98. 感觉失衡：眩晕症

眩晕是目眩和头晕的总称，以眼花、视物不清和昏暗发黑为眩；以视物旋转，或如天旋地转不能站立为晕，因两者常同时并见，故称眩晕。眩晕症不仅表现出失衡的感觉状态，也预示着失去了健康的平衡。

【病发诱因】

1．真性眩晕：由于眼、本体觉或前庭系统疾病引起的。本体感觉障碍引起的眩晕称为姿势感觉性眩晕，多见于脊髓空洞症、梅毒患者。眼性眩晕可以是生理现象，也可以是病理性的，如在列车上长时间盯住窗外的景色，可以出现眩晕及铁路性眼震；在高桥上俯视脚下急逝的流水，会感到自身反向移动和眩晕。

2．假性眩晕：是指由心血管疾病、脑血管疾病、贫血、尿毒症、药物中毒、内分泌疾病及神经官能症等全身系统性疾病引起的眩晕，并都有轻重不等的头晕症状，患者感到“飘飘荡荡”，没有明确的转动感。

【主要症状】

1．多呈突发性、旋转性眩晕。睁眼时感觉周围物体沿一定方向旋转，或感觉左右摇晃，闭上眼睛后症状减轻。常伴有恶心呕吐、面色苍白、出冷汗及血压下降等症状，数分钟或数小时后症状自然缓解、消失。

2．患病初期有低调、吹风声耳鸣，病久则出现高音调、持续性耳鸣。眩晕发作时耳鸣突然加剧，间歇期耳鸣自然减轻或消失。

3．听力呈波动性损害，但早期很难感觉到，常随发作次数每况愈下。多次眩晕发作后会感到单侧明显耳聋，在眩晕发作时加重，间歇期好转。

4．眩晕发作期间，头部或耳内有胀满感、沉重感、压迫感，或耳周围有灼热感。

5．在发作高潮时，患者的眼球有不自主的颤动。

【防治妙方】

1．外治自疗方

坐在圆凳子上，接着慢慢地挺胸站起身来，反复操练10次，逐渐增加到30次。

双手无名指同时弯曲，接着伸展，然后用单手拇指与食指拉伸对侧无名指，并从指尖到根部轻轻地揉捏，睡前操练1分钟。平日也可随时操练。

每天早晨在洗脸以前，首先紧闭双眼，站在镜子前面，保持一分钟，接着单手扶住旁边的椅子，然后轮流提起双脚，让单脚站立30秒钟。每天早晨操练1～3分钟。

2．中药自疗方

半夏、白术、天麻、橘红、茯苓各10克，大枣、甘草各6克，生姜2克。水煎服。祛痰，健脾。

当归、生地各15克，枳壳10克，桃仁、红花、赤芍、柴胡、桔梗、川芎、牛膝、天麻各6克。水煎服。活血，祛淤，生新。

黄芪25克，人参15克（另煎兑入），当归、川芎、白芍、地黄、牛膝、白术各12克，茯苓、炙甘草各10克，肉桂6克。水煎服。益气，养血，健脾。

3. 饮食自疗方

天麻炖猪脑：天麻10克，猪脑1个洗净，同放炖盅内，加水适量，隔水炖熟服食。用于治肝阳上亢眩晕。

五月艾煮鸡蛋：五月艾生用45克，黑豆30克，鸡蛋2个，加水共煲熟服食。用于治血虚眩晕。

甘菊粳米粥：取甘菊新鲜嫩芽或者幼苗15～30克，洗净，与粳米60克，冰糖适量煮粥，早晚餐服用，每日1次，连服7日。适用于高血压、肝火亢盛之眩晕。

车前粳米粥：车前子15克（布包）煎水去渣，入粳米60克煮粥，玉米粉适量用冷水溶和，调入粥内煮熟吃，每日1剂，常吃。适用高血压痰湿壅盛之眩晕。

乌鸡粳米粥：乌鸡1只剖洗干净，浓煎鸡汁，黄芪15克煎汁，与粳米100克共煮粥，早晚趁热服食。用于气血两亏之眩晕患者。

龙眼鸡子粥：龙眼肉50克，鸡蛋1个、枣30枚，加粳米适量同煮常服，用于气血不足之眩晕患者。

人参粳米粥：人参粉（片）3克，同粳米100克加清水适量同煮成粥，再把熬成汁的冰糖徐徐加入粥中，搅匀即成。用于中气不足、清阳不升之眩晕患者。

99. 小心“昏倒”成习惯：昏厥

昏厥又称晕厥、虚脱、昏晕、昏倒，是一种突发性、短暂性、一过性的意识丧失而昏倒，是因一时性、广泛性脑缺血、缺氧引起，并在短时间内自然恢复。

【病发诱因】

1. 心源性昏厥：由于房室传导阻滞、室性阵发性心动过速等引起心律失常、心肌梗塞、心搏出量急剧降低导致昏厥。

2. 脑源性昏厥：由于颅内外脑血管病变或血管运动中枢本身受损引起的昏厥。

3. 反射性昏厥：由于迷走神经张力增高、颈动脉窦过敏性等引起的昏厥，也是最常见的昏厥。

4. 排尿性昏厥：夜间起床排尿或憋尿过长时容易在排尿时或排尿后突然昏厥，多见于男性。

5. 运动性昏厥：由于脑部在运动中常突然形成血液供应不足，而发生的一时性知觉丧失现象。

6. 其他昏厥：常见的有失血失水性昏厥，是各种原因引起的急性大量失血失水，有效循环量急骤减低所致。高山适应性和低血糖性昏厥，是由于吸入空气中氧含量和血糖含量不够所致。其他如慢性阻塞性肺部疾病或伴有肺气肿者也易引发昏厥。

【主要症状】

多在持久站立、久蹲后突然起立或突然转头、剧烈咳嗽之后或睡中醒来排尿时发生，伴有抽搐、心率减慢、血压轻度下降、发绀、苍白、心绞痛，或伴有失眠、多梦、健忘、头痛、肢体麻木、偏瘫、偏盲、语言障碍等症状。

昏厥有别于昏迷。昏迷多是患重危病伤的结果，其意识障碍时间比昏厥长得多，恢复时间也比昏厥长，且较困难。所以，昏迷不属于昏厥。昏厥与眩晕，也有区别，后者在发病时主要感觉自身与周围景物在旋转，多无意识障碍。

【防治妙方】

1. 外治自疗方

热熨疗法：取生姜 30 克，附子 1 个，打碎，炒烫后装入布袋，热熨胸背部，药袋冷则更换。每天 2 次，每次 20 分钟左右。适用于小儿胸寒，不时昏厥。

2. 饮食自疗方

姜蒜韭菜汁：生姜汁 10 克，韭菜汁 10 克，大蒜 5 瓣去皮捣烂后拌入汁中，用此汁灌服，对中暑昏厥者有效。

回阳汤：制附片 9 克，人参 6 克，白术、干姜各 3 克，广木香 4.5 克。水煎服，每日 1 剂，每日服 2 次。益气通阳，温阳救逆，适用于房事昏厥。

银耳木耳汤：银耳、黑木耳各 10 克，冰糖适量。把银耳和黑木耳分别泡发，去蒂洗净，放入碗中，加入适量清水放入冰糖，隔水蒸熟即可。能够滋阴润肺，适用于昏厥的辅助治疗。

人参莲子汤：人参、莲子各 10 克，冰糖适量。把莲子去心，和人参一起放入碗中，加入适量清水，隔水炖熟，吃莲肉喝汤。经常服用能够补益强身，适用于昏厥的辅助治疗。

甲鱼汤：甲鱼 1 只，米酒 50 克，猪肉 100 克，香菇 8 朵，食用油、料酒、葱、姜、盐、淀粉各适量。把甲鱼洗净去内脏，控掉爪内的油，切块，猪肉洗净切片，放入料酒、盐、淀粉适量拌匀。香菇泡发去蒂切开。锅中放入适量食用油，油热后放入葱、姜爆香，放入甲鱼煸炒，加入肉片、香菇、米酒、盐翻炒，加入适量清水炖煮 2 个小时即可。经常食用能够养肝补肾、养血补气，适用于昏厥的辅助治疗。

鲫鱼糯米粥：鲫鱼 1 条，糯米 50 克，盐适量。把鲫鱼洗净去除内脏，切块，放入锅中加入适量清水，放入洗净的糯米同煮，煮开后转小火继续熬煮成粥，放入适量食盐调味即可。经常食用能够补益健脾，适用于昏厥的辅助治疗。

红枣栗子炖鸡：红枣 15 枚，栗子 150 克，鸡 1 只，食用油、盐、料酒各适量。把红枣洗净去核，栗子剥壳，鸡洗净切块，锅中放入适量食用油，油热后，把鸡块放入煸炒，加入适量料酒和食盐，放入适量清水，炖煮至八成熟，加入红枣和栗子炖熟即可。经常食用能够补血养心，适用于昏厥的辅助治疗。

人参红枣山药粥：人参5克，红枣10枚，山药、猪肉、粳米各50克。把猪肉洗净切片，放入锅中加入适量清水，放入红枣、山药和粳米同煮。人参煎煮成汁，滤渣取汁。把人参汁放入煮好的粥中即可。经常服用能够益气养血，适用于昏厥的辅助治疗。

鲢鱼肉丸汤：鲢鱼肉200克，火腿10克，香菇2朵，料酒、食盐、葱、姜、食用油、麻油各适量。把鲢鱼肉洗净剁成肉泥，加入适量食盐、料酒、葱末、姜末、火腿末、食用油，用筷子按一个方向搅拌均匀，用手挤成鱼丸，放入锅中烧开。锅中放入香菇，加入适量食盐、麻油煮开即可。经常食用能够益气养血，适用于昏厥的辅助治疗。

100. 肝病也能连累“脑”：肝性脑脊髓病

肝性脑脊髓病是肝脏疾病达到严重阶段时所引起的脑脊髓损害。通常可分为肝性脑病和肝性脊髓病，肝性脑病又称肝性昏迷。

【病发诱因】

肝性脑脊髓病通常由门脉性肝硬变引起，也有的是因为病毒性肝炎所致。这可能与肝解毒功能障碍，血氨增高所造成脑组织代谢障碍等有关。此外，与蛋白代谢过程中形成了一种与儿茶酚胺结构相似的假介质，干扰了脑干网状结构的正常传递有关。

【主要症状】

1．肝性脑病：常在肝脏损害基础上反复多次发作，前期主要表现为嗜睡、性格行为异常、智能障碍等，昏迷前期可有扑击样震颤及其他症状。

2．肝性脊髓病：常在多次肝性脑病发作后或施行门静脉分流术后，逐渐出现脊髓椎体束受损的表现，呈现双下肢进行性痉挛性截瘫、肌张力增高、腱反射亢进、感觉正常、排尿次数增加等症状。

【防治妙方】

1．外治自疗方

矿泉疗法：用单纯性温泉、食盐泉、重碳酸钠泉、硫酸盐泉、硫磺温泉、酸性泉、氡泉作泉浴疗法。是利用矿泉水的化学和物理综合作用，达到治疗疾病和防治疾病的一种疗法。

2．中药自疗方

当归7.5克，熟地15克，牛膝、知母、苍术、杜仲各6克，芍药3克，黄芪12克，黄柏10克，水煎。1日分3次服。治疗脊髓炎、下痿不能行动。

麦冬250克，熟地500克，元参60克，五味子30克，水20碗，煎成6碗。早服3碗，下午服2碗，晚上服1碗，连服2日。

熟地 240 克，元参 90 克，五味子 10 克，山茱萸 12 克，牛膝 30 克，用水 10 碗，煎成 2 碗，早晚各服 1 碗。

仙方活命饮：山甲珠、皂角刺、金银花、天花粉、归尾、赤芍、陈皮各 15 克，甘草节、白芷、防风各 10 克，乳香、没药各 8 克，黄酒作药引，水煎服。有清热、散风、行淤、活血的功能。

乳香黄芪汤：炙黄芪 25 克，人参、当归、熟地、甘草节各 15 克，陈皮、白芍各 5 克，川芎、乳香、没药各 8 克，共同入水煎服。

3. 饮食自疗方

银杞明目汤：银耳 15 克，枸杞 5 克，鸡肝 100 克，茉莉花 24 朵。银耳（先发泡开）、鸡肝（切片）、枸杞加水和作料烧沸去浮沫，待鸡肝刚熟，装入碗内撒入茉莉花即可食。每日 1 剂，连服 10 ~ 15 天。补肝益肾，明目养神。

补虚正气粥：黄芪 15 克，人参 3 克，党参 10 克，粳米 200 克，煮粥常服。健脾益气。

101. 突如其来的灾难：散发性脑炎

散发性脑炎又名散发性病毒脑炎、非特异性脑炎及非典型性脑炎等，是神经系统常见的综合征之一，常出现精神障碍，多见于青壮年。弥散性大脑炎性改变以颞中部、额叶眶面显著，重者呈急性坏死性炎性改变，导致难以逆转的灾难。

【病发诱因】

1. 病毒性脑炎改变：ECHO 病毒、单纯疱疹病毒和腺病毒等引起病毒性脑炎。

2. 脱髓鞘变态反应改变：是病毒感染损害了患者的免疫机能，从而导致脑的变态反应，脱髓鞘改变，与急性播散性脑脊髓炎的发病机理大致相同。

【主要症状】

1. 全身症状：有发热、头痛、身痛、恶心、呕吐、乏力，少数有出血疹及心肌炎等表现，热程约 7 ~ 10 天。

2. 神经系统症状：轻者可无明显神经症状，重者出现意识障碍。第 2 日后，可出现颈肌及肩胛肌弛缓性瘫痪，以致头下垂及手臂不能上举，瘫痪约 2 ~ 3 周可恢复，约半数有肌肉萎缩症状。

【防治妙方】

1. 外治自疗方

皮肤针疗法：取颈部和背部督脉与膀胱经，重度叩刺，以微出血为度。叩刺之后再拔以闪火罐。每日 1 ~ 2 次。

2. 饮食自疗方

菊花连翘汤：取菊花、连翘各 12 克，生甘草 5 克。将以上中药加水煮 20 分

钟饮用。适用于脑炎早期的患儿。

两根石膏汤：取茅根、芦根、生石膏各30克，生甘草5克。将以上中药加水煮30分钟饮用。适用于脑炎高热的患儿。

瓜蒌陈皮茅根汤：取瓜蒌皮15克，陈皮5克，茅根30克。将以上中药加水煮20分钟饮用。适用于脑炎并痰多的患儿。

鲜竹沥粥：取鲜竹沥30毫升，粳米50克。将粳米加水煮粥，粥成后加入鲜竹沥食用。适用于脑炎高热并痰多的患儿。

天麻钩藤菊花茶：取天麻、钩藤、菊花各10克。将以上原料加水煮5分钟饮用。适用于脑炎抽筋的患儿。

瓜藤芦根汤：取黄瓜藤30克，鲜芦根50克，糖12克。将黄瓜藤、鲜芦根加水煮20分钟，加糖饮用。适用于脑炎后遗症。

灯盏花蒸蛋：取灯盏花9克，鸡蛋1个，盐少许。将灯盏花加入鸡蛋中捣碎，加水及盐，隔水蒸食用。有活血舒筋的作用，适用于脑炎后遗症的患儿。

海带决明甘草汤：取海带15克，草决明10克，甘草5克。将海带加水泡开，洗净，加草决明、甘草及水煮30分钟饮用。适用于脑炎后遗症的患儿。

苋菜荸荠粥：取苋菜50克，荸荠200克，冰糖15克，粳米50克。将苋菜洗净切碎，荸荠去皮切片。将以上各种原料加水煮粥食用。适用于脑炎后遗症的患儿。

102. 日积月累的“寒潮病”：脊神经根炎

脊神经根炎为各种原因所致脊神经根的炎性或变性疾病的总称，病变可侵及颈、胸、腰、骶任一节段的脊神经根，但以颈胸段及腰骶段最多见，称颈胸神经根炎或腰骶神经根炎，多因局部受凉、受潮引起。

【病发诱因】

1．膜内段神经根炎常由感染、中毒、营养代谢障碍等引起。

2．膜外段神经根炎常因局部受凉、受潮（引起神经营养的血管痉挛、缺血、水肿）、肌肉及横突外伤和炎症等引起。

【主要症状】

1．在发生炎症的神经根后根支配范围内，有放射性麻木、疼痛、无力，常因受凉、咳嗽、排便等诱发或使症状加重。比如，胸神经根炎引起肋间神经痛；颈胸神经根炎有肩颈部至上肢尺侧或（和）桡侧疼痛；腰骶神经根炎表现为腰骶部至下肢内侧或（和）外侧及足部疼痛等。

2．在受累神经根前根分布区域内，呈现不同程度的下运动神经元性瘫痪、肌力减退、肌肉萎缩、腱反射减退或消失等症状。如颈胸神经根炎症状多发生于肩胛带和上肢；腰骶神经根炎症状则见于下肢。骶神经根损害较重时，表现为膀胱无张力和性功能障碍。

3. 病变累及蛛网膜时称脊膜—神经根炎，如同时累及脊髓则称脊髓—脊膜—神经根炎，可产生感觉异常、过敏、麻木、运动障碍、进行性肌无力、肌萎缩或瘫痪等脊髓蛛网膜炎的相应症状。

【防治妙方】

1. 简易自疗方

除口服食盐外，并用食盐 500 克炒热热敷患处。每天 3 ~ 4 次。

2. 饮食自疗方

牛膝炖凤爪：牛膝 10 克，黄芪 20 克，大枣 6 枚，鸡爪 250 克，姜 10 克，葱 15 克，盐 4 克。牛膝洗净切段，黄芪润透切片，大枣去核切片，鸡爪洗净去甲尖，姜切片，葱切段，牛膝、黄芪、大枣、鸡爪，同放炖锅内，放入姜、葱、盐，注入清水 500 毫升。用武火烧沸，文火炖熬 1 小时即成。每日 1 次，每次吃鸡爪 50 克喝汤。补气血，通经脉。用于多发性神经炎患者。

党参麦芽茶：党参 20 克，麦芽 15 克，大枣 6 枚。党参洗净切片；麦芽洗净去杂质；红枣洗净去核，切片。党参、麦芽、大枣，同放炖杯内，加水 200 毫升，置武火上烧沸，用文火煎煮 15 分钟即成。代茶饮用。补气血，益脾胃。用于多发性神经炎患者。

木瓜桃仁蒸石斑鱼：木瓜 15 克，桃仁 6 克，石斑鱼 500 克，料酒 15 克，姜 10 克，葱 15 克，大蒜 10 克，白糖 10 克。木瓜洗净切成薄片；桃仁洗净，去杂质；石斑鱼洗净去鳞、鳃、内脏。石斑鱼放在蒸盆内，加入料酒、盐、白糖，抹匀，放入姜、葱、木瓜、桃仁，注入清水 300 毫升。蒸盆置蒸笼内，武火蒸 35 分钟即成。每日 1 次，佐餐食用。活血行气，补气补血。用于多发性神经炎患者。

黑芝麻丸：黑芝麻 250 克，野黑豆 100 克。黑芝麻、野黑豆蒸 3 次后晒干，炒熟研细，用炼蜜或枣泥为丸。每次吃 20 ~ 25 克，黄酒送下。健脾除湿，补血行血。用于多发性神经炎。

牛髓糕：牛骨髓、黑芝麻各 250 克，粳米粉 300 克，糯米粉 200 克。牛骨髓剁烂，黑芝麻研末，同米粉、白糖加水和匀，揉成面团，做成糕，蒸熟。每次吃 50 ~ 100 克。补肝肾、益精血，益胃补脾。用于多发性神经炎。

103. 麻木到指尖：末梢神经炎

末梢神经炎系由多种原因引起的多发性末梢神经损害的总称，表现为肢体远端对称性感觉、运动和植物神经功能障碍，故亦称多发性神经炎或多发性周围神经炎。

【病发诱因】

1．由铅、砷、汞、磷等重金属，呋喃西林类、异烟肼、链霉素、苯妥英钠等药物，以及有机磷农药等有机化合物，引起机体中毒，诱发末梢神经炎。

2．末梢神经炎常伴发或继发于各种急性和慢性感染，如痢疾、结核、传染性肝炎、伤寒、腮腺炎等。少数可因病原体直接侵犯周围神经所致，如麻风神经炎等引起。

3．血清治疗或疫苗接种引起过敏等变态反应诱发末梢神经炎。

4．维生素 B 缺乏、糖尿病、尿毒症、慢性消化道疾病、妊娠等引起营养代谢障碍易诱发末梢神经炎。

5．其他如结缔组织疾病、遗传性疾病（如腓骨肌萎缩症、遗传性共济失调性周围神经炎、遗传性感觉性神经根神经病）、各种癌症等也可引起多发性神经炎，且可多在原发病灶出现临床症状之前数月发生，应引起警惕。

【主要症状】

1．感觉障碍：症状初期，常感觉手指或足趾端烧灼、疼痛、发麻，然后感觉逐渐减退乃至消失。少数患者可有深感觉障碍，腓肠肌等处常有压痛，由呋喃西林类中毒、砷中毒等引起者，疼痛较剧烈。

2．运动障碍：肌力减退、肌张力降低、腱反射减弱或消失，久病后可有肌萎缩，重者也可有肢体瘫痪，经治疗恢复时多从肢体远端开始。

3．植物神经功能障碍：四肢皮肤发凉、苍白、潮红、出汗或轻度发绀，皮肤干燥、变薄、变嫩或粗糙，指（趾）甲失去正常光泽、角化增强等。

【防治妙方】

1．外治自疗方

矿泉疗法：用单纯性温泉、食盐泉、重碳酸钠泉、硫酸盐泉、硫磺温泉、酸性泉、氡泉作泉浴疗法。

2．中药自疗方

桃红四物汤：黄精 50 克，生地、黄芪、丹参各 30 克，当归、枸杞各 20 克，赤芍、桃仁、红花各 15 克，川芎 10 克。水煎服，每日 1 剂，连服 3～6 个月。主治糖尿病末梢神经炎。

3．简易自疗方

小麦麸 30 克炒黄，加适量红糖拌和，用大枣煮汤冲服，每日 2 次，适用于末梢神经炎。

浮小麦、大枣各 30 克，糯稻根 20 克，青桃干、茯苓、麦冬各 10 克，水煎服。益气除热，养心生津，适用于末梢神经炎。

地骨皮（枸杞根皮）10 克用纱布包好，放入鸡汤或鱼汤内煮半小时后捞出，再下面条，柚子挤汁入汤内，用适量食盐、葱、姜调味食用。有振奋精神、温暖身体，增强荷尔蒙分泌的作用，适用于末梢神经炎。

104. “蚕食”记忆的恶魔：痴呆综合征

痴呆是由病程缓慢的进行性大脑疾病所致的综合征，多见于起病缓慢，病程较长的脑器质性疾病，故又称为慢性脑病综合征，主要表现为记忆、思维、定向、理解、计算、判断、言语和学习能力等损害，情感自控能力差、社交或动机的衰退。痴呆综合征可发病于各年龄阶段，但以老年阶段为最常见。

【病发诱因】

1. 由头部的外伤致脑开放性或闭合性损害引起脑功能改变，如拳击员痴呆等。

2. 肿瘤、硬膜下血肿可致脑结构及脑功能改变，引起痴呆。

3. 颅内感染导致脑实质及脑功能改变，导致痴呆，如各种脑炎、神经梅毒、各种脑膜炎、库鲁病等。

4. 像阿尔采木氏病、匹克氏病一样的皮质、皮质下疾病可引起痴呆。

5. 如颈动脉闭塞、皮层下动脉硬化性脑病等脑血管疾病也可引起痴呆。

6. 如黏液水肿、甲状旁腺功能亢进或减退、尿毒症等代谢性疾病也可影响脑的功能，造成痴呆。

7. 如心搏骤停、严重贫血和大出血引起低氧和缺氧血症可以引起痴呆。

8. 糙皮病、维生素 B_{12} 及叶酸缺乏症等硫胺缺乏性脑病也可引起痴呆。

9. 一氧化碳中毒，铅、汞等中毒，有机物中毒等也易引起痴呆。

10. 其他如脑积水、类肉瘤病等也可引起痴呆。

【主要症状】

1. 近期记忆减退，即不能记住最近发生的事情、讲过的话。

2. 言语单调、刻板、断续、啰唆、难以理解，常喃喃自语，或缄默不语。

3. 对时间、地点的定向力发生障碍，不知道当天是几月几日，不知道自己身在何处，外出经常迷路。

4. 缺乏思维、创造性，综合分析能力减退，分不清主次，抓不住要点。

5. 不修边幅，不知整洁，整天呆坐，生活懒散，无目的外出，流落街头，夜间无故吵闹而影响家人睡眠。严重时大小便无法控制，生活不能自理。

6. 失去情感控制能力，变得浮躁多变，焦虑不安，忧郁消极，易哭易笑，或无动于衷，或勃然大怒。

7. 性格改变，情感淡漠，兴趣缺乏，多疑，固执，斤斤计较。

8. 失去羞耻感、道德感、责任感和光荣感等高级情感活动，有时会发生猥亵儿童或露阴等违反社会道德的行为。

【防治妙方】

1．中药自疗方

还少丹，每次 9 克，每日 2 次。

脑灵片，每次 3 片，每日 3 次。

脑力宝丸，每次 4 丸，每日 3 次。补肾益脾，健脑生髓。

参茸地黄丸，每次 1 丸，每日服 2 ～ 3 次。补肾益脾，健脑生髓。

温肾健脾汤：党参、炙黄芪、熟附块、益智仁、越鞠丸（包）、山药各 12 克，淡干姜 3 克，生白术、石菖蒲各 9 克，陈皮、姜半夏各 6 克。水煎服。

桃仁复苏汤：桃仁、生大黄、玄明粉（分冲）、桂枝、远志、石菖蒲各 10 克，朱茯神 15 克，蜈蚣 2 条，龙骨（先煎）、牡蛎（先煎）各 30 克，甘草 6 克。水煎服。

还少丹：熟地黄 15 克，枸杞 12 克，山茱萸 12 克，肉苁蓉 15 克，远志 6 克，巴戟天 15 克，小茴香 9 克，杜仲 18 克，怀牛膝 15 克，茯苓 12 克，山药 15 克，五味子 6 克，党参 15 克，楮实 12 克，石菖蒲 10 克，大枣 5 枚。水煎服。

2．饮食自疗方

桂圆百合粥：桂圆 15 克，百合 30 克，大米 100 克。将桂圆、百合洗净，大米淘净，三者同煮为粥；可加白糖少许调味。此粥具有养心益智、补血安神的功效，可经常食用。

山药芡实粥：山药 50 克，芡实 30 克，大米 50 克。将山药、芡实研为细末备用。取大米煮粥，沸后调入山药、芡实粉，煮熟服食。此粥具有养心益肾、填精增智的功效，适于辅助治疗痴呆。

桑椹核桃粥：桑椹 50 克，粳米 250 克，核桃仁 30 克。以上三种原料共煮成粥即可。久食可健脑，适合经常食用。

山楂枸杞茶：生山楂、枸杞各 15 克。以上两种原料用开水冲泡半小时即可。代茶饮用，可辅助治疗由中风导致的老年性痴呆症。

105. 神经罢工无“面子”：面神经麻痹

面神经麻痹简称“面瘫”，是以面部表情肌群的运动功能障碍为主要特征的一种临床常见病，有周围性和中枢性之分。因为面瘫可引起十分怪异的面容，所以常被人们称为“毁容病”。

【病发诱因】

1．核上性（即中枢性）面神经麻痹：病变部位在面神经运动核上，如大脑、脚、内囊、基底节、大脑皮层下及大脑皮层等处的病变，如肿瘤、脑血管栓塞或出血外伤、多发性硬化、脑脓肿、脑炎、脑动脉瘤、脊髓灰质炎。

2．核性与核下性（周围性）面神经麻痹：颅内疾患、颞骨内疾病、颈面部疾病、各种传染性或中毒性面神经炎、心理因素等都易引发面瘫。

【主要症状】

1．发病急，大多数没有自觉和前驱症状，有所谓“昨夜完好，今晨得病”之说。

2．口角下垂、歪斜，说话不利索，饮水时漏水，不敢紧闭口唇、不能鼓腮、吹气。

3．睑裂扩大，上下睑不能闭合，结膜外露，用力紧闭时眼球转向外上方。

4．前额皱纹消失，不能蹙眉。

5．出现低音性过敏或听觉增强。

6．由于泪点随下睑内翻，使泪液不能按正常引流，而出现外溢，即溢泪。

【防治妙方】

1．外治自疗方

按摩法：用拇指肚和食指肚相对，分别拿捏左右脚内踝处的太溪穴和昆仑穴各 36 次，使有明显的放射性酸胀感传导至腿部为宜。每天或隔天施治一次，7 次为一个疗程。滋阴补肾、解肌通络。

握药疗法：取桂枝 9 克，麻黄 6 克，防已 6 克，荆芥 6 克，川芎 15 克，防风 15 克，附子 4 克，共为细末，葱白捣泥调和，握于手心，令微汗出，每日 1 次。

2．中成药自疗方

大活络丸：每次 1 丸，每日 2 ～ 3 次。适用于本病有寒相者。

牛黄清心丸：每次 1 丸，每日 2 ～ 3 次。适用于本病有热相者。益气活血，祛疾通络。

八珍汤：白术、茯苓、赤芍、地龙各 12 克，党参、当归、桂枝各 9 克，川芎、炙甘草各 6 克，蜈蚣 2 条，全蝎粉 1.5 克（吞）。补益气血，祛风通络。

补阳还五汤合牵正散：生黄芪 15 克，地龙 12 克，当归、赤芍、白附子、桃仁、红花各 9 克，川芎 6 克，全蝎粉 2 克（吞）。解痉、通络。

3．饮食自疗方

荆芥粥：荆芥、米、薄荷叶，共煮成粥，空心食之，常服佳。

桂防酒：桂枝、川芎各 30 克，防风、当归、白芍、香附、路路通各 50 克，薄荷梗 20 克。祛风活血，治疗周围性面神经麻痹。

防风粥：防风 15 克，葱白 50 克，粳米 50 克，前两味水煎取汁，去渣，加粳米做成粥，温服。祛风解表散寒，适用于风寒袭络引起的面瘫。

川芎白芷炖鱼头：川芎 10 克，白芷 10 克，鳙鱼头 500 克，葱、胡椒、姜、盐适量。武火烧沸，再以文火炖半小时，分早、晚食鱼喝汤。祛风散寒、活血通络，适用于外感风邪引起的面瘫。

106. 坐立难安：坐骨神经痛

坐骨神经痛是指坐骨神经病变，沿坐骨神经通路即腰、臀部、大腿后、小腿后外侧和足外侧发生的疼痛症状群，常使人坐立难安，严重影响日常生活和健康。

【病发诱因】

1．由坐骨神经附近结构病变侵犯引起，如腰椎间盘突出、妊娠后期膨大的子宫压迫、子宫和附件炎，以及刺激性的药物注射入坐骨神经干而引起的神经化学性损伤等。

2．少数可因脊椎椎管内肿瘤引起，或因脊柱、骶髂关节、髋关节的外伤、结核、炎症、肿瘤引起，或因糖尿病等疾病引起，叫做继发性坐骨神经痛。

3．原发性坐骨神经痛、坐骨神经炎常找不出明确的患病原因，往往在受凉后或在潮湿的环境中久居而发病。

【主要症状】

1．多见于中老年男子，单侧发病较多。

2．起病急，初期会感觉背部酸痛和腰部僵直。可能在发病前数周走路和运动时，会出现下肢短暂疼痛，以后逐步加重而发展为剧烈疼痛。

3．疼痛从腰部、臀部或髋部向下延伸至大腿后侧、小腿外侧、腘窝、足背，并有一阵阵加剧的烧灼样、针刺样疼痛，夜间症状加剧。

4．患者睡觉时喜欢朝向没有病痛的那一侧，病侧下肢髋膝部微屈，重心移向健侧。

5．病情拖延太久，可导致轻度肌肉萎缩，腿部肌肉松软无力。

【防治妙方】

1．简易自疗方

可用热水袋敷患处，也可服用消炎止痛等非处方药。

老桑枝 6 克，与 500 克重的雌鸡共炖，饮汤食用。

川断 25 克，杜仲 30 克，与 1 条猪尾共煮，调味服用。

锯峰齿鲛软骨粉：锯峰齿鲛软骨粉 7.5 克，分 3 次用温水冲服。主治由腰椎间盘疾病所引起的坐骨神经痛等。

疼痛发作时，可用冰敷患处 30 ~ 60 分钟，每天数次，连续二至三天，然后以同样的间隔用热桑寄生 15 克与 1 个鸡蛋，煲熟服用。

2．中药自疗方

蠲痹镇痛汤：牛膝、川芎各 15 克，苍术、防己、桂枝各 12 克，制川乌、制草乌、制乳香、制没药各 10 克，细辛、甘草各 6 克。水煎服，每日 1 剂，每日服 2 次。散寒除湿，通痹止痛。

皂独附姜汤：皂刺、薏米各30克，姜黄、苍术各15克，独活、附子、防己各9克，肉桂6克。水煎服，每日1剂，每日服2次。祛风除湿，散寒止痛。

舒筋活络饮：鸡血藤30克，牛膝、独活各15克，杜仲、续断、当归、威灵仙各12克，千年健、木瓜、地龙各10克，红花、川芎各9克，水煎服，每日1剂，每日服2次。舒筋活络，行血止痛。

蛇蝎汤：乌梢蛇、炒地龙、僵蚕、桂枝、川芎、甘草各10克，全蝎、制川乌、制草乌各6克，蜈蚣4克。制川乌、制草乌先煎半小时以减少毒性，后加入他药，取药液300毫升，每日1剂。祛风散寒，活血通络。

痛痹汤：鸡血藤、乌梢蛇各20克，牛膝、丹参、当归、白芍、炙甘草各15克，延胡索、生姜各10克，乳香、没药各7.5克。水煎服，每日1剂，每日服2次。温经通络，祛风散寒。

当归回逆汤：当归、川断各15克，川牛膝12克，嫩桂枝、酒杭芍、小木通、香独活、防己、宣木瓜、干地龙各10克，全蝎5克，北细辛、生甘草各3克，川蜈蚣3条，水煎服，每日1剂，每日服2次。散寒利湿，祛风通络。

水蜈蚣合剂：水蜈蚣鲜品（或干品150克）、生姜（切成块）、红糖各250克，加水2000毫升，文武火煎至500毫升，分2次温服。主治原发性坐骨神经炎。

107. 像花一样蔫萎：重症肌无力

重症肌无力是一种神经—肌肉接头部位因乙酰胆碱受体减少而出现传递障碍的自身免疫性疾病。病程呈慢性迁延性，缓解与恶化交替，大多数患者经过治疗可以达到临床痊愈，和正常人一样能正常生活、学习、工作。

【病发诱因】

1．主要是因乙酰胆碱合成障碍、胆碱酯酶生成过多引起神经与肌肉接头之间出现传递障碍而引起。

2．自身免疫异常、胸腺病毒感染以及内分泌障碍都可引发本病。

3．其他，如遗传因素、病毒感染、精神紧张、过度疲劳、食物污染与中毒、营养因素等也可诱发此病。

【主要症状】

1．一侧或双侧眼睑下垂和复视，睡眠和休息时症状缓解或消失，醒后再度加重。

2．无感觉障碍，但四肢无力，站起、上楼、持物、或举臂过头均感困难，但多于午后或傍晚加重，早晨和休息时减轻。

3．讲话过多过长时，声音会逐渐低沉，带鼻音。

4．咀嚼及吞咽困难。

5．咳嗽无力，呼吸困难，难以维持换气功能。

6．伴有胸腺肥大增生或胸腺肿瘤，也可与甲状腺功能亢进、多发性肌炎、皮肌炎、类风湿性关节炎、红斑狼疮、干燥综合征等并存。

7．有反复性，可有一个较长时间的缓解期，但往往由于精神创伤、过度劳累、内分泌失调、免疫功能紊乱、全身各种感染、妇女月经期等多种因素而复发或加重病情。

8．患者丧失劳动力，甚至死亡。

【防治妙方】

1．中成药自疗方

补中益气丸：功能补中益气、升阳举陷，用于重症肌无力属中气不足者。

六味地黄丸：功能滋补肝肾，适用于重症肌无力属肝肾阴虚者。

健步丸：功能益肾填精，强筋壮骨，适用于重症肌无力属精血不足者。

人参滋补膏：功能补气血，益肝肾，强筋骨，通筋络，适用于重症肌无力属肝肾阴虚、精亏血弱者。

2．饮食自疗方

黄芪大枣：黄芪 120 克，大枣 50 枚。水煎服，每日 1 剂，10 天为一个疗程，有效时可连服数月，以巩固疗效。

人参粥：粳米 200 克、人参粉（或片）10 克，加清水适量，先用武火烧沸，再改文火煮至稠浓，加入适量冰糖，搅匀即成。

鸡参芪姜煲：乌骨雌、雄鸡各 1 只，膛内塞入人参 9 克，生黄芪 60 克，生姜 6 克，以线缝合，加酒、水各半，入砂锅急火烧沸，撇去沫，文火焖炖，至骨酥肉烂，熬成浓汤，稍加调味，分日分顿，饮汤吃鸡，常服。

羊肉馄饨：羊羔肉 500 克，去筋膜洗净，加酒浸一宿，切成肉糜，加入人参粉 30 克，山药 500 克，稍加调味作料，包成馄饨，每日服 5 ~ 10 只，常服。

羊腰子粥：白羊腰子 2 具，煮成浓汁，滤去粗渣，加酒少许，然后下粳米 500 克煮粥，每日 3 次，分日服尽。

羊骨苁蓉面羹：羊脊骨 1 具，肉苁蓉 30 克，葱白 3 段，草果 3 个，荜茇 6 克。将羊脊骨洗净，捶碎，与肉苁蓉、草果、荜茇共熬成汁，后加葱白，取汁汤与适量面粉作成面羹食。主治肝肾亏损型痿证。

首乌肝片：制首乌 60 克，枸杞 15 克，猪肝 200 克。制首乌、枸杞煎水取浓汁；猪肝切片，用豆粉、盐、醋、白糖、酱油拌匀，用植物油炒熟，放入前汁及葱、姜。分 2 次服。补肝肾，益气血。

参芪胎盘液：人参 30 克，黄芪 100 克，胎盘粉 20 克，枸杞 60 克。人参、黄芪、枸杞加水煎取浓汁，下胎盘粉搅匀。每次服 10 毫升。补中益气，滋肝养血，温肾益精。

108. 面部的“地雷区”：三叉神经痛

三叉神经痛也称“脸痛”，是一种在面部三叉神经分布区内反复发作的阵发性剧烈神经痛，犹如“地雷”，不敢触碰。多发生于40岁以上的中老年人，女性尤多，是神经外科常见病之一，也是国际公认的疑难杂症之一。

【病发诱因】

1．其他血管长期压迫三叉神经，产生脱髓鞘反应，导致阵发性的面部疼痛。

2．精神刺激也容易诱发三叉神经疼痛，正是越怕头痛头越痛。

3．气候变化，被风吹着，乍热乍寒，都可诱发或使疼痛加剧。

4．很多白领一族易患三叉神经痛，是由于盲目节食，吃素或不吃主食，身体缺乏必要的营养成分所致。

5．过冷过热或是刺激性的食物也会诱发三叉神经痛，如喝浓茶增强神经兴奋性引发小动脉痉挛。

6．香烟的尼古丁会使血管收缩，诱发三叉神经痛。

【主要症状】

1．发生在头面部三叉神经分布区域内，右侧多于左侧。

2．出现骤发、骤停、闪电样、刀割样、烧灼样、顽固性、难以忍受的剧烈性疼痛。说话、刷牙或微风拂面时都会导致阵痛，被称为“天下第一痛”，患者常因此不敢擦脸、进食，甚至不敢咽口水，从而影响正常的生活和工作，令人痛不欲生。

3．发作持续数秒至1～2分钟，常伴有面肌抽搐、流泪、流涎、面潮红、结膜充血等症状，随着病情的加重，间歇期越来越短，发作更加频繁。经过一次强烈的疼痛刺激，会使人终生难忘，精神异常紧张，造成极大的痛苦。

【防治妙方】

1．按摩自疗方

绿豆耳压法：将圆形绿豆用胶布贴压在颊上、颌下、颌神门等处。3～7天1次。每天按压3～5次，每次1～3分钟，直到疼痛减轻或消失。

梳头疗法：用木梳一把，于清晨起床后、午休后、晚上睡前梳头，从前额经头顶到枕部，初时每分钟梳20～30次，以后逐渐加快速度。梳头用力要均匀、适当，以不刮破头皮为度。每次梳5～10分钟。这样坚持月余，可使疼痛大大减轻；坚持2～3个月一般可以治愈。

干鹅不食草10克，牙皂、细辛各5克，青黛2.5克，共研末，随时吸入同侧鼻孔，治三叉神经痛。

2．中药自疗方

钩藤15克（后下），白芷、夏枯草各10克，天麻5克，每日1剂，水煎分2次服，连续服3～5剂。有止三叉神经痛作用。

吴茱萸汤：党参、川芎各25克，吴茱萸、白芷、天麻各18克，干姜、薄荷、防风各12克，丹参、香附各20克，赤芍15克，钩藤30克，细辛3克。活血化淤，祛风止痛。

3．饮食自疗方

核桃冰糖酒：核桃仁5个，冰糖50克，共研末，拌均匀，与黄酒50毫升，共放锅中，以文火煮10分钟，每日2次，温服。活血散寒，祛淤止痛，对肾亏、血淤、头痛有良效。

绿豆鸡蛋糖水：绿豆100克，鸡蛋1个，冰糖适量。将绿豆捣碎，用水洗净，放锅里加水适量，煮至绿豆烂熟，把鸡蛋打入绿豆汤里，搅匀，稍凉后一次服完，连服2～3天。适宜风热牙痛、口腔红肿热病的风热牙病者食用。

109. 独眼“游侠”：视神经炎

视神经炎是一种比较常见的眼病，泛指视神经的炎性脱髓鞘、感染、非特异性炎症等疾病，是视神经任何部位发炎的总称，大多为单侧性。因病变损害的部位不同而分为球内段的视乳头炎及球后段的球后视神经炎，视乳头炎多见于儿童，球后视神经炎多见于青壮年。

【病发诱因】

1．全身或局部感染可累及视神经，导致感染性视神经炎。

2．由于某些前驱因素，如上呼吸道或消化道病毒感染、精神打击、预防接种等引起机体的自身免疫反应，形成炎性脱髓鞘致病。

3．系统性红斑狼疮、干燥综合征、结节病等自身免疫性疾病可引起视神经的非特异性炎症。

4．经常大量吃甜食，糖分在体内代谢时会消耗过多的维生素B_1。当维生素B_1缺乏时，会影响体内碳水化合物的氧化，使不完全氧化物滞留在血液内，从而诱发或加重视神经炎。

【主要症状】

1．单眼视力急剧下降，病情发展迅速而严重，可在数小时或数日内成为全盲。

2．生理盲点不扩大，周边视野呈向心性缩小或楔形缺损，视觉中心有暗点，严重者中心视野可以全部丧失。

3．持续光照病眼，瞳孔开始缩小，继而自动扩大。或在自然光线下，遮盖健康眼，病眼瞳孔变大；遮盖病眼，健康眼瞳孔不变，叫 Gunn 氏现象。

4．瞳孔对光反应能力降低，视力减退，其发展程度一致。瞳孔直接对光反应减退至缺失，视力也会完全丧失。

5．多伴有头痛、眼痛或恶心等。

【防治妙方】

1．中成药自疗方

知柏地黄丸：大蜜丸每次 1 丸，或小蜜丸每次 9 克，或水蜜丸每次 6 克，或浓缩丸每次 8 丸，均为 1 日 2 ~ 3 次，空腹温开水送服。

大补阴丸：大蜜丸每次 1 丸，1 日 2 次，或水蜜丸每次 6 克，1 日 2 ~ 3 次，空腹时用淡盐汤或温开水送服。

2．饮食自疗方

银杞明目汤：银耳 15 克先发泡开，鸡肝 100 克切片，然后与枸杞 5 克共入锅中，加水和作料，烧沸去浮沫，待鸡肝刚熟，加入茉莉花 30 克，煮沸后即可食用。每日 1 剂，连服 10 ~ 15 天。补肝益肾、明目养神，用于肝肾阴虚之视神经萎缩、视力减退等。

鳖肉汤：用鳖 1 只，去头及内脏，枸杞 50 克，山药 50 克，熟地 15 克，陈皮 9 克。以上共煮熟后去药渣，喝汤吃肉，酌量摄食，每日 1 次，连服 10 ~ 15 天。能益肾补肝养血，起到增进眼部血液循环、改善视神经营养、增加视力的作用。

黄花佛手饮：用黄花菜 30 克与佛手 30 克共做汤，加糖或盐佐味饮用，每日 1 ~ 2 次，连服 10 ~ 15 天。适用于肝气郁结引起的视神经萎缩。

青菊花粥：用白米 100 克加水适量煮粥，粥熟时加入白菊花 15 克，青皮末 2 克，再煮 2 ~ 3 分钟，早晚服用，连服 10 ~ 15 天。能疏肝理气、散结解郁、清热明目，用于肝经郁热之视神经萎缩。

川芎茶：用川芎、绿茶各 6 克，水煎，加入红糖适量，当茶饮，连饮数十日。能益气活血止痛，疏利眼底血管。

110. 叩击出声如“破壶”：脑积水

颅内脑脊液容量增加，就称为脑积水。是脑脊液生成过多或吸收循环受阻，引起脑脊液过多地积聚在脑室及蛛网膜下腔，叩击有“破壶声”。

【病发诱因】

1．由颅脑及其他某些器官先天畸形引起，如中脑导水管狭窄、膈膜形成或闭锁、室间孔闭锁畸形（第四脑室正中孔或侧孔闭锁）、脑血管畸形、脊柱裂、小脑扁桃体下疝等。

2．由感染诱发，如化脓性脑膜炎或结核性脑膜炎未能及时治疗，增生的纤

维组织阻塞了脑脊液循环孔道，特别是第四脑室孔及脑底部的蛛网膜下腔的粘连，引起本病。

3．由于出血引起，如产伤、颅内出血、吸收不良等引起纤维增生，可导致脑积水。

4．由某些肿瘤引起，如颅内肿瘤可阻塞脑脊液循环的任何部位，诱发本病，多见于第四脑室附近或脉络丛乳头状瘤。

5．由其他因素引起，如某些遗传性代谢病、围产期及新生儿窒息、严重的维生素 A 缺乏等也易诱发本病。

【主要症状】

1．头颅逐渐增大，而面部相对显小，头皮浅静脉怒张、颅门扩大、颅缝移开，叩击呈“破壶声”。多在出生后数周或数月出现，也有 1 年半后出现者。

2．呈“日落征”，即眼球呈下转位状，大部分虹膜为下眼睑所遮盖，只有少部分外露，如同夕阳落到地平线下。眼底可以有视乳头水肿，也可出现继发性视神经萎缩，外展神经麻痹、运动功能低下、动作笨拙、下肢双侧腱反射亢进等。

3．还可有抓头、哭叫、呕吐、嗜睡、反应迟钝、精神不振、烦躁不安、经常抽搐等症状。晚期可出现频繁呕吐、呼吸紊乱、全身痉挛、意识障碍，直至死亡。

【防治妙方】

1．外治自疗方

生姜适量，捣烂如膏状，敷于颅上。

干姜（炮）21 克，细辛、桂花心各 15 克。上药研细为末，姜汁调敷颅上。

仙鹤草、赤茯苓、白茅根各 30 克，苍术、独活、天麻、荆芥、防风、水通、苍耳草、川牛膝各 10 克，水煎后，以毛巾浸药汁，轮流热敷头部，每日 2 ～ 3 次，每次 1 小时，10 天为 1 疗程。祛风化湿，主治小儿脑积水。

2．中药自疗方

熟地、山茱萸、车前子、川断、沙苑子、桑寄生、首乌、淡苁蓉各 3 克，山药、丹皮、茯苓、泽泻各 6 克，水煎频服，每日 1 剂，直至好转，减次以巩固服药。补肾利水，主治小儿脑积水。

全当归 10 克，茯苓、猪苓、车前子、熟地各 6 克，陈皮、姜、半夏各 5 克，白术 4 克，甘草、桂枝、山茱萸、山药、川牛膝各 3 克，水煎频服，每日 1 剂。通阳利水，补肾，主治小儿脑积水。

解颅饮：何首乌、龟板各 15 克，党参、白术、黄精、生地各 9 克，陈皮 5 克，甘草 3 克。先熬龟板 1 小时，后下余药，煎三沸、去渣、混合后稍浓缩。分 6 次服，日服 3 次。补脾益肾。

参苓地黄汤：覆盆子 12 克，狗脊 12 克，党参、熟地、山药、炒白术、玉竹各9克，茯苓、破故子各6克，甘草3克，红枣5枚。水煎服，每日1剂，日服3次。滋肾养肝，调补脾胃。

川牛膝、橘络、车前子、泽泻、猪苓、茯苓、鸡内金、丹参、川芎、桃仁、红花各10克。每日1剂，水煎多次分服。通络利水，消除淤塞，通调水道。

111. 手脚不听话：帕金森病

帕金森病又称“震颤麻痹”，是一种中枢神经系统变性疾病，虽会出现肌肉僵直，但四肢肌肉的力量并没有受损，并不是真正的“麻痹”。多在60岁以后发病，是老年人中第四种最常见的神经变性疾病，也可在儿童期或青春期发病。

【病发诱因】

因位于中脑部位“黑质”中的细胞发生病理性改变后，多巴胺的合成减少，降低了对乙酰胆碱的抑制功能，乙酰胆碱出现相对兴奋的状态，两者失衡的结果即“震颤麻痹”。另外，年龄老化也可以促发帕金森病；环境中可能存在一些有毒的物质，损伤了大脑的神经元也能引起本病；有帕金森病患者的家族其基因遗传，可使亲属的发病率较正常人群高。

【主要症状】

1．静止性震颤。手指粗大，节律性震颤，随情绪变化而加剧。其后会发展为同侧下肢和对侧肢体在静止时出现不自主的有节律颤抖，变换位置或运动时，症状可减轻或停止。

2．肌肉僵直。身体失去了柔软性，关节僵硬及肌肉发紧。影响到面部肌肉时，会出现表情呆板的“面具脸”；影响到躯干、四肢及膝关节，会出现“三曲姿势”，写字越写越小等症状。

3．行动迟缓。如系鞋带、扣纽扣等上肢精细动动作比以前缓慢许多，甚至无法顺利完成。行走时起步困难，一旦开步，身体前倾，步伐小，且越走越快，不能及时停步，即“慌张步态”。

4．其他症状。可能合并出现语言减少、声音低沉单调、吞咽困难、流涎、睡眠障碍、抑郁或痴呆等症状。

【防治妙方】

1．中成药自疗方

左旋多巴，刚开始每日服用0.25～0.5克，连续服用3～4日后可根据机体耐受情况增加药量0.125～0.5克，每日最大剂量为6克，分4次服用。

多巴胺受体激动剂，如溴隐亭自0.625毫克／天开始，缓慢加量，维持在10～30毫克／天。

黄芪、龟板各20克，生地、熟地各15克，山茱萸、杜仲、茯苓、知母、黄

柏各12克，当归10克，全蝎5克（研末冲服），蜈蚣2条。水煎服，分3次温服，每日1剂，10天为1个疗程。主治帕金森氏病。症状控制后，可常服六味地黄丸以巩固。

2. 饮食自疗方

绿豆粥：绿豆、粳米各半，煮粥常食，1天1餐，一般连续用10～15天。绿豆洗净嚼吞，1天1次，每次5～10克，连用10～15天。能解多种慢性中毒，适于年轻的帕金森患者。

芝麻骨髓羹：黑芝麻300克，牛骨髓（干粉）300克，白糖10克。把黑芝麻炒香，取牛骨髓与黑芝麻混合，盛入瓷盆中备用。每次用芝麻骨髓粉10克加白糖10克，白开水冲调成羹即可食用。具有强筋壮骨、滋补肝肾的功效，对帕金森病久治不愈者有促进康复的作用。

枣仁龙眼汤：龙眼肉、炒枣仁各15克。将龙眼肉、炒枣仁加入水煎成汁，再加适量白蜜即成。每日2次，早、晚服用。对久患帕金森病、气血亏虚者有补益作用。

酸枣砂仁汤：酸枣30克，砂仁15克。将酸枣、砂仁共同煎成汁，每晚1次，代茶饮。适用于帕金森氏病震颤者。

沙棘菊花饮：沙棘50克，菊花10克。将沙棘、菊花洗净后共同煎汤，每日2次，可早、晚服用一次，也可代茶饮。适用于帕金森病合并高脂血症。

核桃黄酒泥：核桃仁15个，白糖50克。将上述材料放在砂罐或瓷碗中，用擀面杖捣成泥状，再放入锅中，加黄酒50毫升，用小火煎煮10分钟。每日食用两次。适用于帕金森病。

天麻炖鹌鹑：鹌鹑1只，天麻15克。鹌鹑去毛及内脏，将天麻填入其肚内，用线捆住，用水炖熟，加食盐、味精。去天麻，吃肉喝汤，隔日1次。适用于帕金森病。

天麻鱼头汤：天麻15克，川芎10克，鲜鲤鱼头1个。将天麻、川芎泡软后切薄片放入鱼头中，置盘内，加葱姜，再加适量清水上笼蒸约30分钟。食鱼肉喝汤，隔日1次。适用于帕金森病。

112. 后患无穷的“小外伤”：骨化性肌炎

骨化性肌炎指肌腱、韧带腱膜及骨骼肌的胶原性支持组织的异常骨化现象。分为外伤性骨化性肌炎和进行性骨化性肌炎，其中以外伤性骨化性肌炎最常见。

【病发诱因】

1. 遗传因素：染色体显性遗传引起本病。

2. 刺激因素：挫伤可导致血肿，使骨骼肌或肌原纤维受损，如肘关节脱位时，骨膜被严重掀开，形成骨膜下血肿。肘部各种损伤后期，如果做强力、被动、重推拿按摩后，会在肘关节周围形成血肿，易产生骨化性肌炎。

【主要症状】

1. 多见于青少年，常有肘关节损伤史。

2. 早期以肘关节活动时疼痛为主，肘关节活动受限。

3. 在肘关节周围可以摸到逐渐异常增大的骨块，该骨块可缓慢回缩至骨块成熟。

【防治妙方】

1. 外治自疗方

早期冰袋冷敷患肢肘部，轻柔的手法抚、摸、推、揉前臂肌群。

桂枝、羌活、透骨草、伸筋草、防风、红花、荆芥、当归、川芎各 20 克，水煎，熏洗，每天 30 分钟，每日 2 次配合局部按摩，手法由轻到重，采用捻揉、弹筋、拨络等手法。同时做适当的功能活动，1 个月为 1 疗程。

2. 药物自疗方

可口服活血化淤药，晚期可静脉注射复方丹参注射液。

3. 饮食自疗方

双花茶：金银花 20 克，野菊花 20 克，罗汉果 1/4 只或加冰糖适量，煮水代茶。

夏桑菊冲剂：每天 3 次，每次 1 包，当茶饮。

鲜菇炒丝瓜：鲜香菇 75 克，丝瓜（切片）150 克，瘦猪肉 75 克（切片），共炒至熟可食。

人参麦冬炖鸡：人参 6 克，麦冬 12 克，鸡肉 75 克，蜜枣 1 粒，生姜 2 片，水 200 毫升，用瓦盅炖熟，油盐调味食。

冬虫夏草炖猪心：冬虫夏草 5 克（或莲子不去心 20 粒），猪心 1/2 只，大枣 3 粒，水 200 毫升，共炖至熟，油盐调味可食。

银耳太子羹：银耳 15 克，太子参 25 克，冰糖适量，水煎后饮用，滋补身体。

丹参猪心汤：党参 15 克，丹参 10 克，黄芪 10 克，用纱布包好，加水与 1 个猪心炖熟，吃肉饮汤，日服 1 次。

竹笋炒肉片：竹笋 120 克，切丝，瘦猪肉 100 克切成片，用花生油爆炒，食用。

菊花鲤鱼汤：鲤鱼 1 尾，开膛洗净，略油煎后，加白菊花 25 克，枸杞 15 克及适量水，炖熟后分次吃肉喝汤。

酸枣虾壳汤：取虾壳 25 克，酸枣仁 15 克，远志 15 克，共煎汤服，每日 1 剂。

113. 下肢瘫痪的诱因：急性脊髓炎

急性脊髓炎是指脊髓的一种非特异性炎性病变，多发生在感染之后，炎症常累及几个髓节段的灰白质及其周围的脊膜，并以胸髓最易受侵而产生横贯性脊髓损害，引起瘫痪。

【病发诱因】

1．因自身免疫功能缺陷，在细菌或病毒感染之后或疫苗注射之后，就易诱发急性脊髓炎。

2．细菌或病毒可直接侵犯脊髓引起感染。

3．外伤、疲劳、精神不佳等造成内分泌失调和机体抵抗力低下，也可诱发急性脊髓炎。

【主要症状】

1．多见于男性青、壮年，发病前1～3周常有上呼吸道感染或其他感染病史。

2．发病急，病变多为胸部，常先有背部酸痛，胸腹部有束带感，双下肢麻木、无力。

3．多数呈横贯性损害症状，导致病变水平以下的感觉减退、缺失，大小便潴留，在数小时或数日发展至完全瘫痪。

4．起病后，瘫痪和感觉障碍不断加剧者，最终可波及上颈髓而引起四肢瘫痪和呼吸肌麻痹，并可伴高热，危及患者生命安全，称为上升性脊髓炎。

【防治妙方】

1．中药自疗方

将军散：将军干、蝼蛄、甘草各等份。以上药共研细末，每日3次，每次1克。

桑螵蛸散：桑螵蛸（酒炒为末）90克，全蝎末30克，甘草末30克，混合。每日3次，每次4.5克。

清燥救肺汤：生石膏30克，沙参20克，麦冬、杏仁、麻仁、桑叶各12克，人参10克，水煎服。清肺润燥生津。

虎潜丸：龟甲30克，知母、熟地黄、白芍各15克，狗骨、锁阳、陈皮各10克，干姜6克，水煎服。补益肝肾，强筋壮骨。

参苓白术汤：扁豆、茯苓、薏米、莲子肉各15克，党参、白术、山药各12克，陈皮10克，桔梗8克，砂仁5克，水煎服。补益脾胃。

补中益气汤：黄芪20克，炙甘草5克，党参15克，当归10克，陈皮6克，白术10克，升麻6克，柴胡6克。水煎服。脾胃亏虚易导致运化失常，饮食积滞，痰湿内停，气血不足，故应酌情配合消食导滞、祛湿化痰、益气养血的药物。

2．饮食自疗方

赤小豆茅根：赤小豆120克，白茅根250克，加水煮熟，除去白茅根将豆分次嚼食。

绿豆银花汤：绿豆6克，加水煮至豆熟后，放入银花（纱布包）15克，一同煮沸，以汤色碧绿而浑浊为佳。

土茯苓炖乌龟：土茯苓400克，乌龟2只，作料，把土茯苓加水适量煎熬1个小时，乌龟用沸水烫死，去头爪内脏，放入土茯苓中，煮熬3小时。吃肉喝汤，每天150～300毫升。

114. 一溢成灾：脑溢血

脑溢血，又称脑出血，起病急骤、病情凶险、死亡率非常高，是急性脑血管病中最严重的一种，为目前中老年人致死性疾病之一。

【病发诱因】

1．因情绪激动时心跳加快、血压突然升高易诱发脑溢血。

2．腹压过度增高可引发脑溢血，如有高血压病伴便秘者在排便时过度屏气使腹压骤然增高而引发脑溢血。

3．洗热水澡易引起脑溢血，是由于洗热水澡使血管扩张、脑血流加速所致。

4．酗酒可引起血压增高、凝血机制改变、脑血流加速，而促发脑溢血。

5．长期吸烟可使动脉硬化、血管脆性增加，易引发脑溢血。

6．脑血管畸形、脑动脉瘤、血液病、抗凝或溶栓治疗、脑血管淀粉样变性、脑底异常血管网症，以及中枢神经系统感染、动脉炎等也可诱发脑溢血。

【主要症状】

1．一侧的肢体突然麻木、无力或瘫痪，患者常会在毫无防备的情况下跌倒，或手中的物品突然掉落。

2．还会出现口角歪斜、流口水、语言含糊不清或失语，有的还有头痛、呕吐、视觉模糊、意识障碍、鼾声大作、大小便失禁等症状。

【防治妙方】

1．中药自疗方

黄芪参归汤：黄芪30克，当归、赤芍、川芎各15克，丹参20克，红花、石菖蒲各10克，甘草6克，陈醋20克（冲服）。水煎服，每日1剂，15日为1疗程。适用于脑出血后遗症。

活血通络汤：北芪60克，鸡血藤30克，葛根12克，川芎、桂枝、羌活、归身、地龙、三棱（炒）、莪术（炒）、石菖蒲、乌梢蛇、赤芍各10克，甘草6克，醋15克（冲服）。水煎服，每天1剂。活血化淤。

二六汤：山药15克，生地、丹皮、泽泻、茯苓、枣皮、牡蛎、龙骨、山茱萸、竹茹、白芍各12克，石菖蒲9克，远志6克。水煎服，每日1剂，日服2次。滋阴潜阳，开窍化痰。

2．简易自疗方

饭后饮食醋5～10毫升，有软化血管的作用。

黑木耳6克，用水泡发，加入菜肴或蒸食。可降血脂、抗血栓和抗血小板聚集。

芹菜根5个，红枣10个，水煎服，食枣饮汤，可起到降低血胆固醇作用。

鲜山楂或用山楂泡开水，加适量蜂蜜，冷却后当茶饮。若中风并发糖尿病，不宜加蜂蜜。

生食大蒜或洋葱10～15克可降血脂，并有增强纤维蛋白活性和抗血管硬化的作用。

3．饮食自疗方

牛蒡桑椹酒：牛蒡子、牛膝（去苗）、生地黄、枸杞、干桑椹、大麻子，以上各250克。将上药切细，用生绢袋盛，以黄酒浸之，春夏7日，秋冬21日开。每次饮一小盏，每日3～5次，常以酒气相续。忌生冷、发物。适用于脑出血后遗症。

醋蒸胡椒梨：陈醋、白胡椒适量，梨2个。将白胡椒研为细粉，把梨切为两半，将白胡椒粉夹于其中，放入盘内，加醋上笼，蒸至梨熟，即可食用。每次吃1只梨，日服2次，久吃有益无害。滋阴清热，活血化淤，祛风止厥。适用于肝阳上亢脉络淤阻型脑出血患者。糖尿病并发脑血管意外者禁用。

115. 神经障碍的祸首：脑动脉硬化症

脑动脉硬化症是指脑动脉的管壁由于脂类物质沉积和内膜受损，血小板、纤维素等物质积聚在损伤的血管壁的内膜上，使管壁结缔组织增生，内膜粗糙，弹性减退，管腔狭窄，以致影响正常的血液循环和供氧，引起脑部多发性梗塞、软化、坏死和萎缩，表现出神经、精神障碍。

【病发诱因】

1．食肉、吃糖、饮酒过多，内分泌功能失调，以及肝炎、肾病、糖尿病、肥胖等，可引起血脂增高而致本病。

2．持续多年的高血压，可引起患者全身细小动脉硬化、中动脉和大动脉的内膜脂质沉积而致本病。

3．一些血管活性物质可使血管痉挛、血管壁缺氧，老年人动脉血管壁的黏多糖代谢失调，使脂质易在动脉壁上沉积而致本病。

4．血小板易在动脉分叉处积聚，特别是血管内膜发生损伤，血小板易于黏附于局部而形成微小栓子，诱发本病。

5．因性情急躁、强烈进取心和竞争意识、工作太专注、缺乏休息、体力劳动少、脑力活动紧张、经常有紧迫感等易患本病。

【主要症状】

1．早期入睡困难、睡眠浅而易醒，后期则表现为嗜睡。

2．经常出现头晕、头痛、眩晕、视物昏花、耳鸣、听力减退、肢体麻木或乏力等症状。

3．记忆力逐渐减退，近事遗忘，思维、反应迟钝，注意力不集中，工作效率低，生活懒散，表情淡漠。

4．出现理解力和判断力障碍、计算困难、不知饥饿、外出不知回家、大小便障碍、生活不能自理等痴呆的表现。

5．性格改变，情感呆滞，有多疑、敏感、幻觉等精神障碍，晚期行为幼稚，或有各种有违社会道德的行为。

6．肢肌张力增高，出现难以自控的强哭强笑，哭笑分不清，吞咽困难，伴呛咳及流涎等。

7．四肢强直，肘关节略屈，手指震颤，直立时身体向前弯，步态小而身体前冲。

【防治妙方】

1．中药自疗方

乌杞汤：首乌、枸杞、泽漆各 30 克。每日煎水至 300 毫升，每日 2 次，每次 1 剂。有滋阴补肾之效，用于治疗脑动脉硬化。

补脑汤：黄精 30 克，玉竹 30 克，决明子 9 克，川芎 3 克。主治脑动脉硬化症、脑中风后遗症。外感引起的头晕昏痛，或肝火及湿热征象明显者，忌服。

2．饮食自疗方

山楂菊花茶：取山楂、菊花各一小撮各约 10 克，开水泡饮，能降低血脂，预防动脉硬化。

粗粮粥：玉米粉 300 克，黄豆粉 50 克，煮粥食用。适用于动脉硬化、高血脂症、高血压等疾病。

木耳烧豆腐：黑木耳、豆腐适量，炒菜食用，每日 1 ~ 2 次。适用于动脉硬化、冠心病等心血管疾病。

鹿角胶粥：鹿角胶 20 克，枸杞 30 克，粳米 100 克。先煮粳米和枸杞为粥后，加入鹿角胶，使其融化，再煮沸后小火煮 2 ~ 5 分钟即可。早晨空腹以粥代食，可加糖调味。半个月为一个疗程。有补肝肾、益精血的功能，用于治疗脑动脉硬化。

灵芝汤：灵芝 15 克，母鸡 1 只，调料适量。将灵芝草洗净切薄片，装入洗净的鸡腹内，再将鸡放入锅中，加水适量，放入料酒、葱、姜、食盐、胡椒粉适量，武火烧沸后改文火煨炖，鸡肉酥烂即成。饮汤食肉。益精安神。适用于脑动脉硬化症，肾虚精亏型之耳鸣耳聋、失眠健忘、腰膝酸软等症。

麦饭石粥：麦饭石 100 克，大米 100 克。先将麦饭石捣碎成粉粒状，加水浸泡半小时后，放火上煮沸，用纱布滤取汁，去麦饭石；再将淘洗干净的大米和麦饭石液汁放入锅内，用文火煮至米烂成粥。每日 2 次，早、晚餐食用。健脾和胃，

清热去湿，能促进机体的新陈代谢，是脑动脉硬化、高血压等病的保健膳食。

雀卵猪睾丸：猪睾丸10个，麻雀卵10～20个。阉猪时取睾丸，洗净血液，切成薄片，晾干，研为细末，用雀卵拌匀，搓丸似黄豆大，晒干备用。每日3次，每次6克，饭后温开水送服，半个月为1个疗程。益肾填精补脑。

乌龙槐角首乌汤：乌龙茶3克，槐角18克，何首乌30克，冬瓜皮18克，山楂肉15克。将上料除乌龙茶以外加水煎煮后滤取煎液。用此药液冲乌龙茶即可饮用，可多次数日饮用。具有凉血、软化血管、增强血管弹性、降脂减肥、强心降压、降低胆固醇、防止动脉硬化的作用。

116. 不易察觉的危险：脑萎缩

脑萎缩是指由于各种原因导致脑组织本身发生器质性病变而产生萎缩的一类神经精神性疾病，病变多缓慢形成，不易察觉，包括小儿脑萎缩、成人脑萎缩。以老年人多见。

【病发诱因】

脑萎缩是多因性的，可能由遗传、脑外伤、中毒后遗症、脑梗塞、脑炎脑膜炎、脑缺血、缺氧、脑血管畸形、脑部肿瘤、脑中风、癫痫长期发作、烟酒过度、营养不良、甲状腺功能病变、脑动脉硬化、煤气中毒、酒精中毒等引起脑实质破坏和神经细胞的萎缩、变形、消失，其中最主要是因脑血管长期慢性缺血而造成。

【主要症状】

1．睡眠节律改变，精神抑郁，不喜欢与人交往，没有理想、欲望，对子女亲人缺乏情感。

2．性格改变，刻板怪异，性情急躁，言语增多，或啰唆重复，或多疑自私，对自己的健康和安全特别关注，常因一些小事而纠缠不休。

3．高级情感活动，如羞辱感、责任感、光荣感和道德感等均有不同程度的减退。

4．逐渐发生记忆障碍，近期记忆缺损发生较早，记不起当天发生的事，经常丢失物品，遗忘已承诺的事情，忆不起来熟悉的人名等。

5．智力减退，理解、判断、计算等能力全面下降，不能适应社会生活，难以胜任工作及家务。

6．常出现头晕、头痛、腰膝酸软、手脚发麻、耳聋耳鸣等症，表现为老态龙钟、发白、齿落、皮肤干燥、色素增生，甚至发生偏瘫、癫痫等。

【防治妙方】

1．按摩锻炼方

推拿：通过对肢体或穴位的按摩，达到疏通经络，活血化淤的作用，从而使脑萎缩的肢体功能和其他功能的障碍得以恢复。每天1次，每次30分钟。

康复训练：对脑萎缩患者的功能康复，最重要的是平衡训练和步态训练，另外还有关节活动范围的训练、增强肌力训练等等。坚持发音器官锻炼和说话相结合，加强手的精细、协调、控制能力的练习。

2. 饮食自疗方

猪腰煲杜仲：取猪腰1个、川杜仲20克，加水煲沸约30分钟，调味即得。

猪肾汤：取猪肾1个，去除肾筋膜，加入核桃30克、山茱萸10克、清水600毫升、盐5克、生姜3片，煮沸约半小时即可，食肾喝汤。

枸杞肉汤：取枸杞30克，瘦肉150克；加入清水500毫升、盐少许。合煮约20分钟，吃肉喝汤。

杜仲羊肾汤：羊肾2个，去除肾筋膜，加入猪骨汤600毫升、杜仲20克、生姜5片、盐5克，用沙煲煲沸约60分钟即可，分2次饮用。

二山粥：取山药30克，先泡半小时；与山羊肾1个、粳米80克、生姜3片、清水1200毫升，一起煮至粥熟，加入食盐少许调味即可。

乌豆狗肉汤：取乌（黑）豆100克，狗肉250克、生姜20克，加入清水1500毫升、食盐少许，合煲60～90分钟，喝汤食肉。

三黄汤：取三黄鸡1只、当归15克、黄芪20克，加入清水及食盐少许，合炖一个半小时左右，食肉喝汤。

寄生骨头汤：取猪骨（或鸡骨、鸭骨）250克、桑寄生30克，清水适量合煲1～2小时，调味即可食用。

当归羊肉汤：取当归20克，羊肉200克，生姜5片、清水适量，合煲约60分钟，调味。食肉喝汤。

良姜狗肉汤：取高良姜30克，狗肉300克，加水适量，小火煲沸60～90分钟。调味，食肉喝汤。

人参炖紫河车：取人参（红参亦可）10克，紫河车（胎盘1只），将紫河车清洗切段，姜酒爆炒，然后加入人参（切段）及清水适量，隔水炖约60分钟，调味即可。宜温食。

荣脑汤：紫河车、龙眼肉、石菖蒲、太子参、丹参、茯苓、赤芍、白芍、桑椹各10克，当归、生蒲黄各15克，远志、郁金各12克，熟地20克，炙甘草6克。每天1剂，水煎服。治疗脑萎缩。

117. 在妈妈肚子里的“内伤”：大脑性瘫痪

大脑性瘫痪又称脑性瘫痪、脑瘫，是指出生前、出生时或出生后的一个月内，由于大脑尚未发育成熟，而受到损害或损伤所引起的以运动障碍和姿势障碍

为主要表现的综合征。

【病发诱因】

1．胎盘异常、胎位不正、早产、多胎、分娩窒息，以及新生儿缺氧缺血性脑病、脑出血、脑部畸形、感染、外伤等易引起本病。

2．孕妇的某些慢性疾病，如高血压、肝炎、糖尿病、吸毒、药物过量等也易引起胎儿脑瘫。

【主要症状】

1．出生不久即出现少哭、少动、哭声低弱、过分安静，或多哭、易激动、易惊吓或反复出现肉跳等症状。动作不协调、不对称、随意运动少，可能因吸吮无力、吞咽困难、口腔闭合不佳等，出现喂哺困难。

2．运动发育迟缓，出现姿势和动作模式异常，如3～4个月俯卧位不能竖头；4个月后仍不能用前臂支撑负重；双手不能将手伸入口中吸吮，常握拳；6～7个月仍不能翻身和独坐；扶着站立时以足尖着地，双腿屈曲不能负重，或两下肢过于挺直、交叉等。

【防治妙方】

1．运动自疗方

翻身锻炼：脑瘫患儿尤其是重症患儿因为没有较好的头部控制功能，加上非对称性紧张性颈反射的影响，想翻身时躯干没有旋转，故需对脑瘫患儿进行翻身训练。方法有逗引翻身法、上肢帮助翻身法、下肢帮助翻身法、手足动作分离翻身法、浴巾帮助翻身法等。

2．拔罐自疗方

取肩井、曲池、肾俞、环跳、承山，两侧交替，隔日1次，每次拔3～5分钟。10次为一疗程，疗程中间休息3～5天。

3．中药自疗方

脑瘫灵：由党参、丹参、黄芪、赤白芍、厚朴、当归、枸杞、杜仲、猪脊髓、兔脑髓、川芎、三七粉、羊胫骨组成，经煎取汁浓缩干燥而成。成人和≥12岁的儿童每次服1包（10克），温开水送服，每日3次；≥3岁而<12岁的患儿每次半包，每日3次；<3岁者每次1/3包，每日3次。并随证加服其他相应药物。适用于各型脑瘫患儿。

治五迟方：鹿角、党参、牛膝各6克，枸杞、熟地黄、茯苓、当归、白芍、山药、菟丝子各10克，水煎服，每日1剂。

行迟散：干生地黄、酸枣仁（酒浸去皮炒香）、辣桂、白茯苓、防风、当归、川芎、牛膝等份研末，每服4.5克，调入粥中，滴入酒数滴，餐前服。

补天安神散：龟甲胶、炒枣仁、麦冬各30克，鹿角胶、枸杞、山茱萸、当归、五味子、盐炒黄柏、菖蒲、土茯苓、炒白术各20克。将上药轻焙干，共研细末，3 ~ 5岁者每服3 ~ 5克，6 ~ 10岁者每服6克，日服2次，白开水冲服。

4．饮食自疗方

黑核桃奶：黑豆500克，核桃仁500克，牛奶1杯，蜂蜜1匙。黑豆炒熟后待冷，磨成粉。核桃仁炒至微焦，去衣，待冷后捣成泥。取以上两种食品各1匙，冲入1杯煮沸牛奶，加入蜂蜜1匙，能改善眼部肌肉的调节功能。

杞枣山药桑椹：枸杞10克，桑椹10克，山药20克，红枣10个。将上述四种材料水煎，分2次饮用，中间间隔3 ~ 4小时。弱视儿童长期服用，能消除眼疲劳症状。

118. 神经过度“放电”：癫痫病

癫痫病俗称“羊痫风”，是大脑神经细胞的异常放电（正常人的大脑神经细胞也有放电，但癫痫患者的放电超过一定的正常范围），引起一时性大脑功能紊乱引起的阵发性全身或局部肌肉抽搐的综合病症。癫痫也是一个古老的疾病，许多世界名人，如拿破仑、丘吉尔均患过癫痫，因此并不像人们想的那么可怕。

【病发诱因】

1．由于大脑发育不全、脑炎、脑膜炎、脑寄生虫病、脑血管、脑肿瘤和脑外伤等病变引起。

2．可能因尿毒症、血糖过高过低等全身性疾病所致。

3．过度疲劳、饥饿或过饱、强烈气味刺激、强烈情绪刺激、酗酒、服用药物不当、睡眠不足、女性月经来潮等均可诱发本病。

【主要症状】

1．抽风：表现为全身发硬、强直或手脚抽动，或发呆、突然跌倒、不断点头、弯腰样动作、精神错乱，伴意识丧失、头痛、腹痛等。

2．小发作：意识出现几秒钟的短暂丧失，脸色发白或发红，原地打转，没有抽搐痉挛，一般容易被人忽视。

3．大发作：可接连发生。全身肌肉呈强直性收缩、痉挛，头部后仰，摔倒，嘴紧闭，两眼上翻，一般持续5 ~ 30秒。然后全身肌肉有节律地强烈收缩，口中会随呼吸喷出白沫或血沫，尿失禁，一次发作持续2 ~ 3分钟，多的可达7 ~ 8分钟。神态昏迷，醒后常感头痛及周身酸软，对发作过程大都无记忆。

【防治妙方】

1．成药自疗方

甲妥英（癫痫片、美索因），每片50毫克、100毫克。口服，每次0.05 ~ 0.1克，每日3次；极量：每次0.3克，每日0.6克。主要用于苯巴比妥、苯妥英钠不

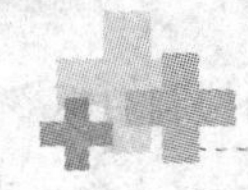

能控制的癫痫大发作及精神运动性发作。少数患者可发生皮疹、嗜睡、粒细胞减少、再生障碍性贫血等不良反应。如发生喉痛、发热等反应，应立即停药。

其他如天麻定痫胶囊、胆星宁痫颗粒、定痫康中药液、益智补脑液等中成药也可用于治疗癫痫及其后遗症。

2. 饮食自疗方

人参橘皮汤：人参10克，橘皮10克，白糖适量。把人参、橘皮洗净放入砂锅，加入适量清水煎煮，滤渣取汁，加入白糖调味即可饮用。能够滋阴补肾、健脾益气，促进婴幼儿癫痫的治疗。

鳖汤：鳖1只，植物油、食盐适量。鳖洗净去内脏，放入锅中，加入适量清水煮熟去壳，加入植物油和食盐，小火炖至烂熟。婴幼儿癫痫发作前服用，每天服用1次，连续服用7天，能够治疗癫痫。

虫草炖猪脑：冬虫夏草3克，猪脑1副，姜、盐、麻油适量。把猪脑去掉筋膜，洗净，放入锅中加盐、姜丝和适量清水，煮沸。把虫草洗净切碎，捣成粉末，加入猪脑中，转小火炖至猪脑软烂，加入麻油调味即可。每天服用2次，能够治疗婴幼儿癫痫。

蓖麻醋蛋：红蓖麻根30个，鸡蛋1枚，米醋100克。把红蓖麻根洗净，放入锅中，加入米醋和鸡蛋，放入适量清水煮沸，转小火熬煮2个小时即可。每天食用，连续食用20天左右。适用于癫痫。

枸杞炖羊脑：枸杞30克，羊脑1副，植物油、食盐适量。把枸杞、羊脑分别洗净，放入炖盅内，加入适量清水，隔火炖熟，加入植物油和食盐调味即可。健脾补肾，适用于身体虚弱引起的癫痫。

枸杞蛋黄粥：枸杞15克，蛋黄1枚，粳米100克，冰糖适量。把枸杞洗净，粳米淘洗干净后放入锅中，加水熬煮，等到粳米快熟时，加入枸杞和搅碎的蛋黄，放入冰糖，熬煮至米烂即可。每天早晚服用，能够滋阴补肝、安神养心，有效防治癫痫。

麦片蛋羹：燕麦片40克，鸡蛋1个，白糖适量。把燕麦片放入清水，边煮边不断搅拌，煮沸后打入鸡蛋，继续搅拌，放入白糖调味即可。宜每天服用。健脾补血、养心安神，适用于癫痫的辅助治疗。

化痰定痫茶丸：生白矾30克，细茶15克，炼蜜适量。将前二味研为细末，和匀，炼蜜为丸，梧子大小，即可。每日1～2次。成人每次50丸，小孩酌减，用茶汤送服。适用于癫痫。

红茶明矾丸：红茶500克，明矾500克，糯米100克。先将糯米加水少许煮，待米煮开花后取用其汁，备用；再将红茶与明矾捣碎，研为细末，用糯米汁调匀捏成丸，如小豆般大小，晾干瓷罐封储备用。每日1次，每次6克，早饭后服。适用于癫痫。

119. 形渐小，力渐弱：肌肉萎缩症

肌肉萎缩是指横纹肌营养不良，肌肉体积较正常缩小，肌纤维变细甚至消失，多发于青春期。由运动神经元病、全身营养障碍、废用、内分泌异常而引起的肌肉变性、肌肉结构异常，遗传、中毒、代谢异常、感染、变态反应等均可引起肌无力、肌肉萎缩。

【病发诱因】

1．无运动或很少运动，导致肌肉很少收缩变化，则缓慢退化，引起本病。

2．因为营养摄入不足或营养结构不平衡导致机体蛋白供应不足，肌组织蛋白被逐渐消化分解，引起萎缩。

3．因为神经受损，引起肌肉萎缩。

4．因肌肉本身的疾病引起肌肉萎缩，称肌源性肌萎缩。

5．因各种动脉炎、血栓形成等肌肉缺血和无菌性坏死而致的肌肉萎缩，称为缺血性肌萎缩。

【主要症状】

1．缓慢渐变，面肌萎缩，伴闭眼不紧。

2．不能鼓腮或吹口哨。

3．双侧舌肌萎缩，伴有肌束颤动。

4．肱部肌肉萎缩，上肢举手时肩胛骨呈翼样突起，无感觉异常。

5．咀嚼肌萎缩，张口时下颌偏向病侧，可伴有面部感觉及角膜反射减退或消失。

6．额或面颊局部斑块性萎缩，肤色较深，用手挤压斑块，皮下组织紧张。

【防治妙方】

1．成药自疗方

肌复灵制剂：成人每日1瓶，分为3次服完，餐前半小时服，治疗期间禁食生、冷、辛、辣。儿童用量按体重酌减。适用于肌肉萎缩症。

2．中药自疗方

飞步汤：龟板、熟地黄、知母、黄柏、陈皮、白芍、牛膝、狗骨、杜仲、续断、菟丝子、当归、茯苓、白术、炙甘草各10克。每日1剂，每日2次，水煎温服。滋阴降火，强筋健骨，健脾益气。适用于肝肾不足，肌肉萎缩患者。

生髓复痿丸：熟地黄、鹿角片、仙灵脾、锁阳、巴戟天、桑寄生、桂枝、赤芍、黄芪、何首乌、补骨脂、骨碎补、续断、党参、白术、蜈蚣、制马钱子各50克。共研细末，炼蜜为丸，每丸重9克。每服1～2丸，每天2次。补益肝肾，健脾生肌复痿。

生肌益髓汤：熟地黄、鸡血藤、人参、黄芪、当归、白术、白芍、鹿角胶、龟甲、补骨脂、牛膝、川续断、菟丝子、枸杞、黄柏、知母、甘草各10克。水煎服，每日1剂。滋肾益髓，益气养血，健脾生肌，适用于肌肉萎缩。

3. 饮食自疗方

木瓜粥：木瓜25克，粳米50克。木瓜洗净，切成小片，置锅中，加清水500毫升，加粳米，急火煮开5分钟，文火煮30分钟，成粥，趁热食用。舒筋活络，调和脾胃。

芪参山药煲老鸭：取党参20克，黄芪20克，山药30克，老鸭半只、清水适量，小火煲60～90分钟，加入调味品即可。适用于肌肉萎缩。

120. 可怕的“渐冻”症：运动神经元病

运动神经元病是以损害脊髓前角，迁延脑颅神经运动核和锥体束为主的一组慢性进行性变性疾病。运动神经元病与癌症、艾滋病齐名，只要患了这种病，先是肌肉萎缩，最后在患者有意识的情况下因无力呼吸而死，所以这种患者也叫“渐冻人”。

【病发诱因】

常因慢性病毒感染、免疫功能异常、遗传因素、重金属中毒、营养代谢障碍以及环境等致病。如植物毒素如木薯中毒，微量元素缺乏或堆积，摄入过多的铝、锰、铜、硅等元素，神经营养因子减少，脊髓灰质炎或脊髓灰质炎样病毒慢性感染等均可能致病。

【主要症状】

1. 出现四肢僵直、无力、震颤，可能形成鹰爪手，动作不协调、行走困难。
2. 出现声音嘶哑、语音不清、鼻音重，或无力说话，甚至失语。
3. 出现吞咽困难，甚至无力吞咽，饮水反呛，不会饮食，只能由鼻饲入。
4. 可出现苦笑面容、强哭、强笑、流口水等症状。

【防治妙方】

1. 中药自疗方

石菖蒲、佛手、牡蛎、龙骨、麦冬、钩藤、焦白术、桃仁、赤芍药、红花、神曲、麦芽、山楂、炙甘草、伸筋草、珍珠母各5克。每日1剂，每日2次，水煎温服。安神定惊，益心通络，养血活血，健脾生肌。适用于气血两虚，心神不宁，筋肉失养之运动神经元病患者。

天麻、全蝎、蜈蚣各10克。共为细末，温水冲服。每次2克，每天3次。平肝息风，化痰止痉。适用于风痰阻络之运动神经元病患者。

川芎、赤芍、桃仁、制附片、肉桂、当归、红花、桔梗、枳壳、枸杞、黄芪、山茱萸、全蝎、蜈蚣、狗骨、鹿茸、麝香、制马钱子、乌梢蛇各50克。诸药研末，炼蜜为丸，每丸重9克。每服1丸，日服2次，饭后温开水送服。补肾助阳，养血敛阴，活血化淤，温经通络。适用于肾阳虚衰，气盛血淤，筋脉失养之运动神经元病患者。

龟板、鹿角、生地、当归、赤芍、熟地黄、白芍、川芎、人参、白术、陈皮、甘草、炒谷芽、黄精、枸杞各5克。水煎服，每日1剂。滋补肝肾，益气养血，健脾生肌。适用于肝肾两亏，脾肾俱虚，气血不足之运动神经元病患者。

健步虎潜丸：黄芪、鹿筋、海龙、海马、仙灵脾、人参、龟甲胶、当归、杭白芍、熟地黄、枸杞、杜仲、川断、菟丝子、锁阳、白术、薏米、陈皮、牛膝、木瓜、秦艽、蕲蛇、炙狗骨、补骨脂、知母、黄柏、桂枝、羌活、独活、防风各50克。共研极细末，水泛为丸。每服3～9克，每天2～3次，阴虚火旺者慎用。培补本元，调和气血，温通经络，强筋健骨。

2．饮食自疗方

核桃芝麻糖：核桃仁250克，黑芝麻250克，赤砂糖500克。把赤砂糖入锅加水适量，温火熬至浓稠停火。把芝麻、核桃仁炒熟，倒入糖内拌匀，再倒入余有熟菜油的盘中，划成块。

泥鳅炖豆腐：活泥鳅500克宰杀洗净、切成段，豆腐250克切块，食盐少许，共放入锅内煲煮1小时即可。清热利湿，调和脾胃。适用于湿热浸淫，两足痿软无力之痿症。

猪肚升芪粥：猪肚500克，枳壳50克，升麻20克，黄芪30克。上述材料洗净，猪肚切小片，共放入锅内炖煮1～2小时即可食用。补中益气，升阳健脾。经常食用，有利于运动神经元病的治疗。

枸杞羊肾粥：鲜枸杞叶500克洗净，羊肾1对洗净、切开，大米250克，共煮成粥，最后加入适量葱、姜、盐等调料即可。补益肝肾。适用于肝肾亏虚、精血不足所致痿症兼有腰酸足软者。

菟丝山药汤圆：生山药150克洗净切碎，菟丝子30克研细，同白糖150克、胡椒粉少许一齐和匀，作馅备用。糯米粉250克加适量清水调和，并用前现做成的馅一齐做成汤圆。然后放入沸水中煮熟即可食用。补精益肾，健脾生肌。适用于肌肉萎缩、全身消瘦者。

121. 身体畸形的元凶：脊髓灰质炎

脊髓灰质炎又称“小儿麻痹症”，是由脊髓灰质炎病毒引起的急性传染病，多发生在小于5岁的婴幼儿，多有后遗症，致患者身体畸形。

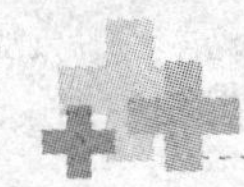

【病发诱因】

1. 患者或无症状的带病毒者为传染源，主要经消化道或呼吸道传染以及接触的用具、玩具等传播。

2. 人群对脊髓灰质炎病毒普遍易感，病后对同型病毒有较持久的免疫力。

3. 受凉、劳累、局部刺激、损伤、手术（如预防注射、扁桃体截除术、拔牙）、免疫力低等多种因素可影响疾病的转归，可能促使患者瘫痪。

【主要症状】

1. 前期表现为发热多汗、食欲不振、烦躁不安、全身感觉过敏，也可能出现恶心、呕吐、头痛、咽喉痛、便秘、弥漫性腹痛、鼻炎、咳嗽、腹泻等症状。

2. 前期症状消失后 1 ～ 6 天，体温再次上升，头痛、恶心、呕吐严重，皮肤发红、有短暂膀胱括约肌障碍，颈后肌群、躯干及肢体强直灼痛，并常伴有便秘。

3. 大多在体温开始下降时出现瘫痪现象，并逐渐加重，当体温退至正常后，停止瘫痪发展，无感觉障碍。

【防治妙方】

1. 按摩自疗方

按摩中脘、天枢、风池、攒竹、瞳子髎、颊车、地仓穴，按揉脐、脾、胃俞、肾俞、腰阳关、足三里，推肩胛骨、肩井、委中、伏兔、阳陵泉、绝骨、解溪、天柱、大椎等穴。

2. 中药自疗方

桑枝、丝瓜络各 15 克，水煎服。

鲜海通草 60 克。冬蜜、开水炖服。

晚蚕沙 30 克。水煎服，每日 1 剂。祛风除湿，舒筋活络。

银花藤、野菊花、络石藤、海风藤各 30 克，煎服 1 次。

芦根 50 克，忍冬藤叶 25 克，连翘 15 克，淡竹叶 20 克，水煎服。

葛根 6 克，山楂 12 克，槟榔 6 克，金银花 6 克。水煎服，数次。

马鞭草 20 克，绒麻草 12 克，野茶花 12 克，万年青 10 克。水煎服。

苍耳草 20 克，艾叶 12 克，苏叶 12 克，金银花 10 克。水煎服。1 日数次。

乌头 2.5 克，人参 10 克，白芍 10 克，甘草 5 克，砂仁 5 克，水煎服，饭前半小时服。

灯盏细辛 3 ～ 6 克，鸡蛋 2 个。前药切细调鸡蛋蒸服，每日 1 剂。祛风散寒，活络通经。

当归 8 克，鹅不食草 20 克，老鹳草 20 克，伸筋草 30 克。将药物研细末熬成膏剂。外贴四肢、胸背穴位。

紫萍适量，蜜适量。前药研末，炼蜜为丸，如弹子大，每服 1 丸，每日 2

次，砂糖、米酒送服，连服 50 天。清热解毒，祛风发表。

3. 饮食自疗方

冬瓜汤：冬瓜 200 克，去皮煮汤。适于湿热浸淫者。

薏米粥：薏米 500 克，煮粥加适量白糖即可。适于湿热浸淫者。

瓜蒌根粥：瓜蒌根粉 15 克，粳米 50 克，共煮成粥。适于肺热津伤者。

枸杞粥：枸杞 30 克，粳米 100 克，共煮成粥即可。适用于肝肾亏虚者。

猪肾粥：猪肾 22 克洗净切成颗粒状，和粳米 30 克，加入适量葱白、五香粉、生姜、食盐共煮成粥。食用后对小儿麻痹后遗症有显效。适用于肝功能亏虚者。

山药蒸红枣：山药 200 克，陈皮 3 克，红枣 500 克，鲜扁豆 50 克。将红枣肉、鲜扁豆切碎，山药切薄片，陈皮切丝，共同和匀，做成糕，上笼，用武火蒸 20 分钟即可。适于脾胃虚热者。

122. 吸烟的危害：脉管炎

脉管炎全称血栓闭塞性脉管炎，是发生于血管的变态反应性炎症，导致中小动脉节段性狭窄、闭塞，肢端失去营养、出现溃疡、坏死，是一种较顽固的血管疾病。以脉管炎与静脉曲张为主的周围血管病是中外医学界公认的“人类第二癌症”，中晚期患者相当痛苦，每年都有一定数量的重症患者因无法承受痛苦而实施“安乐死”。

【病发诱因】

1. 与嗜烟有关。香烟中的烟碱可以促使血管收缩，进而引发血栓闭塞性脉管炎。

2. 与寒冷天气有关。北方的天气寒冷，许多人受到过冷损害，所以北方患者多于南方。

3. 与男性前列腺素的分泌有关。绝大多数青壮年男性为血栓闭塞性脉管炎的高危人群。

4. 不良情绪刺激，可致肝肾不足，引起植物神经系统机能失调和内分泌活动异常，诱发本病。

5. 外伤刺激神经感受器，进而引起中枢神经系统功能失调，使其逐渐丧失对周围血管的调节作用，引起血管痉挛，导致血栓阻塞。

6. 皮肤霉菌感染影响了人的免疫反应，可使血液中的纤维蛋白原含量增多，易发生血栓，形成炎症。

【主要症状】

1. 早期在一定的速度下行走一定路程会感到小腿或脚掌酸懒、疼痛，被迫

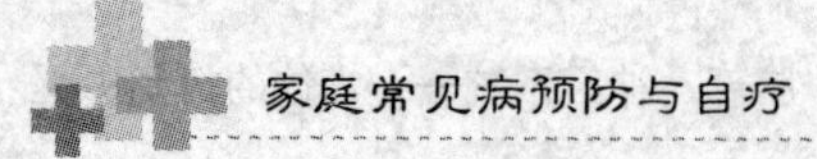

休息或慢走才能缓解。后期出现持续疼痛，夜间加重，患者常抱膝而坐。

2．患肢因缺血使神经末梢受到影响，可出现疼痛、针刺、麻木、烧灼等异常感觉。患病肢体对寒冷十分敏感，发凉、怕冷，指（趾）端最为明显。

3．皮色异常苍白，在苍白的基础上也会出现潮红或青紫，肢体下垂时更为明显。

4．随着病情的不断发展，足背及胫后动脉搏动消失或减弱；皮肤干燥、破裂；无汗毛，停止出汗；指（趾）甲增厚、变形，形成甲沟炎等营养障碍。

5．后期如果治疗不及时，加之误治、外伤、热敷等，很容易形成溃疡和干性坏死。

6．小腿或足部静脉呈红索条结节状，伴有轻度疼痛，急性发作 2 ～ 3 周后，症状消退，并留有色素沉着。但一处自愈，另一处又起，反复发作。

【防治妙方】

1．外治自疗方

活蜗牛适量，将其洗净，连同壳捣烂如泥状，敷于溃烂面上，以湿纱布盖上，每日换药 1 次。

生石膏 250 克，研末，加桐油 100 毫升，调成糊状，敷于患处，外裹消毒纱布，每日换药 1 次。10 天为一个疗程。桐油切勿加热，以免降低疗效。主治脉管炎。

桂枝、附子、伸筋草、苦参各 15 克。上药用水煎后趁热浸洗患肢。每日 2 次，10 日为 1 个疗程。主治寒湿阻络型脉管炎。

紫花地丁、连翘、蚤休各 30 克，赤芍 15 克，生甘草 9 克。上药加水煎汤，待温度适宜时，熏洗患处。每日 1 ～ 2 次，每次 30 分钟，15 日为 1 个疗程。

2．中药自疗方

茜草通脉汤：薏米 20 克，茜草、茯苓、丹参、王不留行各 12 克，木瓜、清风藤、川牛膝各 9 克，地鳖、黄柏各 6 克。水煎服，每日 1 剂，日服 2 次。通络利湿，活血化淤。

阳和汤：丹参 30 克，当归 30 克，熟地 20 克，赤芍 15 克，红花 10 克，鹿角胶、干姜、肉桂、白芥子各 9 克，甘草 6 克。水煎服。温经散寒，活血化淤。

四妙勇安汤：金银花、蒲公英各 60 克，元参、连翘、当归、黄芪、丹皮各 30 克，牛膝、红花各 15 克，地龙 10 克，甘草 10 克，水煎服。清热解毒，活血通络。

3．饮食自疗方

丹参沉酒：丹参 30 克，60 度白酒 500 毫升。丹参洗净剪碎，加白酒密封浸泡，每日摇动 1 次，半月后可饮，每次 20 毫升，每日 3 次，饭前饮用。主治血栓闭塞性脉管炎。

爬山猴酒：爬山猴350克，白酒1000毫升。前一味研细粉，酒浸7天即可，每次服15毫升。主治脉管炎，高血压患者忌用。

川乌当归粥：制川乌10克，当归20克，生姜10克，粳米100克，蜂蜜适量。将川乌、当归、生姜煎1小时，取汁与粳米煮粥，临熟时再调入蜂蜜，每日分2次服。

猪蹄毛冬青汤：猪蹄1只，毛冬青根200克，鸡血藤50克，丹参50克，加水共煮至蹄烂，去药渣，吃肉饮汤。

桃仁桂心粥：桃仁15克（去皮尖），桂心20克（研末），生姜10克，粳米100克，加水煮粥，空腹食用。

归参粥：当归头20克，红参10克，首乌20克，熟地20克，粳米100克。先将当归头、红参、首乌、熟地放入砂锅内加水煎60分钟，取汁与粳米同煮粥食。

第八部分

皮肤——人体的保护伞

123. 打折的美丽：脱发

脱发是头发脱落的现象，有生理性及病理性之分。生理性脱发指头发正常的脱落，病理性脱发是指头发异常或过度的脱落。

【病发诱因】

1．脱发受遗传基因的影响，可由上一代直接遗传给下一代，且男性比女性脱发几率大。

2．因生活、工作、学习的节奏加快，压力增大，精神紧张、忧郁、恐惧能导致神经功能紊乱，毛细血管持续处于收缩状态，毛囊得不到相应的血液供应，最终导致头发的脱落。

3．头皮皮脂积聚，使其分泌速度减慢，加上频繁洗头和洗涤用品的刺激，就会导致或加重脱发。

4．贫血、营养不良、干燥综合征、黑棘皮病、肝肾病，以及发热性疾病如肠伤寒、肺炎、脑膜炎、流行性感冒等都可导致脱发，叫做症状性脱发。

5．大量食用动物类食品，会使人体雄性激素合成过量，促使人的皮脂腺分泌旺盛，引起头皮上大量繁殖噬脂性真菌。该真菌可刺激头皮和毛囊，形成慢性炎症，引起毛囊萎缩、生成功能衰退。

6．大量的空气污染、水污染使人类生活环境日益恶化，生活饮食中吸收大量有毒物质，致机体内分泌系统、免疫系统遭到破坏，造成脱发。

7．气候条件，如空气干燥，也可以影响到人们的心理状态，或者直接影响皮脂腺的分泌，所以冬季脱发发病率较高。

8．其他如机械性损伤、灼伤、放射性损伤、妇女妊娠等也可以引起脱发。

【主要症状】

1．头发油腻，如同擦过油一样；或焦枯蓬松，缺乏光泽。

2．头皮瘙痒，有淡黄色鳞屑固着难脱，或灰白色鳞屑（头皮屑）飞扬。

3．男性脱发主要是前面与头顶部，头发稀疏、变黄、变软，前额的发际与鬓角随脱发而逐渐上移，最终使额顶部一片光秃或仅有一些茸毛。女性脱发主要在头顶部，头发变得稀疏，但不会完全成片脱落。

4．突然发生的局限性脱发，呈斑块状脱发，脱落斑块可为 1 ～ 2 处，多者有 10 余处，称斑秃。患处皮肤正常、无炎症、表面光滑，可持续数月或数年，多数能再生。

5．严重者整个头部毛发迅速脱落，称为全秃。还有极少数患者，除头发脱落外，眉毛、睫毛、胡须、腋毛、阴毛甚至全身的毳毛均脱落，称普秃。

【防治妙方】

1．外治自疗方

桑白皮 120 克，水煎，去渣，以水洗发，治愈为止。

热水 200 毫升，加食醋 150 毫升，趁热洗头，每日 1 次，常洗见效。

柚子核 25 克，用开水浸泡 24 小时后，每天涂抹 2 ～ 3 次，以加快毛发生长。

将生姜切成片，在斑秃的地方反复擦拭，每天坚持 2 ～ 3 次，刺激毛发生长。

车前草 200 克，米醋适量。将车前草全草焙成炭，浸入米醋，一周后用该药醋外涂患处，每日 2 ～ 3 次。

头发容易出汗且被热气笼罩，每天早上梳头 100 下，不但能刺激毛囊，而且增加发隙的通风，能防止脱发及头皮屑。

将 15 克食盐加入 1500 毫升温开水，搅拌均匀，洗头，每周 1 ～ 2 次，此法长期应用，可防止脱发。

榧子 3 枚，核桃 2 个，侧柏叶 30 克。将药共捣浸雪水梳头，其发不脱落，而且光润。本方尤适用于肾虚型脱发。

将 1 个猪苦胆的胆汁倒入半面盆温水中，搅拌后洗头或洗患处，把油脂状鳞屑清除干净，再用清水冲洗，每日 1 次。适用于脂溢性脱发。

垂柳叶 500 克，生姜汁 100 毫升。将垂柳叶阴干为末，加姜汁于铁器内捣匀，取药液摩擦患处。除适用于脱发外，其生眉效果颇佳。

蜀椒 500 克，生半夏、骨碎补各 250 克。将药研粗末，以白酒浸渍 7 日后，外用涂擦患处，每日 3 次，生发为止。

2．饮食自疗方

黑牛胆闷槐豆：黑牛胆 1 副，槐豆适量。将槐豆装入有胆汁的牛胆内装满，浸透槐豆即可，内服。每次 9 克，每日 3 次。

何首乌粥：何首乌 30 克，大米 50 克，冰糖适量。将何首乌放入砂锅中煎取

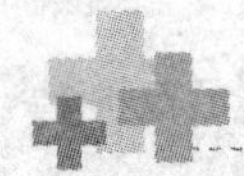

浓汁后去药渣，然后放入大米和冰糖，将米煮成粥即成，食用。尤适用于脱发久不愈。

枸杞黑芝麻粥：黑芝麻30克，粳米100克，枸杞10克。以上3种原料一起煮粥。1日1次，补肝肾、益气血，适用于头发早白、脱发等患者。

首乌猪脑汤：何首乌300克，核桃仁30克，猪脑1个。将何首乌水煎，弃渣取汁1000毫升，用汁炖核桃仁与猪脑，熟后调味服用。每天1次，直至长出新发。此食谱适用于肾虚脱发的患者。

生发黑豆：黑豆500克。将黑豆加水1000毫升，以文火熬煮，至水浸豆粒饱胀为度。取出黑豆，撒细盐少许，储于瓷瓶内备用。每次服用6克，每日2次，饭后食用，温开水送下。对脂溢性脱发、产后脱发、病期脱发等均有疗效。

龟鳖膏：活乌龟500克，活鳖500克，猪脊髓250克。将龟、鳖活杀，去内脏洗净，与猪脊髓同入锅，加适量水，用文火烧烂，除去龟板、鳖甲后稍加盐、味精等调料，收成膏状，适量食之，早晚空腹各服1匙，温开水烊化服之。主治头发脱落。

124. 不受欢迎的夏季“访客”：痱子

痱子是暑天皮肤上起的红色或白色小疹，医学称为红色粟粒疹，是夏季因汗出不畅所生的一种皮肤病，一般分为红痱（一般痱子）和白痱（痱毒）。

【病发诱因】

俗话说，“痱子是捂出来的”，主要是因为出汗后没有清洗彻底，皮肤上的废物与汗水黏结在一起，使汗腺导管口闭塞潴留，内压增高而发生破裂，于是在汗孔处发生疱疹和丘疹。特别是夏季气温高、出汗多，所以容易出痱子。

【主要症状】

1．晶状粟粒疹又称为白疹或水晶疹，水疱为针尖大小，色微红但无炎症，水疱壁较薄且容易擦破，并且变干后易出现鳞屑。好发于长期卧床和过度虚弱者的颈部、腋窝、腰部、躯干。

2．红色粟粒疹又称为红疹或红痱子，成批、密集、对称出现针头大小的血疱，常伴有轻度红晕、烧灼感、瘙痒感，消退后易出现鳞屑。好发于腋窝、肘窝、颈部、胸部、背部、乳房、臀部及婴幼儿的头、面部等。

3．脓疱性粟粒疹又称为脓疹，为浅表性、针头大小脓疱，在闷热或情绪急躁时奇痒难忍。好发于四肢两侧、会阴部、头部和颈部等。

4．深部粟粒疹的形成与汗孔密度一致，水疱与皮肤颜色一致，但无光泽，刺破后有透明的浆液流出，没有炎症反应。

【防治妙方】

1. 按摩自疗方

按摩曲池、合谷、血海、阴陵泉、三阴交，指推肺经、心经、肝经、天河水、六腑，认指掐揉多汗点、神门、大陵、劳宫、心穴，各2分钟。每日2次。

把鲜黄瓜切成片，或用捣烂的丝瓜叶，轻轻涂患处，1日3～4次，儿日便可见效。

2. 熏洗自疗方

取臭梧桐100克，马齿苋200克煎水外洗。

用牙膏涂擦，可使皮疹消退，通身爽快舒适。

将苦瓜切片，用带汁的苦瓜肉涂擦痱子处，早晚各1次。

较重的痱子，可取甘草研末1份，滑石粉2份，扑擦痱子。

用生姜擦头皮可促进小儿头发生长，生姜汁可治小儿痱子，效果很好。

冰片2克，薄荷油10克，放入75%的酒精200毫升中，摇匀后用来擦患处。

先将患部用温水洗净，再取绿豆粉、滑石粉各等份，和匀，扑撒在痱子上，每日数次。

将100克新鲜马齿苋放在约1500毫升水里烧开，用煮过马齿苋的水擦洗痱子，早晚各1次。

每日于患处涂抹十滴水，并自然风干，2～3天就能消炎、消肿、止痒。

将10克花椒放入搪瓷缸内，冲入200毫升开水，在小火上煮5～6分钟。稍凉后，用药棉蘸花椒水轻擦患处。

取大黄10克、冰片3克，加入75%酒精100毫升中，浸泡2～3天，用于涂搽痱子或口服，既清凉，又止痒。

3. 中成药自疗方

吃藿香正气胶囊可以消痱子，而且不复发。

黄连9克，竹叶9克，荷梗10克，西瓜翠皮20克，知母10克，石斛10克，麦冬10克，银花10克，丹皮10克，水煎服，每日2次，每次150毫升。

薏米10克，滑石20克，茯苓10克，通草10克，竹叶10克，连翘15克，白蔻仁10克，水煎服，每日2次，每次150毫升。

4. 饮食自疗方

三鲜汤：冬瓜、海带、绿豆各适量。分别将冬瓜、海带、绿豆洗干净放入锅中，加适量的水共煎汤。对治疗痱子十分有益。

荷叶绿豆汤：绿豆适量，鲜荷叶1张。将绿豆、荷叶洗干净，加水煎服。去火消暑，可防治婴儿痱子。

三豆汤：绿豆、赤豆、黑豆。用绿豆、赤豆、黑豆各10克，加水600毫升，小火煎熬成300毫升，连豆带汤喝下即可，宜常服。如汤中加薏米20克，效果

更佳。有清热解毒、健脾利湿的功效，被誉为夏季小儿保健佳品。

125. 可怕的白色皮癣：银屑病

银屑病又称牛皮癣，中医又名“白疕”，是一种常见的慢性、复发性、炎症性皮肤病。因皮损上覆盖有银白色的鳞屑，很有特征性，故称其为银屑病。银屑病其实并不是癣，也不是由真菌感染引起的。

【病发诱因】

1．上呼吸道感染和扁桃体炎使机体对细菌的毒素产生了变态反应。

2．细胞免疫功能偏低，皮损区角朊细胞发生一系列代谢异常，引起银屑病皮损发生。

3．“多胺”物质调控DNA、RNA蛋白质的生物代谢，引起细胞分裂加速，细胞更替时间缩短，从而诱发病理改变，出现银屑病。

4．与妊娠期皮质类固醇激素分泌增加有关，如女性在月经期及妊娠期好转，而分娩后大部分患者病情加重。

5．精神过度紧张、性情急躁、郁闷失眠等一系列心理或生理反应，会引起内分泌紊乱，损害机体的免疫防御系统，导致银屑病。

6．外界有害物对皮肤造成烧灼、虫咬、擦伤、搔抓、切割、针刺及感染，对皮肤可诱发“同形反应”，即损伤皮肤可引起与原有的皮肤病相同的改变。

7．不良生活习惯，如吸烟、酗酒，发生银屑病的危险更大。

8．抗心律失常的心得安、治疗精神病的碳酸锂、抗疟药、四环素等药物会引起银屑病发作及加重。

9．皮肤过敏、潮湿、寒冷、气候干燥、高温等也可诱发银屑病。

【主要症状】

1．病情发展缓慢，反复发作，而且冬春季加重，夏秋季节自然减轻，久病之后则无明显季节特点。初起为针头或绿豆大小红色斑丘疹，并有不同程度的瘙痒，大部分发生于头皮（形成头屑）、四肢侧。斑丘疹逐渐扩大后，有的互相融合形成斑片，表面覆盖有干燥的银色鳞屑，轻轻刮除鳞屑，可见透明薄膜和小片血点。除掉此膜，有点状出血现象。

2．皮疹数目、大小不定，可呈点状、地图状和牡蛎壳状局限或全身分布。患者指（趾）甲变厚，失去光泽，表面有点状小凹陷。发于头部者，毛发可呈束状，且不断脱落。

【防治妙方】

1．外治自疗方

细茶叶6克，轻粉、乳香和象牙末各3克，水银和木香各1.5克，麝香少许。上药共研为细末，和鸡蛋、黄蜡、羊油调匀搽患处。

大蒜醋方：大蒜瓣、醋适量。先将大蒜捣烂，用消毒纱布包好后浸醋片刻。取出消毒纱布包擦洗患处，每日 2 次，每次 10 ~ 20 分钟，连用 7 天。养血祛风，散淤解毒。适用于血虚风燥性牛皮癣。

路路通苍术方：路路通、苍术各 60 克，百部、艾叶、枯矾各 15 克。以上五味药材加水 1000 ~ 1500 克，煮沸 20 分钟，去渣待温。熏洗患部，每次 30 分钟，每日 2 次。疏通气血，祛湿止痒，适用于牛皮癣。治疗期间忌食刺激性食品。

桑灰方：菊花、桑白皮、附子（去皮脐）、藁本、旱莲草、蔓荆子、零陵香、桑寄生各等份，锉为细末，以白净布袋包好。另用适量桑柴灰淋汁 5000 毫升，然后加入药包，煎煮至药味出，冷热适度，即可用以沐头。治头白屑、瘙痒。

2. 中药自疗方

土茯苓、草河车各 30 克，忍冬藤、板蓝根、白鲜皮各 15 克，威灵仙、北豆根各 10 克，生甘草 6 克。水煎服，每日 1 剂。散风清热，凉血润燥。

生地 30 克，丹参、玄参、大青叶、白鲜皮、草河车各 15 克，麻仁 10 克，北豆根、连翘各 10 克。水煎服，每日 1 剂。养血润燥，祛风清热。

3. 饮食自疗方

当归何首乌酒：何首乌 15 克，当归 10 克，穿山甲 10 克，生地 10 克，蛤蟆 1 只，侧柏叶 10 克，蜈蚣 1 条，将上药捣碎，用纱布包放酒中浸泡 10 天左右，滤取药汁，装瓶备用，每日 3 次，空腹随量饮用。祛风通络，养血活血，适用于血虚风燥型银屑病。

糯米葡萄酒：将糯米 1250 克加水 10 升，煮成稀粥，加酒曲 1250 克，葡萄干 300 克相拌，放坛中，密封罐口，置于温处，发酵 10 天，榨取汁，装瓶备用。每日 3 次，随量饮用。滋阴活血通络，适用于血虚风燥型银屑病。

杜仲桂枝粥：桂枝 9 克，杜仲 18 克，牛膝 9 克，煎取汁 500 毫升，再用药汁将淘洗干净的薏米 60 克煮成粥，食前加白糖调味即成。每日 1 剂，代早餐服。适用于风湿阻络，肌肤失养的关节型银屑病。

槐花蒜鱼：槐花 15 克，葱白 50 克，紫皮蒜 20 克，鲫鱼 500 克，姜片、盐、料酒适量。将鱼洗净，去鳞、鳃、内脏，鱼体躯干部斜切 5 ~ 10 刀，放入砂锅，加葱、姜、蒜、盐、料酒和适量清水，在温火上蒸 20 分钟。然后放入洗净的槐花，加味精、香油少许，即可食用。

槟榔姜汁粥：槟榔 1 个，姜汁 10 克，蜂蜜 50 毫升，粳米 100 克。将槟榔研粉，煮沸 15 分钟，冷却沉淀取汁，粳米煮粥至米烂粥稠，加姜汁、槟榔汁、蜂蜜再煮沸，空腹服食。主治银屑病。

绿豆薏米汤：薏米 200 克，绿豆 50 克。将薏米泡软、煮熟，再加上绿豆煮熟。适合湿热内蕴型。

猕猴桃汁：猕猴桃2个。猕猴桃去皮，放入半杯冷开水，再加少许的蜂蜜，一同放入果汁机中，将猕猴桃搅打成颗粒状即可饮用。可让你拥有好气色，好肤色，且可对头发有益，并且口感滑顺，是不可多得的美容养发保健饮品。

126. 冬季到来特别痒：冻疮

冻疮是由于寒冷引起的局限性炎症损害，是冬天的常见病，我国每年有两亿人受到冻疮的困扰，其中主要是儿童、妇女及老年人。冻疮一旦发生，在寒冷季节里常较难快速治愈，要等天气转暖后才会逐渐愈合。欲减少冻疮的发生，关键在于入冬前就应开始预防。

【病发诱因】

1．冻疮是机体对寒冷发生的异常反应。是因为寒冷侵袭，皮肤耐寒性差，使末梢的皮肤血管收缩或发生痉挛，导致局部血液循环障碍，发生氧和营养不足性组织损伤。

2．缺乏运动、鞋袜过紧、局部潮湿多汗、贫血及某些慢性病，一旦遇到寒冷也易诱发冻疮的发生。

3．另外，冻疮多发生于儿童、老人、青年妇女和心血管疾病患者，但并不一定每个人都会发生冻疮，它与受冻时间长短及体质强弱有密切关系。有部分患者是因为血管先天性变异、血管狭窄导致血流不畅而诱发。

【主要症状】

1．好发于手足、面颊、耳郭等神经末梢部位，病变处为蚕豆至指甲盖大小紫红色肿块或硬结，病变处红、肿、痒、痛，遇热后更甚，甚至溃破。

2．出现皮疹，为局限性暗红色、水肿性红斑，表面光亮，有绷紧感、冰冷感，指压褪色，松开后红色恢复缓慢。

3．溃烂后可感到疼痛，可能形成溃疡，经久不愈。

4．重度冻疮，可发生局部组织发黑、坏死、溃破或脱落。

【防治妙方】

1．按摩自疗方

以食指和拇指分别置于耳轮上部的前、后侧，沿耳轮由上而下揉捏8次，再由下而上揉捏8次，有防治耳壳冻疮的功效。以揉法、摩法、擦法等在患处的局部进行操作，时间为5～10分钟。

2．外治自疗方

辣椒法：将辣椒面撒于伤湿止痛膏上，贴患处；或辣椒5个，加入白酒100克浸泡一夜，用此酒擦涂患处，1日2～3次；或干辣椒25克，水煎，趁热洗患处15分钟，可消肿止痒。

生姜法：生姜火上烤热，切片擦涂患处，可消肿止痒；或生姜切碎，浸泡于70%的酒精中，20天后用酒精擦涂患部，每日数次。

萝卜法：将萝卜切厚片，煮熟趁热贴敷患处，凉后更换。连敷3～4天可愈。

葱须法：葱须、茄根各100克，煎水洗患处，1日1～2次。

苹果法：苹果去皮搅碎熬膏，加入少许樟脑粉调匀涂患处，每日3次。

山楂法：山楂120克，水2500毫升，煎30分钟去渣，热洗患处，1日1次。

橘皮法：鲜橘皮3～4个，生姜30克，加水2000毫升，煎煮30分钟，热洗患处，水凉再加热。

茄根法：用茄子根、干辣椒煎水，洗患处；或茄秆连根煮水，趁热烫洗患处，1日1～2次。

温差水泡法：取一盆15摄氏度的水和一盆45摄氏度的水，先把手脚浸泡在低温水中5分钟，然后再浸泡于高温水中，如此每天重复3次，可以锻炼血管的收缩和扩张功能，减少冻疮的发生。

3．饮食自疗方

小茴香粥：小茴香10克，大米50克，调料适量。将小茴香水煎后取汁，加大米煮为稀粥服食，或将小茴香3～5克研为细末，调入稀粥食用。每日1剂，祛寒活血，防治冻疮。

附片狗肉粥：附片10克，狗肉150克，大米100克，调料适量。将狗肉洗净，切块；附片布包，同入锅中，加清水适量煮至狗肉熟后，去药包，下大米煮粥，待熟时调味服食。每日1剂，5天为1疗程，滋补身体，促进血液循环，防治冻疮。

苁蓉羊肉粥：肉苁蓉10克，羊肉150克，大米100克，调料适量。将肉苁蓉洗净，切细；羊肉洗净，切片，同入锅中，加清水适量煮沸后，去浮沫，下大米，煮至粥熟，调味服食。每日1～2剂。冬天常食，祛寒，滋补身体，防治冻疮。

归参炖母鸡：母鸡750克，当归15克，党参15克，其他调料适量。母鸡如常法收拾，洗净，将当归、党参洗净后装入鸡腹内，将鸡肉置砂锅内，加适量水，放葱（切段）、姜（切片）、料酒、盐、味精，炖至肉烂，即可。调理内脏，滋补身体，祛寒活血，防治冻疮。

127. 多汗多疮亦多慌：多汗症

多汗症是由于交感神经过度兴奋引起汗腺过多分泌的一种疾病，包括手汗症、头汗症、腋汗症和脚汗症。多汗和面部潮红使患者每日处在无奈、焦躁或恐慌之中，影响人的生活、学习、工作和社会交往。

【病发诱因】

1．功能性多汗：由于高度情绪紧张、刺激、痛苦、害怕等精神性的出汗比较多，常常是由于交感神经失调所致。

2．病理性多汗：有内分泌失调、糖尿病、神经系统疾病、感染性的疾病，如脑震荡或肿瘤患者，在感染过程中出现多汗症。

3．味觉性的多汗：患者吃辣味后，或饮用可可、咖啡等饮料以后造成多汗。另外腮腺手术以后可以造成持久或者暂时的味觉性出汗。

【主要症状】

1．全身易出汗、多汗的人，皮肤常是湿润的。

2．局部多汗的多是青少年，常发生于手掌、足跖、腋下，其次为鼻尖、前额、阴部等，常伴有末梢血液循环功能障碍，如手脚皮肤湿冷、青紫或苍白、易生冻疮等。

3．足部多汗的人由于足底表皮浸渍发白，常伴足臭。

4．腋窝及阴部多汗处皮肤薄嫩，经常潮湿摩擦，易发生擦烂红斑，伴发毛囊炎、疖等。

【防治妙方】

1．外治自疗方

每天用热水浸泡手足 5 ～ 10 分钟，可在热水中放一些盐，效果更好，但注意水温不要太高，以免发生烫伤。

中药煅龙骨 30 克，枯矾 10 克，共研为末，每次先洗完手脚后，用药末擦手脚掌。每天 1 ～ 2 次。

枯矾 10 克，苦参 30 克，花椒 6 克，水煎外洗，每天 1 次，每剂可连用 3 天。或将上药直接用 250 毫升醋浸泡半天后，再加入 500 毫升，温热后浸泡手足，可连用 3 天。治疗以调和营卫，因表摄汗为宜。

2．饮食自疗方

黑豆桂圆红枣汤：取黑豆 30 克，桂圆 10 克，红枣 30 克，加水煮汤食用。每日分 2 次食完，连吃 15 天为一疗程。适于气阴两虚型多汗症。

黄芪红枣汤：取黄芪 15 克，红枣 20 只，加水煮汤食用。每日 1 剂，分 2 ～ 3 次服食。连服 15 天为一疗程。适用于营卫不和型多汗。

泥鳅汤：取活泥鳅 100 克，热水洗去黏液，剖去内脏，内外洗净，用油煎至金黄，加水一碗半，用盐调味即成，1 日内 2 次食完，连吃 5 天为一疗程。适用于营卫不和型多汗。

玉米鳅鱼汤：生煎玉米须 50 克，去渣留汁，再加入宰杀洗净的泥鳅 150 克，煮熟，加葱、姜、盐适量即成，饮汤食之。清利湿热，治腋证属肝脾湿热。

薏米赤豆粥：薏米 50 克、赤小豆 30 克，水煎后去渣留汁，加入粳米 100 克煮成粥，将熟时加冰糖少许，分 2 次服食。健脾，利湿，清热，适用于脾经湿热偏重之手足汗出者。

木鸡红花蜜膏：木瓜、鸡血藤、红花各 200 克，以适量水浸泡透发后，加热煮沸，煎液取汁 3 次，然后合并煎液，以小火煎熬浓缩，至稠黏如膏时，加蜂蜜 1 倍，烧开即可。每次 1 汤匙，以沸水冲化顿服，每日 2 ~ 3 次。活血，养血，通络，治以局部汗多。

128. 不只是面子问题：手足癣

手足癣分别称为手癣、足癣，是发生于掌、跖与指、趾间皮肤的浅部真菌感染，致病菌主要有红色毛癣菌、须癣毛癣菌和絮状表皮癣菌。手癣称之为“鹅掌风”；足癣俗名“香港脚”，又叫脚气、脚湿气。

【病发诱因】

1．皮肤外伤易诱发手足癣。

2．皮肤温热潮湿、甲沟感染易遭到真菌的入侵，形成手足癣。

3．有些人喜欢用手逆剥皮肤至损伤，从而继发细菌感染或真菌感染，导致手足癣。

4．在女性妊娠期间，由于内分泌紊乱造成机体抵抗力下降，易使真菌大量繁殖，引起感染，导致手足癣。

5．长期使用类固醇制剂、抗生素、抑制剂等药物，容易使人体正常菌群失调，有利于真菌的繁殖，导致手足癣。

【主要症状】

1．患处皮肤干燥、角化、脱屑、增厚，冬季易皲裂。

2．患处水疱不易穿破，有明显痒感。水疱在数日后自然吸收，表面脱屑。此起彼伏，反复发作。

3．常见足跟边缘、手掌心、指间有环形或弧形小片丘疹群，有明显瘙痒和鳞状脱屑，夏重冬轻。

4．足趾表皮潮湿、浸软、色白、糜烂，瘙痒较重。会因继发细菌感染而有恶臭。

5．手癣往往继发于足癣，且多先从 1 只手开始，如不治疗经若干年后可发展至双手。手部角化、脱屑，或有水疱样皮损，指间糜烂者较少，并常常造成新的传染，如导致体癣、股癣等。

【防治妙方】

1．外治自疗方

脚气病患者，可用棉球浸白醋涂患部，止痒又杀菌，有奇效。

枯矾 15 克，泡水洗脚，待脚晾干后，再用枯矾粉干擦患处，有奇效。

蛇床子、苦参、白鲜皮、黄柏、生百部各 20 克，雄黄、硫黄各 10 克，当归 15

克，每日1剂，水煎取汁外洗患处，每天1次，每次30分钟，适用于各型手癣。

白矾、五倍子、地肤子、蛇床子、苦参各30克，大枫子、川椒、黄柏各25克，共研末用食醋1000毫升浸泡1周备用，每天2次，取药液浸泡患处，每次30分钟，每剂可用7天，适用于各型手癣。

苦参、地榆、胡黄连、地肤子各200克，将上药切碎后放入75%酒精至1000毫升浸泡1周，过滤后再加70%酒精至1000毫升，外搽患处，每天3次。适用于水疱型足癣。

用白萝卜半个，切成薄片，放在锅内，然后加适量水，用旺火熬3分钟再用文火熬5分钟，随后倒入盆中，待降温适度后反复洗脚，连洗数次即可除去脚痒，脚臭。

用半盆温水放入两粒（小米粒大小）高锰酸钾，水呈粉红色，双脚浸泡3～5分钟即可。每月泡1次，可不再复发。

取花椒10克，盐20克，加入水中稍煮，待温度不致烫脚时，即可泡洗，每晚泡洗20分钟，连续泡洗一周即可痊愈。

2．饮食自疗方

三味汤：生花生肉（带衣），赤小豆、红枣各90克。以上三种原料加水适量，煮汤即可。每日饮用数次，可有效防手足癣。

海带肥肉汤：海带丝120克，白肥猪肉100克。上2味加水适量同煮熟，不放任何调料，连汤及海带、肥猪肉同食。随量食，佐膳。消炎软坚，主治手足癣。

紫菜车前子：紫菜、车前子各25克。上2味加水适量同煎，喝汤吃紫菜。1日2次。清热祛湿，主治湿性足癣。

薏米橘羹：薏米20克，无核蜜橘适量。薏米洗净，用冷水浸泡2小时，捞出，沥干水分；将无核蜜橘剥去外皮，掰成瓣，去薄皮，切小丁；取锅加入适量冷水，放入薏米，先用旺火煮沸；然后改用小火慢煮，待薏米熟烂时加橘丁，煮沸服食。可常食，调理水肿，防治脚气。

赤小豆鲤鱼汤：将鲤鱼1尾剖洗干净去鳃、鳞、内脏；赤小豆洗净。锅置火上，加入适量清水、放入100克赤小豆、鲤鱼，用文火煮至熟烂，调入适量精盐即可。1日1次，佐餐食，利水消肿，治疗脚气病。

玫瑰卤鸭：鸭子1只（约1000克），宰杀洗净，去脚掌。锅内放适量清水烧开，投入鸭子焯水，撇去浮沫，去除异味。然后，倒入15克玫瑰花和适量葱段、姜片等煮至鸭子熟烂。可常食，防治脚气。

129. 皮肤上的小“水珠”：水痘

水痘是由水痘带状疱疹病毒初次感染引起的高度急性传染病，多发于冬春季节，主要发生在婴幼儿，偶发于成人。

【病发诱因】

1．水痘的病原体是水痘带状疱疹病毒，存在于患者的血液、口腔分泌物中。疱疹病毒主要通过飞沫，经呼吸道传染，接触被病毒污染的尘土、衣服、用具等也可能被传染。如果健康的儿童与患水痘的儿童经常一起玩耍、说话、密切接触都可感染而发病。

2．所有人对疱疹病毒都易感染，孕妇和免疫缺陷者发生几率更大。水痘病毒能引起胎儿很多严重的问题，所以如果孕妇接触水痘患者，需要紧急治疗。6个月以内的婴儿由于获得母体抗体，发病较少。

【主要症状】

1．大多数婴幼儿水痘为轻型，在皮肤出疹前可能会出现低热或中度发烧，并伴有咳嗽、流涕等不适症状。

2．在发烧当天或第二天会出现皮疹，一般以身体躯干、头、腰及头皮部位比较多见，四肢稀少，有些婴幼儿在手掌、脚心也会出现，尤其是在腰、臀等受压受刺激的部位比较密集。

3．皮疹一开始呈现为成批的细小红色斑疹或丘疹，稀疏而分散，在几小时内或者1天内会迅速转变成为椭圆形的水疱，这些水疱大小不一，表皮有薄膜包围，呈现水滴状，四周有红晕，清亮如露珠，有痒感。大约在2～3天后，水疱逐渐变干，中心微微凹陷，然后会结痂。

【防治妙方】

1．外治自疗方

苦参30克，浮萍15克，芒硝30克，水煎外洗，1日2次。

煅赤石脂、煅炉研石、煅石膏各等份，共研细末，温水调匀，搽敷患处。

青黛、滑石、甘草各等份。研细末，撒于患处或用麻油调敷患处，每天1～2次。用于疱疹破溃、继发感染时。

香袋疗法：苍术、甘松、菖蒲各10克，藁本15克，雄黄5克，冰片3克，共研细末，装入布袋，佩于胸前。

2．中成药自疗方

银黄片，每日3次，每服1～2片。

金银花露，每日2次，每服30毫升。

牛黄解毒片，每日2次，每服1～2片。

银花20克，甘草3克，水煎服，每日2次。

芦根60克，野菊花10克。水煎服，每日2次。

紫草0.3克，陈皮0.15克，研为粗末，用水煎服。适用于小儿痘疮紫暗，发出不畅。

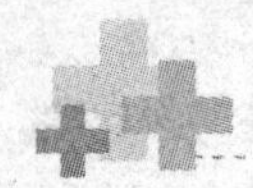

水痘方：柴胡3克，茯苓6克，桔梗3克，生甘草1.5克，黄芩1.5克，竹叶10片，灯草1团，水煎服。适用于水痘轻症。

地肤子30克，僵蚕15克，白鲜皮15克，芥穗15克，茵陈15克，败酱草15克，白矾9克，白芷9克，共研为细末，搽于患处，每日2～3次。清热止痒。

3. 饮食自疗方

薏米粥：粳米60克，薏米30克。煮粥食之，每日1剂，连服3～5天。

赤小豆汤：赤小豆适量、白糖适量。煮汤，吃豆喝汤，每日1剂，连服5～7天。

鲫鱼竹笋汤：活鲫鱼1条、鲜竹笋50克。将鱼洗净与笋共煮，入佐料，吃鱼、笋，喝汤。

绿豆梅花粥：粳米60克，绿豆30克，梅花15克。先将梅花煎水取汁，绿豆和粳米煮粥，加入药汁和匀，再加入适量冰糖或白糖，每日1次服完。

金银花甘蔗茶：金银花10克，甘蔗汁100毫升。金银花水煎至100毫升，兑入甘蔗汁代茶饮。可频频服之。每日1剂，7～10天为1疗程。疏风清热。

胡萝卜板栗汤：新鲜胡萝卜200克，新鲜香菜150克，干板栗150克，鲜荸荠100克，分别洗净，切碎，一同放入砂锅中，加入清水适量，煮沸后转小火再煮一会儿，滤渣取汁饮用。每天服用2次，连续服用3～5天，对于水痘有很好治疗效果。

薏米白果粥：薏米30克，粳米60克，白果30克，分别淘洗干净，放入砂锅中，加适量水煮沸，转小火熬煮至米烂熟成粥。白果也有清热祛湿的功效，能够清除燥热，作为水痘的辅助食品。

金银花甘蔗茶：金银花10克，甘蔗150克。把甘蔗去皮切块，榨成汁。金银花用水冲泡成茶，放入甘蔗汁调匀，代茶饮用。经常饮用能够清热去火，适用于水痘的辅助治疗。

胡萝卜香菜饮：胡萝卜50克，香菜50克，冰糖适量。把胡萝卜和香菜分别洗净切碎，放入锅中加入适量清水煮烂，加入冰糖调味即可。经常饮用汤汁能够清热解毒，促进水痘出清。

竹笋鲫鱼汤：竹笋1个，鲫鱼1条，食盐适量。将竹笋去皮切片，鲫鱼去鳞、鳃、内脏洗净，一起放入砂锅内加入适量清水，炖煮半个小时以上，加入食盐调味即可。经常喝汤食用鱼肉，能够清热解毒，适用于水痘的辅助治疗。

130. 呼吸三分毒：麻疹

麻疹俗称“痧子”，是由麻疹病毒引起的急性呼吸道高度传染性疾病，是以往儿童最常见的急性呼吸道传染病之一，现已有疫苗可预防。

【病发诱因】

1．流行病毒：我国流行的麻疹是由一种新的麻疹病毒基因型（H 基因组的 H1 基因型）所引起，人们对其缺少足够的免疫力。

2．传染源：患者是唯一传染源，在出疹前后 5 天均有传染性。

3．易感人群：未患过麻疹也未接种麻疹疫苗者均为易感者，病后即有一定的免疫力。儿童时期没有注射麻疹疫苗，成人期就是麻疹易感者；儿童期虽注射麻疹疫苗，成年后抗体消失，又成为易感者。

4．传播途径：患者咳嗽或打喷嚏时，病毒即随飞沫排到空气中，易感者通过呼吸或眼结膜接触病毒而感染。

【主要症状】

1．流鼻水、眼睛发红、发烧、咳嗽，产生严重的感冒症状。热度有时会在短时间下降，但是马上又会上升，发烧会在 38℃左右。

2．征兆出现四五天后，脸颊内侧可以看到白色颗粒状的斑点；咳嗽越来越严重，38℃～40℃的高烧连续不断，会发出呓语。

3．耳朵后方、脸部，以及全身产生红色的小斑点，逐渐扩散。这一时期症状最为严重，患者体力衰弱，抵制力下降容易引起其他疾病。

4．眼睛充血，有时会得急性结膜炎，惧光。

5．发生干咳，喉头疼痛，有时中耳也会疼痛。

6．发病一周左右，斑点会变为黑色的色素沉着。

7．可能并发肺炎或脑炎，非常危险，应特别引起重视。在麻疹死者中，60% 死于肺炎。

【防治妙方】

1．外治自疗方

荞麦 60 克，鸡蛋清 1 个。调和一处，揉成面块，如核桃大，加香油少许，在患者周身揉搓，以皮肤潮红为度。每日 3 次，每次 30 分钟。适用于麻疹并发肺炎。

晚蚕砂 30 克，放入锅内，加水适量煎煮取汤，倒入盆中，待温洗患处，每日 2 次，连洗 3 ～ 4 日。适用于治疹后皮肤发痒起疹，抓破后出血如疮。

麻黄、浮萍、芫荽，用黄酒加水适量煮沸，使水蒸气布满室内，再用热毛巾蘸药液热敷头面或胸背。对麻疹透发不利者，颇有疗效。

2．中成药自疗方

紫草 2 ～ 3 克，水煎，分 3 ～ 4 次服用，用于预防麻疹。

硼砂 3 克，儿茶 9 克。用滚水泡饮，少量多次分服。适用于麻疹后声音嘶哑。

紫草饮：紫草、赤芍、麻黄、当归、甘草各等份，共为粗末，每服 10 克，水 1 杯煎服。

贯众制成粉剂：6个月至3岁小儿，每服0.25克，1日2次，连服3日为1期，每隔1个月使用1期。用于预防麻疹。

五粒回春丹，按年龄大小分服。该方用于麻疹初起，疹透不畅者。

清解透表汤：西河柳15克，蝉蜕6克，葛根12克，牛蒡子12克，紫草根12克，浮萍10克，元参12克。清热解毒透疹。

白头翁汤：白头翁15克，枳壳、银花各12克，茯苓、黄连、秦皮、赤芍各10克，黄柏9克，甘草6克。水煎服，1日1剂。清热利湿、解毒止痢。

3. 饮食自疗方

山药百合粥：山药20克，薏米20克，百合30克，粳米100克，分别洗净后共煮至烂熟成粥。分3次服完，连服7～10天。能够治疗麻疹。

梨皮翠衣饮：梨皮20克，西瓜皮30克，洗净切碎，共同煎煮，滤渣取汁，加入冰糖调味即可饮用。每日1剂，连服5～7天。能够促进麻疹出清。

黄豆金针菜：黄豆50克，金针菜25克，黄豆放入水中，浸泡一昼夜，金针菜洗净，和黄豆共同煎煮至熟，取汁饮用。每日1剂，3次服完，连服3天。能够治疗麻疹。

莲子冰糖羹：莲子30克，百合30克，莲子去心，百合洗净，放入锅中，加入冰糖和清水同煮，煮沸后，转文火慢炖，待莲子、百合烂熟即可。每天服用1剂，连续服用7～10天，可以促进麻疹出清。

冬笋大米粥：冬笋50克，粳米50克，将冬笋洗净切片，和粳米共同放入锅中同煮，加入适量清水，煮沸后，转小火煮至大米烂熟即可食用。空腹服用，每日服用2次。对于麻疹有很好的散透作用，能够促使麻疹很快出来。

笋片鸡汤：竹笋1个，鸡1只，把竹笋去皮切片，鸡拔毛，取出内脏，洗净后，切成块，一起放入砂锅内加水煮沸，转用文火炖1个小时即可。每日饮汤2次，每次服用半杯，能够促进麻疹出清。

羊肉香菜汤：羊肉50克，香菜50克，把羊肉洗净切块，香菜洗净一同放入锅中同煮，在水中加入适量白酒，煮沸后，转小火再煮1小时即可。服用时撇去上层浮油，每日饮汤2次，每次服用半杯。能够解表透疹，适用于疹出不畅。

金针菜饮：鲜金针菜50克，少许盐。把金针菜择洗干净，放入水中煎煮，加入少许食盐调味即可。每天服用1次，吃菜喝汤，能够清热消肿、滋阴消炎，适用于麻疹的辅助治疗。

131. 身体的悲剧：麻风病

麻风病又称癞风、疠风，是由麻风杆菌引起的一种慢性接触性传染病，主要侵犯人体皮肤和神经，如果不治疗可引起皮肤、神经、四肢和眼的进行性和永久性损害。

【病发诱因】

1．麻风患者是麻风杆菌的传染源，主要存在于麻风患者的皮肤、黏膜、周围神经、淋巴结、肝脾等网状内皮系统某些细胞内。

2．麻风杆菌主要通过破溃的皮肤及黏膜、乳汁、泪液、精液及阴道分泌物排出体外。易感者因直接或间接接触而感染。

【主要症状】

1．结核样型：皮损有斑疹和斑块，数量少，境界清楚，不对称。神经功能障碍出现早而明显，神经粗大，相应部位的皮肤、肌肉感觉障碍、运动障碍，出现大小鱼际肌和骨间肌萎缩。

2．瘤型：皮损广泛而对称，境界不清。早期以斑疹为主，可遍及全身。可形成“狮面”，耳垂肥大，鼻梁塌陷，鼻中隔穿孔。神经受累较晚，早期可无明显浅神经粗大，晚期神经粗大对称而多发，均匀质软。晚期内脏器官可严重受损。

3．界线类偏结核样型：皮损稍广泛而不对称，其斑疹、斑块中可有“空白区”，大的皮损周围可有卫星样小斑，境界清楚。除面部外感觉障碍明显，神经粗大较多发，但不如结核样型那样粗硬和不规则。

4．中间界线类：皮损广泛，可有斑疹、斑块、浸润性损害。面部皮损可呈灰褐色、展翅的蝙蝠状，有像靶子一样。皮损中有空白区，其内线境界清楚，外缘境界不清。神经损害比结核样型轻，比瘤型重，轻度麻木。

5．界线类偏瘤型：皮损广泛，可有斑疹、斑块、浸润、结节，似瘤型但不太光亮多汁，不完全对称，中间可有空白区，内缘清楚，外缘境界不清。受累神经有两侧对称倾向，质较软，较均匀一致。内脏可受侵犯。

6．未定类：皮损多为浅色斑，少数有红斑，损害数少，无浸润，感觉障碍较轻，仅皮损附近可触及轻度粗大的皮神经。此外，麻风病在慢性过程中，可突然发生症状活跃，出现新皮损，神经粗大剧痛，甚至发生神经脓疡，或表现为红斑、坏死性红斑、淋巴结肿痛、急性睾丸炎、虹膜睫状体炎等。可伴有全身不适，食欲减退，恶寒发热，体温可达40℃以上。

【防治妙方】

1．外治自疗方

柳枝、桃枝、桑枝、槐枝、楮枝。煎浓汤，放入大缸中，坐在缸中，让药水浸过颈部，只露出头面，一天后等药水变成油样，停止浸浴，病可治愈。用于麻风年深不愈，面毛脱，鼻梁塌损不愈者。

地骨皮、苦参、荆芥、细辛、苍耳子、防风。上药挫片，加水煎煮，去渣。熏洗遍身，出血为效，务要宽汤浸洗良久方佳，多洗数次为妙。用于疠风。

草乌、麻黄根、艾叶、地骨皮、朴硝各30克。上药共研为细末，用水10升、花椒50克、葱500克同煎汤。然后将药液倒入浴盆中，然后加醋1升。用此汤液浸泡洗浴，浴时避风，5日后再同样洗浴1次。用于疠风。

生半夏、羊屎（烧焦）各等量，生姜汁适量。前2味共研为细末，以生姜汁调如糊状，敷于患处。主治麻风眉毛脱落。

生姜汁、垂柳叶各适量。垂柳叶阴干研为细末，以姜汁调如糊状，涂于患处。主治麻风眉毛脱落。

2. 中药自疗方

虎骨、秦艽、羌活、防风、当归、苦参、牛膝、僵蚕、松节、鳖甲、苍术、枸杞、白茅根各200克，蓖麻子仁60克。用白酒10升，药袋盛浸酒内，封坛口，浸泡1～3天后，即可饮用药酒。每日服用数杯。主治麻风。

大麻仁200克，白酒600毫升。大麻仁晒干碾碎，酒浸1夜，研取汁滤入锅中，煎成浓汁。每次饮1小盏，每日1～2次。主治麻风癞疾。

苦参（切）200克，白酒2升，浸30日后即可饮用。每次饮1杯，1日3次，宜常服不断。主治麻风癞疾。

132. 只能变黑的“变色龙”：黑变病

皮肤黑变病是以暴露部位皮肤的灰褐色色素沉着为主的一组皮肤色素代谢性疾病，其中以面部为主，多见于中年妇女。

【病发诱因】

1. 长期大量接触沥青、石油等焦油类化合物，由于其中的蒽、菲、萘等元素具有显著的光敏作用，可导致身体暴露部位的炎症，出现皮肤色素改变。

2. 许多化妆品、香料、防腐剂、表面活性剂中含有矿物油及烃类化合物，它们都具有光敏感作用，长期接触可导致黑变病。

3. 有时是因为内分泌紊乱、妇女卵巢机能障碍所致，有的患者则找不到明确的发病诱因。

【主要症状】

1. 病变处轻微发红，日光照晒后加重，开始稍有痒感，但不明显，常常不被注意。

2. 病变发展缓慢，往往在数月后才于面颈、耳后、上臂、前臂等日光暴露部位出现红褐色的斑，随后渐变为灰褐色、灰紫鱼斑片，毛孔及毛孔周围呈点状色素沉着，使皮损呈网状。

3. 大多数伴有明显的毛囊角化，还可见表皮萎缩及毛细血管扩张，或伴见痤疮和糠状鳞屑。

【防治妙方】

1. 成药自疗方

较长时间内服六味地黄丸配合逍遥丸。

维生素 C，每日 1 ～ 3 克，静脉点滴，或长期口服。

外用 3% 氢酮霜，或 5% ～ 10% 自降汞霜，也可收到一定效果。

2. 外治自疗方

生白术 100 克，经年陈醋 200 毫升，放于密闭容器中（忌铁）浸泡一周后，局部涂搽 1 日 3 次，较长时间使用有效。

红糖 20 克，鲜牛奶 15 毫升，加热溶化搅拌均匀，涂于脸上，10 ～ 15 分钟后再以清水洗净，每天 1 次，连用 30 ～ 50 次。有良好治疗效果。

牙皂、绿豆粉、花粉、白附子、僵蚕、藁本、防风、白薇、白芷、香薷、山萘、甘松各 25 克，共碾磨为极细末，每日晨起洗完脸，以 5 份香脂兑 1 份药末的比例调涂于面部，有良好治疗效果。

3. 中药自疗方

消斑汤：当归、生地黄、熟地黄各 30 克，灼白芍、白术各 15 克，柴胡、香附、苍术、白芷各 10 克，知母、黄柏各 12 克，紫草、米仁各 30 克，丹参 45 克。每日 1 剂，水煎服，分早晚 2 次服。疗程最短 50 天，长至 6 个月。疏肝解郁、理气养血、凉血祛风。

知柏地黄丸：山药、冬瓜皮各 30 克，熟地、山茱萸、茯苓各 12 克，赤芍、桃仁、柴胡各 10 克，炒黄柏、炒知母、炒丹皮、甘草各 6 克。水煎服，每日 1 剂，日服 2 次。滋阴补肾，降火消斑。

133. “未老先衰”的秘密：白发症

头发部分或全部变白称白发症。可分为先天性和后天性两种。先天性白发往往有家族史，以局限性白发较常见，多见于前头发际部。后天性白发有老年性白发和少年白发两种。

【病发诱因】

1. 遗传基因突变导致机体酪氨酸代谢受阻可致先天性白头，往往无法彻底根治。

2. 恶性贫血、甲状腺机能亢进、心血管疾病、营养不良性肌强直、白癜风等很多疾病会导致白头，只要治愈了疾病，就能够改善头发状况。

3. 随着环境污染的加剧，空气中的二氧化硫、三氧化二氮，以及苯类、不饱和烯烃等有害有毒物质增多，这些有害物质侵入人体，破坏人体正常的生理机能，也会导致头发变白。

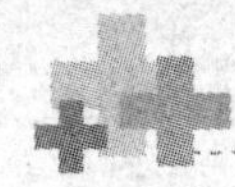

4．头发的生长发育也需要营养，一旦头发获得的营养不足，不能从食物中获取充足的铜、钴、铁等物质，就会影响黑色素的合成，使头发由黑变白。身体长期缺乏蛋白质、维生素 B_1、维生素 B_2、维生素 B_6，也会导致头发由黑变白。

5．俗话说“愁一愁，白了头”，心理状态失去平衡，长期精神不振、心情不佳或精神紧张、忧思过度、睡眠不足、失眠，影响内分泌，影响机体内的血铜含量，产生多种不良反应，包括导致头发由黑变白。

6．长期染发、烫发、焗油，使用碱性太强的洗发水洗头，使头发损伤，导致白发。

【主要症状】

1．因遗传引起的白发，出生时就存在，或在儿童期急速出现，包括全身性毛发变白的白化病和局限性毛发变白的斑驳病等。

2．因年龄增长、身体自然衰退引起的老年性白发，常从两鬓角开始，缓慢向头顶发展至胡须、鼻毛，但胸毛、阴毛和腋毛即使到老年也不会变白。

3．青年人或中年人的早老性白发，多出现在头皮的后部或顶部，初起只有少数，夹杂在黑发中呈花白状，以后逐渐增多，但不会全部变白。

4．因一些疾病引起的，如白癜风、A1ezzandrini 综合征可有局部白发。

【防治妙方】

1．外治自疗方

将 500 克木瓜用麻油浸 1 个月，取油梳头，或取少量兑水洗头。

桑白皮 30 克，五倍子 15 克，青葙子 60 克。水煎取汁，外洗。

大蒜两瓣，姜 1 块。将原料捣成泥状，擦头皮，再用水冲洗，可喷些香水，减少大蒜味，连续擦 3 ~ 4 个月即可生效。

桑白皮 90 克，研为细末，水煎 5 ~ 6 次去渣取液，频抹或洗发。可用于头发保健，易得易用，老少皆宜。

蓖麻子仁 200 克，香油适量。用香油将蓖麻子仁煎焦去渣，放 3 日，用毛刷频刷头发。尤适用于头发白、黄。

山茶油：洗发前后抹一些山茶油，或洗头时加一些山茶油洗发、按摩，既可预防头屑、脱发，还能延缓白发的生成。如再涂一些柠檬汁，吸收得会更好，效果也就更加明显。

2．饮食自疗方

桑椹膏：桑椹 20 克。桑椹加水煎服，或熬膏用。加枸杞更有效。主治头发早白。

麻仁耐老方：麻子仁 500 克，白羊脂 150 克，蜜蜡 200 克，白蜜 100 克。将 4 味原料放入瓦钵或瓷盆中杵烂，调匀，上笼蒸熟即成，可多次分食。主治须发早白，未老先衰。

黄芪、鸡血藤各30克，生地、首乌各20克，白芍、川芎、当归、女贞子各15克，杜仲、天麻、补骨脂各10克。隔日1剂，或隔2日服1剂，水煎服。治疗脱发、白发，长时间服用（三个月以上）效果特好。

乌发润肠芝麻粥：黑芝麻、黑豆各10各，黑米100克。煮成粥食之。主治须发早白，肠燥便秘等症。

黑芝麻粥：黑芝麻150克，山药20克，玫瑰糖10克，鲜牛奶250克，冰糖50克，粳米50～100克。山药切碎，黑芝麻炒焦，粳米浸泡2小时，捞出沥水。3种原料均放入盆中。然后放奶，加水搅匀，磨碎，滤出细茸待用。冰糖入锅，加水烧开时慢慢倒入芝麻水，加进玫瑰糖，搅拌成糊，加热煮熟成粥，每日服2次。主治白发症。

芝麻枸杞饮：黑芝麻20克，枸杞20克，何首乌15克，菊花10克，冰糖适量。把黑芝麻、何首乌、枸杞、菊花一起放入砂锅中，加入适量清水煮开转文火炖煮40分钟，放入冰糖再煮20分钟即可。经常服用能够滋肝补肾、养血乌发，适用于白发的辅助治疗。

黑豆山楂饮：黑豆30克，山楂15克，大青叶30克。把黑豆、山楂、大青叶分别洗净，共同放入锅中，加入适量清水煎服，每日服用2次，能够滋阴润发，适用于白发症的辅助治疗。

盐煮黑豆：黑豆200克，食盐适量。把黑豆洗净，放入锅中加入适量清水烧开，加入食盐转小火继续煮至豆烂熟即可。每次饭后食用6克左右的黑豆，能够乌发养发，适用于白发症的辅助治疗。

仙人粥：何首乌50克，粳米50克，红枣10枚，红糖15克。先将何首乌放入小砂锅内，煎取汁液2～3次，去渣取液后放入淘洗干净的粳米和红枣，加水煮成粥，粥熟后加入红糖即成。养血益肝、固精补肾、乌须发，适用于须发早白和头发枯黄之人。

134. 并非身体的“保护壳”：硬皮病

硬皮病现称系统性硬化症，是一种皮肤各系统胶原纤维局限性、弥漫性、进行性硬化的结缔组织疾病，最后可发生萎缩，累及心、肺、肾、消化道等内脏器官的结缔组织。女性发病率约为男性的3～4倍。

【病发诱因】

1．基因遗传可致家族多发硬皮病。

2．聚氯乙烯、有机溶剂、二氧化硅、环氧树脂、博莱霉素、喷他佐辛等化学品或药物可诱发硬皮与内脏纤维化。

3．体液免疫和细胞免疫异常可导致硬皮病。

4．广泛的结缔组织病变，纤维细胞胶原合成活性明显增高，导致本病。

5．转化生长因子、表皮细胞生长因子，血小板衍生生长因子等诱发发病。

6．小动脉和微血管内膜增厚、管腔狭窄或闭塞等也易引发此病。

7．咽喉炎、扁桃体炎、肺炎、猩红热、麻疹、鼻窦炎等急性感染易诱发此病。

【主要症状】

1．起病隐匿，先有对称性手指肿胀，僵硬或受凉、情绪激动时，手指皮肤先变白，继而发紫，后转为潮红伴烧灼、刺痛感，然后恢复正常。

2．手、足、颜面部的皮肤出现非可凹性水肿，颜色苍白、光亮，以后皮肤逐渐变硬、增厚、有蜡样光泽，如皮革状面具脸。后期皮肤及肌肉萎缩变薄，紧贴于骨骼。

3．随病情发展，病变范围逐渐扩大，甚至累及全身。病变波及肌肉、关节、内脏时，会出现肌无力、肌萎缩、关节肿痛、吞咽困难、心衰竭、蛋白尿等。

【防治妙方】

1．西药自疗方

肠溶阿司匹林：80毫克，每日顿服。

强的松：初始每日30毫克，顿服，逐渐减至5～10毫克作为维持量。

心痛定：适于有雷诺氏现象者，每次10毫克，每日3次口服。

2．中药自疗方

服用丹参片、雷公藤片、十全大补丸等，可治疗系统性硬皮病。

桂枝、桑枝、麻黄、制附片、威灵仙、当归、红花、羌活各10克，炙黄芪20克，细辛3克，生姜3片，大枣5枚。温经散寒通络。

炙黄芪、党参、鸡血藤各15克，白术、茯苓、当归、川芎、寿芍、丹参各10克，穿山甲、怀牛膝各12克，肉桂、甘草各3克。益气活血通络。

当归、川芎、葛根、红花各等份。上药制成片剂，每片含生药1克，每次服8片，每日3次，连服2～4周。

用独活、桑寄生、防已、当归、川芎、赤芍、丹参、鸡血藤、伸筋草、牛膝、桑枝、红花、生甘草，水煎服。主治局限性硬皮病。

净麻黄、川桂枝、制川乌、炮姜、白芥子、羌独活、防风、防已、丹参、当归、赤芍、白鲜皮、熟地、生甘草等或用净麻黄、川桂枝、生熟地、桃仁泥、丹参、三棱、莪术、益母草、红花、鸡血藤、八月扎等。水煎服。主治系统性硬皮病。

3．外治自疗方

虎骨酒加温按摩患处，或热水浴、温泉浴后按摩。

川楝子60克，花椒30克，将食盐炒后用布包裹，趁热外敷。

樟木树皮30克，田三七100克，油皂角5个，煎后外洗，1日2次，3天

10剂。

用黄蜡加入回阳玉龙膏调匀，隔水炖温，敷贴于患处。治局限性硬皮病。

菜油250毫升烧沸，加入150克紫草根皮，炸至焦黄，捞去药渣，待油冷后将药液倒在手掌心边擦边揉搓，在阳光下或水塘边效果更好，能治新生儿硬皮病。

按摩足底部反射区、足外侧反射区、足背部反射区。可以改善局部血液循环，调节各种细胞因子的水平，达到辅助治疗的目的。

135. 腰腿缠上一条龙：疥疮

疥疮是由疥虫寄生于人体皮肤表层所引起的一种慢性接触传染性皮肤病，传染性强，蔓延快。疥虫属于螨类，可以通过性传播，故本病已经被世界卫生组织列入性传播疾病。

【病发诱因】

疥疮是由疥螨直接或其排泄物的间接作用所致。皮肤损害是由受孕雌疥虫所致的隧道，瘙痒性红色小丘疹系幼虫钻入皮肤而直接引起的，水疱和小脓疱的形成可能是疥螨沉积在表皮皮质层内的排泄物，作用于表皮和真皮毛细血管所致。湿疹样反应（结节）是机体对疥虫抗原及其产物引起的超敏反应。

疥虫是一种微小虫子，肉眼看不到，常寄生于人体表皮层内。疥虫离开人体能存活2～3天，传染性很强，常常在一家人或集体宿舍中相互传染。性生活是传染的一个主要途径，使用患者用过的衣服、被褥、鞋袜、帽子、枕巾也可间接传染。

【主要症状】

1．好发于指缝、腕屈面、腿内侧、腰腹部等处。故有“疥是一条龙，先由指缝生，腰里缠三圈，大腿窝里扎老营”的说法。

2．水疱为针头大小，瘙痒剧烈，夜晚加剧，常因过度搔抓致皮肤糜烂，因继发感染而发生脓疱疮或湿疹样改变。

3．成人有“疥不上头”的说法，即在成人的头部不会出现疥疮，但婴幼儿患疥疮后，可引起头面部皮疹，形成湿疹样改变或伴有渗出糜烂，较易引起误诊，须结合病史，细心诊视。

4．疥疮病变处可在阴囊、阴茎、臀部、女性外阴等处形成黄豆大小的结节，瘙痒剧烈。

【防治妙方】

1．外治自疗方

白矾研为细末，用猪脂调敷患处，1日1次，7天为1疗程。

蛇床子研末，和猪脂调匀，涂搽患处，1日1次，7天为1疗程。

用肤清疥宁全身涂抹，每天涂抹 3 ~ 5 次，连用 10 ~ 14 天就可以好。

疥虱康宁全身涂抹，5 天以后局部涂抹结节部位，8 ~ 10 天也可以消退。

洗净全身皮肤，取优力肤自颈以下全身涂擦，每日 1 次，3 天为 1 疗程。

白菜茎叶适量，煮汤外洗患处或全身洗浴，1 日 1 次，7 天为 1 疗程。

龙眼核适量，捣烂、麻油少许，调敷患处，1 日 1 次，7 天为 1 疗程。

选用硫磺粉，大风子，蓖麻仁各等份捣成糊状，以少量植物油调匀后涂抹患处。

2. 饮食自疗方

千里光饮液：千里光 50 克。千里光用水煎服。1 日 1 次，可防治疥疮。

百部酒：百部根 100 克。将百部根火炙后，浸酒空腹饮之。可常饮，治疗疥疮。

鸽子粥：鸽子 1 只，大米适量，其他调料适量。鸽子如常法处理干净，上屉蒸熟，去除骨头；大米如常法煮粥，粥成后，拌入鸽子肉稍煮，加入各种调味料调味即可。1 剂分 2 次食用，1 日 1 剂，可常食，治疗疥疮。

桑沥酒：桑沥、白酒各 500 毫升。将上两味混合，煮沸 1 分钟，待冷，装入干净的玻璃容器中备用。每次饮 15 毫升，每日 3 次，口服。可杀虫，治疥疮。

龟板酒：龟板（炙）50 克，白酒 1000 毫升。将龟板（炙）研末，倒入白酒中密封 1 个月，开取过滤饮用。每日 2 次，每次 15 毫升。可常饮，治疗疥疮。

米酒麻油汤：纯麻油，纯米酒各 500 克。每日晨起各饮 1 小杯，连服 49 天。治疗疥疮，且不复发。

毛藤猪肉汤：鲜白毛藤 30 克，肥猪肉 150 克。将上两味入砂锅，加水煮汤，食肉喝汤。1 剂分 2 次食用，1 日 1 剂，可常食，治疗疥疮。

鹿蹄根猪肉汤：鹿蹄根 50 克，肥猪肉 100 克。将上两味入砂锅，加水煮汤，食肉喝汤。1 剂分 2 次食用，1 日 1 剂，7 日 1 疗程，治疗疥疮。

生地大枣猪肉汤：大枣 10 枚，生地 100 克，瘦猪肉 250 克。大枣去核，与猪肉、生地共煮至烂，饮时加少许白糖。1 剂分 2 次食用，1 日 1 剂，可常食，治疗疥疮。

茯苓花椒羊肉汤：土茯苓 60 克，银花、花椒各 30 克，羊肉适量。将上述三味药，与羊肉同入锅炖至肉熟，吃肉喝汤。可常食，至疥疮愈。

蒜香泥鳅：大蒜、马齿苋各 50 克，泥鳅 3 条，地龙干 10 克。将大蒜、马齿苋、泥鳅、地龙干同入锅中煮，食泥鳅喝汤。可常饮，治疗疥疮。

136. “上火”的后果：单纯疱疹

单纯疱疹是一种由单纯疱疹病毒所致的急性、病毒性皮肤病，中医称热疮，民间称“上火”，口唇疱疹是最常见的一种。

【病发诱因】

1．单纯疱疹病毒存在于患者、恢复者或者是健康带菌者的水疱液、唾液及粪便中，可直接接触传染，亦可通过被唾液污染的餐具等方式而间接传染。

2．病毒经鼻、咽、眼结膜及生殖器等黏膜或皮肤破损处而进入人体，在人体黏膜处生长繁殖，后经血液或神经播散潜伏。当发热、胃肠功能紊乱、月经、妊娠、病灶感染和情绪改变时，机体抵抗力下降，体内潜伏的单纯疱疹病毒被激活而发病。

【主要症状】

1．成人多见局限性单纯疱疹；6岁以下儿童，尤其是6个月至2岁，多为原发性，一般无明显的全身症状。

2．常发生于嘴唇皮肤及其四周、鼻翼、鼻唇沟和颏部等处。

3．初期皮肤发红、发痒、烧灼、紧张，随即出现红斑。随后在红斑或正常皮肤上出现小水疱群，疱液开始清澈透明后渐渐变为混浊。水疱擦破后出现糜烂、渗液、结痂，也可能化脓感染，致邻近淋巴结肿大。

4．患儿可能因痛而哭闹、拒食、流涎，病程一般1～2周，有的病损延及牙龈，牙龈边缘红肿易出血，甚至出现小溃疡，又称疱疹性龈口炎。

5．有的不经处理也可痊愈，但很容易复发。治愈后多不会留下疤痕，但会有暂时的色素沉着。

【防治妙方】

1．外治自疗方

青黛散香油调涂患处，每日2次。

板蓝根注射液反复轻擦，或湿敷患处。

外用2%龙胆紫溶液，每日1～2次即可。

土青木香适量，研极细末，用柿油调涂。

鲜马齿苋适量。捣烂外敷患处，每日2次。

应用2.5%利多卡因丙胺卡因霜，每日4次。

继发细菌感染时可外用金霉素或红霉素软膏。

马齿苋30克，煎水待凉，用纱布叠5～6层；浸透作湿敷，每次20分钟，每日2～3次。

飞扬草30克，马兰30克，小蘗6克，甘草3克。共研细末，调茶油涂患处。用于化脓性疱疹。

海金沙藤嫩芽、嫩叶适量。捣烂绞汁，加食盐适量（每100毫升汁加食盐1.5克）。取汁涂患处，每小时1次。

2．药物自疗方

口服无环鸟苷，每次200毫克，每日5次，连服5～7天。

左旋咪唑，每次 50 毫克，每日 3 次，每周连续口服 3 天。

聚肌胞 2 毫克，10 天为 1 疗程。可减轻症状，抑制病毒扩散，但不能控制复发。

紫草 12 克，板蓝根 30 克，连翘 30 克，薏米 30 克，煎水口服，每周 2 次，以防复发。

腊梅花 10 克，连翘 10 克，野菊花 15 克，板蓝根 10 克，蝉蜕 5 克，赤芍 5 克，甘草 5 克，紫花地丁 10 克，每日 1 剂，水煎服。

3. 饮食自疗方

鱼腥草山楂饮：鱼腥草、山楂各 15 克，水煎饮。

绿豆芦根饮：绿豆（或赤小豆）30 克，芦根 50 克，水煎饮。

绿豆衣金银花茶：绿豆衣、金银花泡水代茶饮。

137. 过敏的“变态”反应：异位性皮炎

异位性皮炎又称异位性湿疹或遗传过敏性湿疹，是一种慢性、复发性、瘙痒性、浅表性皮肤炎症。

【病发诱因】

1. 与遗传有关：本人及家族成员对某些物质过敏，往往是因基因遗传，其发生异位性皮炎的几率远远高于正常人。

2. 与过敏体质有关：婴儿期以食物过敏为主，食物过敏主要是对蛋白质食品过敏。而儿童期以后对吸入物过敏者居多，呼吸道吸入的各种物质，如屋尘、花粉、动物之毛及皮屑等均能引起过敏，家里的床垫、地毯中的尘螨可以使异位性皮炎病情明显加重。

3. 其他因素：环境污染、季节气候变化、精神紧张、强烈搔抓刺激、出汗等均可诱发异位性皮炎，并使其症状加剧。

【主要症状】

1. 可于出生后数月发生，并经历婴儿期、儿童期、成人期三个阶段。病情时轻时重，缓慢发展，最终可逐渐痊愈。

2. 往往在婴儿的面部、头皮、四肢等处出现红斑，而在较大儿童或成人的肘前窝、腋窝、眼睑、颈和腕部呈现典型的皮肤红斑和苔藓化。

3. 患处非常瘙痒，往往因瘙痒剧烈而继发感染，会导致瘙痒—搔抓—发疹—瘙痒的恶性循环。

4. 病变可能广泛化，会发生继发性细菌感染和局部淋巴结炎。

5. 20 ~ 30 岁的患者，其异位性皮炎久治难愈，可能引发白内障。

6. 异位性皮炎患者会因单纯疱疹而引起严重的发热性疾病，如疱疹性湿疹。

7．经常服用药物的人，由于接触到过多过敏原，可使病情加重且复杂化。

【防治妙方】

1．外治自疗方

蜈蚣5条，浸于500毫升浓度为75%的酒精中，2～3周后滤出蜈蚣，加雄黄粉30克、樟脑20克、冰片5克、人造牛黄5克即可。用前振摇。轻者用棉球蘸上药外搽，1日3～4次，重者以药液棉球敷患处，1日2次。攻毒祛风，主治蠓咬皮炎。

2．中药自疗方

生地30克，丹皮、黄芩、泽泻、白鲜皮、甘草各10克，车前子（包）、地肤子各15克，茯苓1克。水煎服，每日1剂。适用于异位性皮炎。

连翘心、栀子心、莲子心各3克，元参、生地、车前子、蝉蜕、通草、甘草梢各6克，山药、茯苓、黄芪、五灵脂各9克。水煎服，每日1剂。主要适用于婴儿期异位性皮炎。

沙参、玉竹、天花粉、生地、白鲜皮、荆芥各12克，薏米、党参、黄芪、赤小豆各15克，炒丹皮、丹参、茯苓皮、五灵脂各10克。水煎服，每日1剂。主要适用于儿童期异位性皮炎。

138. 不敢近人前：腋臭

腋臭又称汗臭症，俗称“狐臭”，是分布在体表皮肤如腋下、会阴、背上部位的大汗腺分泌物中产生散发出的一种特殊难闻的气味。虽然不是一种很严重的病，但它发出的刺鼻气味着实让人烦恼。

【病发诱因】

1．人体皮肤的臭味取决于大汗腺的分泌功能。由于大汗腺受内分泌的影响，臭汗症多在青春期开始，至老年后逐渐减轻，甚至消失。

2．有一些人的臭汗症与家族遗传有关。

3．气候变化、疲劳等也是腋臭的发作诱因。

4．精神和神经系统受损害时也易产生臭汗症，如偏执狂和精神分裂症者多有此症。

【主要症状】

1．主要发生于腋下，出汗多且有臭味。

2．夏季症状加重。

3．青春期症状加重。

4．耳内分泌物呈油状，很黏，俗称“油耳朵”。

5．腋下出汗带黄色。

【防治妙方】

1. 外治自疗方

用鲜姜片外搽患处，1 日 2 次。

核桃油涂患处，按摩 10 分钟，每天 2 次。

将核桃仁放在碗中研烂取油，洗完澡后搽患处。

枯矾碾极细末，以绢袋盛之，常扑腋下，久用即愈。

灶心土适量。研末敷患处，次数不限。适应于腋臭。

滇香薷鲜品适量。捣烂敷于腋下，每日 1 次，连用 1 周。

桃叶 50 克，南瓜叶 50 克，捣烂后敷患处，每日 2 ~ 4 次。

陈醋适量，石灰粉 3 克，调拌均匀，外涂腋窝，每日 2 次。

白芷 10 克，薄荷 10 克。研末外敷，每天 1 次。治疗腋臭。

滑石粉 30 克，乌梅粉 10 克。撒患处，每日 1 ~ 2 次。适应于腋臭。

牡蛎 30 克，黄连 15 克。研末。撒患处，每日 1 ~ 2 次。适应于腋臭。

龙眼核 10 个，胡椒 30 粒。研末。外搽腋汗处。敛湿祛臭和治狐臭。

蛤蜊粉 30 克，枯矾、樟脑各 15 克。共研为细末。干涂患处。适应于腋臭。

胡椒 50 粒，桂圆核 12 粒，共研细末，洗净腋窝（或阴部、乳晕），外敷即可。

芡实、柿蒂各 30 克，天花粉 20 克。研粉。撒患处，每日 1 ~ 2 次。适应于腋臭。

活泥鳅 2 条。将泥鳅洗净，收拾干净，将肉切细碎贴于腋窝。用于治疗腋臭。

鲜姜适量。将鲜姜洗净，捣碎，用纱布绞压取汁液。涂汁于腋下，每日数次。消狐臭。

枯白矾、密陀僧、黄丹各 8 克，麝香 2 克。共碾细末，以醋调和搽腋下，两小时后取白芷煎汤洗，每日 1 次。

密陀僧适量碾成细粉，撒满两个剥皮的热馒头上，趁热夹在两侧腋窝，10 分钟后取下，1 周 1 次，连用 2 ~ 3 次。

取辣椒 2 ~ 3 只切成小段放入瓶内，加入 2.5% 碘酊 20 毫升，密封振荡。储存数天后，蘸药液涂腋窝，每天 1 ~ 3 次，一般 7 天可愈。

取醋酸洗必泰 40 克，花露水 10 毫升，溶于 95% 酒精 800 毫升中搅匀即得。蘸药搽患处。隔 15 天左右重复涂药 1 次，直至治愈。忌与碱性物、碘酊、高锰酸钾或升汞同用。

大蜘蛛 5 只用黄泥包好放在火中焙干，待冷后去泥，加轻粉 3 克研成细末，外扑患处，每天 1 次。

白芷、蛇床子各 30 克，雄黄、硫磺、密陀僧、枯矾各 20 克，硼砂、樟脑各 10 克，共碾末，浸泡于 75% 酒精 500 毫升中 1 周，取药液外涂患处。

雄黄、麝香、硫磺、乳香、清矾石各等份，鲜马齿苋 300 克。上药共捣为泥状，摊新瓦上晒干，再研成粉。用醋洗腋下，再用粗布揩拭腋下皮肤，使皮肤轻微破皮，外搽药粉，每 3 ～ 7 天 1 次。除臭、治腋臭。

2．中药自疗方

木香、檀香、藿香、佩兰各 12 克，香薷、炒苍术、白芷各 15 克，草蔻 9 克。水煎服。适应于腋臭。

茴香（即小茴香的种子）5 克，醋 50 毫升。将茴香焙干研成粉，和醋调匀，备用。用时洗净腋窝，拭干后涂之，1 日 2 次。杀菌除臭。适用于腋臭。

藿香、佩兰、木香、香薷、炒苍术、零陵香、白芷、檀香、草蔻各适量，水煎，每日 1 剂，早晚各服 1 次。连服 10 余剂。适用于腋臭。

139. 苦笑的“大嘴巴”：腮腺炎

腮腺炎也叫“痄腮”，是由腮腺炎病毒侵犯腮腺引起的急性呼吸传染病，好发于冬、春季节。因为腮腺位于两侧面颊近耳垂处，腮腺炎时肿大的腮腺是以耳垂为中心，向周围蔓延，故腮腺炎在民间称为“大嘴巴”。

【病发诱因】

1．病毒传播：病毒存在于患者唾液中，腮肿前 6 天至腮肿后 9 天有高度传染性，通过唾液及污染的衣服亦可传染。孕妇感染本病可通过胎盘传染胎儿，而容易导致流产、胎儿畸形或死亡。

2．易感体质：有易感体质容易受到传染，其易感性随年龄的增加而下降，病后可有持久免疫力。

【主要症状】

1．发热、头痛，腮部微肿、微红、坚硬，有热痛感觉、疲倦乏力、胃口不好、呕吐等症状，有时淋巴腺也肿胀。

2．在咀嚼和吞咽时疼痛加重，当病变进入化脓期挤压腮腺可见脓液自导管口流出。4 ～ 5 天后炎症开始消退。

3．可并发脑膜炎和睾丸炎，女孩可并发乳部疼痛。

【防治妙方】

1．外治自疗方

豇豆子或叶一把，捣烂敷患处。

生绿豆，研末，调米醋敷患处。

鲜马齿苋 100 克，捣烂敷患处或捣汁饮服，治腮腺炎。

取青黛 15 克，或中成药如意金黄散 15 克，用水调匀后外敷。

适量马齿苋洗净，沥干水分，捣烂，敷于患处。每日换 1 次。

鲜而多汁的仙人掌一块，剥掉外皮和小刺，捣烂如泥，外敷患处，每天换敷 1 次，一般 2 ～ 3 天就可以治愈。清热解毒，消肿止痛。

墨醋汁（外用方）：墨汁、食醋各 10 毫升。墨汁、食醋混合均匀。外涂患处，每日数次。清热解毒，主治腮腺炎。

耳穴压丸：在被预防者的耳尖穴用细三棱针点刺出血 1 ～ 2 滴，然后将王不留行子贴压于腮腺穴上，每日自行按压 2 次，每次 50 下。3 ～ 4 日换贴 1 次，7 日为一疗程。

水罐法：患者正坐。在小型抽吸罐内装上一半温水，倒扣于阿是穴，然后吸紧罐具，使其不能掉落。如患儿局部肿胀面积较大，可同时吸拔 2 ～ 3 个。留罐约 15 分钟左右，每日吸拔 1 ～ 2 次。

2. 饮食自疗方

绿豆黄豆汤：绿豆 100 克，黄豆 50 克，白糖 30 克。将绿豆、黄豆加水适量，煮至烂熟，加入白糖搅匀。清热解毒，消肿止痛，可辅助治疗儿童流行性腮腺炎。

丝瓜粉末：老丝瓜 1 个切碎炒黄，研成细末。用适量黄酒冲服，每次 10 克，每天 3 次，连服 3 ～ 4 天。主治流行性腮腺炎。

黄花菜：鲜黄花菜 50 克（干品 20 克），食盐适量。将黄花菜加水适量煎煮，食盐调味即可。清热消肿，适用于流行性腮腺炎。

绿豆菜心粥：绿豆 60 克，白菜心 2 个，粳米 50 克。将绿豆、粳米洗净，加水适量，煮烂成粥前加入白菜心，再煮 20 分钟。每日 2 次，连吃 4 日。清热解毒，适用于小儿腮腺炎。

凉拌黄花菜：黄花菜 30 克，海带丝 30 克。先用温水将黄花菜浸泡，洗净后与海带丝同煮熟，沥去水，放凉，加调料拌匀。佐餐服食。清热消肿散结。

金银花凉茶：鲜金银花 60 克或干品 30 克。将金银花稍加水浸洗后，放入砂锅内，加水适量煎沸 3 分钟，去渣取汤约 250 毫升。以上为 1 日量，作冷饮或凉茶，分 2 ～ 3 次饮服，连用 3 ～ 5 日。清热解毒。

冰糖炖鸭蛋：鸭蛋 1 个，冰糖 15 克。先将冰糖加开水溶化，待水凉后打入鸭蛋搅匀，蒸熟。每日 2 次，连服 1 周。清热解毒，健脾开胃。

绿豆白菜汤：绿豆 100 克，白菜心 3 个。先把绿豆加水适量煮沸，煮至将熟时，放入白菜心，再煮 20 分钟即可。取汁温热顿服，1 日内分 2 次服完，直至痊愈。清热解毒。

牛蒡粥：牛蒡子 20 克，粳米 60 克，白糖适量。将牛蒡子打碎，水煎取汁 100 毫升，粳米煮粥，待粥将成时兑入牛蒡子汁，调匀，加白糖调味。每日 2 次，温服。疏风散热，解毒消肿。

140. 风风火火来去急：风疹

风疹又称“风痧”，是儿童常见的一种急性呼吸道传染病。因风疹病毒通过空气、飞沫传播侵入人体，在呼吸道黏膜增殖后进入血液循环引起原发性病毒血症。由于风疹的疹子来得快，去得也快，因此得名。风疹与风疹团（风疹块）一字之差，但风疹团是荨麻疹的别名，与本病无关。多发于冬、春季节，5 ~ 9 岁儿童中比较多见。

【病发诱因】

1．先天性风疹是在婴儿出生前，由母亲感染风疹而随血流传染给胎盘导致。孕期感染越早，婴儿被感染的几率越大，且容易导致风疹病毒在体内长期存在，随时有可能出现风疹症状。

2．自然感染性风疹是由风疹患者传染引起的。风疹的潜伏期较长，一般为 14 ~ 21 天，有很多儿童即使被传染也不会表现出明显的症状，但也是传染源。

【主要症状】

1．年龄越大，前期反应越明显。一般会出现类似感冒的症状，如发低烧、头痛、无食欲、疲乏无力、咳嗽流泪、流鼻涕、咽喉痛等。严重的会出现呕吐、腹泻、牙龈肿胀等。有一些患者会在咽喉部或软腭部位出现红色斑疹。

2．持续发烧 1 ~ 2 天后在脸部和颈部出现皮疹，很快会蔓延到手掌和脚底以外其他部位。皮疹要持续 3 天左右，出疹时伴有低热，脾部肿大，全身的淋巴结肿大，甚至会有出血现象。一旦发烧停止，风疹也会消退，也不会留下痕迹、脱屑或色素沉着。极少数有脱屑现象，较轻微。隐性感染患者则不会出现皮疹，只是表现出发热、呼吸道炎症以及淋巴结肿痛，甚至可能连这些症状也没有。

3．风疹一般不会出现十分严重的症状，但是患病儿童会出现较为严重的并发症，如关节炎、脑炎、心肌炎等。这些并发症一般持续较短时间，随后自愈，但也有可能出现严重出血，甚至死亡。

4．先天性风疹表现为全身性多器官感染，如心血管疾病、眼部缺陷、耳聋、生长迟缓、黄疸、肝炎、骨骼疾病等。如果这些儿童不能很快治愈，多会出现后遗症，长大后出现耳聋、语言障碍、身材畸形等。

【防治妙方】

1．中成药自疗方

维 C 银翘片：每次 2 片，每日 3 次。

犀角化毒丸：每次 1 丸，每日 2 次，用于邪毒内盛。

板蓝根冲剂，每次 1 包，每日 3 次，用于邪郁在表。

银翘散：金银花 12 克，连翘 45 克，竹叶 45 克，牛蒡子 12 克，桔梗 12 克，荆芥 12 克，薄荷 45 克，豆豉 12 克，辛夷花 12 克，白前 13 克，甘草 4 克。疏风清热。

浮萍、苦参各 7 克，麻黄、蝉蜕、甘草各 3 克，白蒺藜、地肤子、薏米各 45 克，僵蚕 6 克，水煎服，每日 1 剂，分 3 次服。治小儿风疹。

2．饮食自疗方

银蝉甘草茶：金银花 3 克，蝉蜕 1 克，甘草、绿茶各 1 克。以上 4 味，沸水冲泡，加盖闷10分钟。代茶饮，不拘时，每日1剂。清热疏风，解毒消肿，止渴除烦。主治小儿风疹。

生地苍术茶：生地黄9克，苍术6克，茶叶3克。前2味加水煎汤，去渣取汁，冲泡茶叶。代茶饮，不拘时，每日1剂。清热散风，养血祛风。主治小儿风疹。

香菜紫苏汤：香菜6克，紫苏10克，葱白10克，白糖适量。把香菜去根洗净，紫苏洗净，葱白洗净，共同放入锅中加适量清水煎煮成汁，滤渣取汁，加入适量白糖调味饮用，能够促进儿童风疹患者早日出透风疹。

香菜薄荷饮：香菜10克，薄荷6克，盐、麻油适量。锅中放入清水，加热至沸腾，把洗净的香菜和薄荷放入，稍煮一会儿，加入适量盐和麻油，趁热服用，能够促进儿童风疹患者风疹出透。

荠菜豆腐煲：荠菜200克，豆腐100克，盐、姜末适量，食用油、麻油适量。把荠菜洗净切成段，豆腐切成小丁。锅中放油，油热后放入荠菜翻炒几下，倒入砂锅中，加入适量清水，水沸后放入豆腐，加入盐和姜末，熬煮10分钟，滴入几滴麻油即可。饮汤吃菜能够祛湿凉血、清热去火，适用于儿童风疹的治疗。

银花竹叶粥：金银花30克，鲜薄荷10克，竹叶50克，粳米50克，白糖适量。把金银花、鲜薄荷、竹叶分别洗净，放入锅中加入适量清水煎煮10分钟，滤渣取汁。把粳米洗净放入上述汁液中，加入少量清水，煮沸后转小火熬煮成粥，加入适量白糖调味食用。每天服用2次，连续服用3～5天。银花竹叶粥能够散风去热、清火透疹、养阴生津，适用于儿童风疹患者食用。

梨皮绿豆饮：梨皮15克，绿豆10克，冰糖适量。把梨皮洗净，绿豆浸泡3个小时以上，共同放入锅中加水同煮，水沸后转小火熬煮至绿豆开花，加入冰糖，煮至溶化即可。梨皮绿豆饮能够润肺去火，适用于儿童风疹的治疗。

桑叶菊花粥：桑叶50克，菊花50克，薄荷30克，粳米100克。把桑叶、菊花、薄荷分别洗净，加入水共同熬煮成汁，滤渣取汁。把粳米淘洗干净，加水熬煮成粥，在粥快熟时，加入药汁煮开即可。桑叶菊花粥能够清热解毒、解表透疹，适用于儿童风疹患者。

银翘解毒粥：金银花10克，连翘10克，竹叶10克，粳米100克。把金银花、连翘、竹叶分别洗净，共同放入锅中煎煮成汁，滤渣取汁。把粳米淘洗干净，放入清水熬煮，等到粥快熟时，加入药汁煮沸。早晚服用能够清凉解表，散热去毒。适用于儿童风疹患者。

141.“疙瘩”随“风”起：荨麻疹

荨麻疹俗称“风团”、“风疹团”、“风疙瘩”、“风疹块”，是一种常见的皮肤血管反应性、过敏性皮肤病，常在春、夏、秋暖季节发病。是由各种因素致使皮肤黏膜血管发生暂时性炎性充血与大量液体渗出，造成局部水肿性的损害。

【病发诱因】

1．食物：以鱼、虾、蟹、蛋类、牛奶最常见，某些香料、调味品亦可引起荨麻疹。

2．动物及植物因素：如螨、跳蚤、臭虫等昆虫叮咬，或吸入尘土、花粉、羽毛、皮屑等引起。

3．药物：如使用磺胺类、痢特灵、青霉素、血清疫苗等，常通过免疫机制引发荨麻疹。而使用阿司匹林、吗啡、阿托品、维生素 B_1 等药物，能直接使肥大细胞释放组胺引发荨麻疹。

4．感染：病毒（如上感病毒、肝炎病毒）、细菌（如金葡萄）、真菌和寄生虫（如蛔虫等）等都能引起荨麻疹。

5．物理因素：冷热、日光、摩擦、压力等物理性和机械性刺激而引起荨麻疹。

6．其他因素：遗传因素和精神因素可引起荨麻疹。胃肠疾病和代谢障碍，淋巴瘤、癌肿、甲亢、风湿病、高血脂等内科疾病，月经、绝经、妊娠等内分泌障碍，都可引起荨麻疹。

【主要症状】

1．主要发生于 1 岁以上的儿童及青少年，病情可随着年龄增加或复发次数增多而逐渐缓解，直至不再复发。

2．身体不特定部位反复、成批冒出形状、大小不一的红色风团斑块。风团持续数分钟至数小时，可自行消退，不留痕迹。斑块发痒，如果没有停止接触过敏源并加以治疗，出疹、发痒症状会加剧。

3．严重者可伴有发烧、头痛、哮喘、喉头水肿、恶心、呕吐、腹痛、腹泻、咽部发紧、声哑、胸闷、呼吸困难等全身症状，甚至发生窒息、过敏性休克。

【防治妙方】

1．按摩自疗方

按揉双侧曲池穴各 1 分钟。

掌心对准肚脐，顺时针摩动 5 分钟。

用拇指按揉足三里穴，左右各操作 50 ~ 100 次。

捏拿膝上内侧肌肉丰厚处的百虫穴，左右各 5 次。

用大拇指及中指点揉双侧风池穴，使穴位局部和头侧部有酸胀感为度。

2．外治自疗方

杜鹃花鲜叶适量，洗净煎水，一半内服，一半外洗患处。

用白酒、食醋以 1 ∶ 2 混合成液，用此药涂搽患处，数分钟后即可见效。

酸枣皮汤：酸枣树皮和樟树皮等量。水煎后清洗患处。止痒。

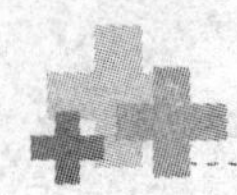

使用止痒的药膏：可使用含有抗生素与类固醇成分的止痒软膏。

甘草茶：茶叶、甘皮、甘草。取三者共煎或某一种煎水洗搽患处。可治疗脂溢性皮炎。

冷敷疗法：针对痒的部位做局部冰敷是对抗皮肤痒最好的方法，不但可以使局部血管收缩，也可以减低痒觉，但这也只是针对止痒而已。

3. 饮食自疗方

桂花饮：桂花 10 克，加水煎服，每日 2 次。

木瓜饮：木瓜 30 克，加水煎服，当日分 2 次服完，每日 1 剂。

桐臭蒿饮：用桐臭蒿子一把，在锅中煮沸约 5 ～ 10 分钟后喝汁，即愈，不复发。

韭菜大葱汤：韭菜 150 克，大葱 50 克，白酒 30 毫升，加水煎服，每日 2 次。

二豆汤：绿豆、黄豆各 100 克，共研细末，加水煮开，白糖调服，每日 1 剂。

桂圆薄荷汤：桂圆 12 枚，薄荷 30 克，水煎服。每日 1 剂，分 2 次服下，3 剂见效。

香菜汤：香菜 500 克。将香菜水煎取 750 毫升煎汁备用。分 3 次饮完。可祛风解表、通经泄热，防治荨麻疹。

生姜桂枝粥：生姜 10 片，桂枝 3 克（研末），粳米 50 克，红糖 30 克。将上四味如常法煮稀粥食。每日 1 ～ 2 次，可治风寒型荨麻疹。

薄荷杏仁粥：防风 15 克，鲜薄荷 3 克，生姜 3 片，杏仁 10 克，大米 50 克。将上几味药装入纱布袋中，加水适量，煎 10 分钟，取汁加大米煮粥。日服 2 次，可治荨麻疹。

香蕉桃仁泥：香蕉 2 只，桃仁 15 克。将香蕉去皮，同桃仁捣烂调匀服食。每日 1 次。可疏风散淤，润肠通便，主治荨麻疹伴大便干结难下者。

使君子山楂肉羹：使君子 10 克去壳取肉，与 100 克猪肉同入搅肉机搅烂，然后把 15 克山楂洗净，切碎煎汤，汤滚后，再把搅好的肉糜倒入山楂汤中同煮 20 分钟，1 次服完。1 日 1 次，1 周为 1 疗程，防治荨麻疹。

红枣猪胰汤：猪胰 1 个，洗净切成小块，炒熟，再加适量食盐和红枣 250 克炖煮，饮汤吃猪胰、红枣。每日 1 次，2 周为 1 疗程，防治荨麻疹。

芋茎猪排汤：将 50 克芋头茎洗净，切碎，加适量猪排骨同炖熟食。除热散风，防治荨麻疹。

荸荠清凉散：荸荠 200 克洗净去皮切碎搅汁，鲜薄荷叶 10 克加适量白糖捣烂，放荸荠汁中加水至 200 毫升，频饮。凉血祛风止痒。主治荨麻疹属血热者。

韭菜甘草饮：韭菜 150 克洗净切段，与 10 克甘草同入锅中，加水适量煎煮 20 分钟，滤渣取汁。每日 2 次，每次 1 剂。行气理血，主治风寒型荨麻疹，遇寒尤剧者。

红枣山药汤：大红枣10枚，山药250克。同烧汤服食，每日1剂，连用1～2周。健脾利湿，养血祛风。主治荨麻疹伴气血不足。

绿豆煲甘草：绿豆100克，甘草20克，冰糖适量。共放入煲中，加入适量清水，熬至浓稠即可。一般吃2次便好。专治荨麻疹。

142. 苦痛蔓延“缠腰龙”：带状疱疹

带状疱疹是由水痘带状疱疹病毒引起的急性炎症性皮肤病，因其常见于腰胁间，蔓延如带，故有“缠腰龙”之称，还有“蛇丹”、“蜘蛛疮”等俗称。好发于春、秋季节，常突然发生，成人多见，15岁以下儿童少见，大半数患者年龄超过45岁。

【病发诱因】

1．带状疱疹病毒可能是多年前初次感染的水痘病毒潜伏在感觉神经节的再度活动所致。由于病毒具有亲神经性，当身体受到外伤、性恶药物或其他感染等拖累、机体抵抗力下降时，长期潜伏于脊髓神经的病毒活动繁殖就会增强，从而激发带状疱疹。

2．精神压力大、情绪心境不畅、饮食失调等原因也可引起本病。

【主要症状】

1．发疹前有发热、倦怠、食欲不振，疼痛沿神经干周围持续约3日。皮肤病变通常在发病后10日趋向痊愈，愈后可遗留暂时性色素沉着，不留疤痕，也可能因水疱破溃形成糜烂或继发感染。

2．初期隆起红斑，后形成一群有中心、脐窝状的水疱，可逐渐发展为血疱乃至脓疱，最后形成坏死性痂皮。往往伴有强烈、持续性疼痛，在皮疹痊愈后疼痛仍不消失。

3．集簇性水疱、红色斑丘疹，沿一侧周围神经节带状分布，常侵犯腰胁部、胸部、颈部、脸部及大腿内侧面，一般不超过正中线。只有少数病情严重或体力极差患者才会形成两侧皆有的现象。

4．患者有白血病、淋巴瘤等其他疾病致抵抗力降低时，皮疹可呈散发性水疱，类似于水痘散发在四肢或躯干皮肤上。

5．除此之外，还可兼有口苦、头痛、眩晕、心烦易怒、目赤面红、小便短赤、疲乏无力、胃口不佳、胃脘部闷胀等伴随症状。

【防治妙方】

1．外治自疗方

生百合、白糖各等量，捣烂外敷患处。

鲜侧柏叶适量，捣烂取汁，外搽患处。

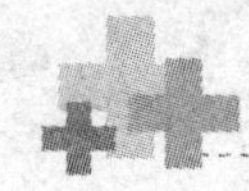

韭菜连根1把，洗净后煎汤，外搽患处。

葵花梗晒干，烧灰研末，用桐油调敷患处。

菊花叶适量，洗净捣烂取汁，以白酒调涂患处。

柚子叶适量，晒干，烧灰为末，用茶油调敷患处。

青蒿250克，加水煎汤，外洗患处。每日3～4次。

蜡树叶120克，白糯米适量，加水捣烂，外搽患处。

无花果叶数片，洗净捣烂，加少许醋拌匀，外敷患处。

金樱子嫩叶1把，捣烂，用米泔水浸1夜，外搽患处。

仙人掌去刺捣烂，拌入少量糯米粉外敷患处，干后即可更换。

鲜柿叶适量，捣烂取汁，涂于患处，干后再涂，每日3～4次。

独头蒜适量，捣烂，敷于患处，如带状疱疹已溃烂者不可用此方。

老茶树叶适量，晒干，研成细末，以浓茶水调和。涂搽患处。每日2～3次。

生姜适量，捣烂取汁于铜锅内熬浓，涂于患处至觉有热辣感，每日涂搽1～2次。

鲜甘薯叶适量，冰片少许。将甘薯叶洗净，切碎，同研细的冰片共捣烂，敷于患处。

柿子油：柿子1个，茶油适量。将柿子切碎晾干，研成细末，调茶油外涂，每日数次。

马齿苋泥：马齿苋200克。马齿苋切碎，捣成泥。敷患处，每天2次。清肝利胆、祛湿清热；对带状疱疹、水疱疹、口苦口干、便秘、尿黄有疗效。

番薯叶冰片泥：番薯叶200克，冰片5克。番薯叶切碎，与研细的冰片捣烂。敷在患处，每天2次。清肝利胆、祛湿清热；对带状疱疹、水疱疹、口苦口干、便秘、尿黄有疗效。

空心菜油：新鲜空心菜若干，茶油适量。将空心菜去叶洗净，切碎，置瓦片上焙焦，研成细末，加入茶油搅拌成油膏状，装瓶。患处用浓茶水洗净，拭干，涂油膏。每日2～3次，一般3～5天可治愈。

2. 饮食自疗方

龙子丹：车前子250克，地龙8条，香油适量。锅烧热，加香油烧至八成热，加车前子炸成紫红色，研末；地龙去土，焙干研末，与车前子末混匀，加面制成丸。每天0.3克，睡前服用。对带状疱疹有疗效。

柴胡青叶粥：柴胡15克，大青叶15克，粳米30克。白糖适量。把柴胡、大青叶加水煎煮，去渣、滤汁，用药汁煮粳米，加白糖。每天1剂，连服6天。对带状疱疹有疗效。

竹茹桑叶茶：竹茹5克，桑叶6克，炒谷芽9克。以上三者加水适量，共煎取汁。代茶频饮，每日1剂。清热除烦，健胃消食。

143. 困扰全身的“传染病”：念珠菌病

念珠菌病又称串珠菌病，是由白念珠菌或其他念珠菌引起的皮肤、黏膜或内脏的病菌感染疾病。若早期发现和用有效药物治疗，多可治愈。不少患者因延误诊治，最终导致死亡。

【病发诱因】

1．皮肤型：多属外源感染，即由接触外界菌体而受染，如男性念珠菌性龟头包皮炎、念珠菌性阴道炎、乳头皮肤念珠菌病等。

2．皮肤黏膜型：主要是内源感染，是白念珠菌在体内大量繁殖，侵入消化道、呼吸道和皮肤而引起炎症，最常见的是鹅口疮。

3．内脏或全身型：多数是在如结核病、血液病、恶性肿瘤、结缔组织病等原发病的基础上继发产生。

【主要症状】

1．皮肤型：皮肤皱襞擦烂，手指足趾间、乳房下、腋窝、会阴等处，甲沟炎、甲床和甲板增厚，丘疹或肉芽肿损害，黏膜或内脏一般不发生感染。

2．皮肤黏膜型：出现鹅口疮一样的症状，表现为皮肤潮红发亮，或有丘疹、水疱、糜烂；或表现为阴道分泌物增多、龟头斑丘疹、念珠菌阴道炎、包皮龟头炎等。若没有得到及时有效的治疗，会直接蔓延到呼吸道，或通过血液循环侵入泌尿系统或其他器官。

3．内脏或全身型：临床表现复杂，并可出现肺部、支气管、泌尿系统、心内膜或脑膜的感染，甚至有败血症，威胁患者生命安全。

【防治妙方】

1．外治自疗方

克霉唑栓剂每次500毫克纳入阴道，每日3～4次，连用2周。

1%龙胆紫水溶液涂搽阴道及外阴，每周3～4次，连用2周。

蛇床子、苦参各20克，煎汤外洗，每日2次，10天为1疗程。

冰硼散加入少许甘油搅匀，清洗阴道后，用棉签将药粉涂于阴道内，早晚各1次。

黄连、青黛、牙硝各等份，共研细末，加入甘油，以棉签涂于外阴及阴道，早晚各1次。

木芙蓉100克，加水煎至100毫升，用棉签蘸药液擦洗阴道，每日1次，7～10天为1疗程。

制霉菌素粉剂、片剂、栓剂、软膏剂塞入阴道或涂于阴部，每次10～20万单位，每天1次，10～14天为1疗程。

五冰方：五倍子20克，冰片3克，共研细末，储瓶备用。每日2次，将上药吹于患处。燥湿，收敛，主治念珠菌口炎。

2. 饮食自疗方

芹菜汁：鲜芹菜500克。芹菜捣烂取汁，以开水冲服，每日1剂。清热解毒，利湿除腐。主治脾胃湿热型白色念珠菌病。

金针露：金针菜50克，蜂蜜50克。先用金针菜煎汤半杯，再用蜂蜜调匀，每天分3次服完，连服4～6天。清热解毒，利湿除腐。主治脾胃湿热型白色念珠菌病。

荸荠汤：荸荠50克，洗净切块，加水放入冰糖同煮成汤，每日多次饮用，能够治疗口腔感染。

绿豆甘草饮：绿豆30克，甘草4克，加水煎煮成汤，每日多次饮用，连续服用5天，能够清热去湿，减轻鹅口疮症状。

萝卜鲜藕饮：白萝卜500克，鲜藕500克，分别洗净切碎，榨汁，口含汁液漱口，每天3～4次，能够减轻鹅口疮症状。

菊花蜂蜜饮：杭菊花10克，加水煎煮成汁，调入适量蜂蜜，每天分2次口服，连续服用5天，能够清热祛火，减轻口腔感染症状，促进口腔黏膜愈合。

党参香菇汤：党参10克，干香菇6克，共同煎煮成汤，每日服用1剂，连服7天，适用于脾胃虚寒型口腔感染。

鱼蛋羹：鱼肉50克，鸡蛋2枚，酱油、麻油、姜汁、盐适量。把鱼肉切成肉末，加入酱油、麻油、姜汁和适量盐搅拌，打入鸡蛋搅拌均匀。放入蒸锅中，先用大火蒸2分钟，再转小火蒸熟。连续服用能够减轻鹅口疮的症状。

番茄蜂蜜饮：番茄200克，蜂蜜适量。把番茄洗净捣烂成汁，滤渣取汁，放入适量蜂蜜调匀即可。经常饮用能够增强食欲，消炎止痛，适用于鹅口疮的辅助治疗。

鲜藕冰糖饮：鲜藕200克，冰糖适量。把鲜藕洗净切块榨汁，放入适量冰糖调味饮用。经常饮用能够清热祛火、消炎止痛，适用于鹅口疮的辅助治疗。

胡萝卜菠菜汤：胡萝卜200克，菠菜100克，盐、麻油各适量。把胡萝卜洗净切片，菠菜洗净切段。锅中加入适量清水烧开后放入胡萝卜片煮熟，下菠菜段，加入适量食盐煮开，滴入几滴麻油即可。经常食用能够清热祛火，能够缓解鹅口疮症状。

大枣山药粥：大枣50克，山药100克，粳米100克，白糖适量。把山药去皮洗净切块，大枣去核，粳米淘洗干净，共同放入锅中加入适量清水熬煮，煮开后转小火，加入适量白糖，煮至米烂成粥即可。经常食用能够预防鹅口疮的发生。

荸荠豆浆饮：荸荠5个，豆浆、白糖各适量。荸荠洗净去皮绞汁，放入豆浆中，共同煮熟，加入适量白糖调味。经常服用能够滋阴润肺、清热去火，适用于鹅口疮的辅助治疗。

144. 不是年轻人的“专利”：痤疮

痤疮俗称“青春痘”、“粉刺”、“暗疮”，是一种毛囊皮脂腺的慢性炎症，多发生在男女青春发育期，以面部多见，也可发生在前胸和后背皮脂腺分泌较多的部位，油性皮肤的人更加严重。

【病发诱因】

1．青春期雄性激素水平增高，引起皮脂腺增大、皮脂分泌过剩。过多的皮脂不能及时排出，堆积在毛囊内形成脂栓（粉刺），这时毛囊内的痤疮丙酸杆菌大量繁殖，引起毛囊皮脂腺的炎症反应。

2．精神紧张、生活环境差、体内缺锌，摄入高糖、高脂饮食，吃辛辣食品及巧克力，饮用浓酒、可乐、咖啡等热性饮料，经常使用油彩化妆，消化功能紊乱，便秘，口服避孕药等，均可促进痤疮的发生和发展。长期服用溴化物、碘化物及皮质激素等也可引起痤疮。

3．并非每个人都会长痤疮，遗传体质会影响痤疮的发生及严重程度。

【主要症状】

1．在面颊、额部、须部、鼻颊、背部以及上胸部，常出现几个多至上百个小米或黄豆大小的红色或皮肤色的丘疹。如果注意卫生，不用手挤压，一段时间后能自行痊愈。

2．病变严重者，丘疹周围可轻度潮红，并出现脓头。脓头破溃或吸收后可留下暂时性色素沉着或凹陷性小瘢痕。

3．病程延长者，可出现黑头或白头“粉刺”的典型症状。用手挤压粉刺，会有乳白色或米黄色脂样栓塞物排出。

4．数个结节相互聚集融合，形成大而不规则的紫红色、波动性斑块，破溃后流出脓性或黏液性的恶臭浆液，并形成瘘管。破溃脓疡极大地损害皮肤，病愈会留下瘢痕。

【防治妙方】

1．外治自疗方

皮肤功能锻炼，用冷水、温水交替洗脸，每日早晚各1次，每次持续10分钟左右，交替10余次为宜。冷水温度一般以15度左右为宜，温水温度一般以45度为宜。这样做可防治痤疮。

将耳朵用酒精棉球消毒，将王不留行子贴于0.5厘米见方的胶布上，将子压在耳朵上，每天自行按揉压子3～5次，每次1～2分钟，5天换贴1次，10天为1疗程。治疗期间要注意多饮水，多食清淡食物，保证规律起居。

2. 成药自疗方

当归苦参丸：每次口服1丸，1日2次，温开水送服。

补锌疗法：硫酸锌，适用于顽固性化脓明显的患者，每日0.2克，分2～3次口服。

清热暗疮丸（片）：水丸剂每次口服2～4粒，或片剂2～4片，均为1日3次，温开水送服。

3. 饮食自疗方

笋丁桂花蛋：春笋适量，鸡蛋两个，色拉油、葱段、盐、味精、香油各少许。春笋洗净切丁，鸡蛋磕入碗内打散。色拉油下锅烧热，下笋丁煸炒数下后出锅晾凉。将笋丁与葱段一起投入蛋液中搅匀，倒入锅内翻炒，鸡蛋快熟时调入盐、味精、香油即可。有效控制油脂分泌，可预防痤疮的发生。

果菜绿豆饮：小白菜、芹菜、苦瓜、柿椒、柠檬、苹果、绿豆各适量。先将绿豆煮30分钟，滤其汁；将小白菜、芹菜、苦瓜、柿椒、苹果分别洗净切段或块，搅汁，调入绿豆汤，滴入柠檬汁，加蜂蜜调味饮用。每日1～2次。有清热解毒，防治粉刺、痤疮的作用。

芹菜雪梨饮：芹菜100克，雪梨130克，西红柿150克，柠檬30克。将上四味，如常法处理干净，切块，同榨汁，调入蜂蜜饮服。每日1剂。具有清热解毒、杀菌功效。适用于防治痤疮。

萝卜芹菜汁：红萝卜（中等大小）1个，芹菜150克，洋葱1个。将上述材料，洗净切碎后放入榨汁机中榨汁饮用。每日1次。清热，解毒，去火，可辅助防治痤疮。

玫瑰海带汤：海带、绿豆各15克，甜杏仁9克，玫瑰花6克。将上述材料处理干净，同煮后加红糖适量喝汤、吃海带、绿豆、甜杏仁。每天1剂，可分次服完，连服20～30天。

海藻薏米汤：海藻、昆布、甜杏仁各9克，薏米30克。将海藻、昆布、甜杏仁加水适量煎煮，弃渣取汁液，再与薏米煮汤食用。每日1次，3周为1个疗程。可活血化淤，消炎软坚，防治痤疮。

枇杷叶膏：鲜枇杷叶1000克，洗净去毛，加水8升，煎煮3小时后过滤去渣，再浓缩成膏，兑入蜂蜜适量混匀，储存备用。每次吃10～15克，每日2次。适用于痤疮、酒糟鼻等。

山楂荷叶粥：山楂、桃仁各9克，荷叶半张，粳米50克。先将前三味煮汤，去渣后加入粳米煮成粥。每日1剂，连用30日。适用于痰淤凝结所致的痤疮。

黑豆仁苏木粥：黑豆100克，益母草30克，桃仁10克，苏木15克，粳米100克，红糖适量。将苏木、桃仁，益母草用水煎煮30分钟，取药液500毫升，再将黑豆、粳米加药液和适量水，煮至黑豆粥烂熟，加红糖即可服食。每日2

次。具有清热解毒，防治痤疮的作用。

醋姜木瓜：陈醋100毫升，木瓜60克，生姜9克。木瓜洗净，切碎，生姜洗净切片，将此二味加醋同放入砂锅中煎煮，待醋煮干时，取出木瓜、姜食之。每日1剂，早晚2次吃完。连用7日。对脾胃痰湿所致的痤疮有效。

侧耳根山楂饮：侧耳根15克，山楂15克，枇杷叶10克。把侧耳根洗净沥干水分，山楂、枇杷叶分别洗净，共同放入锅中加入适量清水，煎煮20分钟，滤渣取汁。经常饮用能够清热解毒，适用于痤疮的辅助治疗。

醋熘银芽：绿豆芽50克，姜丝、醋、盐、食用油各适量。把绿豆芽洗净沥干水分，锅中放入适量食用油，油热后放入姜丝爆香，加入绿豆芽翻炒，放入适量盐和醋，炒至断生即可。经常食用能够清热解毒、消肿去火，适用于痤疮的辅助治疗。

凉拌双苋：苋菜100克，马齿苋100克，盐、麻油、醋分别适量。把苋菜和马齿苋分别洗净，放入开水中焯至八成熟，捞出放入冷水浸泡10分钟，取出控干水分，切段，加入适量盐、醋和麻油搅拌均匀即可。当作凉菜食用。能够清热祛湿、解毒消肿，适用于痤疮的辅助治疗。

145.“湿”能生“毒”：湿疹

湿疹是一种常见的由多种内外因素引起的表皮及真皮浅层的炎症性皮肤病。湿疹是冬、春季节常见的过敏性皮肤病，可分为急性和慢性两种。

【病发诱因】

1. 有一些湿疹类型与遗传基因有关。

2. 药物刺激也是湿疹最主要的原因之一。

3. 与分枝孢霉、点青霉、烟曲霉及黑根霉等微生物的感染有关。

4. 空气、水、土壤、放射源、致敏花粉、植被等群体环境与个体环境也是湿疹的致病因素。

5. 人类的多种食物都可引起食物的变态反应，从而导致湿疹的产生。

6. 还可能由苦闷、疲劳、抑郁、忧虑、紧张、情绪激动、失眠等神经精神因素引起。

7. 还可由日光、紫外线、寒冷、潮湿、干燥、外伤、摩擦等因素引起。

8. 可由慢性肠胃疾病、慢性酒精中毒、肠道寄生虫、新陈代谢障碍、内分泌失调等因素引起。

【主要症状】

1. 急性湿疹：病变处有密集成片的红斑、丘疹、丘疱疹或水疱，瘙痒剧烈，易破损渗液，常伴糜烂、结痂，如发生感染，可出现脓包或脓痂。处理适

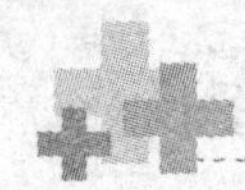

当，则炎症减轻，2 ~ 3 周即可消退，但多数人因处理不当而转为慢性湿疹，反复发作。

2．慢性湿疹：急性湿疹炎症减轻后，病变处出现小斑块，皮肤肥厚、粗糙，呈现暗红色，或伴有色素沉着，常见于手足、小腿、肘窝、乳房、外阴、肛门等处。瘙痒剧烈，常因搔抓、摩擦或其他刺激，以致疱疹轻度糜烂，愈后会结痂和出现鳞屑。慢性湿疹病程长，可数月或数年难愈，可因刺激而急性发作。

【防治妙方】

1．按摩自疗方

按摩百虫窝穴、曲池穴、血海穴各 36 次，使其有明显的放射性酸胀感传导至膝盖处为宜。能够散风祛湿、活血化淤、引血归经，对于湿疮、隐疥瘙痒等皮肤疾病有很好的疗效。

2．外治自疗方

蒲黄研末，将粉直接撒在湿疹处，外用纱布包扎，1 日 1 次。

乌贼骨适量研细粉，撒敷湿疹处，每日数次，适用于有渗出者。

苦参研末，紫皮大蒜捣烂成泥，外敷患处，1 日 3 次。治慢性湿疹效佳。

青黛、滑石粉、赏柏各 15 克，冰片 9 克。共研为细末，用麻油调糊状，外涂患处，1 日 3 次。治疗急性湿疹有良效。

吴茱萸 100 克，研细末，加肤轻松软膏调糊状，外敷湿疹处，1 日 3 次，一般用 1 次痒止，用 6 ~ 15 天可愈。

蛇床子、大黄、苦参各 30 克，枫球 15 克，黄柏 12 克，水煎外洗患处，1 日 3 次，每次外洗 30 分钟即可。一般用 1 次急性湿疹即消。

先将茄子 1 个挖一小孔，再把雄黄、枯矾各 15 克灌入孔内，封口，用草木灰火烤，将茄子烤软，枯矾、雄黄渗透到茄肉内，再将茄子放患处轻轻摩擦 5 ~ 10 分钟。去湿止痒，治急性湿疹有良效。

文蛤散：将 100 克文蛤打成细块，炒至金黄，加入 50 克川椒同炒至黑色(起烟为度)，然后取出放入密封罐内封存。第二日加入轻粉 3 克，共研细末。拌香油调搽患处。

3．中成药自疗方

防风通圣丸，口服，每次 6 克，每日 2 ~ 3 次，温开水送服。

中成药龙胆泻肝丸，口服，每次 6 克，每日 3 次，温开水送服。

银翘解毒颗粒：口服，每次 1 ~ 2 包，每日 2 ~ 3 次，温开水溶解后服。

千斤首乌汤：千斤拔 30 克，何首乌 15 克，乌豆衣 12 克，当归、蝉蜕、苦参、白鲜皮各 9 克。水煎服，可复渣再煎服，每日 1 剂。

4．饮食自疗方

冰糖绿豆薏仁汤：薏米、绿豆各 30 克，冰糖适量。将薏米、绿豆加冰糖共煮至薏米、绿豆烂。每天1剂，3天即有效，防治湿疹，可常食。

绿豆薏仁海带汤：绿豆50克，薏米30克，海带20克，加水煎煮，至豆、米熟汤稠为止，饮食加红糖适量服。每日1～2次，可适用于热盛型湿疹患者。

冬瓜车前薏米粥：冬瓜皮、薏米各30克，车前草15克，粳米适量。将冬瓜皮，车前草洗净切碎，与薏米、粳米共同煮成粥食用。每天1剂，连服10天，适用于亚急性湿疹。

百合桑果大枣汤：百合、桑椹各30克，大枣10枚，青果9克。将这几味共同煮成汤。每天1剂，连服15天，适用于慢性湿疹。

白菜根汤：白菜根200克，金银花20克，紫背浮萍20克，土茯苓20克。水煎。加适量红糖调服，适宜湿疹小儿饮用。

苦参鸡蛋：鸡蛋1个，苦参30克，红糖30克。把苦参煎煮滤渣取汁，将打散的鸡蛋及红糖同时加入，煮熟即可。每日饮汤1次，连用6天。能够清热祛湿、解毒润燥，可治疗婴幼儿湿疹。

薏仁荸荠饮：薏米15克，荸荠5～6个，将荸荠洗净去皮，切片，薏米洗净，共同放入水中煮熟，煮沸后，转小火煎煮一会儿，加入适量白糖，早晚服用。较小的婴儿服用清汤即可，如果是幼儿可以服食煮熟的食物。

金银花茶：新鲜金银花50克，加水浸湿洗净，放入锅中，加水适量煎煮，水沸后，再继续煎煮3～5分钟，滤渣取汁放凉饮用。每日饮用2～3次，连续服用3～5天。能够清热解毒，适用于婴幼儿湿疹的治疗。

金针瘦肉粥：金针菜50克，粳米100克，瘦肉100克，盐、麻油各适量。把瘦肉洗净剁碎，金针菜用热水泡发去蒂，切段。把粳米淘洗干净放入锅中，加入适量清水煮开，加入瘦肉末、金针菜，转小火熬煮成粥，加入食盐和麻油调味即可。经常食用能够祛湿解毒，适用于婴幼儿湿疹的辅助治疗。

马齿苋丝瓜汤：马齿苋20克，丝瓜20克。把马齿苋和丝瓜分别洗净切碎，共同放入水中煎煮成汤，连续服用，能够用于婴幼儿湿疹的辅助治疗。

苋菜绿豆汤：苋菜50克，绿豆10克，冰糖适量。把苋菜洗净切碎，绿豆浸泡3个小时以上，共同放入锅中加水同煮，水沸后转小火熬煮至绿豆开花，加入冰糖，煮至溶化即可。能够润肺去火，促进婴幼儿湿疹的治疗。

薏仁绿豆粥：绿豆50克，薏米50克。加水煮粥服食。清热祛湿。主治急性湿疹皮肤红斑、丘疹、水疱伴渗出较多者。

第九部分

口腔、牙齿——减轻胃部的负担

146. 小毛病，大痛苦：牙痛

牙痛是指牙齿因各种原因引起的疼痛而言，为口腔疾患中常见的症状之一。有的牙痛比较剧烈、痛苦，俗话说："牙痛不是病，痛起来真要命"，它不仅关系着心、脑、肾等重要脏器的功能，甚至已成为心绞痛、中风等死亡率极高疾病的重要诱因，其危害已远远超过牙痛本身，不可小视。

【病发诱因】

1．由急性牙髓炎引起，多见于龋齿较深、病变达牙髓处的患者化学药物或温度刺激可导致牙痛。

2．由急性牙周炎、根尖周炎、牙周脓肿引起，多是牙髓炎扩散到根管口，致根尖周围组织发炎而出现症状。

3．由牙体过敏症引起，常因牙龈萎缩、牙颈部牙本质暴露及牙体缺损所致。

4．食物嵌塞痛引起。牙与牙的间隙内可被食物嵌塞而引起牙痛。

5．牙齿外伤、牙折等可以直接引起牙痛症状。

6．另外，还有如牙龈、颌骨肿瘤以及三叉神经痛等，都可能引起同侧牙齿相应区域的疼痛。

【主要症状】

主要表现为牙龈红肿、遇冷热刺激痛、面颊部肿胀等。早期会出现牙龈不适、发痒、口臭，然后牙龈变得红肿、松软，容易出血、疼痛，且反复发作。如得不到及时有效的治疗，牙周膜可被破坏，形成牙周袋。牙周袋内炎症发展，成为牙周脓肿。如病情加重，会出现局部疼痛、肿胀，牙周脓肿自行穿破，脓液溢出，疼痛减轻。常反复发作，令人非常痛苦。

【防治妙方】

1．外治自疗方

将冰袋放置于疼痛最严重部位可缓解痛。

六神丸数粒，置于龋洞中，咬紧即可止痛。

将适量牙膏涂于牙痛处，数分钟后可止痛。

细辛少许研末，涂搽痛牙龈，适于小儿蛀牙痛。

用牙签将云南白药挑入牙痛处，3 分钟后可缓解。

切一片生姜咬在痛处，必要时重复使用，即可止痛。

云南白药粉加热水调成稀糊状，直接涂在龋洞和牙龈上即可。

取杏仁一个，放在火上点燃，吹灭后将灰置于痛处，连续 2 ～ 3 次。

荔枝 10 枚，在其肉内填入少许食盐，用火煨干后研末，搽痛处即可。

樟脑、冰片适量，共研成细末，放于牙痛处，并令患者吸气即可止痛。

将 3 克茶叶用沸水冲泡 5 分钟，滤去茶叶，加入 2 毫升米醋，每日服用 3 次。

咬黄荆根，取黄荆根一小段，洗净捣烂咬于患牙处 15 ～ 30 分钟后吐掉，切勿将药吞入，一般多于 3 ～ 5 分钟后见效，复发可反复应用。

陈醋 120 克，花椒 30 克，熬 10 分钟，待湿后含在口中 3 ～ 5 分钟吐出（切勿吞下），可止牙痛。

将独蒜头 1 枚去皮，掺冰片少许捣烂成泥，牙痛时取该药泥敷于手腕的阳溪穴，外用消毒纱布固定，待阳溪穴起小水疱时去掉敷药，以消毒纱布固定保护小疱即可。

2．中成药自疗方

五倍子 15 克，煎浓汁含漱。

马鞭草 30 克，水煎服，每日 1 剂。

灭滴灵片，每次 0.2 克，每日 3 次。

寿堂牙痛安胶囊，每次 2 片，每日 3 次。

消炎散结片，口服，每次 5 ～ 8 片，每日 3 次。

炎热清胶囊，口服，每次 3 粒，每日 3 次，儿童酌减。

徐长卿 12 克，水煎 2 次，混合后分 2 次服，每日 1 剂。

牛黄解毒丸，每次 3 片，每日 3 次。本方有通便泻火作用。

补肾固齿丸，每次 4 克，每日 2 次。用于年老牙松、隐隐疼痛者，宜久服。

独头蒜 2 ～ 3 只，将蒜去皮，放火炉上煨熟，趁热切开熨汤痛处，蒜凉再换，连续多次。用治牙齿疼痛，具有灭菌、解毒之功效。

清胃散：黄连 10 克，生石膏 30 克（先煎），牡丹皮 12 克，生地黄 15 克，当归 10 克，升麻 6 克。水煎服。清胃泻热，凉血止痛。

牙痛粉：生半夏粉 10 克，生苍术粉 5 克，细辛粉 2 克，冰片 0.5 克。充分和匀，用棉球蘸粉填在牙痛处，痛不止再换药填上。

3. 饮食自疗方

香蕉盐：香蕉3个（去皮），抹盐少许吃之。每日2次。对牙痛患者有益。

生地骨碎补猪肾汤：生地30克，骨碎补15克，猪肾1个，加适量盐煎汤，吃猪肾饮汤，每日2次。

生地元参鸭蛋汤：生地30克，元参20克，鸭蛋二枚，冰糖20克。用清水二碗浸泡生地、元参30分钟，将鸭蛋洗净后与生地元参共煮，蛋熟后去壳，再放入生地元参汤内煮片刻，服时加冰糖调味，吃蛋饮汤。

生地粥：生地黄50克，大米50克，白糖适量。生地黄洗净切碎，与大米同入锅中，加适量清水煮成粥，白糖适量调匀食用。1日1次，有清热凉血之功，对风火牙痛有良效。

鸭蛋牡蛎粥：咸鸭蛋2个，干牡蛎50克，粳米60克。将咸鸭蛋和粳米煮粥，熟时捞起咸鸭蛋去壳切碎，和干牡蛎一起放入粥内，再煮片刻，调味食用。1日1次，对风热牙痛者有益。

绿豆甘草汤：绿豆100克，甘草15克。绿豆、甘草水煮熟，去渣，食豆饮汤。每日2次，每日1剂。防治风火牙痛。

丝瓜姜汤：鲜丝瓜300克，鲜姜60克。将鲜丝瓜洗净切段，鲜姜洗净切片，加水煎1小时，每日饮汤2次。能防治风热牙痛。

三花茶：金银花3克，野菊花10朵，茉莉花20朵。将上材料加水煮沸5分钟或沸水冲泡，加冰糖代茶饮。1日数次，可清热解毒和中，防治胃火牙痛。

牛蒡根汤：牛蒡根250克。牛蒡根水煎，代茶饮。疏风散热，消肿止痛，防治风热牙痛。

豆腐橄榄汤：豆腐500克，橄榄4颗。将豆腐洗净切块，放入砂锅内，加入橄榄及适量清水煲汤，饮汤吃豆腐。1日1次，有清热除火，解毒杀菌的作用，可防治牙周炎等牙痛。

柳根煲瘦肉：柳树根50克，猪瘦肉100克。将上二味洗净加适量水同煲，调味后饮汤吃肉。适宜牙龈肿胀、腮部红肿的风火牙痛者食用。

147. 闻而生畏：口臭

口臭是从人口中散发出来的令别人厌烦、使自己尴尬的难闻的口气，是因机体失调导致口内出气臭秽的一种病症，一般可分为单纯性和继发性两大类。

【病发诱因】

1. 不注意口腔卫生，吃葱蒜、咸腥等辛辣刺激食物，长期吸烟、酗酒、喝咖啡，或嗜好臭豆腐、臭鸡蛋等具有臭味食物的人，易于发生口臭。

2．患有牙周炎、牙龈病、口腔黏膜疾病和慢性鼻窦炎等鼻咽喉疾病，肺部疾病，消化性溃疡、慢性胃炎、便秘、功能性消化不良等胃肠道疾病，糖尿病、癌症、肺痈、咳血、肺痨、尿毒症等全身性疾病，都可使口腔内容易滋生细菌，尤其是厌氧菌，其分解产生出了硫化物，发出腐败的味道，而产生口臭。

3．节食减肥，或因病不能进食，或老年人的唾液腺功能降低，妇女月经期内分泌紊乱导致唾液分泌减少，都有利于厌氧菌生长，从而发生口臭。少女处于青春发育期，卵巢功能不全，性激素水平较低，口腔组织抵抗力低下，容易发生病菌感染，从而产生口臭。

4．服用镇静类药物、降血压类药物、阿托品类药物、利尿类药物以及具有温补作用的中药等，也易发生口臭。

5．不良的情绪会导致内分泌紊乱，也会引起口臭，但这一因素往往被人忽视。

【主要症状】

1．呼气时从内部发出有明显臭味的臭气，漱口、刷牙、含口香糖、使用清洁剂均难以消除、掩盖。大多数人要通过他人的反应，才知道自己有口臭。口臭较重的人，自己就可以闻到，并感觉不舒服，难以下咽，甚至会引起恶心呕吐。

2．可能伴有口干、口苦、气短、胸闷、肠胃不适、尿频、便秘、腰膝酸软、肢体麻痛、容易上火（女性则经期易上火）、手脚心易出汗、易疲劳、易感冒、烦躁、失眠、头昏、头发干枯、耳鸣等多种症状。

【防治妙方】

1．简易自疗方

藿香12克煎汤，时时含漱，对防治口臭也有效。

牛奶去除法：吃大蒜后喝1杯牛奶，臭味即可消除。

红枣、黑枣可消除因葱、蒜等引起的短暂口臭，饭后咀嚼1～2枚即可。

嚼一点茶叶，口气即可消，尤其是在吃了大蒜后嚼食最有效。

用盐水漱口，或在口中含盐水片刻，能把引起口臭的细菌杀灭。

口腔含化维生素C片，嚼口香糖，使用中草药牙膏等也有一定的除口臭效果。

2%的苏打水、2%的硼酸水等，选择其中一种含漱，可减轻和消除口臭。

2．中药自疗方

藿香、佩兰、焦栀、谷麦芽、生山楂各9克，甘草4.5克，水煎服，可治口臭兼有上腹胀闷、嗳气、泛恶等症者。

桑白皮、桔梗、地骨皮、知母、黄芩、麦冬各9克，五味子6克，甘草4.5克，水煎服，可治口气腥臭，兼有咳嗽气喘者。

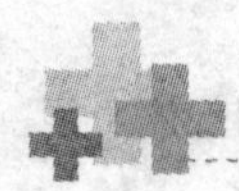

藿香、防风、焦栀各9克，生石膏30克（先煎），甘草4.5克，竹茹6克，水煎服，可治口臭兼有口干渴饮。

3. 饮食自疗方

苦瓜汤：苦瓜400克。苦瓜洗净、去籽，加适量水煮成汤，喝汤吃苦瓜。清热解毒，防治热型口臭。

菊花龙井茶：菊花12克，龙井茶3克。将菊花、龙井茶放入杯中，开水冲沏，代茶饮。防治口臭。

蜂蜜白木耳汤：白木耳30克，蜂蜜适量。白木耳泡发，洗净，撕成小朵，加水煎汤，调蜂蜜10毫升服用。每日1剂，连服7天，对肾虚火浮型口臭有效。

薄荷萝卜汤：萝卜20克，薄荷10克。萝卜洗净，切碎煎汤，待烂时，加入薄荷滚一下即可。喝汤，每日1次，连服3天，对风热型口臭有益。

藕节绿豆汤：藕节10克，绿豆20克。两者洗净，加水煎汤代茶饮。每日1剂，连服5天，对胃火上炎引起的口臭有效。

莲芯藕节汤：莲芯20克，藕30克。两者加水煮烂，饮汤。每日1剂，7天为1疗程，对肝火上冲型口臭有效。

藿香粥：藿香15克（鲜品30克），粳米50克。将藿香洗净，放入铝锅内，加水煎5分钟，弃渣取汁待用。再将粳米50克淘洗净，入锅内加水适量，置武火上烧沸，再用文火熬煮，待粥熟时，加入藿香汁，再煮沸即可食用。避恶气，防治口臭。

薄荷粥：鲜薄荷叶30克（干品15克），粳米50克。将鲜薄荷叶30克（干品15克）洗净，入锅内加适量水熬，弃渣取汁待用。将粳米50克淘净，加适量水煮至米熟，再倒入薄荷叶汁，煮沸温凉后即可食用。可常食，具有利咽喉、降火去燥的功效，令人口香，预防口臭。

荔枝粥：干荔枝5～7枚，粳米50克。将干荔枝去壳，粳米淘洗干净，同入锅加水适量煮为稀粥。1日1次，3～5日为1个疗程。可温阳益气，生津养血，适用于口臭者。

芦根粥：生芦根30克，粳米50克。将生芦根洗净，加水煮，取药汁待用。粳米淘净入锅煎至粥八成熟，倒芦根汁至米烂熟即可食用。晨起空腹食用。3～5日为1个疗程。可辅助治疗由于舌干或牙龈肿烂引起的口臭。

甘蔗粥：去皮甘蔗3节，小米50克。去皮甘蔗洗净，切成小块，与小米同煮成粥。1日1剂，可常食，具有清热，辟秽除臭的作用，可防治口臭。

咸鱼头豆腐汤：咸鱼头1个，豆腐数块，生姜1片。洗净所有材料，咸鱼头斩件稍煎后与生姜同放入煲内，加入适量清水用猛火滚约半小时，放入豆腐再滚20分钟即成。清热解毒，对于口腔溃烂、牙龈肿痛、口臭有较好效果。

148. 冷热酸甜皆不适：龋齿

龋齿俗称“虫牙”、“蛀牙”，是牙齿硬组织逐渐被破坏的一种疾病，是口腔内科的常见疾病，我国龋齿发病率为50%。它不仅危害口腔健康，而且破坏咀嚼器官的完整性，降低咀嚼功能，妨碍消化，损害身体健康。从患者数和人类社会为它所付出的代价来看，其危害仅次于心血管病和癌症，已被WHO列为危害人类健康的第三大疾病之一。

【病发诱因】

有人认为龋齿是由于牙里面的虫子咬出来的，其实，龋齿里面并没有虫子。龋齿是牙齿在多种因素的作用下，有机质分解，牙釉质、牙本质或牙骨质发生脱钙反应，从而造成牙体组织缺损的一种疾病。可能造成龋齿的因素有牙齿的易感性、生活水平、生活习惯、口腔细菌、食物性质等，比如不刷牙、口腔残留物生菌、爱吃糖等。

【主要症状】

1．易发生在磨牙和双尖牙的咬面小窝、裂沟中，称为窝沟龋。发生在磨牙和双尖牙的相邻牙齿的接触面，称为邻面龋。儿童只有在严重营养不良或某些全身性疾病使体质极度虚弱时才可能发生牙颈部龋齿。

2．病变初期，牙釉质表面粗糙，出现褐色或黑褐色斑点、斑块，表面逐渐被破坏，牙齿开始腐坏、变软，但并无不适感觉。病变发展严重后，会慢慢在牙体上形成龋洞，遇酸甜冷热刺激时出现酸痛不适，去掉刺激以后，症状也立即消失。

3．龋洞继续变大，波及牙髓，会出现阵发性牙痛，严重者也可导致其他疾病。龋齿继续发展会导致牙冠破坏，牙齿脱落。

【防治妙方】

1．外治自疗方

薏仁桔梗粉：用薏米，生桔梗研末，点龋齿洞，并可服食。治龋齿痛。

灰涤龋：灰涤菜茎叶烧成灰，用水调和，做成丸子，填塞入龋齿孔洞中。适用于龋齿疼痛。

韭茶根泥：用韭菜根10个，川椒20粒，香油少许，共捣如泥，敷病牙侧面颊上。据称“数次即可愈也”。适用于龋齿疼痛。

茄类方：秋茄（黄茄）花干品烧灰，或用茄根捣汁，或用茄蒂烧灰，或茄蒂灰加细辛，频涂患处。止龋齿疼痛。

2．中药自疗方

生石膏30克，竹叶6克，生山栀9克，金银花16克，连翘15克，赤芍10

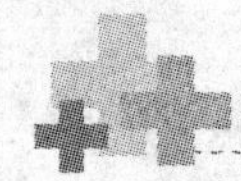

克，胡黄连9克，黄芩9克，水煎服。治疗齿龈红肿热痛或有寒热，口有秽臭，或齿孔出脓。

生地25克，麦冬12克，玄参、金石斛各10克，丹皮、知母、川牛膝各9克，黄柏6克，肉桂3克，水煎服。治疗齿龈不肿，其痛日轻夜重，齿根易动。

3. 饮食自疗方

炸洋葱：洋葱400克，菠菜叶80克，樱桃10粒，鸡蛋2个，面粉80克，面包渣100克。菠菜切丝炸成菜松，将洋葱切片后裹上蛋糊，再粘面包渣。将裹上蛋糊的洋葱片逐个下入五成热的油中，炸至金黄色装盘，用菠菜松、香菜、樱桃围边即成。对预防龋齿有一定效果。

绿茶蜂蜜饮：绿茶3克，蜂蜜1勺。绿茶用约80℃水冲泡，放置一会儿，等到水温热时，放入蜂蜜搅拌均匀，即可饮用。儿童适当服用绿茶蜂蜜饮能够提高身体免疫力，杀灭口腔细菌，防治龋齿。

韭根花椒泥：韭菜根10个，花椒10粒，麻油适量。把韭菜根洗净和花椒混在一起，捣碎成泥，敷在龋齿一侧的脸颊上。能够很好的缓解疼痛，适用于儿童龋齿痛。

芥末鸭掌：鸭掌100克，葱、姜、芥末粉适量，盐、麻油、米醋适量。把鸭掌放入沸水中焯一下，然后放入锅中加水，放入葱、姜，小火煮熟，捞出去掉骨头，放入冷水中过一下，沥干水分。把芥末粉加开水调成糊状，加盖放入微波炉，高温转10分钟，放入适量凉开水调匀，再加入盐、麻油和米醋，调成芥末汁，浇在鸭掌上即可。芥末鸭掌清脆爽口，香辣提神，还能够清除口腔细菌，对于防止儿童龋齿有很好的疗效。

香菇炖鸡：土鸡腿2只，干香菇6朵，红枣12粒，姜2片，酒1大匙，盐1小匙。土鸡腿剁小块，氽烫去除血水后冲净备用。香菇泡软、去蒂，红枣泡软。将所有材料放入炖盅内，淋酒1大匙，再加开水600毫升左右。外锅加水300毫升左右，加盖蒸40分钟。起锅前加盐调味，拌匀后即可盛出食用。也可以放在炉子上直接用小火煮，但仍然要水开后再放入材料，并且小火汤汁才不浑浊。鸡汤未煮好前不要加盐，这样鸡肉才嫩，汤汁才鲜。经常食用对预防龋齿有一定效果。

149. 红色警告：牙龈出血

牙龈出血是指牙龈自发性的或由于轻微的刺激（如吸吮、刷牙等）引起的少量流血或唾液中带血，中医称“牙衄”，是口腔科常见病和多发病，可分为局部疾病和全身性疾病两大类。

【病发诱因】

1. 局部因素引起牙龈出血：多由口腔内损伤、牙周病、牙结石刺激、牙颈部龋洞引起。

2．全身性疾病引起的牙龈出血：如血液病、肝硬化、脾功能亢进、血友病、老年高血压病等引起。

【主要症状】

1．症状较轻者，流血量少，仅在吸吮、刷牙、咬硬物时唾液中带有血丝。症状较重的，牙龈受到轻微刺激也会有较多出血。更严重的，可自发性出血，且血流不止。

2．除牙龈外，多伴有全身其他症状。牙龈炎或牙周炎所致出血的，在刷牙或咀嚼时可见出血，有时会出现自发性渗血。溃疡膜性牙龈炎引起的出血，会有臭味。患有牙龈瘤、牙龈癌的，多有持续不断的渗血。

【防治妙方】

1．简易自疗方

用淡竹叶煎浓汁含漱。

用百草霜末涂搽，有效。

用粉锡25克、麝香2.5克，卧时搽牙。

用白矾50克，加在水3升中煮成1升，含漱。

用水银粉5克，黄连50克，共研为末，搽患处。

用蚯蚓末、枯矾各5克，麝香少许，研匀，搽患处。

用苦参50克、枯矾5克，共研为末。一天搽齿3次。治牙龈出血。

用凝水石粉150克、丹砂10克，甘草、脑子各少许，共研为末，干敷患处。

白砂糖、石膏各10克。共研细末加冷开水适量调成糊状，涂敷牙龈患处。用药1次，止血有效率达100%，无副作用。

每天晚上用盐末厚封齿根肉上，等液汁流尽后才睡觉。流汁时，不断敲叩牙齿。如此10次以后。牙齿疼痛消失，出血停止。忌食荤腥。

用豆大的雄黄7粒，每粒包入一个去了核的淮枣中，再用铁丝把枣子穿成一串，烧干研为末。每次取少量搽患处，让口水流出。搽药至病愈为止。

把绿矾放入锅中，用炭火煅红，加醋拌匀。如此3次，取剩余料研细，再放入少许麝香，调匀后敷患处。用药前以温水把口漱净。

2．中成药自疗方

银翘解毒丸（片）：口服，每次1丸或每次3片，每日3次。

知柏地黄丸：口服，大蜜丸每次1丸。小蜜丸每次9克，每日2次。

二至丸：每服15克，日2次。连服15天为1疗程服药1～2疗程，止齿衄。

牛黄解毒丸（片）：口服，丸剂每次1丸，每日2～3次，片剂每次3片，每日3次。

玉竹15克，食醋适量，旱莲草9克。将玉竹、旱莲草煎水，加醋后服用，

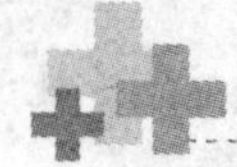

每天1剂，连服数剂。主治胃中虚火所致牙龈出血，口渴，咽干。

3. 饮食自疗方

两花茶：金银花30克，野菊花30克，白糖适量。将2药水煎沸5分钟，或沸水冲泡，温凉后加糖代茶饮。清热生津，解毒消肿。

仙鹤草茶：仙鹤草15克加水煎沸，代茶饮。清泻胃火。适用于因胃热熏蒸所致鼻干口臭，烦渴引饮，鼻腔、齿龈出血等症。

荠菜秆末：将适量荠菜秆烧灰存性，研为细末，涂抹患处。清热，消肿，止痛。适用于牙龈发炎红肿疼痛或齿龈出血。

橄榄核炭：将适量橄榄核仁烧炭存性研末，敷于患处。解毒清热，生津除烦。适用于齿龈炎、齿龈出血等症。

黄鱼鳔胶：黄鱼鳔200克。黄鱼鳔放入锅内，加水用慢火炖1日。时时搅拌，防止烧焦，使全部炖化。分作4日饮用，1日2次，服时需加热。补肾止血。适用于鼻及齿龈出血和出血性紫癜等症。

地黄粥：熟地15克，生地15克，粳米50克。将生、熟地水煎沸10～15分钟，去渣留汁，加米煮粥。可作为日常膳食，适用于肾阴不足、虚热内生而致牙宣齿动、齿疏齿豁、齿龈出血等症。养阴清热。

枸杞麦冬饮：枸杞15克，麦冬10克，白糖适量。将2药水煎沸15分钟，取汁加糖频频饮用。滋补肾阳，清热生津。

花生煲大蒜：花生100～150克，大蒜50～100克。花生、大枣放瓦煲内煲熟后服。如胃纳尚佳，可隔天煲1次，连服2～4次显效。健脾祛湿。适用于脾虚寒湿所致之慢性牙龈出血等症。

补骨脂大枣粥：补骨脂20克，大枣6枚，粳米100克。将补骨脂水煎沸15分钟，去渣取汁，加米，枣煮粥。趁热食用。温补脾肾。适用于脾肾阳虚之倦怠乏力、腰膝冷痛、牙龈出血不止、牙齿松动、咀嚼无力等症。

150. “一痛要人命”：牙髓炎

牙髓炎俗称“牙神经痛”，大多是由龋齿发展到牙本质深层，细菌通过牙本质小管，或由穿通的龈洞进入髓腔所引起。其疼痛剧烈，令人难以忍受。

【病发诱因】

1. 链球菌、放线菌、乳杆菌等兼性厌氧菌和专性厌氧杆菌经牙体缺损处、牙周、血源感染引起。

2. 酚类消毒药物，可使牙髓受到刺激而引起炎症。

3. 龋齿深洞直接用磷酸锌水门汀垫底、复合树脂充填等也可能刺激牙髓引起炎症。

4．温度刺激、电流刺激、外伤、气压变化影响等可波及牙髓，可导致牙髓病变急性发作。

5．糖尿病等自身疾病可引起牙髓蜕变，而肿瘤病变可直接波及牙髓，都会引起牙髓炎。

【主要症状】

1．有自发性、阵发性牙痛，冷热刺激均可激发患牙引起剧痛，夜间尤甚。

2．开始时疼痛时间持续较短，但随着病程的进展，间隔时间缩短，疼痛时间逐渐延长，最后变为持续性牙痛。

3．疼痛多为放射性或牵引性痛，常放射至同侧上、下牙及头面部。

【防治妙方】

1．外治自疗方

荜茇、冰片各3克，共研细末。用消毒棉花或纱布将药面包在内，置牙痛处。

将王不留行子固定在5毫米见方的胶布上，然后按贴于耳穴上，每日自行按压3～4次，使之产生酸、麻、胀、痛、热的感觉，4天为1疗程。

用探棒或耳穴探测仪找穴位神门、拔牙麻醉点、喉牙穴、牙痛点最敏感处，选用王不留行子埋压，每周2次，两耳交替。耳穴治疗牙痛，能迅速止痛。

细辛3克，荜茇、川椒、薄荷各6克，防风、高良姜各4.5克。上药水煎后用药液含漱。

取地骨皮30克，加清水500毫升煎至50毫升，过滤后，以消毒药棉蘸药液，填入已清洁好的牙窝洞内，即可止痛。用药期间需忌烟、酒、辛辣食品。

2．饮食自疗方

皮蛋腐竹粥：用皮蛋2个，水发腐竹60克，咸瘦猪肉100克，大米适量煲粥，连吃2～3天。滋阴益肾、降火止痛，可以有效地缓解疼痛的症状。

牙痛定疼汤：生地20克，元参20克，生石膏15克，升麻2克，细辛2克，槐花10克，丹皮9克，地骨皮10克，黄芩10克，川芎6克，白芷6克，荆芥9克，防风3克，甘草3克。水煎服，每日1剂，日服2次。清火止痛。

151. 牙床红肿痛：牙龈炎

牙龈炎是指牙齿组织——“牙床”在致病因素的作用下发生的急、慢性炎症，是人类最常见的疾病，是成人掉牙的主因，所以必须提早预防，及时治疗。

【病发诱因】

1．牙菌斑是发病的致病因素，病变处厌氧的梭形杆菌和螺旋体数量增多，并入侵牙龈组织，直接或间接造成牙龈的坏死和炎症。

2．生活中不注意口腔卫生，没有经常彻底清除牙缝和龈袋中的食物碎屑和

钙质形成牙垢、牙石。牙垢、牙石刺激牙龈引起炎症反应。

3. 某些营养不良或消耗性疾病，如癌瘤、血液病、射线病、严重的消化道疾病，易发生牙龈炎。

4. 吸烟可致白细胞功能降低，牙龈小血管收缩，从而引起或加重牙龈病变。

5. 由于学习和工作繁忙、休息不足或不良精神刺激对神经系统有一定影响，并使皮质激素过多分泌，从而改变了牙龈血液循环、结缔组织代谢以及唾液流量等，使局部抗病能力降低，常易诱发牙龈炎。

【主要症状】

1. 牙龈红肿、触痛。

2. 病患牙龈出现红肿（暗红色），表面失去坚韧光滑的外观，会有轻微疼痛，挤压时无脓液流出。

3. 牙齿不松动，只是在刷牙或吃硬物时刺激牙龈出血，少有自发性出血现象。

【防治妙方】

1. 简易自疗方

除去牙石，涂碘甘油。

维生素 C 丸每次 0.2 克，每日 3 次口服。

可服牛黄清胃丸。清胃泻火。

可服六味地黄丸、麦味地黄丸等。滋肾阴清胃热。

可服银翘解毒丸、犀羚解毒丸等。疏风清热。

生西瓜子 50 ~ 100 克，水煎服，能治牙及牙龈出血。

橄榄（或盐橄榄）3 个，火煅存性研末，加冰片 2.5 克搽患处。

生石灰、白糖等份，混合研匀，取少许敷患处，可治牙缝出血及牙衄。

牙龈局部可用 3% 双氧水或 0.1% 高锰酸钾溶液冲洗，擦干后，再涂以碘甘油。

毛姜、熟地、生地各 15 克，鸡蛋 1 个水煎服，吃蛋喝汤，可治牙周炎牙龈出血。

用 1 只鸡蛋清加等量白酒搅匀喝一口，含口中，5 分钟后吐掉，1 日 2 次（1 日 1 只蛋），2 ~ 3 天消炎止痛。

马齿苋 2.5 ~ 5 千克，洗净，切碎，用干净纱布包着压出原汁，1 次饮 1 小杯，1 日饮 2 ~ 3 次。有治牙龈肿痛作用。

每天 3 餐后立即用温淡盐开水漱口或用软毛牙刷刷牙，做到两个“3”，即每日 3 次，每次刷 3 分钟，并要求竖刷。

卤水煅干研面，先用糖搽患处，继用卤水煅干粉搽，也可用卤水蘸洗牙龈部；取霜降前老黄色芋艿叶煅焦，研细末酌加冰片末和匀，搽患处。

2. 饮食自疗方

狗肉炖苦瓜：狗肉100克、苦瓜500克，皆洗净切片。先炒肉片至熟，再加入苦瓜，炖半小时，加适量盐搅匀即可出锅。

八宝番茄：鸡蛋1个，熟猪油、白糖、精盐适量。先把水发莲子25克、蜜枣25克、樱桃15克、密瓜片25克、桃脯15克、杏脯15克、桃仁15克、橘饼15克各去核、切小丁，再用些许白糖拌匀；番茄10个洗净，在距离顶端1.5厘米处切开、成盖，再用小刀挖去内瓤，填入已制作好的果馅；在小碗里打入一个鸡蛋，搅匀后加淀粉调匀，把装好果馅的番茄用蛋清糊封闭，放入蒸笼里蒸5分钟；火上放锅，加清水100毫升，白糖和精盐些许，以旺火烧开；再用淀粉勾成汤芡，淋上猪油，浇在蒸好的番茄上即成。对牙龈出血、缺铁性贫血及食欲不佳具有防治作用。

蜜橘鸡粒：先把3个橘子洗净，用刀切成两半，放在盘里；另取1个橘子剥皮后，橘肉切成小粒；鸡脯肉100克洗净后，切小粒，放在碗里，用精盐、味精、蛋清、料酒、淀粉浸腌；把精盐、料酒、水、淀粉放入碗里，兑成稀芡汁；锅放在火上，倒入色拉油，烧至三四成热下入鸡粒滑散，捞出沥油；向锅里下入鸡粒、橘粒、稀芡汁，推匀出锅，分别浇在盘中已切成两半的橘子剖面上即成。既可防止牙龈炎，又有健脑作用。

红椒拌藕片：先将白嫩莲藕1根、红椒2个、生姜一块清洗干净（最后一遍水应该用温白开水），莲藕去皮切薄薄的片，先不要散开，直接装入一个器皿中，放精盐并加凉开水大约300毫升浸泡至软，取出后装盘；红椒去籽、去蒂、切丝，装入莲藕片盘中；生姜切细丝，把白糖、香醋及姜丝一起撒在藕片和红椒丝上，略腌一会儿，淋上芝麻油拌匀即成。生津止渴，清热除烦，养胃消食，可辅助治疗牙龈炎。

152. 慢性破坏者：牙周炎

牙周炎是侵犯牙龈和牙周组织的慢性炎症，是一种破坏性疾病，是危害人类牙齿和全身健康的主要口腔疾病，40岁以上中年人为多见，是导致成年人牙齿丧失的主要原因之一。

【病发诱因】

1. 局部因素：如口腔不洁、牙石、牙垢堆积、食物嵌塞、细菌和菌斑作用、不良补牙和镶牙刺激、牙龈压迫或创伤等，可能引起牙周炎。

2. 全身因素：如性别、年龄、遗传、内分泌、营养等在一定程度上可以改变细胞组织抵抗力以及口腔共生菌之间的关系，使原来不能引起病变的局部因素变为可以致病的因素。

【主要症状】

1．牙龈红肿、出血，牙上面有牙结石，不仅在刷牙时出血，严重的时候在说话或咬硬物时也会出血，牙龈颜色暗红，同时由于水肿略显得光亮。

2．炎症从牙龈发展到牙周组织，牙龈沟加深，形成牙周袋（正常情况下，牙龈附着在牙齿上的龈沟仅深0～2毫米，超过2毫米则为牙周袋）。牙周袋感染破坏，会有脓性分泌物溢出。

3．牙周炎早期牙齿并不松动，在慢性破坏性炎症发展到一定的程度后，牙周组织支持力量大大减弱时，才会导致牙齿松动，无力咀嚼食物。

4．常常伴随牙龈退缩，牙根面暴露，对冷、热、甜、酸食物或机械性刺激，都有敏感的表现。

【防治妙方】

1．中药自疗方

山药知母黄柏汤：山药、茯苓各12克，知母、黄柏、山茱萸、泽泻、女贞子、枸杞各10克，生地、熟地各15克。水煎取汁。每日1剂，分2次服。滋阴降火止痛。适用于龈齿炎症。

山药骨碎补汤：生地、山药、骨碎补各15克，山茱萸6克，茯苓、泽泻各10克，丹皮、金银花各12克，丹参30克。水煎取汁。每日1剂，早、晚饭后服。养肾固齿，滋阴降火。适用于各种牙痛。

山药熟地牛膝汤：熟地12克，炒山药、枸杞各6克，茯苓、牛膝、山茱萸各4克。水煎取汁。每日1剂，分3次服。滋阴降火，清热止痛。适用于虚火牙痛。

白虎汤：生石膏30克，知母10克，甘草6克，山药20克，石斛10克，麦冬10克，生地12克，枣仁12克，旱莲草30克。上述中药水煎服，连服10天。可治愈牙周炎。

2．饮食自疗方

粟米鸡蛋粥：粟米100克，鸡蛋1枚。粟米100克，洗净，文火煮粥。入鸡蛋1枚煮熟即可。可用于气血不足而引起的牙周病。

青鱼木耳汤：青鱼250克，黑木耳15克。青鱼切段，用油煎后，放水中与黑木耳一同煮汤即可。食鱼喝汤，适于脾肾两虚型牙周病患者。

丝瓜鲜姜汤：丝瓜500克，鲜姜100克。丝瓜洗净，切段，鲜姜洗净，切片，一起加水共煎煮3小时即可。可有效防治牙龈肿痛、口干鼻涸等症。

韭菜咸鸭蛋：咸鸭蛋2个，韭菜100克，盐10克。以上三种原料加水同煮即可。空腹食用，可治风火或风寒引起的牙痛病。

沙虫汤：干沙虫50克。将虫洗净，纵切两半，再切成小段，放于砂锅中，注入清水150毫升，小火煮至熟透，下盐、味精，淋麻油。分2次趁热食虫喝汤。适用于肾火上炎引起的牙龈炎。

青椒炒甘蓝：青辣椒50克，甘蓝150克，葱、姜、辣椒各适量。将辣椒、甘蓝分别洗净切丝，锅置旺火上，上油烧至八成热先投葱、姜爆香，再放甘蓝丝，酱油炒匀，后放辣椒和精盐、味精即可。适用于维生素C缺乏引起的牙龈出血。

补骨脂大枣粥：补骨脂20克，大枣6枚，糯米100克。补骨脂水煎15分钟，去渣取汁，加米、大枣煮粥。温补脾肾。适用于脾肾阳虚引起的牙齿松动、咀嚼无力或牙根外露。

蚌肉粥：蚌肉100克，粳米50克。蚌肉洗净切碎，与粳米同煮粥，粥熟加盐调味。清热除烦。适用于胃火炽盛、红眼病引起的牙痛。

花椒粥：花椒5克，粳米50克。花椒煎水，去渣取汁，加粳米煮粥。空腹趁热食用。温里散寒止痛。适用于牙痛。

苍耳豆腐粥：苍耳子25克，豆腐100克，粳米100克。将苍耳子用布包好，与豆腐和淘洗干净的粳米一同入锅煮粥即可。散风祛湿，消炎镇痛。适用于龈齿炎症。

白酒鸡蛋：白酒100毫升，鸡蛋1个。白酒倒入瓷碗，用火点燃，把鸡蛋打入白酒，不搅动，不加调料，待火熄蛋熟，冷后一次服下，每日2次，1～3次即可。

153. 生活形态文明病：口腔溃疡

口腔溃疡，俗称“口疮”，是口腔黏膜疾病中最常见的溃疡性损害，具有周期性复发的规律，所以常称为复发性口疮，多见于青年女性，主要由现代生活习惯和压力所致。

【病发诱因】

1．创伤：牙齿折裂、牙面结石、牙齿错位、咬颊习惯、粗糙假牙、硬物损伤口腔黏膜等，都可引起口腔创伤性溃疡。

2．病变：如复发性口疮、疱疹性口炎、手足口病、疱疹性咽峡炎、天疱疮和类天疱疮疾病等，可引起继发性口腔溃疡。

3．肿瘤：恶性肿瘤局部浸润发展可导致口腔溃疡，并在此之前可能已出现恶性肿瘤的全身症状表现，需引起注意。

4．其他：贫血、营养不良、腹泻、发热、睡眠不足、疲劳、紧张、工作压力大、月经周期改变等，使机体免疫功能紊乱，免疫力下降，也可造成口腔溃疡的频繁发作。

【主要症状】

1．一般都发生在口腔被覆黏膜上，有“红、黄、凹、痛”四大特点。可有

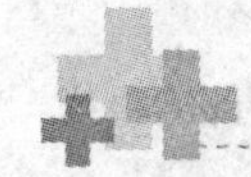

单个或多个成簇溃疡，形状凹进，周围红肿（但溃疡本身一般为黄色），通常比较疼痛。

2. 全身症状不明显，多发生在唇、舌、颊黏膜处。

3. 有些溃疡时发时愈，有一定的周期性和自限性。有的溃疡发生后经久不愈。

【防治妙方】

1. 含敷自疗方

西红柿：西红柿汁含口中，每次含数分钟，1 日多次。

蜜汁含漱法：可用 10% 的蜜汁含漱，能消炎、止痛、促进细胞再生。

华素片又名西地碘含片，直接含化即可，成人 1 次 1 片，1 日 3 ~ 5 次。

芭蕉叶：采鲜芭蕉叶适量，将其用火烤热贴敷于口腔溃疡处，每日 2 ~ 3 次。

云南白药：用云南白药外敷口腔溃疡创面，1 日 2 次，一般 2 ~ 3 天痊愈。

维生素 C：将维生素 C 药片 1 ~ 2 片压碎，撒于溃疡面上，闭口片刻，每日 2 次。

可可疗法：将可可粉和蜂蜜调成糊状，频频含咽，每日数次可治口腔发炎及溃疡。

菜子疗法：取白萝卜子 30 克，芥菜子 30 克，葱白 15 克，放一起捣烂，贴于足心，每日 1 次，可治口腔溃疡。

庆大霉素：用消毒棉签蘸取庆大霉素 4 万单位 2 毫升注射液轻涂口腔内溃疡面，数分钟后再涂一次，每日 4 次，即三餐后和睡前，漱口后涂上药液，一般 2 ~ 3 日即愈合。

六神丸：取六神丸 1 支（30 粒）碾碎成粉，加 2 毫升凉开水浸透成稀糊液备用。用前先清洁患者口腔，然后用细长棉签蘸上六神丸液涂于溃疡面，以餐前 1 ~ 15 分钟用药为佳，每天 3 次，睡前加用 1 次。一般用药 5 分钟即可起到止痛效果。小溃疡 1 ~ 2 天可痊愈，溃疡面较大者 5 天痊愈。

冰片真丝：取冰片少量，另取真丝布料少许燃灰，取灰烬与冰片研磨混合，敷于患处，可立即止痛。状况轻者 1 天可愈。

蜂蜜疗法：将口腔洗漱干净，再用消毒棉签将蜂蜜涂于溃疡面上，涂擦后暂不要饮食。15 分钟左右，可将蜂蜜连口水一起咽下，再继续涂擦，一天可重复涂擦数遍。

2. 中药自疗方

清火方：甘草 5 克，砂仁 5 克，竹叶 10 克，黄柏 10 克，下 3 ~ 4 碗水，煎至一碗左右，再加少许水继续煎，后反复一次，煎至一碗左右，即可服用。一副药分 2 次喝，早晚各 1 次。

生地青梅饮：生地 15 克，石斛 10 克，甘草 2 克，青梅 30 克。将生地、石斛、甘草、青梅加水适量，同煮 20 分钟，去渣取汁。每日 1 剂，分 2 ~ 3 次饮服，可连用数日。养阴清热，降火敛疮。

生地莲心汤：生地 9 克，莲子心 6 克，甘草 6 克。三者加水，一同煎煮，去渣取汁。每日 1 剂，连用数日。养阴清热。

莲心栀子甘草茶：莲子心 3 克，栀子 9 克，甘草 6 克。以上诸物加入开水浸泡。每天 1 剂，代茶频饮，可连用 3 剂。清心泻火。

地芩竹叶饮：生地 15 克，黄芩 9 克，淡竹叶 15 克，白糖适量。前三味加水煎取汤汁，调入白糖。每日 1 剂，分 2 次饮用，或代茶频饮。清心泻火。

3. 饮食自疗方

柿霜：从柿饼上取柿霜，用开水冲服或加入粥中服用。

木耳山楂汤：白木耳、黑木耳、山楂各 10 克，水煎，喝汤吃木耳，每日 1 ~ 2 次，可治口腔溃疡。

鲜藕萝卜饮：生萝卜数个，鲜藕 500 克。上二者捣烂绞取汁液饮用（也可含漱）。每天数次，连用 3 日，清热除烦，生津止渴，防治口疮。

鲜藕红糖蜜膏：鲜藕 1500 克洗净，用擦刮刀擦丝，以洁净纱布绞取汁液，再将 200 克红糖、400 克蜂蜜倒入鲜藕汁液内拌匀，倒入锅内，文火煎熬，至稠时，停火即成。每日服 3 次，每次 1 汤匙，以沸水冲化食用。清热解暑，润燥解毒。用于心火上炎之口腔溃疡。

西瓜盅：西瓜 1 个，鸡肉丁 100 克，火腿丁 50 克，新鲜莲子 100 克，龙眼肉 50 克，核桃仁 30 克，松子仁 20 克，杏仁 20 克。将西瓜洗净，在蒂把下端切开为盖，挖去西瓜瓤，将鸡肉丁、火腿丁、莲子、龙眼肉、核桃仁、松子仁、杏仁等放入，盖好西瓜盖；将西瓜装入盆内，隔水用火煨炖，约 3 小时，待西瓜熟透即成，佐餐食用。清热解暑，除烦止渴。用于心火上炎之口腔溃疡。

陈皮油菜鸭煲：油菜 300 克洗净，切长条，焯烫 30 秒钟后捞出；净鸭肉 500 克，洗净，涂匀老抽待用。将锅烧热后，放少许油，放入鸭肉快炒 1 分钟，然后倒入适量清水没过鸭肉，并放入陈皮。煮至鸭肉熟烂后放入油菜，小火煮熟后调味即可。午餐、晚餐均可食用。有补虚、养生、滋阴之功效，防治口腔溃疡。

154. 口腔里的敏感区：牙齿感觉过敏症

牙齿感觉过敏症又称过敏性牙本质、牙本质过敏、牙体过敏，是牙齿在受到外界刺激，如温度（冷、热）、化学物质（酸、甜）以及机械作用（摩擦或咬硬物）等所引起的酸痛症状。

【病发诱因】

1. 如食物磨耗、牙体折断、楔状缺损、龋齿等会造成牙齿表面釉质完整性

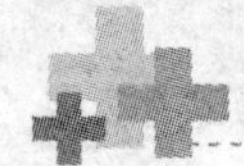

遭到破坏，容易导致牙本质过敏。比如，矫正或做烤瓷牙时，会适当磨牙，自然会导致牙本质暴露，引起牙体过敏。

2. 如神经官能症、妇女妊娠期、胃溃疡反酸等某些系统因素，引起多数牙齿出现敏感，其过敏程度随个体年龄、牙本质暴露面积和时间而有所差异。

3. 如喜欢吃比较硬的食物、习惯于单侧咀嚼等不良的生活习惯，也易造成牙本质过敏症。

4. 牙刷过于锋利、缺失牙齿没有及时镶复、病后体弱等，也易造成牙本质过敏症。

【主要症状】

1. 当刷牙，吃硬物，遇酸、甜、冷、热等刺激时均引起酸痛，尤其对机械刺激最敏感。但牙齿的敏感程度，只能靠患者的主观感觉来表达。

2. 发作迅速，疼痛剧烈，时间短暂，多能指出患牙，但过敏常局限于颊面与对颌牙尖相应部位凹陷和外露的釉质与牙本质交界处。

3. 通常发生在颊面或牙颈部等有牙体缺损、牙本质外露的部位，如磨损、楔状缺损、牙折断面等。由系统因素所引起的过敏，则可能没有牙齿缺损、牙本质外露。

4. 咀嚼时，牙齿酸软无力，严重者漱口、饮食都会很困难。

【防治妙方】

1. 药物脱敏自疗方

氯化锶：10% 氯化锶放入牙膏中或 75% 氯化锶、甘油和 25% 氯化锶液局部涂擦。

氨硝酸银：隔湿，吹干，涂擦（注意勿灼伤口腔软组织）。

碘化银：3% 碘酊涂半分钟，10% ～ 30% 硝酸银涂半分钟。

2. 外治自疗方

先用棉球隔离唾液，擦干牙表面，然后取微小棉球蘸少许桐油用酒精灯烤至适当温度后摩擦牙的过敏区，反复进行 3 遍，每天 1 次，半小时内不要漱口。主治牙本质过敏症，遇酸、甜、辣、咸等牙齿酸痛不已者。

每天食用一大勺蜂蜜，可直接沏水喝或涂在面包片上，但不要高温加热。对蜂蜜过敏的人和 1 岁以下的婴儿不宜。

每天用生大蒜在牙齿敏感区摩擦 2 ～ 3 分钟。因为蒜辣素等能降低牙齿的敏感性，能起到脱敏效果。

咀嚼茶叶或生核桃仁，因其中含的躁酸可使牙本质小管的蛋白质发生凝固，从而减轻牙本质过敏症状。

用棉签蘸些含氟牙膏或纯甘油，涂擦过敏区。适用于牙齿颈部因楔状缺损引起的过敏。

155. 睡梦咬牙自不知：磨牙

磨牙又称夜磨牙，是指睡眠时有习惯性磨牙或白昼也有无意识磨牙，是一种长期的恶性循环疾病，多见于儿童，但成年人也不少见。

【病发诱因】

1．生理因素：人在 6 ~ 13 岁时处于换牙期，为适应调整上下牙齿磨合状况，会出现磨牙现象。

2．心理因素：大脑长时间高度兴奋紧张，会在睡眠时无意识地表现出来。

3．职业因素：要求精确性很高或精力高度集中的职业，容易使人疲劳，导致睡眠时磨牙，如运动员、钟表匠等都易患磨牙症。

4．牙颌因素：牙颌畸形、牙齿缺损、牙齿畸形、单侧咀嚼等，可引起牙齿咬合障碍。机体就会在深睡眠时增加潜意识的下颌自觉运动，通过摩擦牙齿，以求达到咬合平衡。

5．其他因素：寄生虫病、血压波动、缺钙、胃肠功能紊乱、遗传因素等，都有可能引起夜磨牙。

【主要症状】

1．一般不在做梦时发生，而是发生在浅睡眠阶段，本人多不知晓，不能自行控制咬牙和磨牙活动，常发生在夜间入睡以后，发出“咯吱咯吱”的声音。常影响他人，特别是配偶，应受到重视。

2．第二天醒来后，常感到两腮疼痛、头痛。长期持续磨牙会导致牙齿严重的磨耗，造成牙周组织损伤，牙齿移位或松动，甚至引起牙龈退缩或牙槽骨丧失。

【防治妙方】

1．简易自疗方

口服安定片，每日 1 ~ 2 次，每次 1 片，对预防心理压力大引起的磨牙有益。

鲜枸杞菜（连梗先煲）250 克，黄花菜 20 条（去蒂），蜜枣 2 ~ 3 个，猪胰腺 1 条，煲汤。

将橘皮洗净放入白糖水中浸泡 5 天，每晚睡前吃一个橘子皮，连续 3 ~ 4 天则可见效。也可以用芦根泡茶饮来缓解。

芦根 30 克，黄连 1.5 克，煎汤喝。如果夜睡不安，再加夜交藤 10 克，消化不良加炒谷芽 10 克，每日服 1 剂。镇静安神。

杏干 250 克，花椒 6 克。杏干洗净，花椒研成细粉，撒于杏干上拌匀，每次 2 ~ 3 枚。可随时吃。杀虫，防治小儿虫症引起的磨牙。

生地黄 50 克，泽泻 15 克，炙甘草 15 克，乌梅 15 克，山茱萸 20 克，远志

15克，牡丹皮15克，淮山药20克，五味子15克，香附25克，灵磁石50克，先煎。再加入灯芯草10克煎服。

2. 饮食自疗方

生姜汁：生姜100克。生姜不去皮，洗净，捣烂后用纱布包好挤出姜汁，每次口服6毫升，温开水送服，1日3次，1天为1疗程。注意服姜汁当天，应忌一般饮食，可服少许米汤。杀虫，防治小儿蛔虫症引起的磨牙。

乌梅生姜饮：乌梅5个，生姜3大片，川椒6克。将以上三味，清洗干净，同入砂锅加水煮汤，每日1剂，5天为1疗程。防治小儿虫症引起的磨牙。

君子猪肉汤：瘦猪肉90克，使君子9克。先将肉洗净切碎，再将使君子捣烂与肉末和匀，放于碗中，上笼蒸熟后一次服完。防治小儿虫症引起的磨牙。

南瓜银耳粥：南瓜100克，银耳20克，大米100克。南瓜去皮去瓤，切块；银耳，用水发好，洗净备用，大米先入锅，如常法煮粥，粥成时，加入南瓜银耳一起煮，至南瓜银耳软烂时，即可出锅。佐餐食，防治精神紧张性磨牙。

南瓜百合粥：大米100克，南瓜100克，冰糖、鲜百合适量。南瓜去皮及瓤，切成小丁块，鲜百合取出瓣，冲净备用；如常法煮粥，开锅后，加入南瓜，续煮20分钟，加入冰糖调味，最后放入鲜百合瓣，翻滚便成。佐餐食，防治精神紧张性磨牙。

红枣南瓜汤：南瓜300克，红枣50克，红糖适量。将南瓜去皮，红枣去核，入锅一起加水煮烂，加红糖调味即可。佐餐食，防治精神紧张性磨牙。

蒜烧牛尾：牛尾750克，大蒜150克。牛尾剁成段，煮至八成熟；炒锅放入底油，煸炒大蒜，再投入葱姜、料酒、盐、白糖和牛肉汤；加入牛尾，中火改微火，烧至半小时入味出锅即可。佐餐食，防治精神紧张性磨牙。

156. 危机四伏的制造者：口腔癌

口腔癌是发生于口腔黏膜组织的恶性肿瘤，其发病率约占全身恶性肿瘤发病率的10%，是对人类危害最大的十大恶性肿瘤之一。

【病发诱因】

1. 如吸烟、喝酒及嚼槟榔，三种嗜好皆有者，患口腔癌的概率为一般人的100倍之多。

2. 牙齿根、牙尖、假牙等长期刺激口腔黏膜，引起口腔慢性溃疡，使一些细胞处于增生状态，对致癌物更加敏感，易致癌变。

3. 长期暴露在日光照射下的户外工作者，其他如紫外线、电离辐射的医生、科技工作者，其唇癌和皮肤癌的发病率都较高。

4. 口腔卫生差，为细菌或霉菌滋生、繁殖创造了条件，从而有利于亚硝胺及其前体的形成，并诱发癌变。

5．营养不良，如维生素 A 和 B_2 以及微量元素锌和砷的缺乏等都会增加机体对致癌物的敏感性。

6．慢性肝炎、肝硬化及病毒感染等易导致机体免疫力下降，也易诱发口腔癌。

7．由于上一代的遗传，其细胞内本来就有基因缺陷，会因各种刺激影响而改变，并很快癌变。

【主要症状】

1．口内或颈部有不明原因的肿块，并不一定有痛感。唾液腺的口腔癌只会从脸上肿出来，不会往内长，有时只在一二周内即迅速成长，不可误以为只是脸颊发炎而已。

2．多出现牙齿松动，是口腔癌的主要特征。

3．舌头半侧知觉丧失或麻木，使舌头无法活动或活动不太自由，导致咀嚼、吞咽或说话困难。

4．颚骨局部肿大，导致脸部左右不对称，有时有知觉异常。

5．口腔黏膜变白、变红、变褐或变黑，且无法抹去。且舌、口角等处的黏膜则出现白斑、红斑。如舌尖红中带白，有白点，则是明显口腔癌症状。

【防治妙方】

1．外治自疗方

猪殃煎汤含漱，不拘时量。本方主治舌癌、牙龈癌。

箬竹叶不拘量，压挤鲜汁，代茶饮，并含漱之。本方治口腔癌及各种癌症。

2．药食自疗方

新鲜西红柿或梅的果肉制成果酱，每日少量食用，持之以恒，有效防治口腔癌。

金银花 30 克，连翘、黄芩、麦冬、山豆根、玉竹、天花粉各 12 克，玄参 18 克。每日 1 剂，水煎服。有效防治口腔癌。

生地黄 15 克，玄参 18 克，麦冬、桔梗、石斛、天花粉、芦根各 12 克。每日 1 剂，水煎服。有效防治口腔癌。

157. 成长中的烦恼：智齿冠周炎

智齿冠周炎是指下颌第三磨牙萌出过程中，牙冠周围软组织发生的炎症，是常见口腔疾病之一。多发于 18 ~ 30 岁的青年人，以下颌智齿冠周炎最常见。一般人在幼年期间乳牙脱落之后长出的牙齿有 28 个，长大成人后还会长 4 颗，这就是智齿。

【病发诱因】

1．由于下颌发育不良，第三磨牙萌出时没有足够位置，仅能部分萌出或位置偏斜，常导致牙龈损伤而发生炎症。

2．部分牙冠被牙龈覆盖形成盲袋（龈袋），有利于食物残渣和细菌存留。由于局部创伤（如对颌牙咬伤）、感冒、疲劳或其他原因致机体抵抗下降时，盲袋内的细菌生长、繁殖，可诱发智齿冠周炎。

【主要症状】

1．牙冠及周围软组织肿胀、疼痛，咀嚼、吞咽疼痛，张口受限，进食困难。病情严重的，冠周出现脓肿，伴有头痛、体温上升、食欲减退、便秘等全身症状。

2．第三磨牙萌出不全，有龈瓣覆盖、盲袋形成。牙龈红肿、糜烂，盲袋内有脓性分泌物。

3．颌面肿胀，同侧颌下淋巴肿大，压痛。因炎症扩展，由淋巴管扩散蔓延，引起邻近组织器官或筋膜间隙的感染，如骨膜下脓肿、嚼肌间隙感染、颌下间隙感染。

4．如未能彻底治疗，则可转为慢性，反复发作，甚至遗留瘘管。

【防治妙方】

1．外治自疗方

用 1% ~ 3% 过氧化氢溶液及生理盐水或其他灭菌溶液冲洗盲袋，然后点入 3% 碘甘油。

温热水、盐水、复方硼砂液或呋喃西林液等含漱，1 日多次。

火罐疗法：在常规治疗的基础上加用火罐疗法治疗。选用适当的玻璃罐，用闪火法，将罐口对准窦道口拔吸，留罐 5 ~ 10 分钟，若吸出脓液较多，可清洗灌后再拔，有新鲜血液流出则可起罐。2 ~ 3 天 1 次。

2．中成药自疗方

牛黄解毒丸，每次服 1 ~ 2 丸，日服 2 次。

解毒消炎丸，每次服 4 ~ 6 粒，日服 3 次。

地丁、蒲公英各 20 克，黄芩、金银花、玄参、生地、桔梗、大黄、天花粉、连翘各 15 克，薄荷、竹叶各 10 克。水煎服。清热解毒，散结消肿。主治智齿冠周炎。

158. 饮食无他渐成忧：牙齿松动

牙齿松动是在病理情况下，牙松动度超过生理范围，主要是水平方向，也有极微小的轴向动度，均不超过 0.2 毫米。牙齿松动是一种慢性疾病，也是牙周炎的主要临床表现之一，会导致无力咀嚼，饮食无香。

【病发诱因】

1．受外力撞击、手术损伤造成牙齿松动。

2．牙周病等引起牙龈炎症或牙龈萎缩造成牙齿松动。

3．维生素等营养缺乏引起牙龈萎缩，导致牙齿松动，严重者牙齿脱落。

4．女性激素水平变化也会引起牙齿松动。

【主要症状】

1．用舌、手触碰牙齿有松动感，可明显摇动。

2．咀嚼无力，咬太硬东西时有痛感。

3．会伴有牙龈出血、化脓等。

【防治妙方】

1．外治自疗方

生地黄、独活各90克，各切细碎，用纯净水500毫升浸渍一昼夜。用时取适量含于牙齿患处。治牙根松动且疼痛者。

生大黄、熟大黄、生石膏、熟石膏、骨碎补、银杜仲、青盐、食盐各30克，明矾、枯矾、当归身各15克。药共研为细末，每天早上起来，先将此药末涂擦牙根上，然后洗脸或做其他事情，最后漱口刷牙。久用牙齿洁白，至老不松动。

凉拌生菜：生菜洗净后用少许食盐拌，生吃慢嚼。经常食用，能“令人齿白”。适用于黄垢齿、烟熏齿黑等。

固齿方：取双层纱布裹包松脂，入沸水中煮。取浮在水面上的松脂，置冷水中，待冷凝成块后取出研末，入白茯苓末和匀。每日用以揩齿漱口，或取少量在牙刷上刷牙。固牙坚齿，适用于牙齿松动、容颜衰老者。

2．饮食自疗方

茶汤：用红茶、绿茶或乌龙茶等，每日泡茶1～2杯，饮茶后，并用茶水漱口。茶叶中含有丰富的氟，有预防龋齿的作用。常饮茶，用茶漱口，去牙间残渣和牙垢。有固齿、坚齿、防龋功效。

洁齿果菜汁：菠菜、花生、胡萝卜、紫菜、莲藕、葡萄各适量。将菠菜用开水焯一下与葡萄、莲藕一起绞汁，胡萝卜单独绞汁；花生烤熟磨粉加水制成花生糊；将紫菜水发取汁。将以上各种汁、糊及胡萝卜汁混匀后即可饮用。常服具有保护和促进牙齿洁白坚固作用。

海带烧豆腐：海带150克，豆腐300克，虾子20克，精盐、葱花、姜末、菜油、清汤各适量。将海带用温水泡软涨发后洗净，切成菱形块。豆腐切小丁，下沸水锅中焯一下，捞出沥水。锅置火上，放菜油烧热，下葱花、姜末煸香，随即加入清汤烧开，放入海带烧一会，再放入豆腐丁、虾子，盖上盖，炖半小时，海带熟烂后放精盐调味，即可出锅装盘。富含钙、磷、氟，常食能固齿美齿。

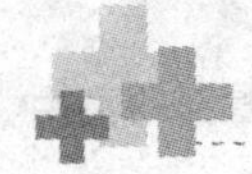

八宝鸭：白鸭1只（约重1500克），黑芝麻、桃仁、桑椹、水发莲子、芡实、红枣、薏米各20克，糯米、盐、黄酒、味精各适量。白鸭去肠脏、洗净，将黑芝麻、桃仁、桑椹、水发莲子、芡实、红枣、薏米填入鸭腹腔，再填加糯米至满，用线缝合腹腔口。放置在汤盆中，加盐、黄酒、味精和水，上笼屉蒸熟，食前拆线，即可食用。佐餐常食，能补肾健脾、固齿。尤其对牙龈萎缩、体质久虚、消瘦者适宜，属小儿常用固齿之良方。

159. 细菌感染致口臭：膜性口炎

膜性口炎是由几种球菌引起的口腔黏膜急性炎症，以形成假膜病损为特点故而得名，又称为假膜性口炎、球菌性口炎。多见于婴幼儿，偶见成年人。

【病发诱因】

葡萄球菌、链球菌和双球菌等常驻细菌在正常情况下并不致病。当感冒发热、急性传染病、恶性肿瘤、长期放疗化疗或长期服用免疫抑制剂等，使机体免疫功能降低时，这些细菌会迅速生长繁殖，诱发本病。

【主要症状】

1. 发病急，有发热、口痛、咽痛、流涎等现象，小儿因疼痛影响说话、哭闹、拒食，并伴有全身不适、倦怠无力。

2. 大片黏膜充血水肿，逐渐出现浅层糜烂。

3. 黄色假膜微高出黏膜表面，界限清楚，光滑致密，用棉球易拭去。

4. 周围黏膜充血明显，并可伴有口臭、颌下淋巴结肿大、压痛。

【防治妙方】

1. 按摩自疗方

以指推涌泉300次。

以掌横擦腰骶部，以透热为度。

以拇指按揉并弹拨足三里穴1～3分钟。

患儿仰卧位，家长以掌根顺、逆时针摩腹各3分钟。

患儿仰卧位，家长以食、中指点按中脘穴并按揉1分钟。

以掌直擦脊柱及脊柱两侧处的肌肉组织，反复操作，以透热为度。

患儿俯卧位，家长以拇、食、中指捏拿心俞、脾俞、胃俞穴处肌肉各10～15次。

2. 饮食自疗方

清热降火粥：生地、木通、竹叶、甘草、莲子心各6克，粳米50克，白糖适量。前5味药煎汤取汁，再放入粳米、白糖煮粥，空腹食之。每天1剂，连用3～4天。

五味消毒饮：金银花 15 克，野菊花 12 克，蒲公英 12 克，紫花地丁 15 克，紫花天葵 6 克。水煎加白酒合服。清热解毒，散结消肿。主治各种疔毒、痈疮疖肿。

160. 斑形游走似地图：游走性舌炎

游走性舌炎又称地图舌、剥脱性舌炎、糠疹舌炎或花斑舌等，是由于舌黏膜上皮（丝状乳头）暂时性剥脱消失所致，是小儿的常见病，成人也会发生。因为丝状乳头边剥脱边再生，红斑形状经常变化，似在游走，故得名。

【病发诱因】

1. 儿童游走性舌炎：与消化不良、肠道寄生虫、B 族维生素或微量元素缺乏有关。多数由微生物感染、胃肠功能紊乱、神经性营养不良等引起。

2. 成人游走性舌炎：与月经周期、贫血、胃肠功能紊乱、精神情绪不稳定、过度劳累、病灶感染等有关。

3. 游走性舌炎还与基因遗传有关。

【主要症状】

1. 好发于舌尖、舌中央和舌缘。一般无明显症状，舌的活动和味觉正常，病变区可有轻度麻辣不适或疼痛感。

2. 出现一个或几个大小不等的圆或椭圆形红斑，可扩大或融合，融合后常类似“地图边界”。周边宽为 2 ~ 3 毫米、白黄色稍隆起的弧形边缘，中央乳头为火红色的丝状剥脱，但菌状乳头无改变。

3. 病变部位具有游走性，可在一昼夜间改变其原来的形态和位置。

4. 病损可短时间内愈合，也可持续很长时间。

【防治妙方】

1. 成药自疗方

复方丹参混合液，每支 2 毫升，每次 1 支，每日 2 ~ 3 次。

2. 中药自疗方

太子参、黄精、白术、白芍各 10 克，甘草 6 克，水煎内服。

仙鹤草、功劳叶各 10 克，红枣 5 枚，水煎内服。

生山药 15 克，百合 15 克，天花粉 15 克，蒲公英 15 克，茯苓 12 克，陈皮 6 克，半夏 10 克，甘草 3 克，鸡内金 10 克。水煎服，1 日 1 剂，7 天一个疗程。

黄芪 10 克，南沙参 10 克，五味子 5 克，枸杞 10 克，仙鹤草 10 克，红枣 5 克，甘草 5 克。一般连续服用 10 ~ 15 天为一个疗程。适用于易反复感冒的地图舌。

太子参 10 克，白术 10 克，茯苓 10 克，山药 10 克，白扁豆 10 克，功劳叶

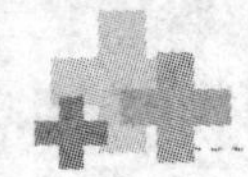

10克，鸡内金（可单独研粉吞服）10克，甘草5克。适用于脾胃虚弱的地图舌小儿。

健脾消食汤：白术10克，山药10克，扁豆10克，薏米10克，山楂15克，麦芽12克，六神曲10克，茯苓10克，芡实10克，甘草5克，木香5克，鸡内金10克（洗净烘干，研为极细粉末分2次用煎好的药汤冲服）。1日1剂，连服3～5剂。三周岁以下用量减半。清利湿热，补脾益气，养胃消积。主治痰湿蓄积、脾胃功能失调所致游走性舌炎。

161. 顽固的不速之客：复发性口疮

复发性口疮又称阿弗它性口疮，是口腔黏膜疾病中发病率最高的一种疾病，是一种最常见的具有反复发作性的口腔黏膜溃疡性损害。多发于女性，男女之比约为2∶3。

【病发诱因】

复发性口疮是一种自身免疫性疾病，为多因素所致，如可能与α－溶血性Ⅰ型链球菌感染有关；与消化系统疾病有关；与精神因素有关；与内分泌紊乱有关；与缺铁、锌、叶酸、维生素B_{12}等物质有关；与遗传因素有关；与局部损伤有关；与纤维蛋白溶解系统功能低下有关。

【主要症状】

1．在黏膜的任何部位均能出现，但多发于唇、颊、舌缘等部位，在牙龈、硬腭附着比较少见。一般无全身症状。

2．初期病变处较敏感，出现针尖大小或稍大的充血区，但会迅速扩展，形成2～3个直径在2～4毫米、圆形或椭圆形、边界清晰的浅小溃疡。中心微凹陷，表面覆有一层淡黄色假膜，溃疡周围黏膜充血红晕。溃疡形成后有较剧烈的烧灼痛，舌尖最为明显，在接触刺激性食物时尤甚。

3．经7～10天，溃疡可逐渐自愈，不留瘢痕。但经长短不一的间歇期后可复发，常此起彼伏，终年不断，甚为痛苦。

【防治妙方】

1．中成药自疗方

强的松：每日30毫克，分3次服。

心脾积热型：可服牛黄解毒丸、牛黄清胃丸清热解毒。

脾胃虚寒型：可服人参健脾丸、补中益气丸温中健脾。

阴虚火旺型：可服知柏地黄丸、大补阴丸、六味地黄丸等滋阴降火。

大黄、金银花、连翘各12克，玄明粉10克。水煎服。适用于复发性口疮。

鲜蒲公英120克，洗净放砂锅内加水500毫升，煮沸约20分钟，过滤去渣，浓缩成250毫升。分4次漱口兼内服，连用3～5天即愈。适用于复发性口疮。

生大黄30克，加水250毫升，武火煎沸取液200毫升，饭后分2次温服。服药1～2天即可治愈。适用于复发性口疮。

北细辛6克，生大黄10克，青木香10克，冰片3克。以上4种药共研为粗末，浸入75%酒精（或高粱白酒）100毫升内，7天后使用。首先用淡盐水含漱口腔，再用消毒棉签蘸此药水涂于口腔溃疡疮面（舌体、上腭、牙龈、颊黏膜），并稍施压力（但避免把药液涂于正常黏膜处），每天使用2～4次，适用于复发性口疮，一般2～5天可痊愈。

2．外治自疗方

黄柏、党参各6克。共研为细末。撒患处，数次即愈。适用于复发性口疮。

儿茶12克，冰片0.5克。研末过筛，用量可根据口内溃疡面大小而定，加甘油或香油适量搅拌均匀。先用5%小苏打水擦洗患处和漱口。适用于复发性口疮。

金银花、黄柏、冰片、延胡索各10克，维生素C 50片，复方新诺明50片。将上药共研为细末装瓶备用。用时取适量药物涂于溃疡面上，每日数次。适用于复发性口疮。

玄参30克，麦冬、生地各24克，花粉9克，竹叶、木通各6克，黄连3克。水煎内服，每日1剂。取消毒干棉签擦去溃疡分泌物，然后涂以1%碘酒即可，不必脱碘。每日涂2～3次。适用于复发性口疮。

茵陈30克，用水洗净切碎，放入瓷缸内，加入开水300毫升，浸泡24小时后每天取水漱口数次。适用于单纯性口疮。

甘草、硼砂各20克，冰片10克，青黛25克。将上药研粉拌匀。取少许涂于口腔溃疡处，每日3次。适用于复发性口疮。

云南白药适量，先用温水漱口，再用白药外敷溃疡创面，每日2次，一般2～3天可痊愈。适用于复发性口疮。

白矾6克，白糖4克。共放入瓷具内，置文火上加热。待其熔化后冷却即可涂于患处。适用于复发性口疮。

将山豆、大豆、甘草各50克，研成细末；五倍子、儿茶、没药、人中白、青黛各20克，朱砂10克，冰片3克，研磨成粉；混合和匀，过120目筛，贮瓶高压消毒，密封备用。先以温开水清洁口腔，取药散少许加2%龙胆紫溶液适量，调成糊状，每天3～5次用棉签蘸药点涂于患处。5天为1疗程，直至症状消失、疮面愈合。治疗期间忌煎炸、香燥、海鲜、酒类、辛辣之品。

黄芩泡酒：黄芩20克，冰片2克。将上药研为粉，泡入100毫升高浓度白酒中，一个月后即可使用。用棉签蘸药酒涂于口疮处，每日3～4次。清热燥湿，凉血解毒止痛，治疗复发性口疮。

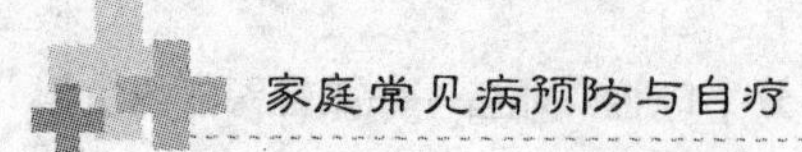

穴位敷贴：吴茱萸3克，研为细末，以适量陈醋调和，揉制成小圆饼。睡前敷贴于双侧涌泉穴，上盖以塑料薄膜，贴上胶布固定，第2天清晨取下。也可24小时换贴1次，10次为1个疗程。

艾灸：用市售清艾条或以艾条加入丁香、吴茱萸、附子、细辛等药末制成艾条（15×1.5厘米），点燃后对准神阙、涌泉、三阴交、足三里进行熏烤，至患者感觉温热舒适，再把艾条燃端固定在一定高度（一般为2厘米左右），连续灸治5～10分钟，至局部皮肤潮红。一般每日1次，重者1日2次，10次为1疗程。

162. 口腔与皮肤的双重打击：口腔扁平苔藓

口腔扁平苔癣是一种非感染性慢性炎症性、角化性黏膜疾病，常伴有皮肤炎症，多发于40岁以上的妇女。

【病发诱因】

1．与上一代基因遗传因素有关。

2．因细菌侵入黏膜上皮而发病。

3．与女性妊娠、更年期、青春期有关。

4．与一些影响内分泌功能的药物有关。

5．与糖尿病、肝炎、高血压、消化道功能紊乱等系统性疾病病情发展有关。

6．免疫功能低下可导致对一种未明病毒易感性，引起口腔扁平苔藓。

7．因环境、家庭、工作、个人生活等各方面原因，身心活动受影响，精神受到创伤，紧张、焦虑、忧郁等，使机体发生心理、病理、生化代谢等一系列紊乱变化而致病。

【主要症状】

1．多发于颊部口腔黏膜，大多左右对称，口干，黏膜粗糙、烧灼，偶有虫爬痒感，遇辛辣、热、酸、咸味刺激时有灼痛。

2．病变处呈针头大白色小丘疹，角化病损有网状、树枝状、环状或半环状，以白色条纹、白色斑块为主，黏膜可发生红斑、充血、糜烂、萎缩和水疱。

3．病情可反复波动，多样病损可同时出现，并相互重叠和转变。

【防治妙方】

1．成药自疗方

昆明山海棠片，每日3次，每次2片；雷公藤片，每日2次，每次3～4片。

2．饮食自疗方

用8只鸡蛋，煮熟，取出蛋黄，捣成泥状，放在一个铁勺或锅中，小火熬成黑油，将油早晚涂在患处，即可。

3．中药自疗方

活血治藓方：鸡血藤12克，丹参、川芎、赤芍各9克，桃仁、郁金各6克，制成片剂。每片含干浸膏0.4克。每日3次，每次4片。饭后口服。2个月为1疗程。活血化淤，消肿去腐。主治口腔扁平苔藓、口腔盘状红斑狼疮等口腔斑纹病变。

九味消藓饮：党参18克，生地、玄参、薏米、茯苓各12克，苦参、石斛、山茱萸、黄芩各9克，水煎服。健脾祛湿，养阴清热，补肾。主治糜烂性口腔扁平苔藓。湿重者加车前子、知母；热盛者加黄柏。

双地苔藓饮：枸杞、麦冬、生地、熟地、当归各15克，白芍、女贞子、旱莲草各12克，白鲜皮、黄芩、怀牛膝各9克，香附6克，水煎服。滋阴养血，疏风润燥。主治单纯性口腔扁平苔藓。

乌蛇祛风汤：黄芩、银花、连翘、赤芍、丹参各12克，乌蛇、荆芥、防风、茜草各9克，蝉衣、黄连、丹皮、甘草各6克，水煎服。祛风清热，活血化淤。主治萎缩性口腔扁平苔藓。血淤症状明显者加桃仁、红花、当归尾。

芩柏消藓饮：紫花地丁18克，生地、竹叶、黄芩、连翘、土茯苓、薏米各12克，白鲜皮、黄柏、赤苓皮各9克，水煎服。清热降火，解毒利湿。主治糜烂性口腔扁平苔藓。

163. 癌前病变：口腔白斑病

口腔白斑病是一种常见的口腔黏膜非传染性慢性疾病，常以颊、舌部最重，但不具有其他任何可定义的损害特征，多属癌前病变，有转变为癌的可能。患者以中老年较多，男女比例为13.5：1。

【病发诱因】

1．吸烟影响，因烟叶燃烧后产生的尼古丁和热对黏膜有刺激作用。

2．咀嚼损伤、饮食刺激、口腔卫生等可引起感染，诱发此病。

3．身体缺乏维生素A可引起口腔上皮过度角化，引发本病。

4．与白色念珠菌感染、缺铁性贫血、维生素B_{12}缺乏、叶酸缺乏等因素也有关系。

【主要症状】

1．口腔黏膜上出现白色或灰白色斑块，质地紧密，形态与面积不等，伴有乳头状或毛刺状突起，触摸微硬。

2．好发于颊、舌背、舌腹、唇、腭、口底、牙龈等部位，但有时也可发生在其他部位。

3．白斑除白色以外，还可表现为红白间杂的损害。

4．损害区有明显粗糙感，常因溃疡形成而疼痛。

【防治妙方】

1．成药自疗方

使用鱼肝油涂抹按摩白斑，每天 2 ~ 3 次，1 ~ 2 个月为 1 个疗程，但不能用力过重。

蜂胶方：蜂胶制成药膜，局部贴敷。白斑较厚者每日贴敷 2 ~ 3 次，较薄者每日 1 ~ 2 次。消炎，止痛，软坚。主治口腔白斑及多种皮肤病。白斑变薄后每日贴敷次数减少，每次时间亦减。局部出现充血、烧灼感时应停药数天。

白斑消退形成溃疡时须局部喷洒生肌散。有过敏史者，用前应先做皮肤贴敷试验。

内服鱼肝油，或用维生素 A。

2．中药自疗方

活血消斑方：蔷薇根 16 克，当归、赤芍、落得打（积雪草）各 12 克，红花、桃仁、蒲黄各 9 克，五灵脂 6 克，水煎服。活血化淤，软坚消斑。主治各型口腔白斑，尤其是有局部僵硬、粗糙者。

清热消斑方：生地、赤芍、紫草、玄参各 12 克，丹皮、丹参各 9 克，犀角 3 克，水煎服。清热凉血，泻火消斑。主治口腔白斑有明显充血或红白间杂明显者。

化湿消斑方：藿香、佩兰、太子参、白术、扁豆各 12 克，砂仁、苍术、厚朴、海桐皮、茯苓、泽泻、薏米各 9 克。水煎服。芳香化湿，健脾利湿。主治口腔白斑有糜烂溃疡者。

益气养阴消斑方：党参、黄芪各 20 克，沙参、麦冬、桑椹子各 12 克，石斛、制首乌、黄精各 9 克，葛根、甘草各 6 克，升麻 3 克，水煎服。益气固本，滋阴养血。主治口腔白斑、体质虚弱者或白斑手术后体虚者。对气阴两虚的白斑患者，疗效明显。

164. 小儿嘴边堆白雪：鹅口疮

鹅口疮又名雪口疮、白口糊，是由白色念珠菌感染所引起，在黏膜表面形成白色斑膜的疾病，是儿童口腔的一种常见疾病。

【病发诱因】

1．婴儿出生时，产妇阴道霉菌感染，婴儿接触母体的分泌物而感染。

2．奶瓶奶嘴消毒不彻底，或母乳喂养时奶头不清洁可以引起感染。

3．婴幼儿爱咬手指、咬玩具，易把细菌、霉菌带入口腔，引起感染。

4．在集体生活中，可能因接触各种共同的生活物品而交叉感染引起。

5．长期服用抗菌素或不适当应用激素治疗，造成体内菌群失调，霉菌乘虚而入并大量繁殖引起。

【主要症状】

1．口腔黏膜上出现白色点状物质，形似乳凝块，分布在牙龈、颊黏膜及口唇里面。也可能融合成片状，出现白色的假膜，有时这种假膜白得像雪一样，所以称为雪口。白色的斑块不易用棉棒或湿纱布擦掉。

2．发生口腔感染，在牙龈旁长出白黄色小节点，婴幼儿会出现哭闹、发热和口水增多等症状，影响哺乳，一般 2 ～ 3 周后就能够自动消失。

3．如果治疗不及时，受损的黏膜可不断扩大蔓延至咽部、扁桃体、牙龈等处。严重者可蔓延至食道、支气管，引起念珠菌性食道炎或肺念珠菌病，出现呼吸、吞咽困难。并发慢性黏膜皮肤念珠菌病者，会影响终身免疫功能，诱发其他细菌感染，形成败血症。

【防治妙方】

1．中药自疗方

莱菔子、白芥子、地肤子各 10 克，食醋适量。前 3 味以文火用砂锅炒至微黄，研成细末，调醋成膏状，涂于 2 厘米见方纱布或白布上，膏厚 2 毫米，1 厘米见方，贴于患儿足心稍前涌泉穴处，胶布固定，每日 1 次，连用 3 ～ 5 天。主治鹅口疮。

米醋适量，吴茱萸 1.5 ～ 4.5 克。吴茱萸研末，温醋调匀，每晚包敷患儿涌泉穴处 1 次。主治鹅口疮。

茶叶 5 克。以 200 毫升沸开水冲泡加盖，待温后含漱口腔，每日十余次，治愈为止。主治小儿口疮、鹅口疮。

冰硼蜜剂：冰片 1.8 克，硼砂 1.8 克，朱砂 1.5 克，玄明粉 1.5 克，以上共研为细末，徐徐兑入蜂蜜适量，随兑随搅，成糊状后，装瓶备用。用时应洗净口腔，然后以棉棒涂之。每日 3 ～ 4 次，甚则日搽 5 ～ 6 次有效。清热解毒消炎。主治心脾积热而致鹅口疮。

午制散：米棕箬 100 克，甘草 10 克，冰片 2 克，将米棕箬用早稻秆灰汤浸煮后烧成炭，和甘草、冰片共研细末，瓶贮备用。用时吹或涂于口腔内，每日 5 ～ 6 次。清热解毒，消肿止痛。主治心火、热毒之小儿鹅口疮。

2．饮食自疗方

苦瓜汁：苦瓜汁 60 毫升，冰糖适量，将苦瓜汁放进砂锅内煮开，适量冰糖加入溶化搅匀，即可服用。

西洋参莲子炖冰糖：将西洋参 3 克切片，莲子 12 枚去心，放在小碗内加水泡发后，再加 25 克冰糖，隔水蒸炖 1 小时，喝汤吃莲子肉，剩下西洋参片，次日可再加莲子同法蒸炖。西洋参可用 2 次，最后一次吃掉。主治鹅口疮。

绿豆甘草饮：绿豆 30 克，甘草 4 克，加水煎煮成汤，每日多次饮用，连续

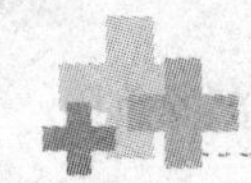

服用 5 天，能够清热祛湿，减轻婴幼儿鹅口疮症状。

菊花蜂蜜饮：杭菊花 10 克，加水煎煮成汁，调入适量蜂蜜，每天分 2 次口服，连续服用 5 天，能够清热祛火，减轻婴幼儿口腔感染症状，促进口腔黏膜愈合。

党参香菇汤：党参 10 克，干香菇 6 克，共同煎煮成汤，每日服用 1 剂，连服 7 天，适用于脾胃虚寒型婴幼儿口腔感染。

番茄蜂蜜饮：番茄 200 克，蜂蜜适量。把番茄洗净捣烂成汁，滤渣取汁，放入适量蜂蜜调匀即可。经常饮用能够增强食欲，消炎止痛，适用于婴幼儿鹅口疮的辅助治疗。

鲜藕冰糖饮：把 200 克鲜藕洗净，切块榨汁，放入适量冰糖调味饮用。经常饮用能够清热祛火、消炎止痛，适用于婴幼儿鹅口疮的辅助治疗。

大枣山药粥：大枣 50 克，山药 100 克，粳米 100 克，白糖适量。把山药去皮洗净切块，大枣去核，粳米淘洗干净，共同放入锅中加入适量清水熬煮，煮开后转小火，加入适量白糖，煮至米烂成粥即可。经常食用能够预防婴幼儿鹅口疮的发生。

苹果胡萝卜汁：把 200 克苹果和 200 克胡萝卜分别洗净，切碎，放入榨汁机榨成汁，加入适量蜂蜜调味即可。经常服用能够滋阴润肺，适用于婴幼儿鹅口疮的预防。

冰糖梨水：雪梨 2 只洗净去皮，切块去核，放入锅中，加入适量清水煮开，放入适量冰糖调味即可。经常服用能够润肺清火，能够预防婴幼儿鹅口疮的发生。

荸荠豆浆饮：荸荠 5 个洗净去皮绞汁，放入豆浆中，共同煮熟，加入适量白糖调味。经常服用能够滋阴润肺、清热祛火，适用于婴幼儿鹅口疮的辅助治疗。

第十部分

眼、耳、鼻、喉——人体“四感”的缔造者

165. 让人烦恼的“火眼金睛”：结膜炎

结膜炎是发生在结膜的炎症或感染，当结膜受到各种刺激后，将出现水肿、眼红，俗称“红眼病”。结膜炎是常见的眼病，传染性强，多见于春夏暖和季节。

【病发诱因】

1．传染性结膜炎：由细菌、病毒、真菌、寄生虫等经空气、灰尘、水或污染的手、毛巾、用具等途径传染所引起。也可由邻近组织的病变波及引起，如眼睑、泪器、角膜、眼眶等处的炎症引起结膜炎。

2．非传染性结膜炎：由机械性、物理性（热、辐射、电）、化学性（酸、碱）等刺激而引起，也可因过敏反应而引起，如疱性结膜炎、春季结膜炎、药物过敏性结膜炎等。

【主要症状】

1．睑、球结膜均充血，但必须与睫状充血加以区分鉴别，以免误诊。

2．耳前淋巴结肿大，有压痛。

3．眼睛痒，有烧灼、异物感，除非侵犯角膜，一般无剧痛。

4．急性炎症时，多有黏液、黏液脓性或膜性分泌物，并出现结膜水肿出血，甚至眼睑红肿。慢性炎症时，则多呈丝状或泡沫状分泌物附着在睑缘及眦部。长期慢性炎症可导致睑结膜上皮组织增生，出现乳头肥大，结膜上皮下有滤泡形成。

【防治妙方】

1．外治自疗方

点眼药水（膏）：茵栀黄注射液点眼，每次3滴，每日4次；珍珠明目液，

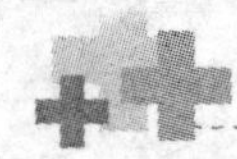

每日4次；板蓝根注射液，点眼，每次3滴，每日4次；晚上睡觉前用红霉素眼药膏涂入眼内，以防分泌物粘住眼睑。

穴位疗法：适量山栀水煎取汁，熏洗患眼，每日3～5次，药渣捣烂外敷涌泉穴，1日一换，治愈为止；将大黄粉用清水适量调为稀糊状外敷涌泉穴处，包扎固定，每日换药1次，治愈为止；菊花16克，水煎取汁，趁热熏洗双眼，每日2～3次，再将药渣捣烂成糊状，外敷涌泉穴处，包扎固定，每日换药1次，治愈为止。

足浴疗法：桑叶、菊花、黄柏、苍术、牛膝各适量，水煎取汁，浸泡双足，每日2次，每次10～30分钟，治愈为止。

2. 饮食自疗方

三草汤：地胆头、珍珠草、旱莲草各30克，水煎服，每日1剂；蒲公英100克，水煎服，每日1剂。

绿豆菊花桑叶饮：绿豆30克，杭菊花12克，桑叶12克，水煎2次，取汁加白糖15克，调匀饮服，每日1剂，连服一周。

地骨皮粥：地骨皮20克，粳米100克。地骨皮水煎2次取汁，加入粳米熬粥，趁温热服。清热凉血，主治余邪滞留之急性结膜炎。

蚌肉羹：鲜蚌肉100克，精盐适量。将鲜蚌肉洗净，捣烂，放入锅中，加少许水炖熟，快熟时加少许盐调味。吃肉喝汤，每日服2～3次。除热解毒，明目，适用于急慢性结膜炎症。

枸桑汤：鲜枸杞苗30克，鲜车前草30克，鲜桑叶60克。将枸杞苗、车前草、桑叶洗净，切碎，同入锅中，加水煎汤服用。常饮，清热解毒，主治急性结膜炎。

桑叶绿豆汤：冬桑叶15克，杭菊花15克，绿豆60克，白糖20克。将绿豆洗净与二味中药共煎汤，去药渣，加白糖，即可饮用。每日2次。消炎散风，清肝明目。适用于急性眼结膜炎，红肿刺痛，畏光怕亮。

黄花马齿苋汤：黄花菜、马齿苋各30克。将黄花菜、马齿苋洗净，放入锅中，加适量水煮成汤即可。早晚各一次，连服4日，清热解毒，适用于急性结膜炎症。

杞菊决明子茶：枸杞10克，菊花10克，炒决明子10克。将上三味同放入大杯中，沸水冲泡，代茶饮。常饮，防治流行性角结膜炎引起的怕光流泪，视物不清。

蒜泥黄瓜：鲜嫩黄瓜2条，大蒜头4瓣，调料适量。黄瓜洗净，轻轻拍打致裂，切成小段备用；蒜头捣成泥状，拌入黄瓜中，加入调料拌匀食用。佐餐食，清热利尿，解毒生津，主治热毒壅盛之急性结膜炎。

荸荠炖猪胰：荸荠250克，猪胰1具，蝉蜕10克，蛇蜕6克，调料适量。

荸荠洗净去皮，切片，猪胰洗净，去底膜，切片，蝉蜕、蛇蜕用纱布包好，共置锅内，加水炖熟，拣出药袋，调味食用。每日1剂，连服3～5日。疏风清热，平肝退翳，适用于风热型急性结膜炎。

马兰头炒猪肝：马兰头50克，猪肝100克。马兰头洗净，猪肝如常法洗净，切片，两者如常法炒食。佐餐食，清热凉血，解毒散邪。适用于疫热伤络型。

合欢花蒸猪肝：合欢花10克（鲜品20克），猪肝150克，精盐少许。将合欢花洗净，猪肝洗净切片，共置碗内，加入精盐及清水少许，上笼蒸熟即成。佐餐食，补肝养血明目，适用于急性结膜炎、夜盲症等。

166. 溃化“致盲”：角膜炎

角膜实质炎是指角膜实质内的弥漫性炎症，大多是一种抗原抗体反应的表现，如先天性梅毒性角膜实质炎。溃疡性角膜炎又名角膜溃疡，非溃疡性角膜炎即深层角膜炎。其中病毒性角膜炎是一种严重的致盲性眼病，居角膜病致盲首位。

【病发诱因】

1．由梅毒螺旋体在角膜内引起的抗原抗体的过敏反应。

2．正常完整的角膜上皮细胞是抵抗外物入侵最好的屏障，当它受到损伤时（如外伤、长期配戴隐形眼镜等），微生物、病菌等会趁机侵入角膜引起感染，造成严重的角膜炎。

3．如结核、梅毒等全身传染性疾病，营养不良引起的维生素A缺乏等，也易诱发本病。

【主要症状】

1．疼痛、流泪、视力模糊，严重时甚至仅有光感。

2．多为慢性病程，角膜病变可由周边部位开始，也可由角膜中央部位开始，但以前者较为多见。

3．角膜内皮水肿，有少量细小沉着物。

4．有眼睑痉挛及睫状充血，上皮水肿，有水疱形成，严重者出现角膜穿孔。

【防治妙方】

1．外治自疗方

大青叶5克，贯仲4克，白花蛇舌草6克，蒲公英6克，双花10克，水煎，熏洗。

菊花12克，双花15克，密蒙花15克，茶叶10克，水煎，熏洗。加内服密蒙花散。

茶叶、双花各10克，大青叶6克，菊花6克，水煎，熏洗。流行性角膜炎

可内服龙胆泻肝丸。

金银花、菊花、蒲公英、紫地丁、防风、荆芥、薄荷（后入）、生地、板蓝根、大青叶各15克，每日1剂，煎3次，1～2次取汁内服，3次取汁趁热熏眼约20分钟，之后可再加热熏眼，每日2～4次。7天为1疗程。祛风清热，退翳明目。主治毒性角膜炎。

2. 饮食自疗方

蠲翳汤：板蓝根30克，茯苓15克，羌活、半夏、麻黄、白芷、黄芩、藁本、茺蔚子各10克，川芎、陈皮各6克，水煎服。散风清热，燥湿化痰。主治单疱病毒性角膜炎。治疗期间，禁食肥甘厚味。

消毒饮：钩藤30克（后入），夏枯草、赤芍、蒲公英、菊花各15克，柴胡12克，蝉衣10克，甘草6克，水煎服。疏散风热，清热解毒。主治单纯疱疹病毒性角膜炎。

羌活胜风汤：积壳、白术、黄芩各9克，羌活、独活、荆芥、防风、前胡、柴胡、川芎、白芷、桔梗、薄荷、甘草各6克。水煎服。轻清发散，主治病毒性角膜炎。

芩连双解汤：柴胡、蔓荆子各12克，黄芩、赤芍、山栀、龙胆草、荆芥、防风各9克，木通、生甘草各6克，黄连5克。水煎服。病情严重，每日2剂。药渣趁热熏眼。祛风散热，清肝泻火，退赤止痛。主治病毒性角膜炎。

泻肝龙胆汤：车前子30克，生地15克，当归12克，栀子、黄芩、柴胡各10克，龙胆草、甘草、薄荷（后下）、蝉衣各6克，水煎服。清肝泻火。主治单纯疱疹性角膜炎。

金银花解毒汤：金银花15克，蒲公英15克，桑皮（蜜炙）4.5克，蔓荆子4.5克，黄芩9克，枳壳3克，龙胆草4.5克，生川军（后下）9克，天花粉9克，生甘草1.5克，水煎服。清热解毒。主治角膜实质炎。

排脓汤：大蓟30～60克，鱼腥草20克，地丁15克，大青叶12克，丹皮12克，生地19克，甘草9克，水煎服。泻火解毒，凉血散淤。主治匐行性角膜溃疡。

养阴清热方：石膏30克，生地15克，金银花12克，知母、荆芥、防风、黄芩、龙胆草、生甘草各9克，枳壳6克。水煎服。养阴清热，散风祛邪。主治匐行性角膜溃疡。

167. 传染反复又缠绵：沙眼

沙眼是由沙眼包涵体引起的一种常见眼病，因其在睑结膜表面形成粗糙不平的外观，形似沙粒，故名沙眼。沙眼是由沙眼衣原体引起的一种慢性传染性结膜角膜炎，是致盲眼病之一。

【病发诱因】

1．沙眼由衣原体微生物引起，是衣原体抑制被感染细胞代谢，溶解破坏细胞并导致溶解酶释放，引起自身免疫变态反应。

2．沙眼衣原体常附着于患者的眼睛分泌物中，通过接触而传染，在人体内长期生存并广泛传播。如通过毛巾、衣物、浴器、便具和游泳池等传播，还可通过性传播。

【主要症状】

1．初发时，上睑结膜出现黄白色小点，不在结膜表面，而是夹杂在肥大的乳头之间。

2．睑板部上缘或上穹隆部及内、外眦等部位出现乳头肥大，有滤疱形成。

3．透明的结膜变得混浊肥厚，血管轮廓不清，呈一片模糊充血状。

4．轻者数月可愈，无反复感染，结膜留瘢不明显。反复感染者，可长达数年至数十年之久，还可能造成视力明显下降，甚至失明。

5．当沙眼进行数年甚至数十年，炎性病将发生破溃或坏死，形成瘢痕。

【防治妙方】

1．外治自疗方

点药治疗：取莴笋汁点眼，每次 4 ~ 5 滴，每日 3 ~ 4 次。

敷眼疗法：选大枣 6 枚，葱白 4 根，将大枣去核，与葱白共捣烂，包入纱布，敷眼部，每日 2 ~ 3 次。

拔罐疗法：患者取坐位，选取中、小口径玻璃罐以闪火罐法吸拔患者风池、攒竹、承泣等穴位 5 ~ 10 分钟，每日 1 次。

刮痧疗法：用水牛角板，以食油或水为介质，刮拭风池、大椎、身柱、肝俞等穴位，至痧出为止；或用水牛角板，以食油或水为介质，刮拭曲池、合谷、三阴交穴等穴位，至痧出为止。

眼浴法：选用霜桑叶 10 克，元明粉 5 克，煮沸 5 分钟后，过滤澄清，先熏后洗患眼，每日 2 次，至治愈止。

塞鼻治眼疗法：选新鲜鹅不食草、葱各适量，将这两味药捣烂，捻成黄豆大粒，用纱布包裹，塞入鼻中，每次 30 分钟，每日 2 ~ 3 次，可治沙眼。

猪胆疗法：选鲜猪胆取其汁，认真过滤，使呈清亮溶液，用生理盐水稀释成 10% 浓度，高压消毒后点眼，可消炎抑菌。

局部治疗：可选 10% ~ 30% 磺胺醋酰钠眼药水（斑马眼药水）滴眼，每日 4 ~ 6 次；或选 0.25% 氯霉素眼药水滴眼，每日 4 ~ 6 次；或 0.1% 利福平眼药水滴眼，每日 4 ~ 6 次；或金霉素眼药膏，每晚睡前涂眼 1 次；或四环素眼药膏，每晚睡前涂眼 1 次；或红霉素眼药膏，每晚睡前涂眼 1 次。

2．药食自疗方

祛风清脾饮：玄明粉（冲服）12克，陈皮、连翘、知母、黄芩、玄参、黄连、大黄、桔梗、生地黄各10克，防风8克，荆芥6克。水煎服，每日1剂，1日服2次。散风清脾，祛湿。

金银花20克，天花粉、元参各15克，连翘、生地各12克，柴胡、黄芩、桑叶、菊花、防风、赤芍各10克，丹皮、甘草各6克，木通3克。1日1剂，水煎2次，取液混合，分3次服用。敷药3～9天，症状消失而愈。

栀子粥：栀子仁5克，粳米50克。将栀子仁研成细末，先用粳米加水600毫升，煮成稀粥，待粥将成时，调入栀子末，稍煮即成。每日早晚1次，适用于沙眼患者。

决明枸杞茶：决明子、黄芩、枸杞各等份将上各药研为粗末，混在一起，每次取3克，茶水送下。可治沙眼流泪症。

连翘薄荷煎：连翘5克，薄荷、川芎、黄连、黄芩、炒黄柏各3克，土茯苓10克。将上述几味药，如常法水煎服。每日1剂，7日为1疗程，可治沙眼疼痛。

菠菜籽菊花汤：菠菜籽、野菊花各10克，加水煎汤。每天服用2次，连服数周，适用于风热性沙眼症。

五退汤：蝉脱（洗）、蛇蜕（醋煮）、荆芥、穿山甲（烧存性）各15克，蚕蜕、猪蹄壳各8克，炮川乌、甘草各15克。将上述原料研为末，每次取6克，淡盐汤调服。活血祛风，止痛，可治沙眼疼痛等症。

谷精决明大枣饮：谷精草10克，决明子10克，冬桑叶、黄菊花各6克，大枣数枚。以上各味水煎沸后，倒入保温瓶中，每日1剂当茶饮。适用于沙眼早期的治疗。

168. 眼睛里的“高压病”：青光眼

青光眼是因为眼内压调整功能发生障碍使眼压异常升高，引起视功能障碍，并伴有视网膜形态学变化的疾病，因瞳孔多少带有青绿色，故有此名。

【病发诱因】

1．先天性青光眼：常是生下来就有，即有一定的遗传性。

2．原发性青光眼：由眼球小、眼轴短、远视、前房浅等因素引起。情绪波动、暗处停留过久、长时间阅读等，也可能诱发青光眼。

3．继发性青光眼：多由于外伤、出血、炎症、肿瘤等，破坏了房角的结构，使房水排出受阻、眼压升高而引起。

【主要症状】

1．早期轻微发作，到光线较强的地方会引起缩瞳，症状会自行缓解。

2．开角性青光眼的症状轻微，主要是头昏、头痛、眼胀、视蒙，无角膜水肿和疼痛，但视力逐渐下降，常常发生视神经的损害。

3．闭角性青光眼常伴随生气、劳累而出现虹视、眼痛、头痛、恶心呕吐、视力下降、眼充血和流泪等症状，并有恶心、呕吐、发热、寒战、便秘、腹泻等全身症状。

4．先天性青光眼多为双眼患病，眼大无光，畏光流泪。角膜混浊，其横径可达 12 毫米以上，所以有“牛眼”之称。

【防治妙方】

1．按摩自疗方

按摩攒竹穴、瞳子髎穴、风池穴、肝俞穴、合谷穴，可清肝利胆、泻热明目。

按摩三阴交穴、太溪穴、太冲穴、足三里穴、行间穴，可滋阴降火、散风明目。

2．中药自疗方

菟丝子、补骨脂、巴戟天、熟地、枸杞各 50 克，共研末，用淡盐水及陈酒每次 5 克送服，每日 2 次，立效。

白术酒：白术 15 克，白酒 60 克。白术用酒浸泡后，加水 150 毫升，文火煎熬，煮取 50 毫升饮用。燥湿和中，祛风利窍。主治风痰上扰之青光眼。

平肝健脾利湿方：石决明（先煎）15 克，茯苓 12 克，杭菊花、泽泻、楮实子各 9 克，苍术、白术、猪苓、陈皮各 6 克，桂枝 3 克，水煎服。平肝健脾利水。主治慢性单纯性青光眼。

熄风止痉汤：黄芪 15 克，防风、羌活、白术、川乌、钩藤（后下）、白附子、法半夏、郁李仁各 10 克，全蝎 6 克，羚羊角 0.5 克。水煎服。熄风止痉，除痰散结，通经活络。主治原发性青光眼。

归芍五苓汤：牛膝 15 克，生地、当归、茯苓、猪苓、泽泻各 12 克，赤芍 9 克，桂枝 6 克，水煎服。活血祛淤，温阳利水。主治开角性青光眼。

清肝明目汤：石膏 20 克，生地 15 克，连翘、草决明各 12 克，菊花、蔓荆子、当归、赤芍、黄芩各 10 克，黄连、川芎各 6 克，羌活 3 克，水煎服。清肝泻火，祛风止痛。治疗急性充血性青光眼。

羌防四物汤：羌活、防风、白芍、熟地黄、当归各 12 克，白芷、川芎各 6 克，水煎服。和血脉，养睛珠，祛风邪。主治慢性单纯性青光眼。

3．饮食自疗方

白菊花：白菊花 10 克，羚羊角粉 0.3 克。白菊花泡茶送服羚羊角粉。每日 2 次。适用于闭角性青光眼伴头痛项强者。

桂圆红枣汤：桂圆 20 克，红枣 20 枚。桂圆、红枣同煮成汤。适用于老年人青光眼缓解期少气乏力者。

二豆糕：扁豆35克，豌豆35克，米粉250克。扁豆、豌豆磨粉，加入米粉，蒸为豆糕，分次食用。主治闭角性青光眼。

杜仲甲鱼煲：甲鱼1只（约重1.5斤），杜仲9克，料酒、精盐各适量。甲鱼活杀去内脏，加杜仲（纱布包）。入碗以料酒、精盐调味，隔水蒸熟，去杜仲。食甲鱼喝汤。适用于开角性青光眼及耳鸣、腰酸、舌红少苔者。

赤小豆鲤鱼汤：鲤鱼1条（约重500克），赤小豆40克，葱花、料酒、精盐各适量。鲤鱼活杀洗净，加赤小豆（纱布包），入锅同煮，至鱼熟汤浓，加葱花、料酒、精盐调味，去赤小豆。喝汤食鱼，每日2次，每次一小碗。适用于开角性青光眼，眼睑水肿、小便不利者。

169. 一“浊”蔽目：白内障

白内障是各种原因引起眼球里晶状体发生浑浊由透明变成不透明，阻碍光线进入眼内，从而影响了视力，是常见的主要致盲性眼病。

【病发诱因】

1. 由于遗传因素或母亲妊娠早期病毒感染或药物中毒引起。

2. 较严重的眼外伤、毒素刺激等引起晶体损伤，导致白内障。

3. 因色素膜炎、青光眼、糖尿病等眼病或全身疾病引起晶体浑浊，称并发性白内障。

4. 因年龄增长，眼球自然发生老年退行性改变，诱发老年性白内障。

5. 其他如紫外线、营养不良、吸烟等因素也可诱发白内障。

【主要症状】

1. 视力减退，视物模糊，近视逐渐加深，畏光，一般无红肿、疼痛症状。出现单眼复视或多视症，眼前固定性黑影或视物发暗。

2. 由于病变部位及程度的不同，对其视力的影响也不同。如果浑浊位于晶状体周边，视力可不受影响；如果浑浊位于晶状体的中央，则视力减退，甚至失明。

【防治妙方】

1. 外治自疗方

活水蛭3～5只，蜂蜜5克。将水蛭浸入蜂蜜6小时后，将蜜水装入消毒瓶中。1日1次点眼。

2. 中药自疗方

消障灵：黄芪60克，党参、枸杞各30克，白术、远志、丹参各25克，磁石、茯神各20克，桂圆、木香、赤芍各15克，当归、牛膝、三棱、莪术、红枣、川贝各10克，生姜6克，共研末，加蜜为丸。每日2次，每次10克。健脾养心，益气补血。主治老年性早期白内障。

熟地首乌汤：熟地 15 克，制首乌 9 克，黄精 9 克，玄参 12 克，枸杞 9 克，磁石（先煎）30 克，水煎服。补肝肾，益精血，明耳目。主治老年性白内障。

3. 饮食自疗方

枸杞龙眼汤：枸杞 30 克，龙眼肉 20 克。将上二味放入锅中，加水蒸至烂熟，分 2 ~ 3 次吃完。滋养肝肾，益血明目。主治肝肾亏虚之老年性白内障。

猪肝枸杞叶：猪肝 150 克，鲜枸杞叶 100 克，先将猪肝洗净切条，与枸杞叶共同煎煮，饮汤吃肝，每日口服 2 次，可明目清肝，改善视功能。

黑豆核桃冲牛奶：将黑豆 500 克，炒熟后待冷，磨成粉。核桃仁 500 克，炒微焦去衣，待冷后捣如泥。取以上两种食品各 1 匙，冲入煮沸过的牛奶 1 杯后加入蜂蜜 1 匙，每天早晨或早餐后服用，或与早点共进。能增强眼内肌力，加强调节功能，改善眼疲劳的症状。

枸杞桑椹粥：枸杞 5 克，桑椹 5 克，山药 5 克，红枣 5 个，粳米 100 克。将上述原料熬成粥食用。经常服用，既能消除眼疲劳症状，又能增强体质。

芝麻里脊：猪里脊肉 150 克洗净切片，青、红椒各 1 个洗净切丝。取适量淀粉和盐，放入肉片中抓匀入味约 10 分钟。锅中放油烧至六成热。将肉片下油锅中炸成金黄色。捞出沥干油。锅里留适量余油，下葱、蒜末小火炒出香味。入青、红椒丝及适量盐炒。再放入肉片、芝麻、味精炒匀，起锅装盘即成。经常食用，既能消除眼疲劳症状，又能增强体质。

170. 距离模糊了视线：近视

近视是指眼球的前后径过长，或晶状体曲度过大，折射后形成的物像就会落在视网膜前后，因而看不清远处的物体，这样的眼睛就叫近视眼。

【病发诱因】

1. 遗传因素：父母高度近视者，子女近视的发病率较高。

2. 环境因素：现在计算机、电视机、游戏机相当普及，这些电器对眼睛有较大刺激，如果长时间操作会损害眼睛，影响视力。

3. 用眼过度：大部分近视患者是因为用眼过度、视距过近引起。

4. 不良用眼习惯：照明的光线过强或过弱也会对眼睛形成刺激，造成眼睛疲劳；还有的人喜欢在车上或走路时看书，或躺着看书，这都对眼睛不利，加重眼睛的负担，引起近视。

5. 不良饮食习惯：喜欢吃甜食，偏食，软食过多，咀嚼不足，营养摄入不足，都能导致视力衰退。

【主要症状】

1. 远视力逐渐下降，即看远处物体时，视线模糊不清。近视力一般都较正常，但高度近视常因屈光间质浑浊和视网膜、脉络膜变性引起者，其远近视力都不好，有时还伴有眼前黑影浮动的现象。

2．近视眼的调节力较好，但过度使用，会导致肌性视疲劳，表现为眼胀、眼痛、头痛、视物有双影虚边等症状。

3．中度以上近视患者，乳头较大、色淡，其边缘有新月形或半月形弧形斑，近距离调节减弱，可形成外斜视。

4．高度近视患者，常出现玻璃体液化、浑浊，眼底呈豹纹状，并由于眼轴增长，眼球变大，外观上呈现眼球向外突出的状态。

【防治妙方】

1．*按摩自疗方*

按摩翳明穴、光明穴，舒肝利胆、通络明目，对于轻微近视，此两穴有很好的疗效。

按摩睛明穴、攒竹穴、承泣穴、风池穴、肝俞穴、肾俞穴，补肾调气、活血明目。近视度数不超过600°，基本可通过按摩上述穴位予以矫正。

2．*药食自疗方*

抗近视方：枸杞20克，鸡血藤、升麻、青葙子、黄芪、当归、丹参、川芎各15克，海风藤、鹅不食草各12克，红花、石菖蒲各9克，参须6克，水煎服，每日3次，1剂服2天，连续服1个月为1疗程。适用于近视。

党参粥：党参20克，粳米100克。先用党参煎煮2次，去渣，加入粳米熬粥。每日1～2次，连服3～4周。可防治近视。

黄芪鸡：将蜜炙黄芪片100克，装入纱布袋内扎好，与鸡肉同炖至熟烂脱骨为止，去黄芪。每日食肉汤1小碗，连服3～4周。可防治近视。

枸杞地黄粥：先将地黄50克用水浸泡1小时，煎煮2次。去渣取汁，将2次的药液合并，加入枸杞15克与粳米100克，文火熬粥，待温时食用。每日1次，连服10天。

人参远志饮：将人参10克，远志30克，共杵为末，每包8克，每次1包，沸水冲泡代茶饮，连服7～10天。可防治近视。

鸡肝羹：鸡肝50克，食盐、味精、生姜适量。鸡肝洗净，切成片，入沸水中氽一下，待鸡肝变色无血时取出，趁热加入生姜末、食盐、味精，调匀即可。维生素A含量最高，本方可养肝明目，适用于各种近视。

山楂决明菊花茶：山楂15克，决明子10克，菊花3克。把山楂洗净晾干，切成碎块，决明子捣成末，放入茶壶中，加入菊花，用沸水冲泡浸泡30分钟即可。经常饮用能够明目去火，适用于视力减退的辅助治疗。

金银菊花茶：金银花10克，菊花10克。把金银花和菊花放入杯中，倒入沸水浸泡即可饮用。代茶饮能够清热明目，适用于视力减退的辅助治疗。

171.“好高骛远”：远视

远视是指眼在不使用调节时，平行光线通过眼的屈光系统屈折后，焦点落在视网膜之后的一种屈光状态，在视网膜上形成一弥散环，不能形成清晰的物像。眼球前后轴较短称为轴性远视，眼的屈光力较弱称为屈率性远视。

【病发诱因】

1．可由先天遗传形成。

2．可由眼睛病变、药物刺激、外伤、肿瘤、手术等引起。

3．儿童时期的因眼球发育不全引起远视，以后随年龄增长而程度逐渐降低。

4．随着年龄增长，进入中老年后，晶状体逐渐硬化，弹性下降，睫状肌调节功能逐渐减弱，也形成远视。

【主要症状】

1．低度、中度远视者，远视力好，而近视力差，或远近视力均差；高度远视者，远、近视力均差，且老视现象出现较早。

2．视物模糊，容易出现眼疲劳，阅读或近距离工作不能持久。伴随眼球、眼眶和眉弓部胀痛，甚至恶心呕吐，休息后症状减轻或消失。

3．高度远视眼者眼球、视乳头较小，可伴有斜视、弱视，或伴有慢性结膜炎、睑缘炎或睑腺炎。

【防治妙方】

1．按摩自疗方

刮痧疗法：刮头部睛明、承光、百会、承泣、头维、四白，和下肢部足三里、三阴交、照海、太冲等处。

按摩目窗穴（发际内头顶左右边），使其头目有明显的清爽感为宜。有开窗通明之功，能治疗远视、目眩。

2．药食自疗方

石决明30克，菊花、枸杞、山药、白芍各15克，菟丝子、生地、车前子、夏枯草各12克，黑芝麻（布包）、桑叶、龙眼肉、槟榔各10克，当归6克，加水煎汤，代茶常饮。可防治远视。

枸杞、黄菊花、桑椹子各10克，红枣10个，蜂蜜2匙。上五种除蜂蜜外加水煎，煮沸30分钟，取第一次汁。如上法，取第二次汁。每日2次，1、2次汁相隔3～4小时，分开服，服时加蜂蜜1匙，并吃红枣。需常服。可防治远视。

枸杞10克，陈皮3克，桂圆10个，红枣10个，莲子20粒，蜂蜜2匙。枸杞与陈皮一同放入用两层纱布制成的袋内，并与桂圆、莲子、红枣共煮，约1小时，使红枣、莲子软熟后，去枸杞、陈皮袋，并加蜂蜜。当早点与午点，分2次

吃。可防治远视。

172. 眼睛渐老渐衰：老花眼

老花眼医学上又称老视、视敏度功能衰退症，是因为晶状体硬化，弹性减弱，睫状肌收缩能力降低而致调节减退，近点远移，发生近距离视物困难，是人体机能老化的一种现象，多见于40岁以上。

【病发诱因】

1．随着年龄增长，晶状体逐渐硬化，弹性减弱，睫状肌、水晶体调节功能逐渐减弱，当看较近的物体时，无法准确地将物体的影像聚焦于视网膜上，所以有“雾里看花”的感觉。

2．眼内“过氧化脂质”堆积过多，容易引起老花眼。

【主要症状】

1．最初表现为一些调节迟钝的现象，如从看远距物体突然转向看近距物体时，感觉物体模糊，过一段时间后才开始清晰。日照或灯光很好时没有阅读问题，黄昏或灯光昏暗时，突然看不清书上的字。感觉自己手臂太短了，看书一会儿，就出现字迹模糊，或者头疼、眼酸或嗜睡等症状。

2．以后逐渐出现明显近距阅读不清或无法阅读症状。原先有近视者，阅读时喜欢把原来的近视眼镜摘掉。原先有远视者，往往比一般人更早出现老视。常年使用缩瞳剂的人，由于瞳孔一直缩小着，老视出现的概率较小。

【防治妙方】

1．外治自疗方

局部按摩：用双手食指指端按压眼内角上的睛明穴。每次半分钟左右，以局部皮肤潮红发热，微感酸胀为度。然后再用两手拇指背侧按摩双侧攒竹穴（眉头皱起处），每次1分钟，早晚各1次。

局部热敷：先将专用毛巾折成双折，泡在热水中，捞出拧干后，稍散热气，以不烫为准，放在双眼上。这时双眼睁开，让热气直接作用于眼球。毛巾温度降低后，再泡在水中后拧干敷在眼上，这样反复做3次。敷后再配合按摩眼角、眼球、眼眶和太阳穴。这时双眼有湿润、清爽、视线清晰的感觉。如果能长期坚持，效果会更好。

每天早晚洗脸时，顺便将洗脸毛巾放在热水里浸一下，捞出，但不要拧得过干，然后马上折起来，趁热盖在额头和双眼上。头稍微仰起，眼睛暂时轻闭，保持约1分钟，这样坚持半年，老年人眼花的现象就能明显改善。

用芒硝18克溶入250克水中，用来洗眼，一年内洗12次之后，目光有神，眼不花。

2. *药食自疗方*

胡萝卜粥：取胡萝卜适量，切碎，与250克粳米共煮为粥。此方可常服，尤对老年人疗效佳。

青葙鸡蛋汤：取青葙子30克，女贞子30克，与2个鸡蛋同煮服。此方对肝血症、虚火上浮所致的眼疾有显效，高血压头昏者尤宜。

红肝丸：取红花10克，与250克猪肝共剁为泥，加芡少许，做成丸子蒸食。此方对虚兼淤者适宜；对白内障术后眼中血丝，可起到提前散尽的作用。

枸杞蛋：用枸杞20克，与2个鸡蛋调匀蒸服。此方对头昏眼花、多泪者有显效。

韭菜羊肝粥：韭菜150克，羊肝200克，大米100克。韭菜洗净切碎，羊肝切小块，与大米同煮成粥即可。适量食用。补肝血，养阴，明目。

杞菊绿茶：选枸杞10克，杭菊花6克，绿茶5克。上述药品与绿茶用开水浸泡20分钟。吃枸杞，再频频饮茶，每日均饮，坚持服用两个月。

173. 白天不懂夜的黑：夜盲症

夜盲俗称雀蒙眼，古称雀盲，就是在白天可以看见东西，而在暗环境下或夜晚视力很差或完全看不见东西，行动困难。

【病发诱因】

1. 先天性夜盲：先天遗传性眼病诱发夜盲症，如视网膜色素变性、杆状细胞发育不良导致视紫红质失去了合成功能。

2. 暂时性夜盲：由于饮食中缺乏维生素A或因某些消化系统疾病影响维生素A的吸收，使视网膜杆状细胞缺乏合成视紫红质的原料而造成夜盲。这种夜盲是暂时性的，只要补充维生素A，很快就会痊愈。

3. 获得性夜盲：由于视网膜杆状细胞营养不良或本身病变引起，比如弥漫性脉络膜炎、脉络膜缺血萎缩等。

【主要症状】

1. 初期，视野逐渐缩窄；晚期呈管状视野，只可以看见中央部分，看不见周边。

2. 最初视网膜周边有色素堆积，逐渐向中央扩散，最后波及黄斑区而失明。

3. 常伴发角膜干燥、羞明流泪、全身倦怠、小便不利等，严重者可并发结膜干燥、角膜软化症。

【防治妙方】

1. *成药自疗方*

鱼肝油：口服，1次2～10毫升，1日6～30毫升。

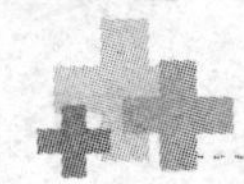

维生素A：口服，每次10毫克，1日2～3次。

2. 饮食自疗方

鸡肝千里光：千里光50克，鸡肝1个。同炖服。治疗夜盲症。

苍术汤：苍术15克，水煎服，每日1剂，连服3日。

夜明砂鸡肝汤：夜明砂10克洗净和鸡肝50克煮汤，分2次服。连服1周。

菠菜猪肝汤：鲜菠菜90克，猪肝120克，同煮汤食。可治夜盲、视力减退。

清炖鲫鱼汤：新鲜鲫鱼，洗净，清炖，食鱼饮汤。富含维生素A，可以防治夜盲和各种角膜炎，最宜夜盲症患者食用。

胡萝卜猪肝汤：猪肝、胡萝卜、葱花、盐各适量。共煮至肝熟，食饮数次。补肝养血，清热明目。用治夜盲症及小儿疳眼症。

苍术牛肝汤：牛肝150克，苍术15克，共煎汤饮用。每天1剂，早晚各1次。治缺乏维生素A所致的夜盲症。

枸杞叶猪肝汤：猪肝200克，鲜枸杞叶150克。先将猪肝洗净切条，同枸杞叶共煮，饮汤食肝，每天2次。益精补肝，用治夜盲症、视力减退。

兔肝鸡蛋汤：鲜兔肝2具，切成片，放开水煮至半熟，然后打入鸡蛋1个，放入少许盐、油调味，煮熟食用。用治夜盲症。

枸杞叶羊肝汤：羊肝100克切片和枸杞叶50克煮汤，加盐、姜调味，每日1剂。补肝明目，用治夜盲症。

猪肝鸡蛋汤：猪肝100克，洗净切片，加水适量，用小火煮汤。肝熟后加豆豉10克，葱白2根，沸后打鸡蛋2个。喝汤，吃猪肝、鸡蛋。可常食，补肝明目，用于治疗营养性弱视、夜盲症。

红薯叶羊肝汤：鲜嫩红薯叶100克，羊肝90克。羊肝切片、红薯叶切碎，二者加水同煮，熟即可，不可煮太久。每天1次，连续服5～7天。平肝，明目，养血。

野鸡肉炒胡萝卜：野鸡肉150克，胡萝卜50克，各切成丝。油锅烧热煸炒葱花出香味，下双丝炒，加精盐、酱油等调料炒熟即可食用。补肝明目，治疗肝虚所致的眼花、夜盲症。

鸡肝谷精草夜明砂：鸡肝2副，谷精草15克，夜明砂10克。将鸡肝洗净，同谷精草、夜明砂放入碗中，加少量清水隔水蒸熟。吃肝饮汁。清热明目，养血润燥。多吃有效，可治夜盲症、眼干燥症及小儿疳眼症。

174. 危害胜于近视：弱视

弱视是眼部无明显器质性病变，远视力经矫正低于0.9。它是儿童发育过程中的常见病，发病率为2%～4%。如果不及时治疗，患眼的视力便会永久低下，失去完善的双眼视觉功能，立体视觉模糊，而且还会形成废用性斜视，严重影响学习和工作，其危害远远大于近视。

【病发诱因】

引起弱视的诱因比较多，归纳起来有小儿斜视、较高度远视、近视和散光、先天性白内障、重度眼睑下垂以及先天的视中枢及视神经发育不良等几种。

【主要症状】

1．视力低下，眼球震颤，还可能有斜视存在。因为弱视儿童双眼看物体的清晰度不同，一只眼睛可能看不清物体，而另一只眼睛正常。时间一长，大脑就会仅接收那只视力强的眼睛反馈的信息，而忽略了那只弱视眼睛的反馈。也就是说，那只弱视的眼睛放弃看东西了，因而往往形成斜视。

2．有拥挤现象或分读困难，视标间隔愈疏，视力愈高；视标间隔愈密，视力愈低。

3．复绘图形失误，即不能准确绘图或起笔和止笔不能碰在一起。

【防治妙方】

1．遮盖自疗方

单眼严格遮盖法：用黑布眼罩严密遮盖视力较好的那一只眼，3 岁以内患者，可连续遮盖 3 天后放开 1 天；3 岁以上患者可连续遮盖 3 ～ 5 天放开 1 天。此法强迫弱视眼看东西，使其受到刺激锻炼，逐渐消除抑制，使视力提高。

双眼交替遮盖法：如果弱视双眼视力相等，可采用双眼等量交替遮盖，左右眼分别遮盖 3 天；如果双眼视力有差异，可根据具体情况采用 4 ：1 的方法，即遮盖视力较好的眼 4 天，然后改遮盖视力较差的眼 1 天，使视力差的眼得到更多的锻炼。适用于屈光不正性弱视和单眼斜视性弱视。

半遮盖法：使用半透明的塑料薄膜遮盖视力较好的那只眼，有利于双眼视功能的建立与完善，适用于弱视眼视力上升到 0.7 以上的患儿。

短时遮盖法：在做作业或看书时遮盖健眼，平时不遮盖。适用于弱视眼视力已恢复正常但仍低于健眼者。

精细视力训练：使用弱视眼练习用红丝线穿针，也可练习刺绣、描图、绘画、书法等，每天 1 次，每次 10 ～ 15 分钟。此法是对于弱视眼的一种特别应用锻炼，有利于视觉发育和提高视力。

遮盖疗法是古老而有效的弱视治疗方法，是治疗儿童弱视最简单、最经济、最有效的方法之一。在治疗过程中，应当检查弱视眼视力变化情况，每半月复查一次，同时要注意健眼视力，防止发生因遮盖而引起的视力减退。

2．饮食自疗方

朱砂蒸鸡肝：鸡肝 2 个，朱砂 0.5 克。鸡肝洗净，与朱砂共放碗中，加适量水，隔水蒸熟即可。每日 1 剂。视力减退的人也可经常服用。补肝，安神，明目。

花生鸡蛋汤：熟花生仁粉2汤匙，鸡蛋1个，牛奶1杯，蜂蜜2汤匙。鸡蛋搅碎，冲入煮沸的牛奶中，加入花生仁粉，待温后加蜂蜜食用。每日早餐服用。

党参猪肝汤：党参9克，陈皮6克，猪肝30克。将猪肝切成片，再和党参、陈皮一起放入锅内，加入适量的水，煎煮30分钟，吃猪肝，喝汤。每日分2次吃完。

黑豆核桃饮：黑豆500克，核桃仁500克，牛奶1杯，蜂蜜1匙。黑豆炒熟后待冷，磨成粉。核桃仁炒至微焦，去衣，待冷后捣成泥。取以上两种食品各1匙，冲入1杯煮沸的牛奶，加入蜂蜜1匙，能改善眼部肌肉的调节功能。

鸡肝银耳汤：鸡肝100克，水发银耳15克，枸杞5克，茉莉花25朵，淀粉、料酒、姜汁、盐、味精各适量。将鸡肝洗净切片，放入碗中，加湿淀粉、料酒、姜汁、盐备用。汤锅置火上，放入鸡汤，加入料酒、姜汁、盐和味精，随即入银耳、枸杞、鸡肝煮沸，去浮沫。待鸡肝刚熟，撒入茉莉花，装碗即成。对促进儿童视力发育有良好效果。

菊花蒸茄子：菊花10克，紫茄子2个，精盐、醋、麻油各适量。将菊花洗净后放入锅中，加适量水，煎煮至沸，备用。紫茄子与菊花汤同放入碗中，隔水蒸熟，放入适量麻油、精盐、醋，拌匀即成。有养肝明目的功效。

冬虫夏草炖鸡：冬虫夏草4枚，鸡肉150克。虫草、鸡肉加水适量，隔水炖熟。营养丰富，对促进儿童视神经发育有一定效果。

175. 眼睛“营养不良”：角膜软化症

角膜软化症是由于缺乏维生素A的高度营养障碍造成的早期角膜、结膜上皮干燥、变质，晚期出现角膜基质层的坏死、崩溃的一种疾病。多见于3岁以下儿童，常为双眼受累。

【病发诱因】

1．小儿缺乏母乳喂养，造成营养供给不足，引起维生素A缺乏。

2．长期消化不良、腹泻，使食物的营养物质不能吸收和利用等引起维生素A缺乏。

3．幼儿发育成长过快或疾病消耗过多，对维生素A的需求量大，形成缺乏状态。

【主要症状】

1．发病初期，天一黑就看不见东西。

2．随即出现眼球结膜干燥、失去光泽；角膜干燥浑浊，失去光泽，如毛玻璃一样。并伴有畏光、流泪、疼痛症状。

3．角膜出现灰白色浑浊，且很快坏死，甚至穿孔。如果停止发展，最终可形成角膜白斑或角膜葡萄肿。

【防治妙方】

1. 成药自疗方

轻者口服浓缩鱼肝油，每次 10 ～ 20 毫升，每日 3 次。

鱼肝油丸，口服，每次 1 丸，每日 2 次。

2. 药食自疗方

归芍金银花汤：金银花 15 克，神曲、夜明砂、谷精草各 10 克，当归、白芍、车前子、花粉各 6 克，槟榔 5 克，青黛 3 克，每日 1 剂，水煎，早晚分服。服药期间忌食干燥、生冷、酸辣食物。

韭菜炒羊肝：韭菜 100 克，羊肝 120 克。将韭菜去杂质洗净，切 1.6 厘米长；羊肝切片，与韭菜一起用铁锅旺火炒熟。当菜食用，每日 1 次。温肾固精。适用于角膜软化症。

176. 无泪也伤眼：干眼症

干眼症也叫角结膜干燥症，是一种结膜、角膜不能湿润的炎症反应。是指任何原因引起的泪液质和量异常或动力学异常，导致泪膜稳定性下降，并伴有眼部不适，引起以眼表病变为特征的多种病症的总称。

【病发诱因】

干眼症主要是因为泪液中的水分或黏液缺少引起，大致可分原发性及续发性两种。原发性干眼症是由于泪腺功能不足引起。续发性干眼症是由于自身免疫疾病或泪腺肿瘤及外伤等问题引起。比如，长时间使用电脑、长时间看电视等，引起泪液过度蒸发，泪膜破裂时间缩短，从而产生或加重干眼症状。

【主要症状】

1. 眼睛干涩、眼红、畏光、视物模糊，有异物感、烧灼感、痒感、视疲劳，常伴有头痛、烦躁、注意力难以集中等。

2. 早上眼睑由于黏液过多而难以睁开，低温、低湿、服用药物、风、烟、尘等都会加重病情。

3. 视力减退，严重者视力明显下降而影响工作和生活，甚至导致失明。

【防治妙方】

1. 成药自疗方

杞菊地黄丸，口服，每晚 1 丸。

黄连羊肝丸，口服，每晚 1 丸。适用于眼睑红肿、充血、疼痛等症状。

2. 外治自疗方

盐水洗眼方：食盐半小勺，加入半碗凉开水，溶化后以消毒药棉蘸盐水洗眼，每日早晚各洗 1 次。坚持半月，病症即可改善。以后每周坚持洗 3 日。

眼睑热敷：闭眼，用毛巾沾温热水敷于眼睛上，每次 10 分钟左右，早上最好能做一次，可以帮助潴留的分泌物排出。

3. 药食自疗方

每晚嚼食 2 个核桃仁，可缓解症状。

百合 10 克，山药 15 克，薏米 20 克，红枣（去核）10 个煮粥食用。

177. 交往沟通的障碍：耳聋

耳聋也叫听力障碍，是人们感受声音大小和辨别声音能力下降的一种表现。一般来讲，常见的耳聋有传导性耳聋、感觉神经性耳聋、混合性耳聋三种。

【病发诱因】

1. 传导性耳聋：由于怀孕期母亲身体疾病或分娩引起婴儿先天性外耳、中耳的畸形，如先天性外耳道闭锁或鼓膜、听骨、蜗窗、前庭窗发育不全等。或各种原因致外耳道发生阻塞，如耵聍栓塞、骨疣、异物、肿瘤、炎症等引起中耳化脓或非化脓性炎症，使中耳传音机构障碍，或耳部外伤使听骨链受损。

2. 感音神经性耳聋：常由于内耳听神经发育不全所致，或妊娠期受病毒感染或服用耳毒性药物引起，或分娩时受伤引起。或由于老年生理、传染病、药物中毒、外伤、爆震、噪声或其他突然发生而原因不明的感音神经性耳聋。比如，许多化学药物都能引起位听神经（第八对脑神经）中毒，从而产生药物中毒性耳聋。现在已发现的有奎宁、氯奎等治疟疾的药物，长春新碱、2－硝基咪唑、顺铂等抗癌药，利尿酸、速尿等利尿药，以及保兰勃林和反应停等。一氧化硫、二氧化硫、土荆芥油、水杨酸盐、酒精、烟碱和某些含有汞、砷、铅、磷的重金属制剂，还有一些抗生素，如新霉素、链霉素、庆大霉素、卡那霉素、氯霉素、红霉素、小诺霉素和洁霉素都能够引起耳聋。

【主要症状】

1. 在音乐厅、剧院、教堂这些公共场所，声源距听者较远，听起来常感觉困难。

2. 有意避开讨论会、社交场合或家庭会，因在这些场合，患者听得很费劲，并常因误解了别人所说的话而感到窘迫。

3. 常常请对方重复说过的话，将头转向讲话者或扬声器，开大电视、收音机、立体声音响的音量等。

【防治妙方】

1. 外治自疗方

治耳聋铁酒方：250 克磁铁烧红，迅速投入 1 升酒中，去磁铁饮酒。磁铁塞入耳中。主治耳聋。

洋葱软膏：洋葱适量。捣碎的洋葱制成软膏，不定时塞入耳中。可治疗耳痛。

鲤鱼滴耳液：鲤鱼的脑髓适量。用鲤鱼的脑髓蒸炖后滴耳。主治耳聋。

2．药食自疗方

生地防风汤：生地 20 克，防风 15 克，白芍、怀牛膝（盐水炒）、丹皮、知母（盐水炒）、枳壳（面炒）、黑豆皮、活磁石（焙研极细为引）各 10 克，广皮、黄柏（盐水炒）、泽泻各 5 克，煎服数剂，治疗因火盛水亏所致的耳聋。

乌雄鸡汤：乌雄鸡 1 只。乌雄鸡去毛及内脏洗净，加黄酒适量煮熟，趁热食之。主治耳聋。

干百合末：干百合适量。将干百合研成末，用温水服 6 克，每日两次。主治耳聋、耳痛。

黑豆炖狗肉：将 500 克狗肉洗净，切成块，和 100 克黑豆一起加水煮沸后，小火炖至熟烂，最后加五香粉、盐、糖、姜调味即可服食。主治老年性耳聋。

猪肾粥：猪肾 1 对，粳米 150 克。将猪肾去臊腺洗净，切成细丁，和粳米一起常法煮粥，加葱白两根，每日早、晚温热服食。主治老年性耳聋。

莲枣扁豆粥：粳米 100 克，莲子 10 克，红枣 20 克，白扁豆 15 克。上四种材料加水煮粥，每日早晚温热服食。主治老年性耳聋。

枸杞红花酒：低度白酒 300 毫升，枸杞 50 克，红花 20 克。将红花、枸杞同浸泡于白酒内，1 个月后即可饮用。随量饮用。具有养血活血，通窍聪耳之功效。

枸杞蒸鸡：将嫩鸡半只（约 600 克）剁成 3 厘米见方的鸡块，香肠 50 克切片，加入适量酱油、蚝油、食油、料酒、白糖、生粉、食盐、麻油、胡椒粉拌匀，腌渍 15 分钟。再将枸杞 30 克、山茱萸 15 克、香肠片、姜片与鸡块拌匀，放在盆内，加盖放入微波炉，用高功率火转 8 分钟。取出，翻动一下鸡块，撒少许葱段，再转 1 分钟即可。佐餐食用。具有养阴补肾，通窍聪耳的功效。

178. “烦”音阵阵：耳鸣

耳鸣是指自觉耳内鸣响，是一种主观感觉，常常是因听觉机能紊乱而引起。由耳部病变引起的常与耳聋或眩晕同时存在，由其他因素引起的，则可不伴有耳聋或眩晕。

【病发诱因】

1．由于耳蜗内外毛细胞的膜透性障碍、毛细胞突触代谢障碍、听神经纤维短路引起。

2．由耳部疾病引起的耳鸣，称为耳源性耳鸣，常与耳聋或眩晕同时存在，如外耳与中耳疾病、听神经瘤等。

3. 由全身其他疾病引起的耳鸣，如美尼尔氏病、硬化症、头部外伤、贫血、高血压、糖尿病、甲状腺功能低下、低血糖、自身免疫性疾病、血管痉挛性疾病等全身系统性疾患。

4. 由其他因素引起，如耳毒性药物、噪声、精神紧张均可引起耳鸣。

【主要症状】

1. 可感觉到时刻变化的嗡嗡声、铃声、轰鸣声、哨声甚至更复杂的声音。这些声音有间断性、持续性、搏动性（与心跳同步）。

2. 常常伴有听力减退、头晕，甚至耳聋，85% 以上耳鸣患者有听力减退。

【防治妙方】

1. 外治自疗方

屏气法：定息静坐，咬紧牙关，以两指捏鼻孔，怒睁双目，使气窜入耳窍，至感觉轰轰有声为止。每日数次，连做 2 ～ 3 天。

搓掌法：坐定搓掌心 50 次，趁掌心热时紧按双侧耳门。如此 6 次，连做 2 ～ 3 日，治疗时要心情淡然清净，方能奏效。

塞耳法：麝香 0.5 克，金蝎 14 条，共研细末，贮于有盖瓶内。临用时，采鲜荷叶 1 张轻揉后，包少量药粉塞患耳一夜，第二天早晨取出。对治疗耳鸣有一定疗效。

摩、扣耳门法：先用大拇指顺时针方向按摩双耳耳门 12 下，再逆时针方向按摩耳门 12 下，然后用食指和中指并拢叩耳门两下，大拇指按一下，连续 12 下，每天早晚各做 1 次。

用拇指指甲和食指偏峰相对，分别掐压左右中指端的中冲穴和食指桡侧的商阳穴各 36 次，然后再分别捻揉数秒。清心除热，开窍复苏，散邪败毒，表里双解。

聪耳枕：用荷叶、苦丁茶、菊花、夏枯草、蔓荆子、石菖蒲各等份，制成枕芯，经常枕之，有消除耳鸣、增强听力、明目之功效。

2. 药食自疗方

磁石 20 克，山药、天门冬、党参、怀牛膝各 15 克，茯苓、熟地、制首乌、五味子各 10 克，甘草 3 克，水煎，分 2 次服，每日 1 剂，可滋肾、治耳鸣。

白术、五味子、山药、桂圆各 15 克，水煎，分 2 次服，每日 1 剂，可补血、健脾、安神，用于治疗眩晕、耳鸣等症。

狗肉黑豆粥：狗肉 250 克，黑豆 60 克，粳米 100 克。黑豆浸泡半日，狗肉洗净切小块，与粳米同煮为粥。随意服食。主治耳鸣。

鲤鱼脑髓粥：鲤鱼脑髓 50 克，粳米 100 克，姜、葱、盐少许。将鲤鱼脑髓洗净，切碎，与粳米同煮为粥，熟时加姜、葱、盐等调匀即可。主治耳鸣。

凉拌橘姜萝卜丝：白萝卜丝 250 克，鲜橘皮丝 15 皮，生姜丝 6 克，麻油、精盐（或食糖）适量。将萝卜丝、鲜橘皮丝、生姜丝拌匀，加麻油、精盐（或食糖）适量，拌匀即可。佐餐吃，每日 1 剂，常吃。主治行气降逆，耳鸣耳聋。

葵花子汤：葵花子 10 ~ 15 克。将葵花子去壳取仁煎汤服用。主治耳鸣。

核桃炒猪肾：核桃仁 30 克，猪肾 2 只（切片），猪油少许。炒熟，每晚睡前趁热服，连服 3 天。主治肾虚耳鸣、遗精。

桑椹醪：鲜桑椹 1000 克，糯米 500 克。桑椹洗净捣汁，与糯米同烧煮，做成糯米干饭，待冷，加酒曲适量，拌匀、发酵成酒酿，每日佐餐适量服用。主治耳鸣。

黄精聪耳粥：黄精 15 克，茯苓 15 克，葛根 10 克，糯米 150 克。将上四味加水浸泡 30 分钟，用文火煮成粥。早晚分食。健脾益气，升阳聪耳。

179. 听觉系统的破坏王：中耳炎

中耳炎俗称烂耳朵、耳朵底子，是病菌进入鼓室，当抵抗力减弱或细菌毒素增强时，引起鼓室黏膜产生炎症，多发生于 8 岁以下儿童。

【病发诱因】

1. 与年幼儿耳部生理特征有关。在耳朵与咽部之间有一条斜的管道，叫做咽鼓管。婴幼儿的咽鼓管与成人区别较大，其形态短、平而宽，咽鼓管的方向几乎呈水平位。如果婴幼儿患了感冒，鼻咽部的细菌很容易通过咽鼓管进入中耳，从而引起中耳炎。

2. 1 岁以内婴幼儿容易呛奶，奶水就顺着鼻子呛到咽部后，沿着咽鼓管进入中耳，时间一长，就为细菌生长提供了良好的环境，引发中耳炎。

3. 有些年轻父母在给婴幼儿洗澡时，由于不小心把脏水弄到耳朵里，也会导致中耳炎。

4. 小儿抵抗感染的免疫力相对低下，尤其是半岁后来自母亲的抗体水平下降，易感染中耳炎。

5. 游泳时水通过鼻咽部而进入中耳引发中耳炎。

6. 外伤所致的鼓膜穿孔、感染引起中耳炎。

7. 有的人擤鼻涕时往往用两手指捏住两侧鼻翼，用力将鼻涕擤出。这种擤鼻涕的方法迫使鼻涕向鼻后孔挤出，到达咽鼓管引发中耳炎。

【主要症状】

1. 听力减退：听力下降、自听增强。小儿常对声音反应迟钝，注意力不集中，学习成绩下降。如果一耳患病，另一只耳听力正常，则不易觉察。

2. 耳痛：耳朵持续性隐痛或抽痛，发烧、打喷嚏时加重，常伴有耳内闭塞或闷胀感，按压耳屏后可暂时减轻。

3. 耳鸣：多为低调间歇性，如“噼啪”声、嗡嗡声及流水声等，比如，当头部运动或打哈欠、擤鼻涕时耳内可出现气过水声。

4．婴幼儿说不清症状，只会用手抓耳朵，往往伴有鼻塞流涕、烦躁、哭闹不安、夜不能寐、拒绝喂哺、夜间打鼾等症状。

5．随着病情的发展，中耳腔积液中的水分被吸收变得黏稠，就会使内陷的耳膜粘连固定，严重者听骨也会粘连固定，导致渐进性耳聋。

【防治妙方】

1．简易自疗方

鲜柚叶，捣烂取汁，滴入耳内，治急、慢性中耳炎。

石榴花晒干研末，加冰片少许吹耳内，治中耳发炎。

鳝鱼剪尾滴血于耳内，每次3滴，侧卧20分钟，每日2次。

鸡蛋黄放入铁锅内，制取蛋黄油滴耳，每次2～3滴，每日3次。

槐花、菊花、绿茶各3克。沸水冲泡，代茶频饮。主治慢性中耳炎，听力减退。

田螺内塞入冰片0.5克，取其分泌液滴入耳内，可治中耳发炎、耳内生疮或肿痛。

黄连5克，高度白酒25毫升。浸3天去渣，取药滴耳中，每日3次。主治慢性中耳炎。

青鱼胆焙干6克，枯矾6克，黄连3克，冰片2克，共研极细末，每日吹入耳内1次，治慢性中耳炎。

先将陈皮5克炒黄，研细末，灯芯草5克烧成灰，再加冰片5克，共研成极细末吹耳，每次适量，每日2次。

取明矾10克浸泡于猪胆内，24小时后取出晒干，研成极细末，每次取药粉适量，用小纸筒吹入耳内，每日2次。

青茶叶、荷叶、细辛各2～4克，蝉蜕3克，麝香0.3克。共研细末，用葱尖捣泥与之和匀，做小捻，绢裹，纳于耳内。主治中耳炎及耳鸣。

茶叶、菖蒲各3克，粉丹皮、川芎各5克。沸水冲泡，代茶频饮。主治卡他性、真菌性慢性中耳炎。

乌贼骨2克，研末，过筛，与香油调成稀液状滴耳，每次3～4滴，每日2次。

取鸡蛋壳1个，炒黄研末过筛（120目），香油调成稀液，滴耳，每次2～3滴，每日2次。

取大黄10克，枯矾3克，共研成极细粉末，并混合均匀。用药时，先常规清洁耳道，每次取以上药物粉末适量用植物油调稀后涂入耳内。每日2～3次。一般连用3～5日可愈。

苦参15克，冰片6克，香油30克。将油烧沸，立即将苦参投入，待药焦黄后捞出，再将冰片放入搅匀，置凉备用。每日滴耳3次，每次2～3滴。清热解毒、杀菌。主治化脓性中耳炎。

轻粉0.5克，红粉0.1克，冰片0.2克，滑石0.2克，人工合成麝香0.1克。上药共碾为细末备用。先将外耳道用淡盐水洗净，取药粉少许，以纸卷轻轻吹或顿入即可。1日2次。清热解毒，排脓消肿。主治慢性中耳炎。

2．饮食自疗方

扁豆山药糜：白术15克，山药18克，白扁豆20克，红糖适量。白术煎汤取汁入其他三味煲烂吃，每日1剂，连用7～8天。益气健脾。主治脾虚湿困之化脓性中耳炎。

磁石猪肾羹：猪肾1对，磁石500克。用水先煮磁石，再煮肾至熟以葱、豆豉、姜、椒作羹，空腹食之。滋肾阴，补肾精，潜阴阳，清虚火。主治肾元亏损之化脓性中耳炎。

酒煮雄鸡：雄鸡1只，米酒1000毫升，姜、椒、食盐适量。用米酒和水各半煮鸡至熟，加作料入味后食之。补肾益精。主治肾元亏损之化脓性中耳炎。

鸽肉木耳汤：肉鸽1只（约重500克），水发黑木耳100克。肉鸽宰杀后，去除内脏，清洗干净，加水发黑木耳，放汤炖酥调味即可。补肾培元，可辅助治疗婴幼儿中耳炎。

疏风通窍汤：炙麻黄3克，石菖蒲6克，防己6克，杏仁10克，葶苈子3克，甘草3克，水煎服。疏风渗湿，宣肺通窍。主治分泌性中耳炎。

熟地海参汤：熟地30克，海参60克，同放入炖盅内，加清水适量，文火炖2小时调味食用。

180. 挖耳掏耳总成伤：外耳道炎

外耳道炎为外耳道皮肤的弥漫性炎症病变，一般不影响听力，多由挖耳引发外伤所致。外耳道炎可分为两类，一类为局限性外耳道炎，又称外耳道疖；另一类为外耳道皮肤的弥漫性炎症，又称弥漫性外耳道炎。

【病发诱因】

1．外耳道皮肤外伤或局部抗病力降低时易诱发炎症反应，如挖耳、游泳进水、化脓性中耳炎的脓液刺激等。

2．有变应体质和糖尿病者易由金黄色葡萄球菌、链球菌、绿脓杆菌和变形杆菌等致病，常反复发作。

【主要症状】

1．耳部红肿、灼热、疼痛、耳鸣感，张口咀嚼时加重，可放射到同侧颞部。常伴发热和全身不适，耳周淋巴结肿大的症状。

2．外耳道充血、糜烂、结脓痂，或外耳道外局部呈丘状隆起，成熟时顶部有脓点。破溃流脓后，耳痛减轻。

3．拉耳廓或压耳屏有明显疼痛，乳突区皮肤红肿，耳后沟消失，耳廓耸立。

4．外耳道皮肤增厚、皲裂、脱屑，分泌物积存可造成外耳道狭窄。

【防治妙方】

1．外治自疗方

用耳炎灵滴剂搽患处。

用黄连10克，冰片3克，浸入70%酒精50毫升中泡24小时后，用酒精搽患处。

清洁外耳道后，用烂耳散或珠黄散吹耳，每天2次。

取硼酸9克，冰片0.9克，胆矾0.9克，研细末装瓶备用。取少量吹入外耳道内。每天3次。

取黄连15克，黄柏15克，当归20克，生地黄20克，冰片3克，研细末装瓶备用。用药前清洁外耳道，取适量药末吹入。每天3次。

柏石散（黄柏30克，石膏30克，枯矾15克，研细末）、青黛散，每次各取适量拌匀吹入耳道。用治分泌物较多，黄水淋漓者。

取新鲜野菊花叶30克，水煎成浓汤，放置澄清。取澄清液冲洗外耳道。每天3～4次。或取黄连适量水煎汤，冲洗外耳道。

菊花50克，蒲公英50克，水煎汤冲洗外耳道。或用高渗盐水冲洗外耳道内积存的分泌物及碎屑，拭干后用涂有抗生素及肾上腺皮质激素合剂的棉条塞外耳道。此法对于弥漫性外耳道炎效果较好。

黄连12克，枯矾4.5克，甘油100毫升，冰片0.6克。先煎黄连汤浓缩为100毫升，过滤取液，加入枯矾溶解再过滤，然后加甘油、冰片溶解。取汤冲洗外耳道。每天2次。

2．中药自疗方

甘露消毒丹：白蔻仁15克，藿香15克，茵陈12克，滑石12克，木通12克，菖蒲12克，黄芩15克，薄荷10克，连翘12克，白鲜皮1.5克，苦参12克，枳壳10克，甘草6克。水煎内服。适用于外耳道炎。

181. 呼吸也是奢望：鼻炎

鼻炎指的是鼻腔黏膜和黏膜下组织的炎症。从鼻腔黏膜的病理学改变来说，有慢性单纯性鼻炎、慢性肥厚性鼻炎、干酪性鼻炎、萎缩性鼻炎等；从发病的急缓及病程的长短来说，可分为急性鼻炎和慢性鼻炎。

【病发诱因】

1．全身疾病可使机体抵抗力降低，鼻黏膜血液循环障碍而引发鼻炎，如贫血、糖尿病、风湿病、结核病、心肝肾疾病等。

2．鼻子邻近器官病变炎症可扩散到鼻腔而引起鼻炎，如扁桃体炎、咽炎、腺样体炎等。

3．当气候变化较大时，无论是骤凉还是骤热，均易使鼻黏膜受到刺激而引起鼻炎。

4．人类生存环境日益恶化，大气污染严重，有害物质可直接刺激鼻腔黏膜诱发鼻炎。

5．长期使用滴鼻净、鼻炎净或服用降压药等容易引起鼻黏膜慢性中毒，从而诱发药物性鼻炎反应。

【主要症状】

1．过敏性鼻炎：表现为阵发性喷嚏、鼻塞、流大量清水涕。有些人同时有鼻、咽、眼部阵发性发痒，鼻黏膜苍白、水肿、有水性涕。

2．急性鼻炎：多发于春秋两季。初期全身不适，发热，鼻腔及鼻咽部干燥，打喷嚏，1 ~ 2 天后流清水鼻涕。中期全身症状加重，鼻黏膜极度充血，水肿，鼻塞，鼻腔有黏稠脓性分泌物。末期全身症状和黏膜充血水肿、鼻塞减轻，无并发症，分泌物减少，但分泌物黏稠不易擤出，7 ~ 10 天后可痊愈。

3．慢性鼻炎：慢性单纯性鼻炎表现为交替性、间歇性鼻塞，滴麻黄素后鼻塞消失，流少量黏液性鼻涕，无头痛。下甲肿胀、光滑、柔软、有弹性，黏膜呈暗红色。

慢性肥厚性鼻炎表现为持续性鼻塞，流清黏液或脓性分泌物，常伴有头昏头痛，有的出现耳鸣、听力下降。下甲表面不平，结节状或桑椹样变，黏膜呈暗红色或苍白色。

4．萎缩性鼻炎：主要表现为鼻出血，头痛头昏，鼻内可有臭味，鼻咽喉部干燥不适，似有异物堵塞。因鼻黏膜糜烂，用力擤鼻涕或挖鼻后出血加重。

【防治妙方】

1．*按摩自疗方*

用双拇指在被按摩者前额施推揉法，从印堂（眉心）开始，沿眉弓上缘太阳穴至耳前耳后，施术至颈根部，然后再用拇指推揉印堂至百会（发旋）。术中重点做揉压法，各部位推揉 72 次。

按摩者右手拇指按揉印堂穴，左手食中指勾点枕后风池穴（后脑凹陷处），一上一下同时进行，力度可稍重。

揉迎香穴（位于鼻之两旁、鼻唇沟中）、鼻通穴（位于鼻之两侧、鼻唇沟上端尽头）、印堂穴（位于两眉头连线中点）各 72 次。

捏鼻、擦鼻翼各 36 次，可促进鼻部血液流通，改变局部血液循环，从而达到散淤通窍之功效。

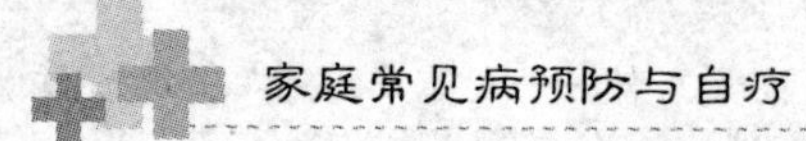

2．外治自疗方

儿茶适量，研为细末，吹鼻，每日3次。具有清热化痰、消肿排脓之功效。主治鼻窦炎流脓者。

芝麻油适量，每侧鼻腔滴2滴，每日2次。具有润燥、清热、消肿之功效。主治萎缩性鼻炎、鼻炎秋季发作干燥难受者。

苦葫芦子30克，将上药捣碎并置于干净瓶中，以150毫升好酒浸之，1周后开封，去渣备用。用时取少许滴入鼻中，每日4次。可通窍。主治鼻塞、眼目昏痛等。

取未成熟的小白萝卜，除去表皮，刮取最辛辣的一层萝卜皮，用手挤成萝卜水，滴入鼻中，一次看量，直到鼻子感觉麻痹则停，注意尽量别让萝卜水流入喉咙，最好是躺在床上，脖子用枕头垫起，这样萝卜水只会进入鼻腔不会进入喉咙。如此2～4次（每晚1次）就能根治。

苍耳子30～40个，轻轻捶破，放入小铝锅内，加入麻油50克，文火煎炸苍耳子，待苍耳子炸枯时，滤取药油装入清洁瓶内备用。用时以消毒小棉球蘸药油少许涂于鼻腔内，每日2～3次，2周为1疗程。药油涂入鼻腔时，应尽量涂进鼻腔深部。使用本法应持之以恒，尽量不要间断，治愈为止。

3．饮食自疗方

蜂巢：蜂巢1片，经常嚼食之，10分钟左右吐渣，1日3次。主治过敏性鼻炎、鼻窦炎。

羊粉：取羊睾丸一对，洗净后，放瓦片或砂锅内焙黄（不可炒焦炒黑），研成细末，用温开水或黄酒送下。每对睾丸1日分2次服完，连续用2～3天，主治慢性鼻炎。

老干丝瓜末方：老干丝瓜2条，烧灰研末保存。每次服15克，每日早晨用开水送服。可化淤、解毒。主治鼻窦炎、副鼻窦炎、流臭鼻涕者。

丝瓜藤煲猪瘦肉：取近根部的丝瓜藤3～5克洗净，猪瘦肉60克切块，同放锅内煮汤，至熟加少许盐调味，饮汤吃肉，5次为一疗程，连用1～3个疗程自愈。清热消炎，解毒通窍，主治慢性鼻炎急性发作，萎缩性鼻炎，鼻流脓涕，脑重头痛。

辛夷煮鸡蛋：用辛夷花15克，入砂锅内，加清水2碗，煎取1碗；鸡蛋2个，煮熟去壳，刺小孔数个，将砂锅复置火上，倒入药汁煮沸，放入鸡蛋同煮片刻，饮汤吃蛋。通窍，止脓涕，祛头痛，滋养正，主治慢性鼻窦炎，流脓涕。

柏叶猪鼻汤：取猪鼻肉60克刮洗干净，用生柏叶30克，金钗斛6克，柴胡10克同放砂锅内，加清水4碗煎取1碗，滤除药渣，冲入蜜糖60克，30°米酒30克，和匀饮之。消炎通窍，养阴扶正，主治鼻流臭涕。

胖头鱼头汤：取胖头鱼100克，洗净后用热油两面稍煎待用；将大枣15克去核洗净，用干黄花30克（泡发），白术15克，苍耳子10克，白芷10克，生姜3片共放砂锅内，与胖头鱼一起煎汤，煮熟后吃肉喝汤。有扶正祛邪、补中通窍之功效。主治慢性萎缩性鼻炎以及感冒频繁。

米醋鸡蛋：将180克米醋（9°）倒入容器中，然后把1个鸡蛋浸入醋中，浸泡36～48小时。如果是红皮鸡蛋，浸泡的时间应稍长一些。当鸡蛋壳完全软化后，将蛋壳捅破，与米醋一同搅匀，分5～7天服用。主治由肺热所引起的咽痛、鼻疮、干呕、头痛等症。

182. 小心流血成习惯：鼻出血

流鼻血医学上称为鼻衄，是常见的一种病症，多数发生于鼻中隔前下部位，常发生于儿童时期。常因不被人重视而耽误治疗，造成习惯性鼻出血。

【病发诱因】

1．头面部外伤及鼻腔邻近组织有肿瘤多为出血原因。

2．由局部疾病所致，如鼻黏膜干燥、糜烂、溃疡、小血管破裂、鼻中隔偏曲或穿孔，急性鼻窦炎等。

3．由全身性疾病引起，多见于高血压、血液性疾病、代偿性月经、营养障碍或维生素缺乏及慢性肝病、急性发热性传染病等。

【主要症状】

1．鼻腔中任何部位皆可出血。局部疾患引起的鼻出血，多限于一侧鼻腔，而全身疾病引起者，可能两侧鼻腔内交替或同时出血。常见喷射性或搏动性小动脉出血。有时，鼻腔后部出血常迅速流入咽部，从口吐出。

2．出血量的多少各有不同，有的人仅仅表现为鼻腔有几滴血流出或在回缩的鼻涕中混有一些血丝、血块；有的出血量较多，血流如注，可因出血过多而引起休克；反复出血者可造成贫血。

【防治妙方】

1．按摩自疗方

用中指压迫印堂穴，食指压迫上星穴，拇指压迫风池穴，也可止血。

用冷水浸过的毛巾冷敷鼻子，待心情平静下来后再慢慢地指压巨髎、天柱、温溜、合谷这4个穴位，鼻血慢慢就会止住。

按摩上星穴能清肝明目、通鼻窍、止鼻血。按摩商阳穴能开窍苏厥、清泄阳明经热、消肿止血。

按摩太冲穴能平肝镇惊、泄热理气、清火化湿，按摩迎香穴能清肺热、散风邪，按摩孔穴能清热解表调肺气，它们都是止鼻血的良穴。

2．外治自疗方

用生藕一根捣烂贴于颅息穴，流血即止。

用一把韭菜捣烂塞入鼻孔中1～2分钟换1次，数次即愈。

用浸有冷水或冰水的毛巾敷在前额部、鼻背部等部位，冷的刺激可使鼻内小血管收缩而止血。

可用比较清洁的纱条、棉花等填塞在鼻腔内，如果能蘸一些肾上腺素或云南白药等，效果会更好。

如果是鼻中隔易出血区出血时，可紧压二侧鼻翼于鼻中隔上5分钟，可达到临时止血效果。

用一根细麻绳扎住相反方向的手的中指第一节（即左鼻孔流血扎右手中指第一节，右鼻孔流血扎左手中指第一节），被扎的中指因血液循环受阻变青紫色，一会儿鼻出血即会停止。鼻出血停止后，稍等片刻即可去除麻绳。

通常往鼻孔放入小棉塞，夹住鼻两侧3～5分，流血就能顺利地停止。如果有条件，最好把棉塞在3%的过氧化氢溶液中蘸一下，再放入鼻孔，它可以加强血液凝固。

左鼻孔出血上举右臂，右鼻孔出血上举左臂，两鼻孔出血上举双臂，对止血有奇效。要求举臂时身体立直，举起的臂与地面垂直，与身体平行。

3．饮食自疗方

生地二根饮：鲜生地、鲜白茅根各30克，鲜芦根50克，水煎服，每日1剂，代茶饮，连用7～10天，能清热凉血、止血。

黄花菜瘦肉汤：黄花菜30克（干品，浸泡洗净），瘦猪肉100克，蜜枣2枚，同入锅内，加水适量慢火1小时，以盐调味后食用。有清热平肝、润燥、止鼻血之效。

阿胶炖瘦肉：阿胶6克，瘦肉30克（切片），同放碗内，加适量开水，加盖隔水炖1小时，入少许食盐调味食用。有滋阴养血、止鼻血功能。

花生衣煎：花生衣15克，红枣10枚（去核），白糖适量。将花生衣、红枣加水如常法煎汤，得500毫升汁液，服时加白糖适量。1剂分2次服。可常服，可防治血源性疾病引起的鼻出血。

紫菜白萝卜汤：紫菜30克，白萝卜500克。将紫菜泡发洗干净，白萝卜洗净，切片，将二者加水煎汤，少许食盐调味服用。每日1次，可常服，适用于肺热型鼻腔干燥出血。

石膏豆腐汤：生石膏60克，豆腐300克，豆腐洗净切块，同生石膏一起下锅，加水煮1小时，用盐少许调味，饮汤吃豆腐。1日1次，3天为1疗程，适用于肺热型鼻腔干燥出血。

藕节西瓜粥：将鲜藕节汁250毫升、西瓜汁250毫升、粳米100克共煮粥，熟时加适量白糖服用，每日1～2次。每日1次，可常服，适用于肝火上逆型鼻出血。

塘虱鱼大枣粥：塘虱鱼1条，大枣10枚（去核），糯米100克。塘虱鱼去鳃及肠杂，大枣洗净，同糯米一起入锅煮粥，白糖适量调味食用。每日1次，可治肝肾阴虚型鼻衄。

栀子菊花茅根粥：将生栀子10克（打碎）、菊花15克、鲜茅根50克煎水取汁1000毫升，和粳米60克煮粥，熟时加适量食盐调味服食。每日1次。酌情选服，至鼻出血止，适用于肝火上逆型鼻出血。

空心菜白萝卜蜂蜜：空心菜120克，白萝卜500克，蜂蜜50克。将空心菜、白萝卜洗净捣烂绞汁，加蜂蜜调匀即可服用。分2次服，每日1剂。可治肝火上逆型鼻出血。

猪蹄黑枣汤：将猪蹄1只和黑枣250克煎汤，熟时吃猪蹄黑枣。用其汤将10克阿胶溶化，并加适量白糖饮服。宜常食。补益身体，防治鼻出血。

鲫鱼石膏煲豆腐：将鲫鱼1条（约150克）宰好洗净，与200克豆腐、30克石膏同放入锅内，加水适量煲1小时，以盐调味即可食用；幼儿可只饮汤不吃渣，以防鱼骨哽喉。有清肺热、降胃火、止鼻血的功效。

183. 坏习惯后患无穷：鼻疖

鼻疖是指鼻前庭毛囊、皮脂腺或汗腺的局限性化脓性炎症，偶可发生在鼻尖或鼻翼。如果经常用手指挖鼻孔、拔鼻毛或捏挤鼻尖及周围的粉刺，就容易使毛囊、皮脂腺遭受细菌感染，进而发展为鼻疖。

【病发诱因】

1．由慢性鼻前庭炎继发而产生。

2．糖尿病者和抵抗力低弱者易诱发本病。

3．挖鼻或拔鼻毛致鼻前庭皮肤损伤、感染（金黄色葡萄球菌感染）易诱发本病。

【主要症状】

1．局部胀痛、灼痛、红肿，可伴有全身不适和低热。

2．疖肿呈单个或多个，但多限于一侧鼻前庭。疖肿周围浸润、发硬、发红，形成期有明显跳痛，成熟后顶部出现黄色脓点。脓点溃破则流出脓液，有时排出黄绿色脓栓。

3．外鼻及上唇血管丰富，疖肿感染可经内静脉及眼上下静脉扩散进入海绵窦，引起海绵窦血栓性静脉炎，危及人的生命。因此，外鼻及上唇被称为危险三角，应该把鼻疖视为一种严重疾病而加以重视。疖肿感染表现为寒战、高热、头剧痛、患侧眼睑及结膜水肿、眼球突出、眼底静脉扩张和视乳头水肿，甚至失明。

【防治妙方】

1．简易自疗方

鲜嫩桃叶，捣烂塞患处，治鼻疖。

选用野菊花、芙蓉花叶、苦地胆、鱼腥草等捣烂外敷。

玉露膏、金黄膏涂敷患部，或紫金锭、四黄散调水涂敷。

翻白草、鬼针草、地丁各30克，水煎服。药渣再煎，以药液热敷患处。以清热解毒，消肿透脓。

2．饮食自疗方

菊花野草饮：野菊花、羊蹄草、犁头草、凉粉草各30～60克，水煎服。

蒲公英粥：鲜蒲公英90克（干品45克），粳米100克。先将蒲公英洗净切碎，加水煎煮，去渣取汁，与淘洗干净的粳米一同入锅，加水适量，先用旺火烧开，再转用文火熬煮成稀粥。清热解毒，消肿散结。主治疖肿，局部皮肤潮红。

凉拌马齿苋：马齿苋500克。马齿苋洗净，放入沸水中烫数分钟，取出略挤干，切碎，加入香干末、糖、盐、味精、麻油拌和，分次佐餐服用，也可空腹服用。清热解毒，主治疖未成脓时，也可用于夏天预防疖肿。

瓜皮汁：西瓜1个。西瓜靠皮处用匙刮汁，每天2～3次，每次200毫升。清热解暑。主治疖肿早期。

金银花饮：金银花15克。金银花用开水冲泡待凉后当茶饮，每天5～6次，连服数天。清热解毒。主治疖肿中期，局部出现红肿痛者。

绿豆汤：绿豆100克。绿豆洗净，加水1000毫升，先用旺火烧开，再用文火煮烂，分次服用，每日2～3次。清热解毒。主治疖肿。

炒西瓜皮：西瓜1个去红瓤及外皮，切成条状，用盐少许拌匀，1～2小时后用素油炒食或麻油凉拌食之。清热解暑。主治疖肿，并可预防中暑。

184. 赘生膨大成“蛙鼻”：鼻息肉

鼻息肉是发生于鼻腔内的赘生物，中医称鼻痔、鼻瘜等，好发于鼻腔的筛窦区、中鼻甲的游离缘及上颌窦口等处，是一种常见的鼻病，多见于成年人，儿童很少发生。

【病发诱因】

1．变态反应：组胺、白细胞三烯等化学物质能使鼻黏膜小血管通透性增高，鼻黏膜因渗出血浆增多而极度水肿，并受重力影响而逐渐下垂，形成息肉。

2．慢性炎症：鼻黏膜长期受到慢性鼻炎、鼻窦炎脓性分泌物的刺激，易发生血栓性静脉炎及淋巴回流障碍，并因此产生水肿，逐渐形成息肉。

3．阿司匹林不耐受：阿司匹林等非类固醇药物容易干扰不耐受者的花生四烯酸代谢，导致鼻息肉发生。

【主要症状】

1．鼻息肉过分生长致外鼻畸形，鼻梁膨大变宽，形成“蛙鼻”。

2．可出现持续鼻塞、闭塞性鼻音、嗅觉减退、睡眠打鼾等症状，其表现轻重程度由鼻息肉大小和部位决定。

3．鼻息肉增生膨大，易阻塞鼻窦，引起鼻窦炎，鼻分泌物增多，经常头痛。

4．后鼻孔息肉增生膨大，可致呼气时鼻阻塞感。

5．鼻息肉增生膨大若阻塞咽鼓管咽口，可引起耳鸣和听力减退。

【防治妙方】

1．外治自疗方

取硇砂3克，冰片0.15克，轻粉1克，雄黄1克，研细末装瓶备用。每次挑少许点于鼻息肉上。每天2次。适用于鼻息肉的治疗。

甘遂末、甜瓜蒂各3克，硼砂、飞辰砂各1.5克，冰片0.6克，研末，每次取少许塞鼻，适用于各型鼻息肉。

狗头骨50克，乌梅25克，人指甲9克。置瓦上炭火焙烤，待分别呈白色、黑炭样和焦黄色时取出待凉研极细，与硼砂末6克和匀。药粉少许吹于息肉上，1～2小时1次，10日为1疗程。适用于鼻息肉的治疗。

2．药食自疗方

板蓝根、核桃壳（先煎）各30克，芦根、金银花各20克，桑叶、桔梗、玄参各15克，赤芍、白芷各10克，红花、川芎各6克，甘草5克，辛夷3克。水煎服，每日1剂。治疗鼻息肉效果良好。

鱼腥草煲猪肺：鲜鱼腥草60克，猪肺约200克，加清水适量煲汤，用食盐少许调味，饮汤食猪肺。适用于鼻息肉的治疗。

米醋煮海带：海带（干）60克，加米醋适量煮吃。胃溃疡、十二指肠溃疡、胃酸过多者忌用。适用于鼻息肉的治疗。

辛夷花煲鸡蛋：辛夷花10克，鸡蛋2个，加清水适量同煮，蛋熟后去壳再煮片刻，饮汤吃蛋。适用于鼻息肉的治疗。

185. 红鼻头的烦恼：酒糟鼻

酒糟鼻又名酒渣鼻、玫瑰痤疮、红鼻头，是面部血管舒缩功能失调并伴有皮脂腺增生的一种慢性炎症皮肤病，多见于青壮年。本病常反复发作，经久不愈，影响美容，患者不堪其苦。

【病发诱因】

1．胃肠功能紊乱，饮食冷热不均，以及长期大量食用辛辣刺激食品，可以使面部神经功能失调，毛细血管扩张，导致本病。

2．过敏体质者，对螨虫及其分解物过敏，可导致鼻部毛囊虫感染而形成本病。

3．其他，如油性皮肤、毛孔堵塞、高温高寒、情绪激动、紧张焦虑、妇女闭经、内分泌失调、病灶感染等均可诱发酒渣鼻。

【主要症状】

1．红斑期：鼻部出现暂时性红斑，然后持续潮红，毛细血管呈树枝状扩张。在食用辛辣刺激性食物后或情绪激动时，红斑更明显，常持续不退。

2．丘疹期：在红斑的基础上形成丘疹或脓疱，并出现毛细血管扩张，皮肤瘙痒，皮损与毛囊不一致。

3．鼻赘期：鼻部增生肥厚膨大，鼻部多个结节会互相融合，表面凹凸不平，毛孔明显扩大，毛细血管显著扩张并有轻度炎性反应，纵横交错，形成鼻赘。

【防治妙方】

1．外治自疗方

大黄、雄黄各等量，共研细粉，温开水调成粉，敷于患处，每日1次。

将新鲜荸荠洗净后，横切成两瓣，反复地涂擦于酒糟鼻上，把荸荠的白粉浆涂满患鼻表面。每日早晚各涂擦1次，坚持4星期后即见疗效。

金黄散：局部常规清洗后，取本品适量，用清水少许调匀，外敷患处，每日2～3次，连续2～3天。可清热解毒。

硫磺软膏：大黄粉10克，硫磺软膏适量，调匀备用。患处用温水洗净后，直接将药膏涂抹于患处，每天3～4次，连续7～10天。可清热解毒。

硫磺、大黄粉各15克，置瓶中，加入冷开水100毫升拌匀，用棉签蘸药液外搽患处，每日3次，早、中、晚各1次，以搽后局部发痒为度，连续使用7～10天。可清热解毒，消肿止痛。

大黄粉10克，灭滴灵片1粒，共研细末，用清水适量调为稀糊状，用棉签蘸药液外搽患处，每日3次，早、中、晚各1次，连续7～10天。可清热解毒，消肿止痛。

百部30克，蛇床子、地榆各10克，75%酒精100毫升，密封浸泡5～7天即成。使用时用棉签蘸药液外搽患处，每日3～5次，连续5～7天。可活血通络，消肿止痛。

枇杷叶、霜桑叶、金桔叶各适量。将诸药择净，放入药罐中，加入清水少许，先浸泡5～10分钟，再以上药煎取浓汁，用消毒药棉蘸药液外搽患处，每日3～5次，每日1剂，10天为1疗程，连续1～2个疗程。可清热解毒，活血消肿。

2．中药自疗方

取金银花9克，知母15克，生石膏30克，一同放入锅内，再加入500毫升水，煎煮取药汁。再加入粳米 60 克，同煮成粥，每晚睡前食用。

适量使君子放入铁锅内用文火炒至稍有香气后，待其凉下来，然后放入麻油中浸泡 1 周即成。患者每晚睡前用温开水服使君子仁 3 ~ 5 枚，1 周为 1 疗程。

取枇杷叶适量，将背面绒毛刷干净，烘焙后研成粉末，每次取 3 ~ 6 克用茶水或者黄酒送服，每天服用 3 次，可有效治疗肺热，尤其对酒糟鼻有效。

凉血四物汤：当归、川芎、红花、五灵脂、凌霄花各 9 克，赤芍、丹参各 15 克，黄芩、牡丹皮各 12 克，生地黄、土茯苓各 30 克。水煎服，每日 1 剂。活血化淤。

3．饮食自疗方

枇杷粥：每日取鲜枇杷叶 60 克（无鲜品，可用干品代替，酌减量），刷去毛，用蜜炙过，然后切碎，用布包裹和粳米 100 克～150 克加水煮粥食。具有清解肺热功效。适用于酒糟鼻。

枇杷叶膏：将鲜枇杷叶 5000 克洗净去毛，加水适量，煎煮 3 小时后过滤去渣，再次煎煮至 1500 克左右，兑入蜂蜜适量混匀；贮存备用。每次 10 ~ 15 克，每日 2 次。清解肺热，化痰止咳。适用于酒糟鼻等。忌食辛辣刺激性食物及酒类。

芦根竹茹粥：鲜芦根 150 克，竹茹 20 克，粳米 60 克。前二味布包同米加水煮粥。每日 2 次，连吃 15 日。适宜于红斑期。

金银花知母粥：将金银花 9 克，生石膏 30 克，知母 15 克放入锅内加适量水煎煮，弃渣取汁入粳米 60 克熬成粥食用。每日 1 次，7 日为 1 个疗程。清热解毒；适用于酒糟鼻。

山楂粥：粳米 50 克，干山楂 30 克。粳米与山楂洗净，用适量水同煮成粥即可。适宜于酒渣鼻患者第三期（鼻赘期）食用，效果较好。

鲜枇杷叶粉末：将新鲜枇杷叶的背绒毛去掉，捣烂；栀子仁研成粉末，二者混合即可食用。每次吃 6 克，每日 3 次。具有清热、解毒、凉血的功效，可辅助治疗酒糟鼻、毛囊虫皮炎等症。

186. 影响睡眠和记忆：鼻窦炎

鼻窦炎是上颌窦、筛窦、额窦和蝶窦的黏膜发炎的统称，为鼻科常见疾病。鼻窦炎对身体的危害极大，可引起头疼、头晕脑涨、失眠健忘、心烦意乱、发脾气、困倦淡漠、注意力不集中等。

【病发诱因】

1．因自身抗病力低、疲劳过度、受凉寒湿、营养不良、维生素缺乏、生活环境差等引起鼻窦炎。

2．全身性疾病可诱发鼻窦炎，比如，可能由贫血引起，可能由甲状腺、脑

垂体和性腺等功能减退等内分泌紊乱引起，也可能由流感、麻疹、猩红热、白喉等急性传染病引起。

3．鼻腔自身疾病也可引起鼻窦炎，如鼻中隔偏曲、中鼻甲肥大、鼻息肉鼻炎、鼻腔异物、鼻腔肿瘤等。

4．邻近病灶可引起鼻窦炎，如扁桃体炎、腺体肥大、口腔损伤感染等。

5．其他如鼻窦外伤骨折、细菌或污物进入鼻窦、鼻腔内填塞物置留过久、鼻腔分泌物吸入鼻窦等都可能引起鼻窦炎。

【主要症状】

1．一般单侧鼻塞，少数双侧鼻塞。并且早晨症状一般较重，随身体活动、体位变化、分泌物引流后，鼻塞可减轻。

2．鼻腔内有恶臭味黏性或脓性分泌物流出。

3．鼻腔脓液和肿胀堵塞嗅沟，或因炎症影响嗅觉黏膜，可引起嗅觉减弱或消失。

4．慢性鼻窦炎者多伴有头昏、头胀、注意力不集中、记忆力减退等症状。

5．急性鼻窦炎常有发热（体温在38℃左右，儿童热度稍高），慢性鼻窦炎一般没有发热症状。

6．急性鼻窦炎的相应区域会出现疼痛症状，比如，前组鼻窦炎引起鼻根、内眦和面部疼痛较明显，后组鼻窦炎常引起头顶、头号颅深部和枕部疼痛。

【防治妙方】

1．外治自疗方

按摩足底部反射区、足外侧反射区、足背部反射区，另外按摩迎香穴、上迎香穴和内迎香穴，每日每穴30次。也可用微型鼻炎治疗仪按摩鼻通穴。均有治疗作用。

上等龙井茶30克，川黄柏6克，共研细末，以少许药粉嗅入鼻内，每日多次。具有清热泻火、解毒排脓之功效。主治鼻窦炎、鼻塞伴脓性分泌物、自觉鼻臭等症。

白芷30克，研末，每次服3克，另取少许吹入鼻腔，每日1～2次。适用于急性鼻窦炎。

辛夷、白芷、苍耳各9克。另用浸有辛夷汁的纱布条塞入鼻腔，留置2小时，每日1次。

鱼脑石粉9克，辛夷6克，细辛3克，冰片0.9克，共研细末，每日3次吹鼻。适用于慢性鼻窦炎者。

黄柏10克。取水100克，将黄柏浸渍24小时后，过滤去渣，煮沸消毒即成。以浸液滴鼻，每日3～4次。

黄连、辛夷花各3克，冰片0.6克，共研细末，取适量药末吹入鼻腔，每日

2～4次，适用于急性鼻窦炎者。

葱白汁：葱白10克。葱白捣烂，绞汁，涂鼻唇之间，每日2次；或用开水冲后，趁温熏口鼻。祛风通窍。

2．中成药自疗方

胆香鼻炎片：成人每次4～6片，1日3次，温开水送服，儿童减半。

鼻炎丸：每次6克，1日2次，温开水送服。

香菊片：每次2～4次，1日3次，温开水送服。

鼻通丸：每次服用1丸，1日2次，温开水送服。

辛夷鼻渊方：鱼腥草、白芷各30克，柴胡、黄芩、金银花各12克，胆草、川芎、薄荷、瓜蒌各10克，山栀、荆芥、麻黄、辛夷各9克，桔梗6克，水煎服。清热解毒，利湿通窍。主治慢性鼻窦炎。

龙胆鼻渊方：薏米20克，鱼腥草15克，夏枯草、菊花、黄芩、白芷、苍耳子、桔梗、车前子、藿香各10克，龙胆草6克，水煎服。10剂为1疗程。清利湿热，排脓通窍。主治鼻窦炎。

射干豆根汤：射干30克，山豆根15克，辛夷、薄荷、山栀各10克，柴胡6克，甘草5克，细辛3克，水煎服。15～20剂为1疗程。清热解毒，泻火利湿，凉血消肿。主治慢性副鼻窦炎。

3．饮食自疗方

麻黄辛夷甘草茶：麻黄、辛夷、甘草、茶叶各等量，水煎后过滤，每日3次点鼻。适用于慢性鼻窦炎者。

鱼腥金牛菊花根：鱼腥草、东风桔根各30克，野菊花24克，豆豉姜、丝草各15克，入地金牛根6克，每日2次水煎服。适用于急性鼻窦炎者。

麦冬知母汤：麦门冬、石膏各5克，知母、黄芩、栀子、百合各2克，辛夷、枇杷叶各2克，升麻1克。每日2次水煎服。适用于慢性鼻窦炎者，疗效理想。

公英地丁酱：嫩蒲公英30克，嫩紫地丁30克。蒲公英、地丁洗净，放入沸水煮开烫熟，切细蘸酱食。清热解毒，排脓。

茶柏散：上等龙井茶30克，川黄柏6克。共研细末。以少许药末嗅入鼻内两侧，每日多次。清热泻火，解毒排脓。

葫芦酒：苦葫芦子30克。葫芦子捣碎置瓶中，加150毫升醇酒浸泡7日。去渣后，少少纳入鼻中。每日2～4次。通鼻窍。

老干丝瓜末：老干丝瓜2克。将老干丝瓜干烧灰存性为末。每次服15克，每日早晨用开水冲服。化淤解毒。

藿胆汤：藿香20克，猪胆2克，白糖30克，将藿香加水200毫升，煎至150毫升，加入猪胆、白糖调和饮服。

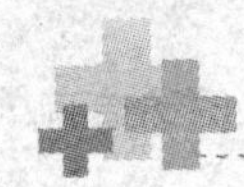

北芪炖乳鸽：北芪20克，山药15克，红枣8枚（去核），生姜3片。将乳鸽去毛与内脏，洗净，与山药、红枣、生姜一同放入炖盅内，加开水适量，文火炖3小时，调味即可。吃肉饮汤，此膳食适于肺气虚寒型鼻窦炎患者食用。

187. 危险乘虚而入：咽炎

咽炎是咽黏膜及其淋巴组织的炎症。咽炎虽不是大病、重病，但因其发病率高，患者数多，容易被轻视等原因，往往会影响身体健康和人们正常的工作、生活。

【病发诱因】

1．当受凉、过度疲劳、烟酒过度等使机体抵抗力下降时，溶血性链球菌、肺炎双球菌、流行性感冒杆菌及病毒等病原微生物乘虚而入，从而诱发本病。

2．营养不良、体质虚弱，机体本身抗病能力低下也易发生本病。

3．心、肾、关节患有慢性疾病者，机体抵抗力下降，也易诱发本病。

4．生活及工作环境差，经常接触高温、粉尘、有害刺激气体也易诱发本病。

【主要症状】

1．发病急，初期咽部干燥、灼热，随后出现疼痛，吞咽时加重，并可放射至耳部。并伴有全身不适、畏寒、发热、关节酸困、头痛、食欲不振等症状。

2．急性咽炎的炎症主要发生在咽黏膜及黏膜下淋巴组织，常继发于急性鼻炎、急性扁桃体，或为上呼吸道感染的一部分，是全身疾病的局部表现或急性传染病的前驱症状。

3．慢性咽炎多伴有咽淋巴样组织的炎症，咽部干、痒，有异物感、堵塞感，因分泌物增多常以吭、咯动作加以清除。常继发于急性咽炎或其他上呼吸道感染。

【防治妙方】

1．中成药自疗方

清热消梅汤：生地25克，牛蒡子、青果、丹皮、赤芍、知母、黄芩、麦冬各15克，桔梗、元参、豆根各12克，水煎服。凉血活血，清利咽喉。

滋阴清梅汤：蒸首乌、川牛膝各18克，丹皮、女贞子、石斛、麦冬、桔梗各15克，乌梅、青果、牛蒡子、豆根、甘草各12克，水煎服。滋阴降火，清利咽喉。

利咽汤：半夏13克，云苓、牛蒡子各12克，白术、陈皮、香附、小茴香、乌药、桔梗、射干、山豆根、知母各10克，广木香6克，甘草3克，水煎服。疏肝理气和胃，清利咽喉。主治慢性咽炎。

养阴利咽汤：川百合、南北沙参各10克，大白芍、天花粉各9克，白桔梗

4.5克，生甘草2.5克，嫩射干4.5克，水煎服。养阴利咽，生津。主治咽部异物梗阻感，咽干，咽痛。

2. 饮食自疗方

柿霜茶：柿霜12克。每日分2次，用开水冲服。可常食，至痛减轻，防治咽干咽痛。

胖大海茶：胖大海3个，蜂蜜15克。胖大海洗净，放入茶杯中，加入蜂蜜适量，用开水冲泡，加盖，3分钟后开盖搅匀即可。代茶饮。清热润肺，解毒利咽。适用于咽痛、干咳无痰、音哑等症。

利咽茶：桔梗、麦冬、玄参、沙参各12克，胖大海10克，甘草、木蝴蝶各3克。将上述7味药同放入大茶杯中，用开水冲泡。每日1剂。滋阴润肺，清热利咽。也适用于声音嘶哑、咽喉肿痛。

地黄橄榄膏：地黄100克，橄榄150克，蜂蜜适量。地黄、橄榄煎水取汁，浓缩，加蜂蜜熬成稠膏，每次吃二匙。滋养肝肾，清热利咽。主治肺肾阴虚之咽炎。

木蝴蝶茶：木蝴蝶10克，薄荷3克，玄参10克，麦冬10克，蜂蜜20克。上四味加水适量文火煮15分钟，去渣取汁，兑入蜂蜜，继续加热至沸。稍温频服。清热利咽，养阴生津。主治肺肾阴虚之咽炎。

凉拌苏叶菜：紫苏叶60克，葱30克，青椒10克，盐、香油少许。上三味洗净，并为碎末，加适量食盐、香油等调料，可为正餐之凉菜。疏散风寒（发汗解表），通阳利咽。主治风寒外袭之咽炎。

葱白利咽汤：葱白2根，桔梗6克，甘草3克。桔梗、甘草先煮沸5～7分钟，之后加入葱白，焖1～2分钟后趁热饮用。每日早晚各1次。解毒散寒，清利咽喉。主治风寒外袭之咽炎。

蕹菜荸荠汤：蕹菜（又名空心菜、藤菜）250克，去皮荸荠10个。蕹菜，洗净切碎，加荸荠，一同用水煎半小时，吃菜与荸荠，并喝汤。可常食，至痛减轻，防治咽干咽痛。

冰糖罗汉液：罗汉果3个，冰糖适量。罗汉果切碎，用开水冲泡，饮用；或用罗汉果250克洗净切碎，水煎3次，合并煎液用小火浓缩，待冷后加入50～150克冰糖拌匀。每次一汤匙兑冷开水饮用。1日3次，防治咽痛。

生梨脯：生鸭梨2只，食盐适量。将梨洗净去核，不去皮，切成块状（如红枣大），用食盐3～4克涂抹均匀，放置15分钟。每次将一块含于口，缓慢嚼细食用，每日4～6次。治咽喉肿胀，咽痛不适者。

鲜姜萝卜汁：白萝卜100克，生姜50克。将白萝卜、生姜分别洗净，切碎后用洁净的纱布绞汁，两汁拌匀。每日2～3次，频频含咽。解毒利咽。主治急慢性咽炎，咽喉疼痛或不适，咳嗽痰吐不利，饮食不香。

188. 金嗓子罢工：喉炎

喉炎是指喉部黏膜的一般性病菌感染所引起的慢性炎症。因为咽与喉相接，咽炎与喉炎很难分得清楚，所以常统称为咽喉炎，名列五大“办公室病”之首。

【病发诱因】

1. 大声喊叫、用嗓过度、发声不当、剧烈咳嗽可引起急性喉炎，常见于教师、歌唱演员、纱厂女工等。

2. 吸入带有刺激性的气体等，由化学性物质对黏膜的刺激所致。

3. 鼻、鼻窦、咽部的感染，特别是病毒性上呼吸道传染病引起，常继发于急性鼻炎、鼻窦炎、急性咽炎。

4. 下呼吸道感染所产生的脓性分泌物与喉部长期接触，易继发感染，发生慢性喉炎。

5. 喉部被骨刺等异物创伤或由手术等引起的创伤易诱发慢性喉炎。

6. 发生于喉内的恶性肿瘤，如扁平上皮癌或淋巴瘤等易诱发慢性喉炎。

【主要症状】

1. 声音变得嘶哑、低沉、粗糙，一般早晨症状较重，随着活动或讲话增多而加重，咳出喉部分泌物后逐渐好转，呈间歇性、持续性发作。

2. 喉部干燥、疼痛，分泌物增加，常觉得有痰黏附，需咳嗽清除黏稠痰液后才可以讲话。

3. 可伴有发烧、畏寒等症状。

4. 急性喉炎可以与急性咽炎一起发作，也可以单独发作。

【防治妙方】

1. 简易自疗方

橄榄2枚，含口内嚼，徐咽其汁，每日3次。

经霜丝瓜1条切碎，水煎服。或嫩丝瓜捣汁，每服1汤匙，每日3次。

萝卜糖姜饮：取生萝卜汁400克，生姜汁50克拌匀，加白糖50克，水煎频服。

罗汉果1个，泡开水，徐徐咽下。或罗汉果1个，胖大海3枚，泡开水，徐徐咽下。

党参15克，茯苓、白术、半夏、陈皮各10克，炙甘草3克。水煎，每日1剂，每日服2次，20天为1疗程。

青黛、石菖蒲、炮山甲、红花、昆布、僵蚕、威灵仙、细辛各10克，食醋1000毫升。药放醋中浸泡30分钟后，煎沸20分钟，去渣取液，每饮少许放口中含漱，每日6次。用药1～2个疗程。

2. 饮食自疗方

沙冬凤蜜饮：用北沙参10克，麦冬10克，凤凰衣（即鸡蛋皮）5克，蜂蜜1匙。将上药置于碗中，加水适量，隔水炖熟后去渣饮汁。

雪梨川贝饮：大雪梨一个，去皮挖心，装入川贝末0.5克，冰糖2克，同蒸熟后食用。

凤衣冬蜜饮：凤凰衣3克，天冬10克，蜂蜜1匙，置于碗中，加水适量，隔水炖后饮之。

乌鱼葛菜汤：鲜乌鱼一条，去鳞鳃肠杂，塘葛菜100克，同煮汤，用油盐调味食用。有清凉、滋养、益脾胃、养心阴作用。适用于咽喉炎，肺炎，肾炎水肿，小便不利等症。

冬苋菜花或根煎汤，去渣加冰糖适量，入口中含嗽，并徐徐咽下。治急性气管炎，咽喉炎，咳嗽喉痛。

豆腐石膏汤：生石膏50～80克，水煎一小时，去渣，加入豆腐200克，食盐少许调味，煮熟食用。有清肺热，降胃火、解毒、润燥作用。适用于肺热咳嗽，痰多稠黄，胃热牙痛，口疮，咽喉炎，鼻衄，暑热烦渴等症。

杏仁雪梨汤：杏仁10克，雪梨1个、冰糖30克。先将梨削皮去核，切成小块，然后与杏仁、冰糖共置碗内，加适量水，放入蒸锅内蒸1小时左右，然后食梨喝汤，每日1次。

桑菊杏仁茶：桑叶、菊花、杏仁各10克，冰糖适量。将杏仁捣碎后与桑叶、菊花、冰糖共置保温瓶中，加沸水冲泡，闷盖15分钟后当茶频饮，每日1剂。

冰糖拌海带：海带500克，冰糖500克，海带洗净盐分，切成小块煮熟，拌冰糖500克，浸汁一天后即可食用。每日2次，每次适量，主治喉痛。

番茄西瓜汁：西瓜瓤、番茄各适量。将西瓜瓤去子用洁净纱布取汁，番茄用沸水冲烫，去皮，去子，用纱布绞挤汁液，将两汁调匀即成。每日随时饮用。防治喉痛。

第十一部分

骨、关节、肌腱
——身体的构架与支柱

189. 电脑族的“职业病”：腕管综合征

腕管综合征又称腕管狭窄症，指因各种原因致腕部腕横韧带增厚，管内肌腱肿胀，淤血机化使组织变性，或腕骨退变增生，使管腔内周径缩小，从而压迫正中神经，引起手指麻木无力为主的一种病症。多以重复性手部运动，特别是抓握性手部运动者多见，近年电脑操作者因使用鼠标（鼠标手）更是多见。

【病发诱因】

1．由腕管容量减小引起：比如，由腕骨脱位、腕部骨折、腕及腕关节炎症、腕屈肌腱断裂、肢端肥大症等导致腕管容量减小引起。

2．由腕管内容物增加引起：如手及腕部长期反复、用力活动可导致慢性损伤；腕管内占位性病变；腕管及正中神经本身的解剖变异；腕管内有迷走动脉代替桡动脉，持续的正中动脉栓塞或不通畅；间质增生性神经炎；前臂和腕部骨折、脱位和半脱位；创伤后关节炎（骨刺）等。

3．由神经病变引起：如糖尿病、酒精中毒、工业溶剂中毒等。

4．由生理改变引起：如妊娠、月经、哺乳、肥胖、更年期妇女等，多为双侧性。

5．由病理改变引起：如感染、体液平衡改变、子痫、甲状腺功能紊乱（特别是甲状腺功能低下）、肾功能衰竭、长期血液透析、雷诺病、盘状红斑狼疮、硬皮病均可引起腕管内压升高，从而导致正中神经受压及功能障碍。

6．由于长期过度用力使用腕部引起：多发生于木工、厨工等，腕管内压力反复出现急剧变化，过度屈腕时的压力为中立位的100倍，过度伸腕时的压力为中立位的300倍。

【主要症状】

1. 中年女性多见，其中绝经期女性占双侧发病者的90%；男性常有职业病史。

2. 最先感觉到的症状是桡侧3个手指端麻木或疼痛，疼痛可波及前臂，手指无力握持物体，其中中指症状最严重。夜间或清晨症状加重，温度高时疼痛加重，适当活动手腕症状可以减轻。

3. 拇指、食指、中指感觉过敏或迟钝，大鱼际肌萎缩、皮肤发亮、指甲增厚，甚至出现患指溃疡等神经营养障碍症状。寒冷季节患指发凉、发绀、活动不灵敏，拇指外展肌力差。

4. 腕管内有炎症或肿块的，局部隆起、有压痛或可扪及包块边缘。

【防治妙方】

1. 外治自疗方

晚上睡觉时，尽量让双手垂在床边。或戴上护手夹板，防止手在睡觉时蜷曲起来，大多能改善症状。

用一只手紧握另一只手的手腕，打着圈按摩，慢慢活动手指和手腕，有助于减轻充血症状，促进体液流动。

把手放进冰冷的水里或把冰袋放在手腕疼痛的地方也有用，但这种办法并非对每个人都有效。

尽可能多地把手举起来，有助于让多余体液流回到你的循环系统中。

香薰疗法：用精华油，如丝柏精油和洋甘菊油，敷在手腕上。在怀孕期间应该避免使用杜松子油。

指压疗法：按规律间隔按压手腕内侧的穴位20次，每次10秒钟，然后再换另一只手腕。

按摩疗法：从手和手腕开始轻柔地按摩，接着向上一直到腋窝，然后再到肩膀、脖子和上背部，也会有帮助。

反射疗法：从两脚第四和第五两个脚趾缝间朝上延出一条线。沿着这条线大约2厘米到脚面处，会发现某个点按压后觉得很疼（胀痛或刺痛）。找到这个点后，用拇指用力按压，持续按压，直到疼痛扩散。重复做大约4～5次，直到按压的那个点不太疼为止。可以暂时性缓解手腕的疼痛。

按揉大陵穴100次，其余经穴和经外奇穴每次选用2～3个，每穴按揉30～50次；推按各反射区100次；点按各反射点200次；掐按各全息穴300次。每天按摩1次，10次为1个疗程。采用按揉拿捏等手法，以腕关节为中心进行治疗。运用手法时可配合冬青油膏或解痉镇痛等活血化淤药物，既能加强按摩的治疗效果，又可保护患者的皮肤。治疗结束时要做适当的拔伸牵引，以松解粘连、滑利关节。

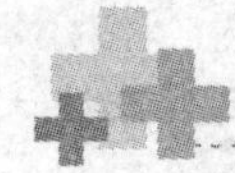

伸筋草、透骨草、红花、防风、荆芥、桂枝、川芎各30克，煎水熏洗患部，每天早晚各1次，每次30分钟。

按摩俞穴痛点法：患者取仰卧位。术者立或坐于伤侧，用指拨橄泉，点揉曲池、阳溪穴，捏拿合谷，对压内关、外关穴，揉压腕部痛点。

推揉前臂三阴法：患者取仰卧位。术者坐于伤侧，用一手掌自腕部向上推、揉至肘窝部的前臂三阴经路线2～3分钟。

揉搓腕横韧带法：患者仰卧或坐位。术者用拇指、手掌或鱼际揉腕关节3～5分钟（以腕部掌面为主）；继之，一手托住腕关节背侧面，另一手大鱼际横搓腕横韧带部2～3分钟。

动腕分掌牵指法：患者仰卧或坐位。术者双手握拿伤肢的腕掌部，掌屈、背伸、尺偏、桡偏及旋转活动腕关节数次；继而，向两侧分掌3～5次，并分别牵动手指各关节，操梳手指手背结束。

2. 药食自疗方

常饮用洋甘菊茶，有助于减轻炎症。

常食用卷心菜的深绿色叶子，可以通过渗透性压力减轻肿胀。

190. "过力"的伤害：腰肌劳损

腰部劳损是指腰部肌肉、筋膜与韧带等软组织的积累性、机械性、慢性损伤，是腰腿痛中最常见的疾病，又称为功能性腰痛、慢性下腰劳损等。

【病发诱因】

1. 工作时长期体位不正、持续弯腰，或腰部经常持续负重，可引起腰部筋肉的慢性积累性损伤。

2. 因腰骶部有先天性结构异常、下肢功能或结构有缺陷，使肌肉的起止点随之发生异常或活动不平衡，而易致腰部慢性损伤。

3. 腰部急性损伤后，因治疗不当或延误治疗，造成慢性腰肌损伤。

4. 由痉挛、缺血、水肿、粘连等无菌性炎症引起。

5. 妊娠晚期腰部负重增加也容易产生劳损。

【主要症状】

1. 腰部酸痛、胀痛、刺痛、灼痛。

2. 在骶棘肌处、髂骨脊后部、骶骨后骶棘肌止点处或腰椎横突处有压痛点。

3. 劳累时症状加重，休息时症状减轻；适当活动和经常改变体位时症状减轻，活动过度时症状加重。

4. 腰部活动受限，弯腰工作困难；伴有压痛，弯腰稍久则疼痛加重，喜欢用双手捶腰，以减轻疼痛。

【防治妙方】

1. 外治自疗方

狗皮膏、武力拔寒散、万灵筋骨膏贴于患处或穴位上即可。

用双手食指、中指、无名指指面揉摩腰椎两侧，用力自然，动作缓和协调，连续揉摩。

双手叉腰，拇指在后，指端紧压在腰部骶棘肌肌腹上，并沿骶棘肌肌腹行走的方向，自上而下，缓缓移动，顺筋而理反复按摩。

双手叉腰，拇指在后，拇指指面抵着腰部骶棘肌脊椎缘，用力由内向外扣拔，扣拔时可上下移动，反复按摩。

2. 中药自疗方

补肾壮筋汤：熟地黄、当归、山茱萸、茯苓、续断各12克，牛膝、杜仲、五加皮、白芍各10克，青皮5克，水煎服，每日1剂。舒筋活络，行气活血。

独活寄生汤：桑寄生18克，熟地黄15克，秦艽、杜仲、当归、茯苓、党参各12克，白芍10克，独活、防风、川芎、牛膝各6克，细辛3克，甘草3克，肉桂2克。水煎服，每日1剂。祛风胜湿，温经通络。

盐水炒杜仲9克，木瓜2.5克，补胃脂9克，萆薢3克，续断4.5克，当归3克，金毛狗脊4.5克，炙甘草3克，核桃肉30克，食盐1匙，甜酒1杯。将核桃肉、盐、酒以一半同药入罐煎，另一半于服药时同药咽下。

壮本丹：肉苁蓉（酒洗、焙干）15克，杜仲（酒洗）15克，巴戟天（酒浸、去皮）15克，青盐15克，核桃3克，补胃脂（盐炒）3克，小茴香3克。共研为末，用猪腰子1对，剖开去白膜，入药在内，扎住，再用面包紧，入火内烧熟，去药与面。每服1个，酒送下。

地龙散：当归、川断、乌药各12克，元胡、制乳没各10克，地龙、苏木、桃仁、土鳖各9克，甘草6克，麻黄、黄柏各3克，水煎服，每日1剂，饭前服用。活血通络，调补肝肾。

3. 饮食自疗方

麻雀龙眼汤：麻雀4只，龙眼肉20克。麻雀活杀，去头爪、皮毛及内脏，洗净，置锅中，加龙眼肉，清水200毫升，急火煮开，去浮沫，加黄酒、生姜、葱、精盐等文火煎煮20分钟，即可食用。壮阳温肾，强筋止痛。主治肾阳虚型腰肌劳损。

羊肉米粥：羊腿肉250克，粳米200克。羊腿肉洗净，切成小块，开水浸泡，去浮沫，置锅中；加粳米及清水500毫升，急火煮开3分钟，文火煮30分钟，成粥，趁热食用。补肾阳，通筋脉，壮腰脊。主治肾阳虚型腰肌劳损。

韭菜子粥：韭菜子10克，粳米50克。韭菜子洗净，炒熟，置锅中，加粳米，加清水250毫升，急火煮开3分钟，改文火煮30分钟，成粥，趁热分次食

用。壮阳固精，温暖腰膝。主治肾阳虚型腰肌劳损。

红烧狗肉：狗腿肉250克，黄酒、姜、葱等。将狗腿肉洗净，切成块，开水浸泡2小时，去浮沫，加少许清水，急火煮开，加黄酒、姜、葱等调味，文火煮30分钟，再加醋、酱油、白糖，分次食用。冬天服用更佳。补中益气，温肾助阳。主治肾阳虚型腰肌劳损，腰部冷痛，四肢不温。

燕窝粥：燕窝30克，粳米50克。将粳米燕窝置锅中，加清水500毫升，急火煮开2分钟，改文火煮20分钟，成粥，趁热食用。添精补髓，补气强腰。主治肾阴虚型腰肌劳损，腰部疼痛，形体消瘦，五心烦热者。

191. 痛疾如风：痛风

痛风是一种特别疼痛的关节炎，由于其发作和缓解如风一样来去急速，故名“痛风”。后期可引起痛风性慢性关节炎，导致关节畸形、功能障碍以及尿酸肾结石和尿酸性肾病等，严重危害人体健康。

【病发诱因】

1. 痛风主要是因为血液中尿酸长期增高而诱发。人体尿酸主要来源于细胞以及食物中蛋白质、嘌呤类化合物、核酸等成分经酶的作用生成尿酸。

2. 轻度外伤、过度饮酒、手术损伤、疲劳紧张、内科急症（如感染、血管阻塞）、服用某些药物（包括长期应用利尿药、吡嗪酰胺、水杨酸类药物以及降尿酸药物使用之初等）、食物过敏、饥饿、受寒、受湿、穿鞋紧、走路多等均可诱发痛风急性发作。

【主要症状】

1. 急性痛风发病前没有任何先兆，常在夜间发作。
2. 关节疼痛，呈进行性加重，并可诱发心悸、寒战等。
3. 有类似于急性感染，局部肿胀，皮肤紧张、发热、有光泽，有明显触痛。
4. 常发生于大趾关节、足弓、踝关节、膝关节、腕关节和肘关节等部位。

【防治妙方】

1. 中药自疗方

车前子（包）、生牡蛎（先煎）各30克，花龙骨（先煎）、太子参各15克，炒白术、茯苓、生地、熟地、山药、泽泻、当归、海藻、海带、贝母各10克，丹皮5克，水煎服。补益脾肾，软坚化痰，主治原发性痛风。

车前子（包）、丹参、仙灵脾各30克，仙茅、知母、黄柏、山药、泽泻、茯苓、萆薢各10克，木瓜5克，水煎服。温补肾阳，清利湿热，祛风通络，主治原发性痛风。

牛膝、丹参、防己各15克，羌活、桑枝、秦艽、苍术各12克，桂枝、川芎各10克，甘草6克，水煎服。散寒祛湿，通络止痛；主治原发性痛风急性关节炎寒湿型。

萆薢化毒汤：萆薢30克，薏米20克，秦艽、归尾、丹皮、牛膝、防己、木瓜各10克。每日1剂，水煎取汁，分2次温服。清热利湿，祛痹通络。主治痛风性关节炎。

2. 饮食自疗方

樱桃入酒中泡1周（比例一般为1 ∶ 10）即可饮用，可以早晚各饮20毫升；疼痛不太剧烈时，可以只在晚间饮25毫升。酒将饮完时，可适量添加酒再泡。樱桃酒虽对缓解关节痛有良效，高血压者应慎用。

大红萝卜（东北雌性大红萝卜为好）400克。将带皮的大红萝卜生吃细嚼即可。日食2次，早饭前一小时、晚饭后一小时（食用萝卜一小时内不能食用其他任何东西，以免影响疗效），直到症状消失。

车前子30克（布包），加水500毫升，浸泡30分钟后煮沸，代茶频饮，每日1剂。可增加尿量，促进尿酸排泄。

土豆萝卜蜜：土豆300克，胡萝卜300克，黄瓜300克，苹果300克，蜂蜜适量。以上原料切块榨汁，加蜂蜜适量即可。经常饮用，可治痛风。

芦笋萝卜蜜：绿芦笋200克，胡萝卜300克，柠檬60克，芹菜100克，苹果400克。以上原料切块榨汁，酌加冷开水制成汁，然后用蜂蜜调味饮用。碱性食物对防治痛风很有作用。

百合粳米粥：新鲜百合50～100克，粳米适量。以上原料煮粥，可长期服用。也可单味百合煎汁长期饮用。因百合中含一定量的秋水仙碱，对痛风性关节炎的防治有效。

192. 关节的“湿气中毒症”：类风湿性关节炎

类风湿性关节炎是一种以关节滑膜炎为特征的慢性全身性自身免疫性疾病。因血管炎病变累及全身各个器官，故本病又称为类风湿病。类风湿关节炎是一种全身性疾病，除了关节炎和关节畸形外，也会损伤内脏，感染心血管和肾脏，会造成患者死亡。

【病发诱因】

类风湿性关节炎与环境、细胞、病毒、遗传、性激素及神经精神状态等因素密切相关，常由寒冷、潮湿、疲劳、营养不良、创伤、精神因素等诱发。

【主要症状】

1. 急性发作时：出现一个关节或多个关节突然红肿、灼痛，压痛明显，其痛彻骨，关节活动受限，或完全不能活动。部分患者先有疲乏无力，低热，食欲

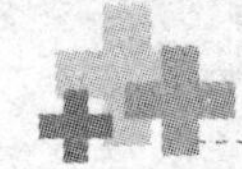

减退，体重下降及骨骼肌疼痛。

2．中期：除有早期症状外，手指及其他关节明显僵硬，持续时间长，疼痛日轻夜重，皮色或正常、或紫、或隐红、或伴皮下结节及环形红斑。骨关节肿大，此消彼肿，屈伸不利，肌肉瘦削，并伴有神疲乏力、贫血、慢性胃炎等症状。

3．晚期：滑膜增厚，血管翳形成，关节疼痛持结加重，僵硬强直，关节畸形。手部为天鹅颈畸形，呈鹰爪形手。严重者肌肉萎缩，筋脉拘挛，生活不能自理。全身形体消瘦，头晕耳鸣，目干目眩，腰膝酸软，多梦盗汗，五心烦热，女子月经量小或闭经。

【防治妙方】

1．中药自疗方

桂枝、制川乌（先煎20分钟）、当归、乌梢蛇各10克，仙灵脾15克，熟地15克，鹿衔草30克，甘草20克，蜂蜜30克。加水煎服，每日1剂。连服20剂为一疗程。适用于类风湿性关节炎属风寒湿痹，迁延日久不愈的患者。

扁豆薏仁藿香汤：扁豆10克，薏米10克，藿香6克。扁豆、薏米、藿香放一起，加清水煎汤，煎30分钟后，去渣取汁。每日2次，饮汤。适用于初秋多湿所致脾虚湿热，风湿痹痛等症。

防风薏仁饮：薏仁30克，防风10克，生姜3片。将薏仁30克，防风、生姜共煎汁，饮用时弃渣留汁饮用。每日1剂，连用4～6日为一疗程。用于关节不利、伸屈不直、风寒湿邪等症。

2．饮食自疗方

生姜红糖茶：生姜5片、红糖适量。生姜放入保温瓶中，加入红糖以沸水冲泡，加盖焖10分钟，代茶随时饮用。有通经散寒之功效，可治肢体关节风痹所治疼痛。

五加皮醪：五加皮50克，糯米500克，酒曲适量。将五加皮水煮2次去渣喝汁，与糯米共煮成干饭，待冷，加入酒曲适量拌匀，发酵成酒酿。每日适量佐餐食用。通经活络，除湿祛风寒。用于腕、肘、膝关节疼痛等症。

桂枝粥：桂枝10克，大米100克，葱白2根，生姜3片。将桂枝洗净，放入锅中，加清水适量，浸泡5～10分钟后，水煎取汁，加大米煮粥，待熟时调入葱白、姜末，再煮一二沸即成，每日1～2剂，连续3～5天。可发汗解表，温经通阳。适用于类风湿性关节炎骨节酸痛等。

二活粥：羌活、独活各10克，大米100克，白糖少许。将羌活、独活择净，放入锅中，加清水适量，水煎取汁，加大米煮粥，待熟时调入白糖，再煮一二沸即成，每日2剂。可散寒解表，胜湿止痛。适用于类风湿性关节炎，头痛身痛，肩臂肢节疼痛等。

川乌粥：制川乌去皮尖后研成末，粳米半碗。取药末 6 克，同米用慢火熬稀粥，下姜汁 10 毫升，蜂蜜 3 匙，搅匀，空腹喝，温为佳。适用于关节肿胀冷痛，遇寒疼痛加剧、得热痛减，平时怕冷的类风湿性关节炎患者。

木瓜薏米粥：木瓜 10 克，薏米 30 克，粳米 30 克。木瓜与薏米、粳米一起放入锅内，加冷水适量，武火煲沸后文火炖薏米酥烂即可食用。喜糖食者可加入白糖 1 匙，宜每日或间日食用。祛风通络，平肝和胃。可有效防治风湿性关节炎。

生姜鸡：小公鸡 1 只，生姜 150 克。公鸡去毛、内脏，洗净切块，生姜切成小片。锅置火上，烧热后放入鸡块和姜片，爆炒焖熟即可。不放油盐，会饮酒者可放少量酒。适用于关节冷痛，喜暖怕寒者。

猪脚伸筋汤：猪脚 1 只，薏米、木瓜、伸筋草、千年健各 60 克。薏米、木瓜、伸筋草、千年健用纱布包好，与猪脚放于锅内，文火煨烂，去渣即可。不放盐，吃肉喝汤。具有祛风湿，补肝肾的功效，对各种类型关节炎有一定辅助疗效。

193. 无声无息骨流失：骨质疏松症

骨质疏松症是指骨骼呈现多孔状的一种全身性的骨骼疾病，其特征是骨骼基质的合成减少，加上骨骼瓦解速率的增加，于是造成骨质总量的减少，是一种老年性骨头代谢疾病。

【病发诱因】

1．不良基因遗传可引起下一代骨质疏松。

2．随年龄的增长，钙调节激素的分泌失调致使骨代谢紊乱。比如，中、老年人性激素分泌减少，女性绝经后雌激素水平下降，致使骨吸收增加，引起骨质疏松。

3．老年人由于消化功能降低，牙齿脱落，常有营养缺乏现象，致使蛋白质、钙、磷、维生素及微量元素摄入不足引起。

4．因肌肉活动减少，骨缺少肌肉刺激可引起骨质疏松。比如，随着年龄的增长，户外运动减少，可引起老年人骨质疏松症；因骨质骨病而需长期固定患肢者，因患病需长期卧床者，都可引起骨质疏松。

5．吸烟不但可以引起呼吸循环、消化等系统的疾病，也易诱发骨质疏松症。

6．患肾病、肝病、糖尿病、高血压、甲状腺机能亢进、风湿性关节炎、僵直性脊椎炎或某些癌症等疾病，长期服用类固醇、抗癌药、利尿剂、抗凝血剂、胃药或止痛药等可以引起骨质疏松症。

【主要症状】

1．疼痛沿脊柱向两侧扩散，直立后伸或久立、久坐时疼痛加剧，仰卧时疼

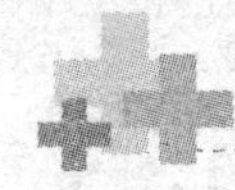

痛减轻；白天疼痛减轻，夜间和清晨醒来时加重；弯腰、肌肉运动、咳嗽、大便用力时加重。

2．疼痛后多出现驼背、身体减缩、身长缩短等现象。

3．常并发骨折，以桡骨远端、腰椎、股骨上端骨折多见。胸、腰椎压缩性骨折，可使肺活量和最大换气量显著减少，呼吸功能下降，出现胸闷、气短、呼吸困难等症状。

【防治妙方】

1．中药自疗方

杜仲枸杞：杜仲、补骨脂各20克，枸杞、地黄各15克，女贞子、菟丝子、茯苓、当归、龟板、川断、鹿角胶（另冲）各10克，黄芪、川芎、牛膝各6克，大枣6枚。主治骨质疏松症。

防风川乌：防风、威灵仙、川乌、草乌、透骨草、续断、狗脊100克，红花、川椒各60克。温经散寒，通络活血。主治骨质疏松症。

陈皮当归：陈皮、无名异各10克，川断、麦饭石各15克，淫羊藿8克，黄芪25克，当归5克，骨碎补、补骨脂各12克，炙甘草6克。补骨益气、壮骨填髓、活血止痛。主治骨质疏松症。

2．饮食自疗方

猪骨汤：猪骨300克，乌豆30克。将乌豆洗净泡软，与猪骨共入锅，加适量清水，煮沸后改文火煲2～3小时，调味后食用。此方还可补肾、活血、祛风、利湿。

排骨豆腐虾皮汤：猪排骨250克，北豆腐400克，鸡蛋1个，洋葱50克，蒜头1瓣，虾皮25克，黄酒、姜、葱、胡椒粉、精盐、味精各适量。排骨加水煮沸后去掉浮沫，加上姜和葱数段，黄酒小火煮烂。熟后加豆腐块，虾皮煮熟，再加入洋葱和蒜头，煮几分钟后熟后调味，煮沸即可。具有强筋壮骨，润滑肌肤，滋养五脏，清热解毒的功效，可有效防治骨质疏松。

桃酥豆泥：扁豆150克，黑芝麻25克，核桃仁5克，白糖适量。扁豆入沸水煮30分钟后去外皮，再将豆仁蒸烂熟，取水捣成泥。炒香芝麻，研末待用。油热后将扁豆泥翻炒至水分将尽，放入白糖炒匀，再放入芝麻、白糖、核桃仁溶化炒匀即可。

茯苓牡蛎饼：茯苓细粉、米粉、羊骨细粉、生牡蛎细粉、白糖各等份。取以上诸粉，加水适量，调和成软面，擀成薄片，加适量油、盐，做成小饼，烙熟即成。可作点心服食。补脾肾，壮筋骨。

巴戟杜仲牛鞭汤：杜仲30克，牛鞭1条，巴戟天50克，生姜10克。把牛鞭氽掉膻味，切块，与杜仲、巴戟天、生姜同入锅内，煮沸后，用小火煮3小时，放调料。随餐食用。补肾壮阳强壮安膝；对骨质疏松、下肢乏力有疗效。

甲鱼汤：甲鱼1只，山药15克，枸杞15克，骨碎补10克，桑寄生15克。把甲鱼宰杀，去杂，洗净后与各料同炖，熟后加调料。吃肉喝汤。补肾滋阴、健脾益气；对骨质疏松症有疗效。

红豆鲫鱼汤：活鲫鱼1条，红小豆30克，佐料适量。鲫鱼去杂，放葱、姜、料酒、盐等调料，与红小豆同煮烂。分数次食用。对骨质疏松症、肾炎水肿、糖尿病有疗效。

枸杞炖乌骨鸡：枸杞50克，乌骨鸡1只。枸杞洗净备用；乌骨鸡活杀，去毛及内脏，剁成块，置锅中，加清水1000毫升，急火煮开，去浮沫，加枸杞、黄酒、姜、葱、精盐，文火煲炖30分钟，分次食用。滋阴补肾，强筋壮骨。主治骨质疏松症属I型，腰部酸痛无力，五心烦热，口干不饮者。

核桃炖龟肉：核桃仁50克，陈年老龟1只。将陈年老龟活杀，去内脏，置锅中，加核桃仁、黄酒、姜、葱、精盐、味精等，少许清水，隔水炖蒸1个小时，分次食用。益阴补血，壮骨健筋。主治骨质疏松症属I型，腰膝疼痛，午后潮热，口干者。

六味地黄粥：山药30克，茯苓15克，山茱萸6克，泽泻10克，熟地12克，丹皮10克，大米100克。将诸药加水煎取药汁，去渣，再加大米煮粥，熟后即可食用，分2次，1日服完。功能补肾养肝、壮骨强筋。

当归炖羊肉：山药、熟地、枸杞各15克，当归、杜仲、淫羊藿各12克，巴戟10克，山茱萸9克，制附片6克，羊肉500克，食盐、黄酒、味精、姜片等佐料适量。羊肉洗净切片后放入砂锅中，再将所有药材洗净用纱布裹好放于锅内，加入姜片、食盐、黄酒及水，先用武火烧开，再用文火炖至羊肉烂熟，然后加味精适量即可食用。功能补肾益阳、壮骨强筋。

194. “病”入骨、髓：骨髓炎

骨髓炎并不是人们通常所理解的单纯骨髓发炎，而是指整个骨组织，包括骨膜、骨皮质、骨髓均受细菌感染而产生的一系列病变，而应称为骨髓炎。由于本病附骨成脓，故又称“附骨痈”（急性骨髓炎）或“附骨疽”（慢性骨髓炎），因其溃后常形成窦道，可有死骨脱出，而又称“脱骨疽”。

【病发诱因】

1．扁桃腺炎、中耳炎、疖、痈等化脓性细菌通过循环可在局部引起骨质病变诱发骨髓炎。

2．由外伤引起的开放性骨折，伤口未及时彻底清洗而发生感染引起。

3．骨骼附近软组织感染扩散也可由诱发骨髓炎，如脓性指头炎未能及时有效地治疗可以引起指骨骨髓炎。

【主要症状】

1．急性期全身症状严重，主要表现为全身酸痛、食欲不振、倦怠、畏寒、寒战、高热达39℃～41℃、烦躁不安、脉搏快弱，甚至有谵妄、昏迷等败血症现象，也可能出现脑膜刺激症状，往往伴有贫血、脱水、酸中毒症状。

2．慢性炎症期骨质增厚，局部肿胀、压痛。炎症扩散，全身发冷发热，局部红肿，经自行穿破、切开引流、药物控制后，全身症状消失。窦道伤口长期不愈者，会有小块死骨排出。

3．全身健康状况较差时，炎症反复发作，会引起肌肉萎缩，对肢体功能损害较大。如发生病理骨折，可出现有肢体萎缩或成角畸形；如病灶接近关节，多出现关节挛缩或僵硬。

【防治妙方】

1．中药自疗方

升葛二虫汤：升麻、干葛、生山楂、当归各30克，僵蚕15克，蝉蜕15克，生甘草10克。水煎服，每日1剂，日服2次。治疗骨髓炎。

熟地当归：熟地、太子参、川芎、黄芪、茯苓各15克，骨碎补、牛膝、当归各12克，补胃脂、威灵仙、防风、木瓜各10克。水煎服。补脾益肾，强筋健骨。主治骨髓炎。

乳香没药散：乳香、没药各100克，血竭10克，大黄、儿茶各70克，均研极细末，每次视创口大小以蜂蜜适量调敷。扶正祛邪，生血生肌，主治慢性骨髓炎。

龟板蜈蚣：龟板50克，蜈蚣、穿山甲、全蝎各15克，全当归、鸡血藤各30克，红花、桃仁、生没药、生乳香各25克，象牙粉、血竭、地龙各35克，生甘草20克，蜂蜜适量。水煎服。主治骨髓炎。

了哥王金牛汤：了哥王、人地金牛各10克，铁包金、金刚头、金锁匙、磨盘草、金银花、旱莲草、鹅不食草、七叶一枝花各15克。水煎服。祛邪解毒，主治各种急慢性骨髓炎。

知母锁阳：知母、锁阳、枸杞、龟板、黄芪、骨碎补各20克，黄柏、巴戟、当归、白芍各15克，苏木、桔梗、甘草各9克，肉桂、全蝎各3克。水煎服。育阴潜阳，活血驱邪。主治慢性骨髓炎。

蜈蚣肉桂：蜈蚣60克，淫羊藿30克，肉桂10克。水煎服。通络止痛，温阳通脉。主治慢性骨髓炎。

蜜桶花川芎：蜜桶花60克，当归30克，川芎20克，雷公藤、金银花、白芷、黄芪、虎杖、川断、党参、威灵仙各15克，甘草10克，苏木9克。水煎服。补气益血，拔毒排脓。主治慢性骨髓炎。

2．饮食自疗方

乳香阿胶鸡：海马1个，阿胶15克，芒硝50克，黄蜡150克，乳香、没药、血竭、儿茶各15克，母鸡1只。母鸡去内脏存毛，将上药装入鸡腹内，封好用黄泥外糊1厘米厚，晾至半干，用桑柴烧烤，先用文火后改武火，烤至鸡熟，约需3～4小时。鸡熟后剥去泥土，将药取出研成细末备用。早晚各服1次，以红糖水送服，每次3～5克。1料为1个疗程。一般连用1～3个疗程。治疗慢性骨髓炎。

泥鳅鲜萍泥：鲜萍全草30克，活泥鳅2条。泥鳅用水养24小时，保留体表黏滑物质，洗净后再用冷开水浸洗1次。把鲜萍、泥鳅一起捣烂敷患处，每天换药1次，2周为1疗程。对骨髓炎早期、指（趾）、趾骨髓炎疗效较好。

195. 都是手机惹的祸：扳机指

扳机指又叫弹响指，是由于狭窄性腱鞘炎所引起的，常见部位依次为拇指、食指、中指、环指的屈指肌腱鞘。屈指肌腱及腱鞘均呈水肿、增生、肉芽组织形成、透明性及粘连等慢性炎症性病理变化。

【病发诱因】

1．大多是因为使用手机发短信过频，引起拇指肌腱慢性劳损，拇指曲直肌腱增厚、肿胀，形成葫芦状的突起卡在拇指关节部位，使拇指出现疼痛、无力、反应不灵敏等症状。

2．一些需要长期重复劳损的职业会引发或加重此病，如打字员、货物搬运工、电脑操作员。

3．由外伤、骨关节炎、某些免疫疾病、感染等引起，比如，女性及糖尿病患者会较易患上此病。

4．小儿弹响指多由先天性屈指肌腱、关节畸形引起。

【主要症状】

1．起病慢，初期早晨醒来时患指发僵、疼痛，逐渐活动后消失；严重者患指屈曲，不敢活动。

2．早晨起来时患指指间关节疼痛、闭锁，终日有弹响。

3．在患指掌骨上可摸到豌豆大小的结节，屈伸患指时，该结节随屈肌腱上、下移动，出现弹拨、弹响。

【防治妙方】

1．外治自疗方

冰敷患部可消肿，切勿热敷，以免扩大发肿部位。

用地鳖虫50克，京半夏35克，红花15克，全蝎10克，研成细粉，加米酒浸泡2周，外搽患处，以局部发热为度，可以活血消肿。

将白芥子捣成碎末，放入1/10砂糖混匀，加温开水调成糊状。视患处大小

取1块胶布，在胶布中央剪一同患处相等的圆孔，把胶布贴敷于皮肤上，其孔正对疼痛部位。取适量药糊放入胶布孔内阿是穴上，上盖消毒纱布，外用胶布固定。贴敷3～5小时局部有烧灼感或蚁行感时，去掉。一般去掉药糊3小时后，局部会起水疱。

用食盐500克炒热热敷患处，每天3次。

生川乌、生草乌、细辛均有毒，倒入干净盆中，待药液温度稍凉时，将患处浸药液中泡洗，同时可轻按摩患处。每次30～60分钟，每日2～3次，每剂药可洗3日、5日为一个疗程。

生栀子10克，生石膏30克，桃仁9克，红花12克，土鳖虫6克。将上药研末，用75%酒精浸湿，1小时后加适量的蓖麻油调成糊状备用。使用时将此药膏涂于纱布敷贴患处，用胶布固定即可，隔日换药1次。一般1～2次，可有明显疗效。

先将患处用热水洗净揩干，贴上有舒筋活血功能的药膏（伤湿止痛膏、麝香壮骨膏之类均可）后立即用红外线灯烘烤。每日换一次药膏，每次烘烤30分钟，现贴现烤。红外线灯的强度和位置可任意调节，以能忍得住热，又不灼伤为限。坚持3～4个月的治疗，便可治愈。

2．运动、按摩自疗方

劳作后或休息时用温水洗手，并自行做些温和的手部运动或按摩。

抬起手，高过头部，一边旋转手臂一边旋转手腕、手指。

轻轻握起拳头，然后张开，将手指伸直。如此反复练习有助于疏解刺痛。

用拇指、食指在患指周围反复捻揉3分钟，再用拇指端按压痛点和结节肿块处，并适当用力来回拨动1分钟。或用拇指端分别按揉左右肘部曲池穴、腕部阳溪穴、阳池穴各36次。

196．“过度压迫”遭“抗议”：颈椎病

颈椎病又称颈椎综合征，是颈椎骨关节炎、增生性颈椎炎、颈神经根综合征、颈椎间盘脱出症的总称，是一种以退行性病理改变为基础的疾患，多见于中老年人。

【病发诱因】

1．学习、工作时间太长，或姿势不当，颈椎无法得到充足的休息，长期处于向前屈曲的位置，椎间盘和椎体各部分受力不均衡，椎间盘的内压大大增高，后椎间韧带长时间受牵引，使髓核后移而出现退变，从而导致病变。

2．颈部急性外伤，往往会造成颈椎的小关节错位，如果不能够及时发现和治疗，就可能导致颈椎病。

3．可由体育锻炼不当造成外伤引起，所以颈椎已有退行性变者不宜大运动量锻炼。

4．身体的其他疾病如糖尿病、甲状腺功能减退等也可促使颈椎退行性变诱发本病。

5．在炎热季节身体过多受到风扇或空调影响引起本病，或由于睡眠时落枕等引发颈椎病。

【主要症状】

1．会出现颈肩部、头枕部、上肢部疼痛，或眩晕、摔倒，面部一侧异常发热、出汗，严重者下肢活动受限，甚至截瘫。

2．有的会出现脖子僵硬、肌肉变硬、颈部活动受限、肩背部沉重、上肢无力、手指麻木等多种症状。

3．有的患者则会下肢僵硬、不听指挥，或下肢绵软，有些甚至可以有头痛、头晕、视力减退、耳鸣、恶心等症状。

【防治妙方】

1．外治自疗方

拔罐：艾叶、杜仲、防风、麻黄、木瓜、川椒、穿山甲、土鳖虫、羌活、苍术、独活、苏木、红花、桃仁、透骨草、千年健、海桐皮各10克，乳香、没药各5克，布包加水煎煮成药液。将大小不同之竹罐在煮沸的药水锅内煮2～3分钟，取出并甩尽药水，然后迅速置于穴位上使吸住皮肤，7～10分钟后取下，以出现淤斑或充血为度。每日或隔日1次，10次为一疗程。疗程间隔3～5日。

按摩：按摩百会穴、太阳穴、风池穴，由轻到重地按揉20～30次。疏风散寒，开窍镇痛。拿捏颈肌，按压肩井，按摩大椎，对按内、外关穴，掐揉合谷。解痉止痛，调和气血。双手五指微曲分别放在头顶两侧，稍加压力从前发际沿头顶至脑后做“梳头”状动作20～30次。提神醒目，清脑镇痛。

2．药食自疗方

桑枝煲鸡：老桑枝60克，母鸡1只（约1000克），食盐少许。将鸡洗净，切块；与老桑枝同放锅内；加适量水煲汤，适当调味后即可饮汤食鸡肉。补肾精，通经络。适用于神经根型颈椎病。

当归葛根：当归、葛根各20克，赤芍15克，川芎、桃仁、红花各10克，鸡血藤30克，川牛膝18克，桂枝6克，地龙、威灵仙各12克，全蝎8克。水煎服。活血通络，除痹止痛，主治颈椎病。

生草乌细辛：生草乌、细辛各10克，洋金花6克，冰片16克。水煎服。祛风散寒，通络止痛。用治颈椎、腰椎及足跟骨质增生，老年骨关节炎疼痛等。

白芍丹参：白芍、丹参、葛根各30克，钩藤（后下）、夜交藤、茯苓各20克，僵蚕、全蝎、法半夏、天麻、桂枝、生甘草各10克。水煎服。主治颈椎病。

当归川芎汤：桑枝、路路通各30克，当归、刘寄奴各15克，川芎、姜黄、白芷、威灵仙各12克，羌活、红花、胆星、白芥子各9克。水煎服。活血化淤，行气通络，除湿涤痰。用于治疗颈椎病。

葛根灵仙：葛根24克，伸筋草、白芍、丹参各15克，秦艽、灵仙、桑枝、鸡血藤各12克。水煎服。祛风散寒除湿、舒筋活血、强筋壮骨。主治各型颈椎病。

桃仁山楂丹参粥：粳米50克，山楂30克，丹参15克，桃仁（去皮）6克。丹参先煎，去渣取汁，再放山楂、桃仁及粳米，加水适量，武火煮沸，文火熬成粥即成。具有活血化淤，通络止痛的功效，对气滞血淤型颈椎病有较好疗效。

鲳鱼汤：鲳鱼1条，当归6克，伸筋草15克。鲳鱼去内脏，洗净，锅置火上，放适量清水，加入当归及伸筋草同煮即可。吃鱼喝汤。可辅助治疗由于筋骨虚寒、风寒湿邪乘虚而入所引起的颈椎病。

天麻炖猪脑：天麻10克，猪脑1个。猪脑洗净，天麻切碎，与猪脑一并放入炖盅内，加水、盐适量，隔水炖熟。具有平肝养脑的功效，对颈椎病、头痛眩晕、肢体麻木等症有较好效果。

枸杞牛肉粥：枸杞20克，牛肉50克，糯米100克，盐适量。把牛肉洗净切丁，糯米淘洗干净，共同放入锅中，加入适量清水熬煮成粥，粥熟时放入枸杞，加入适量盐调味即可。经常食用能够补血益气、舒筋活络，适用于颈椎病的辅助治疗。

197. 高枕多“忧”：落枕

落枕又称失枕，是颈部因突然后仰或前屈，或因睡姿不良、枕头过高或过低、熟睡后肩部裸露风吹着凉等，导致颈部两侧牵拉性疼痛、转动不利的一种疾病。好发于青壮年，以冬春季多见。

【病发诱因】

1. 因睡眠时睡姿不良，头颈长时间处于过度偏转的位置引起落枕。
2. 因枕头过高、过低或过硬，睡眠时头颈处于过伸或过屈状态，颈部一侧肌肉紧张，长时间颈椎小关节扭错，即可发生静力性损伤，引起落枕。
3. 睡眠时受寒使颈背部气血凝滞、筋络痹阻，以致僵硬疼痛，动作不利，引起落枕症状。
4. 由颈椎病引起，可反复落枕。
5. 由于颈部外伤等原因引起疼痛，导致落枕。

【主要症状】

1. 早晨起床时突然感到颈后部、上背部疼痛不适。颈部肌肉有触痛，浅层肌肉痉挛、僵硬，摸起来有“条索感”。

2. 由于疼痛，使颈项活动受到限制，不能自由旋转，严重者俯仰困难，头偏向病侧，于异常位置强直，难以复原。

【防治妙方】

1. 外治自疗方

按摩法：按摩天牖、风池、哑门、天柱、肩中俞、肩井、秉风，或乳突、发后、手三里等。肿下是最佳穴位。用指压法指压，疗效理想。

拔罐：取肩进，后谿，阿是穴。操作时患者取坐位，取中口径玻璃罐以闪火法吸拔诸穴 10 ~ 15 分钟，每日 1 次。

耳穴压豆法：取耳部神门，肩，颈及上肢相应部位，以王不留行籽按耳穴压豆法（即将王不留行子粘在 0.5 厘米见方的胶布上，将王不留行子压于相对应的穴位上）常规操作，2 天换 1 次，1 ~ 2 次即可缓解。

选用正红花油、甘村山风湿油、云香精等，痛处擦揉，每天 2 ~ 3 次，有一定效果。

热敷：采用热水袋、电热手炉、热毛巾及红外线灯照射均可起到止痛作用。但要注意防止烫伤。

生桃叶适量，以布袋包好，水蒸煮后热敷颈部，每次 20 分钟，1 日 2 ~ 3 次。

药物敷贴法：选蓖麻叶适量，捣烂如泥膏状，敷贴颈部阿是穴，上敷油纸固定，1 日 1 次，3 天为 1 疗程。也可选用葱姜热敷法，即将葱白、生姜各适量，捣烂，炒热，以布包敷熨患处，每次 30 分钟，1 日 2 ~ 3 次。

醋敷法：取食醋 100 克，加热至不烫手为宜，然后用纱布蘸热醋在颈背痛处热敷，可用两块纱布轮换进行，痛处保持湿热感，同时活动颈部，每次 20 分钟，每日 2 ~ 3 次，两日内可治愈。

铁末热敷法：取适量温水与陈醋混合（水：醋 =6 ：4），再与铁屑混匀浸湿，入布袋用毛巾隔于患处，趁热敷熨，每次 5 分钟，1 日 1 次，2 ~ 3 次为 1 疗程。

药枕法：大黑豆适量，蒸熟装入枕袋，以患处枕在上面，每天不少于 6 小时。

松解牵拉：患者正坐，双腿分开，医者站在前面，双手交叉安放在椎旁，分别用力按提项筋数遍；随之提拔颈椎，形成上牵姿势，直至患者有舒适感为止，缓缓放下；医生转回患者反方，立掌（用小鱼际）拍打颈、肩部肌筋；最后以掌揉法告终。

2. 药食自疗方

葛根 30 克，菊花 15 克，生白芍 24 克，柴胡 12 克，生甘草 9 克，水煎取药液再加红糖 30 克调服，一次服下，服药后卧床休息 1 小时出微汗。每日 1 剂，一般服药 2 ~ 4 次即愈。

姜杞排骨汤：土豆100克，排骨100克，枸杞5克，生姜10克，葱10克。其他调料适量。将枸杞洗净，土豆去皮切成块，排骨斩成块，生姜切片，葱切段；锅内烧水，待水开后放入排骨，用中火煮尽血水，捞起洗净。取炖盅1个，加入排骨、土豆、枸杞、生姜、葱，注入适量清汤，调入盐、绍酒，炖约1.5个小时即可。可常食，祛风，强筋骨，防治落枕。

红豆眉豆煲鱼骨：红豆、眉豆各50克，鲩鱼骨500克，陈皮1/4个，生姜3片，其他调料适量。红豆、眉豆稍浸泡，洗净；鲩鱼骨洗净，放入放有少许底油的锅慢火煎至微黄，溅入少许清水。一起放进瓦煲内，加入清水2500毫升，武火煲沸后，改为文火煲约1个半小时，调入少许食盐、油即可。可常食，补钙，强筋骨，防治落枕，尤其适合于小孩和老人。

牛尾补骨汤：牛尾骨1000克，薯仔500克，红萝卜、番茄各200克，洋葱2个，生姜4片。各配料分别洗净，薯仔、红萝卜去皮，切块；牛尾骨斩成小段，置沸水中稍滚片刻，再洗净。一起与生姜放进瓦煲内，加入清水3000毫升，武火煲沸后改文火煲3小时，放盐调味即可。可常食，补钙、强壮筋骨，防治落枕。

腰果炒虾仁：虾仁500克，腰果100克，葱及其他调味料适量。虾仁挑去肠泥，洗净沥干，葱洗净切末，油热锅，入腰果小火爆至微焦，盛盘中，入虾仁大火快炒至虾仁熟，再入腰果、加葱花及盐调味，炒匀即可盛盘。滋补身体、增强体力、强筋骨，防治落枕。

198. 多累多病老年腰：腰椎间盘突出症

腰椎间盘突出症是西医诊断病外，中医把它归为“腰痛”、“腰腿痛”这一范畴内。本病是临床上较为常见的腰部疾患之一，是骨伤科的常见病、多发病，多发于中老年人。

【病发诱因】

1．外伤：青少年时代的腰椎外伤，会导致中年以后发生腰椎骨质增生，引起本病。

2．姿势不正确：睡眠、学习、工作姿势不正确会导致腰椎骨质增生。

3．劳损因素：腰椎反复劳损、过度活动等不良因素的刺激，可能加速腰椎的退变，使椎间盘突出，骨刺形成并不断增大。

4．年龄因素：随着年龄的增长，人体老化腰椎由于运动磨损不可避免地会出现退行性改变。

【主要症状】

1．腰背部疼痛：主要发生在下腰部及腰骶部，一般为钝痛、刺痛或放射性疼痛。平卧位时疼痛可减轻，站立位及坐位时可以加重。

2．下肢放射痛：刺痛沿着下腰部、臀部、大腿后侧、小腿前或后外侧至足跟以放射性波及延伸，且腿痛重于腰背痛。当咳嗽、打喷嚏、大小便等使腹内压增高时，疼痛及放射加重。

3．下肢感觉及运动功能减弱：皮肤发凉、麻木，感觉及运动功能减弱甚至丧失，因疼痛可能出现间歇性跛行，严重者出现肌肉萎缩甚至肌肉瘫痪。

4．脊柱姿势改变：为减轻疼痛，脊柱向患侧出现不同程度的侧凸，是突出物对神经根压迫的一种保护性补偿措施。

【防治妙方】

1．成药自疗方

天麻片，口服，每次服 3 ~ 5 片，每日 3 次。

壮骨关节丸，口服，每次 6 克，每日 2 次，早晚饭后服。

小活络丸，口服，每次 1 丸，每日 2 次。补养肝肾，宣痹活络。

2．中药自疗方

补肾活血汤：熟地黄、补骨脂、菟丝子各 10 克，杜仲、枸杞、当归尾、没药、山茱萸、独活、肉苁蓉各 3 克，红花 2 克，水煎服，每日 1 剂。活血舒筋。若下肢放射痛明显者，加地龙 12 克，威灵仙 15 克。疼痛甚者，加乳香 5 克，细辛 5 克。

地龙 20 克，地鳖虫、全蝎、乌梢蛇、穿山甲各 10 克。加水煎沸 25 分钟，滤出液，再加水煎 20 分钟，去渣。将 2 次药液混匀，每日 2 剂，2 次分服。主治腰椎间盘突出症。

马钱子 10 克，四生散、白芷、白芥子、田七、鹅不食草、当归、川芎各 5 克，丁香、细辛各 2.5 克，加水煎服。用于治疗腰椎间盘突出。

3．饮食自疗方

淡韭黄酒：淡菜、黄酒、韭菜各适量。将淡菜浸入黄酒中，然后同韭菜共煮后服食。主治腰椎间盘突出症。

丝瓜根：丝瓜根及近根部的老藤适量，黄酒少许。将丝瓜根、藤焙干研末。每次取 6 克，用黄酒送服，每日 2 次。主治腰椎间盘突出症。

米醋鸡蛋：鲜鸡蛋 3 个，米醋 500 克。将米醋放入砂锅中，烧开后放入鸡蛋。煮 8 分钟后取出，每日临睡前食用，至痊愈。主治腰椎间盘突出症。

羊肾羊肉粥：羊肾 1 对，羊肉 100 克，枸杞 10 克，粳米 80 克。将羊肾去臊腺筋膜，同羊肉、枸杞、粳米加水适量同煮粥，服食。主治腰椎间盘突出症。

羊骨黄酒：羊胫骨 1 根、黄酒适量。将羊腔骨用火烤至焦黄色、砸碎，研细末。每次饭后以温黄酒送服 5 克，每日 2 次。主治腰椎间盘突出症。

鳖肉脊髓汤：鳖 1 只，猪脊髓 200 克，生姜 10 克，葱白 10 克，胡椒粉、味

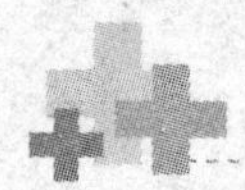

精各适量。将鳖用开水烫死，揭去鳖甲，去掉内脏和头、爪。猪脊髓洗净，放入碗内。鳖肉放入锅中，加生姜、胡椒粉，用武火烧沸，再用文火将鳖肉煮熟，放入猪骨髓，煮熟后放入味精。食肉饮汤，分次服完。阳虚体质及感冒者忌服。主治腰椎间盘突出症。

杜仲酒：杜仲 30 克，白酒 500 克。将杜仲浸于白酒中，密封 7 日后开封饮服。每次 10 ～ 20 克，每日 2 ～ 3 次。主治腰椎间盘突出症。

桑枝鸡：老桑枝 60 克，老母鸡 1 只，精盐少许。将母鸡去毛及内脏，洗净。桑枝刷洗干净，切成小段，加水适量与鸡共煮，待鸡烂汤浓时加入精盐调味。食鸡肉饮汤。主治腰椎间盘突出症。

199. 坐立行蹲皆苦难：跟痛症

跟痛症又称跟骨刺、足跟痛，是由于钙质在体内不断沉淀而引起的尖形小突起，引起足跟的骨质、关节、滑囊、筋膜等处病变引起的疾病，多发生于 40 ～ 60 岁之间的中老年人和体重超重的人。足跟痛虽是小病，但会给生活带来诸多不便。

【病发诱因】

1．长期行走、站立、鞋子不合适等使足部受到各种方向压力，引起跟骨周围肌肉、肌腱、滑囊、脂肪垫退变以及跟骨内压改变。

2．先天功能不足或后天营养失调，及年龄增加等因素引起体质下降，肾精渐衰，思虑太过，纵欲无度，慢性病久积而导致肾精亏损，肝血不足，跟骨及周围组织失去营养而发病。

3．急性或慢性损伤，也可引起跟骨滑囊炎、跟腱炎、跟腱膜炎、骨刺而产生足跟疼痛。

4．孕妇产后足跟痛，是常见的一种病症，多因产后气血亏虚，风寒湿邪侵袭经络关节筋腱，阻滞气血运行所致。

【主要症状】

1．起病缓慢，可持续几个月或几年。足跟处酸痛、麻木，并伴有头晕目眩、腰膝酸软等症状，如合并感染，可引起红、肿、热、痛等典型炎症表现。

2．上午轻，下午重。活动后足部下垂时，足跟内有跳痛感。在足跟底部内缘或正中有局限性压痛，不能久站、久蹲，休息后突然站立、行走时加重，走几步后疼痛减轻，所以常令患者久坐后不敢行走。

【防治妙方】

1．外治自疗方

按摩法：可按揉足跟部 20 ～ 30 次，活动踝关节 20 ～ 30 次，接着用拇指按揉足跟痛点和手腕部的痛点各2分钟，每日早晚各2次。也可以用食指、大拇指反复按压痛处或太溪、三阴交、阴陵泉等穴。

土制醋熏法：用醋1000毫升加木瓜、透骨草、红花、牛膝各30克加石子250克装于布袋中，在热火中煮沸取出，待其不烫脚后垫于足底及足跟疼痛处。每日2次。早晚各1次。

局部封闭法：用1%～2%普鲁卡因加醋酸强的松龙12.5毫克，注射于疼痛处，以跟腱膜炎效果最好。跟骨滑囊炎，跟骨结节滑囊炎也可使用。

米醋足浴法：取米醋1千克，适当加热，每日浸脚数次，每次1小时，2日1剂，连续30～60天。

醋药浸泡法：皂角刺80克，陈醋1千克，共置盆中，煎沸后熏洗足跟部，待药液变温，再泡患处20分钟，每日2次，每剂2天，15天为1疗程，连续1～2个疗程。

药液浸泡法：熟地25克，肉桂3克，牛膝、木瓜、杜仲、枸杞、当归各10克，防风、炙甘草各6克，水煎取汁，趁热足浴，每次10～30分钟，每日2次，每日1剂，7天为1疗程，连续1～2个疗程。

白芷白术防风液：白芷、白术、防风各10克。上述药材用一块棉布包好，放入清水中浸泡10分钟。另取砖头一块，在其上拓出一个凹窝，放到炉火中烧热，热后向砖内的凹窝内倒食醋100毫升，再把药袋放到醋内，随即将患部踏在药袋上约20分钟即可。

药泡按摩法：取制川乌、制草乌、木瓜、红花各30克，将上药水煎取汁，浸洗患处，洗毕用拇指或掌根沿跟骨内、外侧进行按摩，然后按摩足跟底部，手法由轻到重，每次半小时，每日2次，连续1～2周。

药物贴敷法：取杏仁4克，白矾6克，柳叶10克，共捣为糊状，外敷跟痛处，敷料包扎，胶布固定，每日1换，连续5～7天。

药物鞋垫法：取川芎15克，生草乌5克，共研细末，装入与足跟大小适应的布袋内，垫于鞋内足跟下，使用前先以75%酒精洒于袋上，以保持药末湿润为度，5～7天更换1次，疼痛消失后继续巩固治疗1周。

药膏贴敷法：取生川乌、生草乌、生南星各等份，研为细末，装瓶密封备用。使用时每取1～2克掺于黑膏药（如鱼石脂软膏、金不换、凡士林等）中调匀，趁热贴敷患处，外用绷带固定，5～7天换药1次，1个月即可控制病情。

中成药贴敷法：取中华跌打丸2粒，以酒适量溶化成膏状，将患处洗净，把药膏摊于纱布上外敷患处，以热水袋或装有热水的瓶子定时加热，12小时换药1次，每日2次，连续1周。

当归木瓜汤：当归、木瓜、皂角、血余炭各等量。将它们择净，放入锅中，加清水适量，浸泡5～20分钟后，水煎取汁，放入浴盆中，待温度适宜时足浴

20 ~ 30 分钟，拭干后搓双足心 200 ~ 300 次，以热为度；每日 1 次，早晚用手搓足跟部，可活血通络。

黄豆根汤：黄豆根 500 克。将黄豆根择净，放入药罐中，加清水适量，浸泡 5 ~ 20 分钟，水煎取汁，待温度适宜时足浴，每次 20 ~ 30 分钟；每日 1 次，每日 1 剂，20 天为一疗程，连续 2 ~ 3 个疗程。可祛风通络。

2. 药食自疗方

大黄独活：大黄、黄柏、威灵仙、独活、牛膝、透骨草各 30 克，芒硝 5 克，陈醋 250 克。水煎服。活血祛淤、软坚散结、除湿通络。主治各种原因引起的跟痛症。

熟地山药：白芍、山药各 25 克，熟地、山茱萸、桑寄生、木瓜各 12 克，甘草 10 克，牛膝 9 克，水煎服。补益肝肾，强筋健骨，主治老年人足跟痛。

木红花汤：苏木、透骨草、红花、七叶一枝花各 30 克。水煎服。主治足跟痛。

米仁根赤豆汁：生米仁根、赤小豆各 30 克，土牛膝 12 克，木瓜、牡丹皮各 9 克。将上述材料加水煎服。舒筋活络，可用于足跟痛。

200. 人生五十漏风肩：肩周炎

肩周炎是肩关节周围的炎症，俗称漏肩风、五十肩、冻结肩，是中老年人的常见病、多发病。其主要特点为肩部疼痛和肩关节活动受限，好发年龄在 50 岁左右，女性发病率略高于男性，多见于体力劳动者。

【病发诱因】

1. 因肩部急性挫伤或牵拉伤后治疗不及时、治疗不当等引发感染。

2. 因上肢外伤后，肩部固定太久，肩周组织继发萎缩、粘连引起。

3. 因中老年人软组织退行性病变后，对各种外力的承受能力减弱而引起。

4. 因长期过度活动、姿势不良等所产生的慢性损伤引起。

5. 因颈椎病、心肺疾病、胆道疾病等原发病长期不愈，使肩部肌肉持续性缺血、痉挛引起炎性波及感染，诱发肩周炎。

【主要症状】

1. 缓慢发病，初期主要为炎症反应，表现为肩部疼痛难忍，夜间尤甚，难以入睡。睡觉时翻身困难，常因肩痛怕压而选择俯卧。

2. 初期若治疗不当，将逐渐发展为肩关节活动受限，常影响吃饭、穿衣、洗脸、梳头等日常生活。

3. 严重时肩臂局部肌肉萎缩，肩关节不能上举或完全不能活动，呈冻结状（称为“凝肩”或“冻结肩”），生活不能自理，患者极为痛苦。

【防治妙方】

1. 按摩自疗方

按揉承山穴、云门穴、天容穴、秉风穴、肩贞穴、委中穴、人中穴、身柱穴，能够舒筋脉散结、调气血止痛、祛寒湿活络，对于漏肩风患者有很好的疗效。

2. 中成药自疗方

肩周炎初期，选用木瓜丸、小活络丹、国公酒治疗。

肩周炎后期，选用大活络丹、舒经活络丸、五加皮酒治疗。

柴胡、当归、白芍、陈皮、清半夏、羌活、桔梗、白芥子、黑附片、秦艽、茯苓各10克。以白酒作引，水煎服，每日2次，饭后服。

舒筋养血汤：黄芪15克，当归、生地、熟地各12克，鸡血藤、赤芍、白芍、炙甘草、威灵仙各10克，桂枝、蜈蚣、橘络各6克，细辛1克。水煎服，每日1剂，日服2次。活血养血，舒筋通络。

三痹汤：熟地、黄芪各15克，独活、党参各12克，秦艽、防风、当归、茯苓、狗脊、白芍各10克，川芎、炙甘草各6克，细辛2克，蜈蚣2条，水煎服，每日1剂，日服2次。滋补肝肾，温经通络。

肩凝汤：黄芪、透骨草、当归、生地、丹参各30克，羌活18克，桂枝、香附各15克，川草乌9克，甘草6克。水煎服，每日1剂，日服2次。温经散寒，益气活血。

活络定痛汤：穿山龙20克，露蜂房、乌蛇、羌活、威灵仙各15克，没药、土虫、甲珠、川椒、蜣螂虫各10克，水煎服，每日1剂，日服2次。通经活络止痛。

生山楂甘草汤：生山楂、桑椹各50克，桑枝、乌梅各25克，白芍、伸筋草、醋制元胡各20克，姜黄、桂枝、威灵仙、醋制香附各15克，甘草10克。水煎温服，3日2剂，1个月为1个疗程。服药期间除配合练功外停用其他药物或疗法。舒筋通络，祛淤行痹止痛，滑利关节。主治肩周炎。

白芍汤：白芍、沙地龙各400克，制马钱子、红花、桃仁、威灵仙各350克，乳香、没药、骨碎补、五加皮、防已、葛根、生甘草各150克。将上药共研为极细末，装入胶囊，每粒含生药0.2克，成人每次口服3粒，每日3次，温开水送服。半个月为1个疗程，休息3天，再行下一个疗程。主治肩周炎。

3. 饮食自疗方

追骨风酒：取追骨风30克，酒60克。追骨风入酒内浸泡5日。分数次内服。

生姜葱子酒：用老生姜1000克，葱子500克，甜酒250克。将两味药捣烂后，炒热，敷痛处。

粳米川乌粥：粳米50克，生川乌5克，姜汁、蜂蜜适量。把生川乌捣碎，研为极细粉末。粳米洗净，加适量水熬粥，粥快熟时加入川乌末，改用小火慢

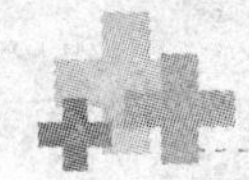

煎，待熟后加入姜汁及蜂蜜，搅匀即可。可常食。祛散寒湿、通利关节、温经止痛，适用于风湿型肩周炎。

桑枝鸡汤：老母鸡1只，老桑枝50克，盐适量。母鸡去内脏，洗净，桑枝切成小段，与老母鸡共煮至烂熟汤浓。吃肉喝汤。补气血、祛风湿、通经络，对慢性肩周炎有一定疗效。

排骨海带汤：排骨500克，海带200克，葱、姜、黄酒、盐、味精各适量。排骨洗净，剁成约4厘米长的段，用开水烫一下之后捞出来。海带用温水泡发开，洗净切成长方块。锅内加入适量清水，放入排骨、葱段、姜片、黄酒，用中火焖20分钟，倒入海带，用旺火烧开，约10分钟后加入盐、味精即成。可以解除肌肉和四肢疲劳，缓解肩周炎患者的疼痛。